癫痫性疾病新进展
Progress in Epileptic Disorders

癫痫病人监护
神经心理学

Neuropsychology in the Care of
People with Epilepsy

主　编　Christoph Helmstaedter

Bruce Hermann

Maryse Lassonde

Philippe Kahane

Alexis Arzimanoglou

主　审　吴　逊　北京大学第一医院神经病学
主　译　吴　逊　北京大学第一医院神经病学
副主译　周新林　北京师范大学认知神经科学
　　　　　　　　与学习国家重点实验室
　　　　肖　鑫　首都师范大学心理学院

U0208659

人民卫生出版社

Neuropsychology in the Care of People with Epilepsy

© 2011 John Libbey Eurotext，Paris

图书在版编目（CIP）数据

癫痫性疾病新进展：癫痫病人监护神经心理学 /（法）
克里斯托夫·赫尔姆斯塔特主编；吴逊主译 . —北京：
人民卫生出版社，2016
　ISBN 978-7-117-22889-3

Ⅰ . ①癫…　Ⅱ . ①克…②吴…　Ⅲ . ①神经心理学 –
应用 – 癫痫 – 诊疗　Ⅳ . ① R742.1

中国版本图书馆 CIP 数据核字（2016）第 148865 号

人卫智网	www.ipmph.com	医学教育、学术、考试、健康，购书智慧智能综合服务平台
人卫官网	www.pmph.com	人卫官方资讯发布平台

癫痫性疾病新进展
癫痫病人监护神经心理学

主　　译 : 吴　逊
出版发行 : 人民卫生出版社（中继线 010-59780011）
地　　址 : 北京市朝阳区潘家园南里 19 号
邮　　编 : 100021
E - mail : pmph @ pmph.com
购书热线 : 010-59787592　010-59787584　010-65264830
印　　刷 : 北京铭成印刷有限公司
经　　销 : 新华书店
开　　本 : 710×1000　1/16　印张 : 23
字　　数 : 400 千字
版　　次 : 2016 年 7 月第 1 版　2016 年 7 月第 1 版第 1 次印刷
标准书号 : ISBN 978-7-117-22889-3/R·22890
定　　价 : 88.00 元

打击盗版举报电话 : 010-59787491　E-mail : WQ @ pmph.com
（凡属印装质量问题请与本社市场营销中心联系退换）

译者（按章节排序）

卫　薇　北京师范大学认知神经科学与学习国家重点实验室　博士
张　晗　北京师范大学认知神经科学与学习国家重点实验室　博士
秦霄柯　北京师范大学认知神经科学与学习国家重点实验室　硕士
刘　航　北京师范大学认知神经科学与学习国家重点实验室　硕士
王　玺　北京师范大学认知神经科学与学习国家重点实验室　硕士
王　芳　北京师范大学认知神经科学与学习国家重点实验室　硕士
于晓丹　北京师范大学认知神经科学与学习国家重点实验室　博士
程大志　北京师范大学认知神经科学与学习国家重点实验室　博士
张译允　北京师范大学认知神经科学与学习国家重点实验室　博士
孙　伟　首都医科大学宣武医院神经内科　医学博士
张夏婷　首都医科大学宣武医院神经内科　医学硕士
姚兴祺　首都医科大学宣武医院神经内科　医学硕士
李　哲　首都医科大学宣武医院神经内科　医学硕士
刘晓云　首都医科大学宣武医院神经内科　医学硕士
陈　佳　中日友好医院　医学博士
刘春艳　清华大学玉泉医院　医学硕士
邵晓秋　首都医科大学天坛医院神经内科　医学博士
崔　韬　首都医科大学天坛医院神经内科　医学博士

专题讨论参与者

Frederick Andermann, Canada

Alexis Arzimanoglou, France

Gus Baker, United Kingdom

William Barr, USA

Sallie Baxendale, United Kingdom

Madison Beri, USA

Frank Besag, United Kingdom

Jeff Binder, USA

Paola Brodevani, Italy

Robyn Busch, USA

Carolina Ciumas, France

Jelena Djordjevic, Canada

Carl Dodrill, USA

David W. Dunn, USA

Melissa Fillippini, Italy

Jürgen Fell, Germany

Annick Fonteyne, Belgium

William D Gaillard, USA

Frank Gilliam, USA

Anna Rita Giovangnoli, Italy

Arne Gramstad, Norway

Alexander Hammers, France

Christoph Helmstaedter, Germany

Bruce Hermann, USA

Eric Hessen, Norway

Christian Hoppe, Germany

Nathalie Jette, Canada

Henric Jokeit, Switzerland

Philippe Kahane, France

Matthias Koepp, United Kingdom

Lieven Lagae, Belgium

Maryse Lassonde, Canada

Tatia Lee, Hong Kong

Klaus Lehnertz, Germany

Hubertus Lohmann, Germany

David Loring, USA

Kimford Meador, USA

Gail Risse, USA

Michael Saling, Australia

Séverine Samson, France

Michael Seidenberg, USA

Elisabeth Sherman, Canada

Mary-Lou Smith, Canada

Sarah Swanson, USA

Vivian Sziklas, Canada

Pam Thompson, United Kingdom

Faraneh Vargha-Khadem, United Kingdom

Juan Vidal, France

Sarah Wilson, Australia

Juri-Alexander Witt, Germany

科学编委会

编 者 名 单

Brenda Albertson, Department of Neurology, Geisinger Health System, Danville, USA

Gus A. Baker, Professor, Division of Neurosciences, University of Liverpool, Clinical Sciences Centre, Liverpool, United Kingdom

Sallie Baxendale, Department of Clinical & Experimental Epilepsy, Institute of Neurology, UCL, London, United Kingdom

Renée Béland, Centre de Recherche en Neuropsychologie et Cognition, Université de Montréal, Montreal, Quebec, Canada

Daniela Brizzolara, Psychologist, Department of Developmental Neuroscience, University of Pisa, Italy

Paola Brovedani, Psychologist, Department of Developmental Neuroscience-IRCCS Stella Maris, Pisa, Italy

Béatrice Brunner, Swiss Epilepsy Centre, Zurich, Switzerland

Robyn M. Busch, Cleveland Clinic Epilepsy Center, Cleveland, USA

Carolina Ciumas, Translational and Integrative Group in Epilepsy Research (TIGER), Lyon, France; Institute for Child and Adolescent with Epilepsy (IDEE), Lyon, France

Sarang S. Dalal, Inserm U821, Brain Dynamics and Cognition; University Claude Bernard, Lyon 1, France; MEG Department, CERMEP, Lyon, France

Jelena Djordjevic, PhD, Montreal Neurological Institute, McGill University, Montreal, Canada

Carl B. Dodrill, Regional Epilepsy Center, Departments of Neurology and Neurological Surgery, University of Washington School of Medicine, Seattle, USA

Michael Driscoll, Department of Neurology, Geisinger Health System, Danville, USA

David W. Dunn, MD, Departments of Psychiatry and Neurology, Indiana University School of Medicine, Indianapolis, USA

Irene M. Elliott, Hospital for Sick Children, Toronto, Canada

Melissa Filippini, Child Neurology Unit, Epilepsy Center, Neuropsychological Laboratory for Children with Epilepsy, Maggiore "CA Pizzardi" Hospital, Bologna, Italy

Anne Gallagher, Harvard Medical School; Carol and James Herscot Center for Tuberous Sclerosis Complex, Department of Neurology; Massachusetts General Hospital, Boston, USA

Frank G. Gilliam, Department of Neurology, Geisinger Health System, Danville, USA

Anna Rita Giovagnoli, Cognitive and Behavioral Neurology, Department of Clinical Neurosciences, Fondazione IRCCS Istituto Neurologico "Carlo Besta", Milano, Italy

Arne Gramstad, Clinical Neuropsychologist, Department of Neurology, Haukeland University Hospital, Bergen, Norway; Associate professor, Faculty of Psychology, University of Bergen, Bergen, Norway

Carlos M. Hamame, Inserm U821, Brain Dynamics and Cognition; University Claude-Bernard, Lyon 1, France

Christoph Helmstaedter, Professor, Department of Epileptology, University of Bonn, Germany

Bruce Hermann, PhD, Department of Neurology, University of Wisconsin, School of Medicine and Public Health, Madison, USA

Nerissa S.P. Ho, Laboratory of Neuropsychology; Laboratory of Cognitive Affective Neuroscience, The University of Hong Kong, Hong Kong, China

Christian Hoppe, PhD, Department of Epileptology, University of Bonn Medical Centre, Bonn, Germany

Karim Jerbi, Inserm U821, Brain Dynamics and Cognition; University Claude-Bernard, Lyon 1, France

Hennric Jokeit, Professor, Swiss Epilepsy Centre, Zurich, Switzerland

Jana Jones, Department of Neurology, University of Wisconsin School of Medicine and Public Health, Madison, USA

Marilyn Jones-Gotman, PhD, Montreal Neurological Institute, McGill University, Montreal, Canada

Philippe Kahane, Neurology Department and Inserm U836-UJF-CEA, Grenoble University Hospital, France; Institute for Child and Adolescent with Epilepsy (IDEE), Lyon, France

Günter Krämer, Swiss Epilepsy Centre, Zurich, Switzerland

William G. Kronenberger, PhD, Section of Psychology, Department of Psychiatry, Indiana University School of Medicine, Indianapolis, USA

Jean-Philippe Lachaux, Inserm U821, Brain Dynamics and Cognition; University Claude Bernard, Lyon 1, France

Suncica Lah, University of Sydney, Sydney, Australia

Maryse Lassonde, Centre de Recherche en Neuropsychologie et Cognition, Université de Montréal, Montreal, Quebec, Canada; Centre de Recherche de l'Hôpital Sainte-Justine, Centre Hospitalier Universitaire Sainte-Justine, Montreal, Canada

Tatia M.C. Lee, Professor, Laboratory of Neuropsychology; Laboratory of Cognitive Affective Neuroscience; The State Key Laboratory of Brain and Cognitive Sciences, The University of Hong Kong, Hong Kong, China

Klaus Lehnertz, Department of Epileptology, University of Bonn; Helmholtz Institute for Radiation and Nuclear Physics, University of Bonn; Interdisciplinary Center for Complex Systems, University of Bonn, Bonn, Germany

Hubertus Lohmann, Department of Neurology, University Hospital Münster, Germany

David W. Loring, Department of Neurology, Emory University, Atlanta, USA; Department of Pediatrics, Emory University, Atlanta, USA

Kimford J. Meador, Professor of Neurology, Emory University, Atlanta, USA

Lorella Minotti, Neurology Department and Inserm U836-UJF-CEA, Grenoble University Hospital, France

Ilan Oppenheim, Swiss Epilepsy Centre, Zurich, Switzerland

Tomas Ossandon, Inserm U821, Brain Dynamics and Cognition; University Claude-Bernard, Lyon 1, France

Marcela Perrone-Bertolotti, Laboratoire de Psychologie et Neurocognition, UMR CNRS 5105, Université Pierre-Mendès-France, Grenoble

Victoria Reed, Swiss Epilepsy Centre, Zurich, Switzerland

Michael M. Saling, Professor, Psychological Sciences, The University of Melbourne, Victoria, Australia

Michael Seidenberg, Department of Psychology, Rosalind Franklin University of Medicine and Science, North Chicago, USA

Elisabeth M.S. Sherman, PhD, Department of Pediatrics and Clinical Neurosciences, Alberta Children's Hospital, Faculty of Medicine, University of Calgary, Calgary, Canada

Mary Lou Smith, University of Toronto and Hospital for Sick Children, Toronto, Canada

Joanne Taylor, MD, Division of Public Health, University of Liverpool, Whelan Building, Liverpool, United Kingdom

Pam Thompson, Department of Clinical and Experimental Epilepsy, UCL Institute of Neurology, London, United Kingdom

Juan R. Vidal, Inserm U821, Brain Dynamics and Cognition; University Claude Bernard, Lyon 1, France

Sarah J. Wilson, Psychological Sciences, The University of Melbourne, Parkville, Victoria, Australia

Juri-Alexander Witt, Department of Epileptology, University of Bonn, Germany

中文版序一

　　人类大脑是千百万年进化的登峰造极之作,功能之复杂,存储信息之丰富,反应速度之快不仅在生物界无与伦比,任何超级计算机也不能望其项背。从简单的动作到复杂的思维无不在大脑的掌控之中。大脑由数千亿神经元及其纤维构成复杂的网络,最终形成有主体意识的自我,连续存在于时间和空间成为整体,对此我们知之甚少。

　　1848 年一位年仅 25 岁的美国工人 Gage 在炸石开山中不慎被一根铁棍从左侧面部穿入由额穿出。不可思议的是,他不但没有昏迷,数分钟后竟能说话。伤口治愈后除左眼失明外说话四肢动作均正常,但是从一个性格温和办事有条理非常精明的人,变成一个不修边幅、暴戾、固执难以相处的人。12 年后的 1860 年出现癫痫发作。1861 年死于癫痫持续状态。

　　Gage 受伤后就有人研究为什么颅脑损伤后会出现如此巨大的人格变化。直到一百三十多年后,20 世纪 90 年代 Damasio 教授确定是额叶损伤造成 Gage 的人格变化。对 Gage 的研究过程开启了神经心理学研究的新天地。

　　在临床上医生对症状的解剖及躯体功能定位已非常熟悉,但是对疾病伴有的认知功能,记忆功能,语言以及情绪等称之为"高级神经活动"的变化重视不够。对癫痫也是如此,国内于内外科治疗后对发作频率的变化非常关注,对神经心理的变化重视不够。20 世纪 30 年代加拿大蒙特利尔神经病学研究所开始对癫痫病人术前做标准化神经心理评价。由于认知神经病学的快速发展以及大量有关癫痫的研究,在癫痫的神经心理学方面已取得重大进展。

　　虽然如此,在临床应用方面仍未完全找到以循证医学为基础的神经心理学检测标准。为此,2010 年 11 月 3 日至 6 日在加拿大多伦多召开国际会议,对神经心理学检测的目前状况在癫痫药物治疗和外科治疗中应起的作用及今后的进展做了充分的讨论,并于 2011 年成书。

　　国内尚无这方面的专著。本书内容对神经病学家,尤其是癫痫学家以及神经心理学研究者都有重要的借鉴价值。汉语是表义性文字,而西方为表音文字,因此表达及思维逻辑方面可能不同。本书中很多检测方法及判断标准可能不完全适用于汉语文化的患者。但本书的思路及逻辑推论是值得学习的。由此可以启发国内学者建立符合汉语文化的检测量表及判断标准。

本书的翻译工作是由临床专家以及神经心理专家,包括北京师范大学认知神经科学与学习国家重点实验室及首都师范大学心理学院的专家共同完成的。这种合作可以保证正确表达原书理论和实践两方面的含义。在译稿的整理校对方面北京大学第一医院脑电图室邓馨做了大量工作。对参加翻译、审校、整理的各位专家在此深表感谢。

北京大学第一医院

神经病学教授

吴逊

中文版序二

《癫痫病人监护神经心理学》是一本含有 23 篇综述性论文的文集,其各章作者整合了过去 20 多年的研究成果并探讨如何进行临床转化应用,具体涉及癫痫治疗的临床应用神经心理评估的几个主要方面,包括临床神经心理测验开发与使用状况、癫痫疾病对认知和情绪的各种影响、药物和外科治疗癫痫效果的神经心理评估以及使用电生理和脑功能成像探索和研究癫痫患者的神经心理特点和过程。这些文章来自 2010 年 11 月 3 日至 6 日在加拿大多伦多召开的一个与本书同名的国际研讨会。这次研讨会整合了过去 20 多年的研究结果,重点明确"以证据为基础的癫痫治疗的重要成果是什么"、"临床神经心理评估对提高癫痫诊断和临床监护有什么意义",并在此基础上希望这些成果能够在未来的癫痫治疗中有广泛的临床应用。书中各章的作者们均是癫痫治疗中各自领域内优秀的研究者和临床医生。

当今世界的神经科学、心理学和医学在过去 20 多年对癫痫患者进行了大量的认知神经科学研究,其中许多都涉及神经心理评估问题、神经心理评估在癫痫治疗中可以发挥的有效作用等。首先,比较系统的又富有特色的神经心理评估工具被世界各种治疗中心所采用,这些工具都在评估患者的神经心理方面发挥作用,涵盖感知运动、记忆、注意、空间、语言、计算和思维能力,包括计时的认知测验和非计时的神经心理评估;其次,各章作者比较全面地探讨了癫痫活动和癫痫发作与认知的关系,尽管有各种各样的看似互相矛盾的结果,但是对于认识两者的复杂关系提供了比较全面的信息;再次,比较系统地探讨了神经心理评估在癫痫药物和外科治疗中的应用;最后,也试图融合最新的脑成像技术研究成果,例如功能磁共振、Wada 测验、功能经颅多普勒超声、功能近红外技术等应用于癫痫外科术中定位语言优势侧和认知功能。

我与同事在阅读、翻译这本书时,深刻认识到国外神经心理评估在癫痫治疗临床应用中的系统性与迅猛发展,并有许多方面是中国医生和研究人员值得借鉴和重视的。

首先,以基于证据的知识来服务于临床研究。医学理论与实践经验是医疗事业进步过程中积累和总结出来的宝贵财富,但各种知识需要得到基于调查和实验数据的支持,这种知识将是临床应用的理论基础与根基。

其次,本书总结并阐述了当前神经心理学在癫痫临床诊断中的应用现状,概述了美国、加拿大、德国、日本等17个国家的癫痫治疗中心所使用的神经心理评估工具;尽管工具内容不尽相同,但是都比较系统并富有针对性,在指出测验多样性的同时,作者也希望有通用的测验工具用于各治疗中心以便于数据交流与共享;我们国家的神经心理评估还处于初期发展阶段,不仅需要引进国外成熟的工具,也要适当开发结合了汉语和中国人心理特点的评估工具,同时,还需要关注测验的标准化与通用性。

再次,针对一种神经系统的疾病围绕神经心理评估进行如此深刻、细致地探讨,标志着这一领域的进步与成就,同时也看到我国在这一方面的不足,目前国内还没有这样系统的研究成果问世,需要我们开展系统与深入地研究。

最后,在国外,神经心理评估已经比较全面地进入癫痫治疗临床应用阶段,比较而言,在我们国家各医院的癫痫治疗中神经心理评估还没有得到足够地重视,缺少面向癫痫的独立的神经心理评估部门和专业的人员,更谈不上系统地、全面地应用神经心理学知识服务于癫痫疾病的治疗;因此我们不仅需要了解各种治疗方案(含药物、外科方案等)的心理效果,同时也需要开展一些基础的理论研究工作,例如了解癫痫与认知之间的关系、神经心理评估工具的本地化问题等。

吴逊教授组织北京师范大学、首都师范大学和北京地区一些医院的专家学者们将本书完整地翻译为中文,此事意义重大,不仅能够促进癫痫疾病的神经心理学研究,更为重要地是有利于促进神经心理评估在癫痫疾病的临床治疗工作中发挥其应有作用;此外,我相信对于自闭症、多动症、阿尔茨海默症等其他类型神经系统疾病的神经心理理论研究和临床应用也提供了可以借鉴的模式,有望从整体上促进中国临床神经心理学科的发展。

北京师范大学
认知神经科学与学习国家重点实验室
周新林

中文版序三

　　癫痫患者的认知功能是临床医生重点关注的内容,也是患者恢复身体机能和心理健康的基础。随着人民物质生活需求的提高,人们对身心健康的要求也越来越高。对于癫痫病人而言,正常或接近正常的认知功能是保证患者生活质量的关键。此外,最近几十年里,认知科学和认知神经科学有了突飞猛进地发展。然而,神经心理学并没有从中获益。出于以上两个原因,本书回顾了过去20年临床实践研究,指出不足和未来发展方向,为相关研究者了解癫痫患者认知功能和认知障碍问题提供了一个有效窗口,这对癫痫患者的护理和康复具有重要指导作用。

　　本书包括六部分内容。第一部分,神经心理评估现状。由于不同国家、不同研究中心的实际情况不同,神经心理测评的内容和范围也有很大差异。近期,欧洲和北美国家的研究者希望神经心理测评的应用范围更广泛。因此,研究者应当将测试内容限定在主要的认知功能,并通过元分析的方法有效明确神经心理测查的内容。

　　在评估癫痫病人的认知功能时,癫痫和发作会影响病人的认知功能。第二部分论述了如何应用神经心理学方法理解癫痫和发作对病人认知功能和外显行为的影响。如果研究者能够分辨长期和痫样放电、尖波以及尖波放电造成的短暂认知功能障碍的区别,那么可以更加清楚地了解痫样放电与暂时性认知障碍之间的关系,也能为临床诊断提供可靠依据。具体而言,患者发作前、发作间和发作后的认知功能应当作为临床医生和相关研究者的关注焦点。根据这种发作时间的划分方法,可为患者的认知功能提供一个分阶段的测评方案,这种方案应当是快速的、适合临床使用的方法。

　　抗癫痫药物能够有效治疗癫痫,那么神经心理学方法与抗癫痫药物治疗之间是什么关系呢? 第三部分试图回答这个问题。在患者服用抗癫痫药物治疗过程中,研究者应当关注病人的神经心理发展。由于长期服用药物和药物副作用的影响,癫痫患者的认知功能常常有改变,这就需要研究者能够捕捉到这种变化,并了解认知功能与药物治疗之间的关系。这部分内容为药物临床治疗实践与神经心理功能的关系提供了研究证据,并提醒临床工作者应当更加关注服用药物前和服用药物后,患者认知功能的变化,并采取相应措施。

当药物治疗不起作用时,临床工作者会建议采用手术治疗。第四部分关注如何通过神经心理方法理解手术治疗。当前研究者只是根据患者的认知功能和癫痫发作情况,判断手术是否成功。除此之外,研究者应当关注患者大脑中未受癫痫影响的脑组织和其功能,保护相应地正常认知功能脑区,进而提高癫痫手术质量。

儿童和成年癫痫患者都会受到疾病的侵扰,第五部分将关注长期癫痫病人(成人)的焦虑和抑郁情绪问题和相应的行为问题以及儿童患者的注意力缺陷多动症(ADHD)问题。

第六部分将介绍神经科学的实验技术在癫痫患者认知功能评估中的作用。神经生理和功能成像技术在癫痫的临床实践领域应用越来越广泛,比如头皮脑电(EEG)和功能成像技术(fMRI)以及颅内脑电(iEEG)和脑磁图技术(MEG)等。此外,事件相关技术和脑成像数据分析方法(时频分析等)也对认知功能评估有促进作用。

癫痫治疗与康复是一个长期的过程,患者的认知功能是临床工作者和相关研究者急需了解和关注的内容。研究者们应当采用更加有效的方法评估癫痫治疗和康复过程中,各个阶段病人的认知功能,并集中关注认知功能的变化。这样便能为更好地评估者认知功能以及更有效地预测患者行为提供科学依据,进而提高患者康复的可能性以及康复后的生活质量。

首都师范大学
肖鑫

前　言

标准化的神经心理学评估起源于 20 世纪 30 年代的蒙特利尔,如今它已经成为癫痫患者术前诊断和临床评估的综合及必要工具。在过去的 20~30 年,对癫痫的诊断和治疗迅速发展。然而,癫痫的临床神经心理学研究非常专注于癫痫外科,特别是颞叶,没有广泛扩展到对癫痫患者的关键日常监护中。认知神经科学的飞速发展和大量癫痫、认知和心理的临床研究,仍然没有找到与常规临床实践的契合点。以"癫痫与认知"为关键词进行文献检索,可以检索到大约 3000 篇论文。但是,为什么临床神经心理学仍没有取得重大进展? 神经心理学及其在癫痫临床诊断中应用的未来发展方向是什么? 我们已经浪费了很多时间,现在最关键的是:整合过去 20 多年的研究结果并用于临床实践,明确今后需要努力的方向,为日后理论和实践的结合奠定基础。

为了解决这些问题,2010 年 11 月 3 日至 6 日在加拿大多伦多召开了一个特殊的国际研讨会。本次会议由《Epileptic Disorders》杂志(John Libbey Eurotext 版本)主办,UCB 提供了无限制的教育资助,来自 13 个国家的 52 名成人和儿童神经心理学、精神病学、神经病学、神经影像学、认知神经科学、电生理学以及药理学等领域的专家出席了会议。本次会议的总体目标是总结和推动以证据为基础的神经心理学实践,以应用于儿童和成人癫痫。围绕这一目标,每个演讲者需要回答两个主要问题:①"以证据为基础的重要成果是什么,它们对提高诊断和临床监护有什么意义";②"为了促进对癫痫患者的治疗,还有哪些问题需要通过未来的研究来进一步确定"。在每一届会议主席的带领下,与会人员对演讲者的发言发表评论。这样的会议形式即集中又具有高度互动性,使与会人员可以随心所欲地交流思想,而不是一系列松散连接的演讲。演讲者需要围绕以证据为基础的知识和未来的方向两个基本主题进行报告。

此次会议分为六个部分,主要内容请参考下文。

第一章　神经心理学评估:现状

本节旨在对癫痫中常用的神经心理测验进行概述,并回答这些工具在多大程度上涵盖了癫痫诊断的相关领域。除了对该领域的概述,本节的目标是推动各研究中心之间对现有的工具进行比较,确定需要开发的工具以及筛选评估癫痫的核心工具。最近,欧洲和美国已经开始了解不同的癫痫中心用了哪些测验和工具。虽然人们对相关的认知领域需要评估这一问题达成了共识,但是每个认知领域都存在多种不同形式的测验。令人惊讶的是后续的测验只有一部分是根据证据进行选择的,其他的测验往往更依赖一般的神经心理因素或个人的主观偏好。各研究中心对这一复杂问题仍然存在争论。然而,全世界各研究中心的专家小组已建立了诊断多发性硬化症、精神分裂症、中风和其他疾病的简要量表,以促进各研究中心的交流。对癫痫的诊断还没有达到这样的效果。因此,除了针对什么目标、癫痫研究中心一般采用什么研究工具外,还需要一个荟萃分析去明确神经心理测验能否有效地评估或区别癫痫综合征、病理、癫痫发作及与认知相关的癫痫活动、抗癫痫药、外科、脑刺激或放射外科。

第二章　从神经心理学的角度理解癫痫与癫痫发作对认知功能和神经行为问题自然过程的影响

本节讨论的问题是,是否以及在什么情况下,癫痫活动和癫痫发作会暂时或永久地影响认知加工。问题围绕癫痫患者功能障碍对不同癫痫综合征(例如,特发性全面性癫痫,特发性部分性癫痫,局灶非特发性癫痫)患者认知功能的影响而展开,并且对癫痫的不同影响以及其基本的病因等相关问题进行了重点讨论。与癫痫发作何时以及如何影响认知功能这一问题紧密相关的是对癫痫的发展及更广泛的生命的观点 / 自然历史问题的永恒争论。神经发育障碍和智力下降等问题也在这节进行讨论。在中年发生的慢性癫痫的最好证据是什么?这一问题成了向后(神经发育)和向前(老化)研究的着手点。尤其是病因及其发展的影响与认知发展中神经发育异常的关系也在这里进行了讨论,即先天性病因,幼儿期患病与日后生活的关系。与这部分紧密相连的是关于大脑可塑性和心理储备能力对认知能力影响的讨论。

第三章　神经心理学用于理解药物治疗

由于抗癫痫药物的数量迅速增加,医生们选择不同方法治疗病人的自由度大大增加。对慢性癫痫患者的治疗尤其困难。对于长期接受药物治疗的病人来说,服用抗癫痫药的时间越长,认知共病就变得越来越重要。此外,抗癫痫药物治疗对神经发育的影响也变得越来越重要。因此,认识抗癫痫药物的副作用以及避免这些副作用对于成功治疗癫痫是至关重要的。本节的目的是要表明与癫痫外科一样,神经心理也具有潜在作用,并且它可以推动药物治疗领域的临床实践。

第四章　神经心理学用于理解外科治疗

对不适合进行药物治疗的患者,外科干预是一种非常有效的治疗方案。虽然神经心理学不能确定是否存在大脑病变以及病变的位置,但是目前它的主要作用是在外科治疗中以及在外科成功后对脑功能进行检测。这种方法有别于对不同的治疗手段(刺激,放射外科,外科)及不同的外科术式(标准与剪裁式)敏感的及特殊的测验为目的检测,可对患者提供更全面的心理学(无神经的神经心理学,neuropsychology without neuro)建议。由于外科术式或方法在控制癫痫发作方面有优势,目前的焦点转移到保护未受影响的组织和功能上。本节的目的是说明神经心理学在癫痫手术质量控制中展现出来的潜力。

第五章　癫痫的情绪和认知障碍

在患有癫痫病的成年人中,抑郁和焦虑是最常见的精神疾病。儿童更容易表现出 ADHD。除了表现出这些主要的精神疾病外,癫痫已经影响到了患者的精神状态。此外,长期以来对患者在人际交往中的异常表现很难理解和评估。在这里,作者提出了情绪和认知的依赖/独立性问题以及到什么程度或在何种情况下,这些症状同时或分散存在。

第六章　通过电生理学及功能影像学技术评价癫痫病人的认知功能

虽然神经电生理技术和功能成像技术更适合认知神经科学,但是它们与癫痫临床实践中的神经心理学变得越来越相关。对语言偏侧化及半球优势的评估是一个很好的例子。它采用了从视觉记忆测试法和双耳分听法到颈内动脉异戊巴比妥试验和功能磁共振成像的方法进行研究。监控与认知有关的生理过程包括:颅内脑电记录、诱发电位、非线性脑电(混沌)分析和 γ 带振荡研究和耦合技术。其他技术如脑磁图(MEG)、多普勒超声波和功能近红外光谱(fNIRS)等技术也成为神经心理学研究的有效手段,其中也包含对语言单侧化的研究。

从本次会议的筹备以及对整个会议的监控到本书的完成,有几个人是非常重要的。我们感谢 Anne Chevalier 做出的重要贡献。我们要特别感谢 Alexis Arzimanoglou 对神经心理学的支持以及对监护儿童和成人癫痫患者相关领域的支持。我们还要感谢他为本次会议的策划和组织所做出的不懈努力。此外，如果没有 UCB 加拿大的经费支持，这一切都不可能实现，我们对他们的支持表示深深地感谢。最后，由于来自不同领域的演讲者、讨论者、主席和其他参会者的出色工作及奉献精神，本次会议取得了成功。会议参加者的完整名单如下：

Christoph Helmstaedter，Bruce Hermann，Maryse Lassonde，Philippe Kahane，Alexis Arzimanoglou.

（卫薇　译　周新林　吴逊　校）

目　　录

第四章　神经心理学用于理解外科治疗

第五章　癫痫的情绪和认知障碍

第六章　通过电生理学及功能影像学技术评价癫痫病人的认知功能

神经心理学在癫痫患者治疗中的应用：重要问题概述

Carl B.Dodrill

美国,西雅图,华盛顿大学医学院,神经科和神经系,地区癫痫中心

■ 引言

非常荣幸能被本次大会邀请来做高层演讲。事实上,当我听说本次大会正在筹备的时候就感到非常高兴。尽管从 1973 年起我就一直专注于研究癫痫领域中的神经心理学,但是这期间从来没有举办过从神经心理学层面对癫痫进行深入全面讨论的座谈会,而我个人对此期待已久。在此我热烈祝贺组织这次大会的梦想家们并向赞助这次会议的主办方致以发自内心的谢意。

这次座谈会的召开确认了以下事实:①从 20 世纪 50 年代蒙特利尔 Brenda Milner 进行开创性研究以来的 50 多年中癫痫神经心理学的科研成果;②癫痫神经心理学目前的主要工作还是局限在癫痫手术领域,尚未扩展到癫痫患者的日常治疗并在其中扮演关键角色;③对比癫痫认知神经科学与神经放射学领域取得的巨大进展,癫痫神经心理学领域的进步则要小得多;④有必要编写基于实证的神经心理学方法综述,它可以为把神经心理学技术纳入持续治疗儿童和成人癫痫患者时的常规程序奠定基础。

本次座谈会恰如其分地覆盖了神经心理学和癫痫的所有基本领域,包括:①神经心理学评估;②癫痫发作以及其他发作历史变量对行为的影响效果;③药物治疗;④手术治疗;⑤情绪和精神因素;⑥神经心理学与关键电生理学和成像技术的关系。癫痫的心理调整也是一个重要领域,但或许可以把它归类于情绪和精神因素。我在上述领域都工作过很长时间,所以现在我要做的就是简述每

个领域中一些具有普遍意义的观点。

然而，在呈现这些具有普遍意义的观点之前，我必须首先提出一个具有深远影响的顾虑，也就是要在癫痫患者的常规治疗基础上进行神经心理学评估所涉及的经费问题。在出席这次座谈会的部分国家中，大多数患者很容易获取神经心理学的服务，但我认为这只是个别情况。更典型的情况是，我们的服务资金往往很有限，服务类型不足，得到服务的患者很少。手术患者可能比其他类型患者更容易获得服务，但是癫痫患者中的大多数都不是手术候选人，并且大多数癫痫患者根本没有获得任何神经心理学服务。他们只得到了大多数人认为至关重要的药物治疗。只有很少一部分医院行政人员和医师认为神经心理学至关重要。我相信要解决该问题有两个办法：

首先，作为神经心理学家，我们必须在关注癫痫患者的神经病学界表现得十分活跃。包括在这类社团中担任官职，成为这类组织的董事会成员，以及在这类会议中牵头组织出色的专题研讨会。我过去几十年的经验就是神经心理学家没有这样做的意识。相反，他们表现最为活跃的场合是能与导师、朋友和神经心理学同事进行沟通的神经心理学社团。请不要误会，我也在神经心理学社团中做了大量工作，但我们必须认识到在资金问题上神经心理学家没有担任要职。相比而言，我们神经病学的同事以及他们所结交的人能对资金更有话语权。因此，我们的首要任务是积极参与到神经病学和癫痫社团中，这里我们要有强烈的存在感，即使最不经意的观察者也能看到我们在该领域做出的显著贡献。当然，在神经病学和神经外科期刊上发表论文也至关重要。

其次，我们必须展示我们的服务在本土环境中的价值，尤其要向包括神经病学和神经外科同行在内的关键人士展示。更为重要的是让医疗同行意识到在他们对病人的日常治疗中很需要我们的建议。除非我们让这一点成为现实，否则永远不能期待神经心理学服务在资金优先级别上排序靠前。

接下来我将逐个评论本次座谈会上的六个领域。这些评论旨在吸引大家注意到每个领域中需要关注的重要问题。我不会试图对下述任何领域做任何形式的文献综述，因为这将由其他参会人员完成，我只会偶尔引用个别论文，并且只引用那些如果不被引用就会被忽略的文献。

■ 神经心理学评估

在这里很适合先讨论神经心理学评估，因为它的地位最为重要。因此，相对于其他领域，我会在该领域上花费更多时间。本次座谈会的每个部分都提及了神经心理学测验，为了让我们的表现出色，神经心理学测验必须做到品质一流，设计巧妙，很好地针对癫痫患者的问题，并能得到适当的验证。严格执行该标准让我们能够帮助范围广泛的癫痫患者。在这方面我注意到了以下几点。

首先需要意识到，由于缺乏能被各中心使用的系列测验，严重影响了我们在医学界的接受度。我很高兴地看到，这次大会将重点放在了建立能被广泛使用甚至国际通用的测验上。如果由于各中心对脑电图（EEG）和磁共振成像（MRI）的应用方式不同，进而导致测验结果不可比，那么这些领域的前景将受到限制，但这恰好就是我们现在的处境。我认为目前的趋势是：选择上述提及的测验，然后在其基础上加入我们发现的其他测验。结果就是形成了本次会议论文所展示的，由不同测验和测试程序组成的大杂烩。事实上，仅北美地区神经心理学家使用的测验就至少700个（Rabin 等，2005）！除非我们开始使用业界公认且能按既定方式解释的相同程序，否则将很难指望医疗界同行能熟悉并接受我们的工作。

其次，神经心理学界中有一个我认为不利于大家的主流趋势，就是将测验分类，然后根据测量的"领域"选择测验。这样做是将测验分类汇总的基础建立在主观判断的表面内容上，以至于忽略了诸如大脑状况等外部因素。

随着对"领域"概念的深入实证检验，该概念的问题已日渐凸显，Rabin 等（2005）研究了747个北美神经心理学家的测验选择模式，发现他们总共使用了712 种测验，包括273 种记忆力测验，220 种注意力测验和219 种执行功能测验。这说明神经心理学家对测验所检测内容的理解存在巨大差异，甚至对测验内在结构的理解也非常不同。然而，常规神经心理学评估仍然依赖于那些"领域"，即使它们的有效性存在严重问题。

我个人对该问题很感兴趣，因此分析了60 位无神经病学史的成人和936 位癫痫患者的数据。我对他们进行了扩展的 Halstead-Reitan 系列测验，将这些测验划分为如下的领域：①执行功能（范畴测验，连线测验）；②言语记忆（韦氏记忆量表，表格 I，逻辑记忆；听觉言语学习测验）；③视觉记忆（WMS-I 视觉记忆测验，触觉行为测验，记忆与定位成分）；④注意力（Stroop 干扰效应；Seashore 节奏和音调记忆）；⑤语言能力[失语症筛查测验；维氏成人智力测试修订表中的语言性智商（WAIS-R VIQ）；Stroop 简单阅读速度；FAS；动物命名]；⑥视觉空间（失语症筛查测验图；PIQ）；⑦运动（TPT 时间；手指敲击；测力计）；⑧知觉（感觉知觉检查中多个子测验）。然后，我计算了领域内测验的相关性，并将其与领域间测验的相关性进行了比较。

我的研究结果见表1。如果领域的划分具有一定的效度，那么领域内测验的相关性应该高于领域间测验的相关性。观察表1中的数据可以发现：领域内测验的相关性略高于领域间测验的相关性，但差异非常微小。进一步来看，领域内的共同变量非常有限，最高只达到了26%。假如这组研究发现具有代表性，则意味着：当某位神经心理学家认为两种测验方式属于同一特定领域，那说明它们平均只有四分之一的变量重叠，另外四分之三变量所测验的东西都不同。这让人完全不能接受，并且它还证明了要将神经心理学评估建立在领域结构上，必须先通过实证检验。

表1 以60名正常成人和936名癫痫成人患者为样本进行的认知领域间及认知领域内中位数检验结果

领域	正常对照组		癫痫患者	
	领域内	领域间	领域内	领域间
执行功能	0.57	0.39	0.59	0.47
语言记忆	0.38	0.25	0.58	0.36
视觉记忆	0.31	0.27	0.52	0.40
注意力	0.35	0.22	0.36	0.38
语言	0.46	0.30	0.50	0.38
视觉空间	0.21	0.28	0.48	0.42
运动	0.31	0.21	0.47	0.34
知觉	0.40	0.21	0.62	0.34
整体中位数相关系数	0.38	0.25	0.51	0.38
共同变量百分比	14%	6%	26%	14%

关于测验的第三个重点是需要不断努力寻找到测验的实验支持。我们确实需要知道我们的测验在外部变量上真实测量的是什么。我很高兴看到本次大会上的有些论文表现在寻找这种支持证据上的进展，我发自内心地为这些进展鼓掌欢呼。

关于测验的第四点就是，在对癫痫患者进行测验之前，我们通常没有事先询问他们需要知晓哪些只有我们才能提供的信息。患者需要什么？他们的医生需要什么？以及我们能够提供哪些信息来帮助他们真正了解这种疾病、寻找解决方案并最终治愈？患者需要的是对他们日常生活有所帮助的信息。医学界同行需要的则是关于我们在个别患者身上发现的神经心理学功能障碍的本质的所有信息,包括它的范围以及我们能否对它定侧。他们也想知道他们所提供治疗的影响,包括对特定药物治疗和手术的影响。我们的测验要能够回答这类问题,如若不然,我们无法期待神经心理学被应用于癫痫患者的日常治疗。

我对于神经心理学测验的第五个也是最后一个观点就是,目前用的测验极其缺乏创造性或独特性。假如我的事业还能持续 10~20 年,我要做的事情之一就是尝试评估新的方法。事实上,我事业的前半段就在从事该工作,那段时间我尝试了许多测验并淘汰了其中的大多数。我验证了早期癫痫患者的一个成套测验(Dodrill,1978),认为它们相当有效所以放心地使用。但是现在回顾起来,我发现它们在回答我们想要回答的关键问题上的有效性一般。当然,或许并不存在比我们现今使用的更好地测验方法,但是我还没准备承认这一点。我认为我们需要"在盒子外"思考,以我们想要回答的癫痫患者的问题为开端,去发展能专门回答那些问题的测验方法。

■ 癫痫发作及其他癫痫发作历史变量的影响

我们都很关注癫痫发作对认知和功能的长期影响,我很高兴看到这次大会的很大部分都致力于讨论该命题。该领域的论文以动物模型为开端,进而发展到与儿童和成人相关的临床问题,这是完全恰当的。我相信 2001 年于芬兰召开的长达一周的大会议题(Sutula & Pitkanen,2002)代表了解决这一问题最全面的方法。

与癫痫发作的长期影响相关的一个关键变量是所观测的发作类型。区分部分性发作和全面发作(尤其是全身抽搐发作)在辨别长期认知影响时尤为重要。发作的时间模式是第二个重要变量,癫痫持续状态(尤其是抽搐持续状态)几乎肯定会比随时间转移的单个发作对认知具有更深远地影响。最后,我注意到横向研究和纵向研究的结果完全不同,前者通常比后者反映出更大的认知相关性。由于发作倾向很大的患者往往一开始大脑状况就更差,所以横向研究结果几乎肯定会受到选择因素的影响。这些研究发现都已有文献记录(Dodrill,2002)。

为了获得确定性结论,这个关键领域需要大量纵向研究。不幸的是,这类研究要求具备大量资源和计划。然而,在癫痫发作的认知影响这个领域中,理解癫痫神经心理学家能做出其他专业所不能比拟的贡献。因此,该领域需要我们将来特别关注。

■ 药物治疗

医药公司最艰巨的任务之一是开发能控制癫痫发作的药物，这一直让我深受感动。他们开发的抗癫痫药物要取得成功，这些化合物必须改变诸如颞叶等关键大脑区域的神经功能，因为很多癫痫发作都是源自这些区域。同时这些药物还不能对与那些大脑区域相关的认知功能产生显著影响。考虑到上述情况，难道我们还能合理地认为所有有效的抗癫痫药物都不会对认知产生不良作用吗？然而，在很多研究中不良作用都没有被发现。在研究过相当数量的新旧药物后，我将在这里给出一些供于参考的意见。

首先，药物面市的时间越长，它的认知不良作用越有可能被发现，我认为这是显而易见的。每种面市时间超过 25 年的化学药物都有相当多的认知功能副作用，而每种面市时间短于 10 年的药物都较少收到认知功能不良作用方面的投诉。由此可以推测，越是近期上市的药物，其固有的认知不良作用越少，但这也许并非事实。相反，近期上市的药物之所以不良作用更少，其首要原因可能仅仅是上市时间较短，还不足以让其不良作用显现出来。事实上，上市年份与认知不良作用的报告数量之间可能存在直接的线性关系。关于这个话题的文献综述，哪怕是由一个学生来完成，可能也会出乎意料地为这一假设提供强有力的证据。

其次，我们都需要了解在推出新抗癫痫药时，医药公司通常承担着要让它们具有大量功效和最小不良作用的压力。我咨询过很多在集团中处于较高水平的公司，还没有遇到哪一家不对减少认知不良作用报告致以强烈的关注。这样做不仅是出于营销的考虑，还因为在计划开展认知研究的时候，他们就已经瞥见了所研究化合药物的局限性。通常来说，这些局限既包括各种不良作用，也包括新药不能如预期一样控制癫痫发作。很多情况下，在向市场投放新药物时，既然医药公司已知其有效性很可能不会高于市面上已有的药物，那么就会希望它们的特色是具备良好的认知特征。新药物的初步认知研究报告通常在认知不良作用上表现得很乐观，我们也期待该情况属实，希望报告能经受住进一步检验。

最后，我们需要牢记，研究设计会影响这些调查的成果。如果某人希望破坏一种药物的形象，只需要加大它的剂量，稍微加快一点，以及／或者将它与安慰剂做对比。采用不了解药物的正常对照组可能会进一步发现使用药物的负面效果。另一方面，如果某人想要显示某种药物的优越性，通常会使用一种有效的剂量，一种被普遍使用但已知具有认知不良作用的剂量来进行对比。因此，某种研究结果的出现可能是基于对比药物的选择，与被研究的抗癫痫药物也有关或者根本无关。我个人认为,我们能够采用适应临床的研究设计以找到最为有效的结果,也就是我们必须给癫痫患者提供一种或另一种有效的活性药物。因此,我更偏向于在随机或双盲情况下,针对癫痫患者的直接药物对比。

我对抗癫痫药物影响认知的最后一个论点涉及测验选择。多数时候我认为我们选择研究某种药物所需的测验时,几乎全靠猜测。原因在于我们太过依赖与可能存在的认知不良作用相关的第二手资料。针对大型研究,在提议应该采用哪种测验之前,我不止一次地希望自己能在神经病学家的指导下服药,逐步增加药物,然后在咨询其他神经心理学家的同时选择测验,这些神经心理学家基于对药物如何发挥影响的信念与我做着相同的工作。但就目前而言,我们选择的测验也许常常无法很好地测量给定药物的影响或者根本无法测量它们的影响。这是一个不容易解决的难题。

■ 外科治疗

或许我们所有人都经历过对癫痫外科效果的评估,并且这一领域的神经心理学研究非常丰富。我在该领域的经验已经超过了 35 年,有时候不免猜想,既然这一领域的工作是如此之多,自己还能否提出任何新颖且确有见地的观点。尽管如此,我仍会在此提出三点意见以供参考。

首先,关于 Wada 测验,我相信该测验的最初想要实现的目标因为对"口头表达"(Speech)和"语言"(Language)概念的混淆而打了折扣。来自蒙特利尔的 Brenda Milner 及其同事发起的研究中通常报告该测验的目标是"口头表达"的定侧,但是最近一段时间里神经心理学家更常提及的是"语言"。口头表达是指说话的能力,但是"语言"涉及想法和情感的交流,需要有"意义"的参与。我们真正想从患者身上发现的是前者,因为我们知道如果手术干扰或者移除某个区域(例如 Broca 区),那么术后很可能会产生语言相关的障碍。因此,确定口头表达定侧能给手术带来直接的好处。然而,如果在 Wada 测验中试图评估我们称之为"语言"的与交流有关的更为复杂的内容,在多数情况下会导致双边定侧的结果。手术不能从这些结果中受益,原因在于病人不会因为对任意一侧做了手术而出现语言障碍,只会因为对控制口头表达的一侧做了手术而出现这种情况。在使用磁共振成像(MRI)和其他程序来替代 Wada 测验时必须牢记这一点。

其次,在我们的西雅图分中心,以异戊巴比妥辅助实施的 Wada 测验显示出了三方面优势:

——它能帮助我们可靠定侧"口头表达"能力。从 1974 年到 2001 年我一共实施了 956 次 Wada 测验,据我所知,没有一次误判了"口头表达"能力的优势侧,也没有在我定位的口头表达能力优势侧的另一侧出现过语言障碍的情况。因此,该测验结果对于手术来说在很大程度上是安全的。当然,这并不能证明我是百分之百正确,因为不是所有的案例最后都进行了手术,也因为口头表达能力并没有总是在 Wada 测验界定的优势侧中被发现。尽管如此,手术没有出现任何意外。

——**它能在每个案例中预测全面性遗忘综合征**。这些年来已经有三四个案例中出现了由手术导致的主要记忆损失现象,但是在每个案例中,Wada 测验都预测到了对手术感兴趣的大脑半球进行注射会导致上述大量记忆损失。这些人在手术前都被充分告知了记忆损失的风险,但是他们的情况已经绝望到患者及其家人都愿意承担这种后果的程度。

——**它能告诉我们有关患者对清醒手术承受能力的信息**。在西雅图,我们经常在病人清醒的情况下进行切除手术,但并不是所有的患者能够接受这样的手术方式,由于 Wada 测验已经给人足够压力,以至于在很多案例中它能够告诉我们有关患者对清醒手术承受能力的信息。

再次,我们所有人都需要意识到正常情况下 Wada 测验的局限性。这些局限性包括以下几点。

——**异戊巴比妥在某种程度上具有不可预测的影响**。到目前为止我还不能消除这种不确定性,并且在很多案例中我也没能针对指定的患者进行预测。患者可能会突然变得难以控制,而且药物影响可能大大超出预期或大大低于预期。为了测试功效,我们会期待适度的、更加持久的药物效果,但是这种药物看上去是不可能出现了。在本次大会中,有人提出使用依托咪酯(etomidate)来替代异戊巴比妥,我为之感到高兴,因为它最终可能被证明是一种更好的药剂。

——**在某些案例中口头表达不能被可靠定侧**。然而关于这方面还没有可靠的公开估计,我注意到在做过的 956 个案例中,有 38 个(4%)出现了这种结果,使得我对该结果不可能抱有完全的信心。通常来说这是因为行为问题,要么超过预期药效,要么低于预期药效。

——**不良的神经病学事件确实会发生,尽管几率很小**。如果某一事件导致了持续四小时或更长时间的神经损伤,我会把它划分为不良事件。因此,在测验过程中癫痫发作不会被作为不良事件,但长达四小时或以上的持续性脑血管痉挛应该归类为不良事件,中风以及任何要求病人在医院过夜观察的功能损失都应归类为不良事件。在 2000 年,通过对 889 名患者进行的不良事件调查,我获得了所有必要的信息并发现其中 4 名患者(0.45%)曾经历过这类不良事件。只有其中一个在测验后数月内确定出现了持续的后遗症,这是一名在测验过程中发生血管意外(CVA)的年轻人,很显然这是由于注射前不小心将异戊巴比妥与利多卡因而不是与盐水混合所造成的。尽管发生了脑中风,他确实继续完成了癫痫手术。因此,在 26 年间(1974—1999)我们 889 名患者的持续性后遗症比例是 0.01%。

实施某程序的风险需要与不实施该程序的风险进行对比。在刚刚讨论的患者样本中,通过 836 个病例获得了关于口头表达定侧的清晰简明的 Wada 测验结果。在它们之中,85.4% 具有典型的口头表达定侧(口头表达能力只存在于大脑左侧),14.6% 具有非典型的口头表达定侧(7.9% 在右脑,6.7% 在双侧)。当只考虑惯用右手者(使用右手写字的人)时,其中 2.3% 口头表达能力在右脑,4.9% 在双侧。非典型口头表达定侧比率最低的是在右侧进行过手术的惯用右手者,但是他们中的 3.6% 仍然具有非典型口头表达定侧(1.4% 在右脑,2.2% 在双侧)。因此,即使在那个组别中,发现非典型口头表达定侧的可能性仍然远大于测验程序导致负面影响的可能性。这一研究结论在其他地方有详细论述(Dodrill,2004)。

——测验程序非常昂贵因此不能用于所有患者。测验程序的花费各不相同,但所有人都一致认为它相当昂贵。有些患者认为测验太过紧张以至于他们可能难以承受。根据我的经验来看,要承受这项任务,心理年龄至少需要达到六岁。这次座谈会中探讨了针对这些患者的各种测验程序,我很高兴能为之抛砖引玉。

我始终坚信作为神经心理学家,我们需要继续将确定手术候选人病灶的侧别和通过癫痫手术减缓发作作为努力的方向。将来会比过去做得更好;我也得承认,我不是如此乐观;但是如果我们确实在这些领域取得了进展,我相信将会的确如此,这是因为我们花时间去鉴别并使用了对脑电图痫样电活动反应灵敏的测验。

最后,我希望你们能注意到以下事实,那就是癫痫外科的效果不太可能在术后一年内完全显现。在情感和社会心理学领域尤其如此,在西雅图我们经常发现术后五年而非术后一年才确定出现了巨大进展。

■ 情绪和精神因素

与外科一样,这个领域中的研究也非常充分,不禁让人怀疑是否还能提出任何全新的见解。但我还是要做出以下两点评论。

首先，我相信我们确实能够通过联合使用神经心理学测验与临床判断来提前辨别出那些可能发展出严重情感和精神障碍的癫痫患者。然而，我认为只有当我们的测验对于大脑状况非常敏感时，这种情况才会出现。现在使用的很多测验都无法区分脑部受损人群和没有受损的个体。因此，不确定它们能否很好地检验出个别案例中大脑受损的程度。然而假如我们使用的测验能告诉我们存在多少损伤，我们也就能估计适应能力的减弱程度，进而估计出现精神障碍的可能性。这对于癫痫患者及其家庭来说是非常有用的。

其次，我注意到社会心理功能在癫痫患者生活中的重要性。我以特定方式在这个领域工作了整整三十年，这份工作使我相信，一个人与周边人群建立关系、共同生活的能力与其大脑功能的完整性同等重要。进一步来讲，评估社会心理学功能更加容易也更快速。事实上，当使用有证据支持的测验和方案来进行社会心理学评估时，我们能够发现社会心理学变量与涉及癫痫发作和神经心理学功能的变量之间具有多重关系（Dodrill，2008）。

■ 影像和电生理学

最近几年大家越来越重视影像技术，尤其是功能磁共振成像（fMRI），这一现象令人欣喜且颇具价值。我不会对该领域做过多评价，除了注意到在未来的很多年内，人们都将毫无疑问地继续探索影像技术的价值（和局限性）。然而，我不得不指出的是，如果要说关注影像技术有什么不利之处，那就是电生理学研究相对来说被忽视了。今天使用的大多数神经心理学测验从来没有与标准的清醒和睡眠脑电图上显示的痫样放电结合在一起研究。这一缺漏至关重要，因为这些异常现象正是癫痫的标志。如果我们不花时间去探究测验是否与癫痫的本质相关，那么凭什么期待它们能定侧癫痫灶、能对病灶切除后（例如手术后）可能发生的各种变化反应灵敏以及能评估癫痫发作时的认知影响呢？在我看来，这一领域值得每个人都给予更多的关注。

■ 总结

综上，我想要重申我对本次大会的极大热情，并且我要把这次大会中的发现推荐给那些热衷于将神经心理学应用于癫痫日常治疗的每一位。

（张晗 译　周新林　吴逊 校）

参考文献

- Dodrill CB. A neuropsychological battery for epilepsy. *Epilepsia* 1978; 19: 611-23.
- Dodrill CB. Progressive cognitive decline in adolescents and adults with epilepsy. In: Sutula T, Pitkanen A, eds. *Do Seizures Damage the Brain?* Amsterdam: Elsevier, 2002, 399-407.
- Dodrill CB. The intracarotid amobarbital procedure or "Wada" test. In: Winn HR, ed. *Youmans Neurological Surgery* 5th ed. Philadelphia: Saunders, 2004, 2503-10.
- Dodrill CB. Emotional and psychosocial factors in epilepsy. In: Morgan JE, Ricker JH, eds. *Textbook of clinical neuropsychology.* New York: Taylor and Francis, 2008, 499-507.
- Rabin LA, Barr WB, Burton LA. Assessment practices of clinical neuropsychologists in the United States and Canada: A survey of INS, NAN, and APA Division 40 members. *Arch Clin Neuropsychol* 2005; 20: 33-46.
- Sutula T, Pitkanen A, eds. *Do Seizures Damage the Brain?* Amsterdam: Elsevier, 2002, 520.

第一章

神经心理学评估：现状

不同国家癫痫中心评估调查

Jelena Djordjevic, Marilyn Jones-Gotman

加拿大麦吉尔大学蒙特利尔神经科学研究院

自从通过外科治疗的方法治疗癫痫成为限局性癫痫病人的一种可行选择,神经心理评估就在术前诊断和手术准备中扮演了极其重要的角色。在这个领域中,神经心理学家做出了诸多贡献。在其他实践领域,目标之一就是对认知功能的长处和弱点做一个概括,这对于病人及其家属和主治医师都是十分有用的信息。这种信息为病人从事工作、继续学习、独立生活等实际生活能力提供了参考。除了描绘认知能力概况,癫痫领域的神经心理学家也想对癫痫性损伤引起的功能障碍进行测试。尽管与其他神经心理评估有很多共性,但是癫痫评估的结果通常是希望能在损伤的扩散性影响上有特效。他们希望能够有助于确定损伤的偏侧性,用于对损伤的定位。对于癫痫,神经心理评估方法最独特的特征是可以预测和监控外科治疗带来的大脑认知功能变化。基于术前得到的信息,神经心理学家将评估进一步的需要并作出指示。结合并整合收集到的数据,神经心理学家可以预估拟进行的外科治疗对大脑认知功能的影响。通过与外科手术医师分享这些信息,神经心理学家可以帮助病人了解手术的风险和受益,使他们充分考虑后作出决定。由于在外科治疗前已经评估和量化了病人的认知能力水平,神经心理学家可以通过使用相同的测验来对比治疗前和治疗后的结果。通过观察认知和心理能力的多个方面,神经心理学家还能够更好地了解和整理病人日常生活的各个方面,比如心理健康、药效、社会和职业能力等各个方面。并通过干预来提高病人的生活质量。

能够为癫痫病人提供外科疗法的癫痫中心的数量正在稳步增加,从事该领域的神经心理学家的数量也在持续增长。他们的目标是能够为病人的认知、运动与躯体感觉功能提供有效的评估。最近，一个国际神经心理学家机构发表了一篇关于针对癫痫患者的神经心理测验方法综述，这篇文章包含了适用于各种设备条件和地理位置的神经心理测验内容（参见 Jones-Gotman 等，2010）。

在这个领域中，典型的评估手段包括智力评估、注意力评估、语言能力评估、视知觉评估、知觉构建能力评估、执行功能评估和记忆力评估（Jones-Gotman 等，2009）。记忆障碍在癫痫病人中十分常见，并且记忆测评也是当前神经心理评估的核心组成部分。即使不同医疗中心和国家对癫痫病人的评估工作是一致的，但是，全世界的神经心理学家对测验的主观选择导致了针对同一认知功能却出现了不同的测验结论。

1993 年，Jones-Gotman 和他的同事发表了神经心理学家在癫痫病领域的评估方法的研究，调查了所用的测试方法以及对这些方法的满意度（Jones-Gotman 等，1993）。问卷发放给了在 95 个中心工作的神经心理学家，他们是棕榈沙漠第二次会议（Plam Desert Ⅱ）的代表。最终收回 82 份调查问卷，反馈率为 84%。主要的结果被总结并发表为书的一章，但它仍然是癫痫神经心理学研究领域中被引用最多的研究成果（Jones-Gotman 等，1993）。

2009 年，我们决定再次进行这一国际调查。目前我们正在收集来自全世界各地神经心理学家的反馈，以期获得对癫痫患者认知评估方法的新认识。这个项目的目标是，根据从业人员的人口学特征（性别、训练水平、经验）、临床变量（评估时长、评估次数、测验数量）以及测试变量（使用的测试及测验的满意度）来调查和描述当前的神经心理学在癫痫领域中的应用。在问卷的最后，我们设置了一些开放性的问题来征求意见，请他们指出神经心理学在癫痫临床应用中需要改进的地方。我们还要求被采访者准确说明在他们的评估中使用哪些测验，例如标准的测验量表以及辅助测验。到目前为止，我们已经收到 75 份问卷，这其中的一些数据将会呈现在这里，但这只是初步的研究结果。这次的调查结果将与九十年代的结果一同发表并做比较，这会给这个领域发展方向提供一些新的想法。这些数据中的一部分将在 2009 年的美国癫痫协会年会上发表（Djordjevic 等，2009）。

■ 癫痫症患者的神经心理学评估：一项国际调查

寻找和联系世界各地在癫痫领域的神经心理学家是一个巨大的工程，我们确定了 290 名这个领域中的神经心理学家。其中,有大约 30 名,因为不再执业癫痫或已退休而没有纳入最终调查。剩下的 260 人(到目前为止)中有 230 人分布在 25 个国家的癫痫病研究中心。到目前为止,我们已经向 130 人发放了问卷。截至今天,我们收到 75 份反馈,我们会继续我们的调查,以确定从所有的癫痫病研究中心和从业人员那获得反馈。这个研究通过电子问卷进行,通过电子邮箱将问卷直接发给神经心理学家们。问卷分为四个部分:人员信息,临床实践,测试选择及其满意度,反馈。在问卷的主要部分(测试选择及其满意度),我们提供了包含有 163 个神经心理学工具的清单,而且我们还为受访者提供额外的空间补充清单上没有出现的测试工具。

当前的样本包含来自 17 个国家的 75 个受访者(图 1)。其中来自美国(44%)和加拿大(21%)的受访者占最大比例。其余的受访者来自 15 个其他国家,占样本比例的 35%。因此,这些初始数据可以被认为是来自北美神经心理学家的观点和选择。而且我们发现,在这一领域,大约有一半的神经心理学家是女性,并且大多数(87%)是全职工作,很多(91%)具有博士学位,平均有 17 年的临床经验(表 1)。

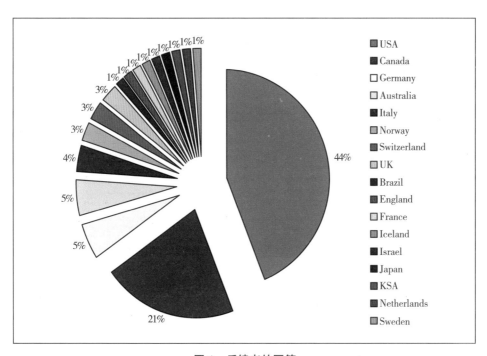

图 1　反馈者的国籍

表 1　样本描述

调查人数		75
性别	女	52%
	男	39%
工作	全职	87%
	兼职	13%
学历	哲学博士	91%
	硕士	7%
	医学博士和哲学博士	1%
	精神病学家	1%
从业年数	平均 17	1 到 35

　　平均而言,神经心理学评估时间长约 5~6 小时,但我们制定了一个更宽泛的时间范围,从 1.5~12 小时(表 2)。在很多时候,评估分为两个阶段,但可以根据需要调整为 1~6 个阶段。实际上,30% 的评估在第一个测试阶段就已经完成,46.79% 的在第二个测试阶段完成,剩下的 23.3% 在第三个或者更多的阶段完成。一个测试阶段一般会持续大约 3 个小时,多达 63% 的受访者反馈,他们聘用了专业心理评估师(psychometrist),70% 的神经心理学测验是由他们进行施测的。

表 2　评估描述

神经心理学评估	75	
	平均值	范围
时间(小时)	5.6	1.5~12
分几个部分	2	1~6
各部分持续时间	3.2	0.75~6
使用的测验数	52	20~111
标准的	28	12~56
可选的	24	0~58

续表

神经心理学评估		75
	平均值	范围
是否用心理测验师	否	37%
	是	63%
心理评估师完成的测验	70%	2%~100%

表 3 显示我们对不同大脑半球在颈内动脉麻醉过程中的语言侧向优势和记忆功能评估结果。有趣的是，84% 的受访者表示他们仍然使用 IAP，并且异戊巴比妥钠仍然是主要的药物选择（60%）。

表3　颈内动脉麻醉过程（Intracarotid Anaesthetic Procedure，IAP）和麻醉用药

IAP 应用药物	是	84%
	否	16%
异戊巴比妥钠（sodium amobarbital）		69%
美索比妥（Methohexital（Brevital®））		9%
依托咪酯（Etomidate）		8%
司可巴比妥（Secobarbital（Seconal®））		2%
未注明		12%

这次调查的主要结果见表Ⅳ，作为比较，我们也报告了 1993 年的调查结果。百分比表示的是受访人中使用单个测验或一组测验量表作为他们评估标准的比例。测试的排序基于此次调查中所报告的使用百分比。我们单独列出了特殊版本的测验，测验清单列在其原始版本的下面（例如，D-KEFS 连线测验列在连线测验的下方）。同样，只有超过 10% 使用量的测验也列在表中。无论受访者将这些测验写在什么地方（尤其是少数人使用的），都进行了统计，并且在表格中进行了报告。然而，在某些情况下，受访者没有说明他们所使用的测验名称，我们将其归类为未注明的测验。最后，报告只呈现了对成人患者的评估数据，用于儿童评估的测试超出了本章的范围。

在智力评估领域，韦克斯勒智力测验（Wechsler Intelligence tests）的使用率尽管相对于 1993 年的调查结果（见表 4）有所下降，但其应用仍然非常广泛。在

完整版韦氏成人智力测验（Wechsler Adult Intelligence Scale，WAIS）使用率维持40%的情况下，简化版韦氏智力测验（Wechsler Abbreviated Scale of Intelligence，WASI）的使用率有所上升。其他智力量表的应用则减少了。瑞文推理测验（Raven's Progressive Matrices）使用率较之前有所下降，而基于其标准化常模的非言语智力测验第三版（Test of Nonverbal Intelligence Third Edition，TONI-3）和两套等价测验越来越受欢迎。其他15种智力测验也列在表格中，但是没有一个的使用率超过10%。

表4　神经心理测验及其报告应用率（应用%）以及用于标准成套测验的一部分（成套%）

1993年调查		领域和测验	2010年调查	
使用%	成套%	智力测验	应用%	成套%
95	92	韦克斯勒（Wechsler）智力量表完整版（WAIS）	71	40
–	–	韦氏智力测验简化版（WAIS）	45	19
–	–	其他减化韦氏量表	35	19
19	11	瑞文（Raven）推理测验	23	7
–	–	非言语智力测验第三版	19	17
–	–	其他智力测验（15种）	21	12
		注意测验		
–	–	韦氏数字广度（WAIS，WMS）	95	88
–	–	韦氏数字符号编码	79	70
73	66	路径描绘测验	73	56
–	–	代利斯-卡普兰（D-KEFS）执行功能测验系统（D-KEFS TMT）	23	18
–	–	WMS-Ⅲ字母-数字排序	67	47
–	–	WMS-Ⅲ空间广度	48	40
–	–	康纳斯（Conners）连续操作测验（CPT）	35	13
–	–	划分线段测验	33	3
–	–	节奏听觉序列附加测验（PASAT）	24	3
19	11	划消测验	23	10
–	–	符号—数字模式测验（SDMT）	21	4
–	–	每天注意测验（TEA）	16	3
–	–	区组超广度测验	15	10

1993 年调查		领域和测验	2010 年调查	
–	–	数字超广度测验	13	8
9	8	反应时测验（多种）	12	5
–	–	其他注意测验（13 种）	41	11
		记忆测验		
		记忆成套测验		
84	84	韦克斯勒记忆量表（WMS）	80	52
–	–	广泛性记忆与学习评定（WRAML）	21	12
25	18	沃灵顿再认记忆测验	16	8
9	7	其他记忆测验（11 套）	15	12
		言语记忆		
46	35	瑞氏（Rey）听觉 - 词汇学习测试（Rey AVLT）	56	40
16	15	加利福尼亚言语学习测验（CVLT）	52	31
20	12	布施克选择性提醒测验	25	9
–	–	霍普金斯词汇学习测验	25	4
15	11	其他词汇学习测验（多种）	14	8
82	82	WMS-Ⅲ韦氏逻辑记忆	71	47
–	–	其他故事回忆测验（6 种）	12	10
64	64	WMS-Ⅲ韦氏词语配对联想	50	36
–	–	其他配对词汇学习（3 种）	17	10
25	18	沃灵顿识词测验	18	10
27	22	其他言语记忆测验（多种）	15	9
		视觉记忆		
72	64	瑞氏复杂图形测验	90	65
70	70	WMS-Ⅲ视觉重现测验	50	21
23	14	本顿（Benton）视觉保持测验	17	3
–	–	其他视觉回忆测验	19	4
		琼斯 - 哥德曼（Jones-Gotman）简要设计学习测验	11	6
15	14	其他设计学习测验（5 种）	20	10
–	–	WMS-Ⅲ面孔记忆分测验	44	28

续表

1993 年调查		领域和测验	2010 年调查	
25	18	沃灵顿（Warrington）面孔测验	23	11
8	5	其他面孔识别测验（6 种）	14	10
—	—	简要视空间记忆测验（BVMT-R）	31	16
—	—	空间记忆测验（多种）	7	3
34	23	其他视觉记忆以及测验	30	15
		远事记忆		
—	—	自传记忆回顾（AMI）	23	4
—	—	其他自传记忆评估工具	1	0
—	—	名人	11	3
—	—	著名事件	8	3
		语义记忆		
—	—	各种测验	15	4
		语言记忆		
52	49	波士顿（Boston）命名测验	89	81
—	—	听觉命名测验	19	13
25	22	其他命名测验（13 种）	21	13
—	—	韦氏智力测验词汇分测验（WAIS，WASI，WISC，WPPSY）	76	69
15	8	皮博迪（Peabody）图画词汇测验（PPVT）	48	11
—	—	词汇表达测验（EVT）	16	5
—	—	其他词汇测验	3	3
45	34	标记测验	68	35
—	—	其他理解测验（11 种）	26	14
34	26	阅读测验（多种）	32	23
12	12	拼写测验（多种）	28	12
7	7	书写测验（多种）	14	3
11	7	波士顿失语诊断性检查（BDAE）	29	4
—	—	多语失语症检查（MAE）	22	7
27	22	其他失语症测验（7 种）	14	3

1993 年调查		领域和测验	2010 年调查	
		学业成就测验		
35	24	广泛学业成就测验（WRAT）	52	30
5	1	伍德库克—约翰逊（Woodcock-Johnson）测验（WJ）	32	8
－	－	韦氏个人成就测验（WIAT）	32	9
6	3	其他成就测验（2 种）	7	0
		算术测验		
－	－	WAIS 算术分测验	69	50
－	－	其他算术测验（4 种）	12	5
－	－	计算测验（8 种）	27	9
		视知觉和视觉建构测验		
－	－	WAIS 智力量表木块图	86	79
－	－	复杂图形测验	84	68
27	19	本顿（Benton）线条方向判断测验	67	25
－	－	韦氏智力量表图画填充	65	55
29	22	胡珀（Hooper）视觉组织测验	48	13
－	－	比里 - 布克特尼卡（Beery-Buktenica）视觉运动整合测验（BEERY VMI）	41	19
26	18	本顿面孔识别测验	36	21
－	－	韦氏图形拼凑	21	9
－	－	视觉客体和空间知觉测验	20	5
38	28	其他两维结果测验	15	11
－	－	其他是空间知觉测验	15	11
16	7	本顿视觉形状辨别测验	12	3
4	4	波帕留特重叠图形	11	3
－	－	颜色知觉	11	3
		执行功能测验		
70	58	威斯康星（Wisconsin）卡片分类测验	88	64
16	15	其他分类和类别测验	11	3

续表

1993 年调查		领域和测验	2010 年调查	
45	45	口头词汇联想测验（COWAT）	77	63
–	–	代利斯 - 卡普兰（D-KEFS）执行功能测验语义流畅性	21	12
32	32	其他字母流畅性测验（多种）	14	9
–	–	类别流畅性（多种）	72	63
–	–	代利斯 - 卡普兰（D-KEFS）执行功能测验设计流畅性	32	8
14	11	琼斯 - 哥德曼（Jones-Gotman）设计流畅性测验	20	9
		拉夫（Ruff）人物流畅性测验	16	8
9	8	其他非言语流畅性测验	8	5
33	24	斯特鲁普（STROOP）（各种版本）	67	37
–	–	代利斯 - 卡普兰（D-KEFS）执行功能测验系统	34	12
–	–	伦敦塔	33	15
11	8	迷宫测验（多种）	15	9
–	–	二十题项目	12	3
–	–	其他执行功能测验（14 种）	41	9
		运动测验		
33	31	钉板测验	72	63
62	57	手指敲击测验	58	35
29	28	运动力量（多种）	38	21
17	14	普渡（Purdue）钉板测验	18	3
–	–	失用症检测	28	9
–	–	其他运动测验	9	5
		躯体感觉测验		
		手	40	16
		脸	19	8
		身体	5	1
		脚	5	1
–	–	图形觉	25	9
9	4	实体觉	19	7
–	–	两点辨别感觉	13	1

1993 年调查		领域和测验	2010 年调查	
–	–	触觉操作测验（TPT）	11	3
40	35	其他躯体感觉测验（多种）	12	1
		症状真实性测验		
–	–	记忆真实性测验（TOMM）	44	7
–	–	瑞氏（Rey）十五条项目测验（FIT）	31	3
–	–	绿词记忆测验	13	4
–	–	维多利亚（Victoria）症状真实性测验	12	4
–	–	其他症状真实性测验（5 种）	12	1

评估注意的测验有很多,其中有一部分被大多数神经心理学家所采用。在调查中,我们着重记录了韦克斯勒(以下简称韦氏)成人智力测验的使用情况,因为我们认为一些人可能只用部分分测验而非完整版的韦氏成人智力测验。结果显示我们的推测是正确的。也就是说,有 88% 的神经心理学家使用了数字广度(Digit Span)测验,有 70% 的使用了数字符号编码(Digit Symbol-Coding)测验。其他备受欢迎的注意测验包括路径描绘测验(Trial Making Test,TMT)(其标准版有 56% 的使用率,但也有 18% 的人使用了代利斯 - 卡普兰执行功能测验系统(Delis-Kaplan Executive Function System,D-KEFS)),和两个来自韦氏记忆量表第三版(Wechsler Memory Scale-3,WMS-3)的字母 - 数字排序(Letter Number Sequencing)测验(47%)和空间广度(Spatial Span)测验(40%)。同样值得一提的是使用率达到 13% 的康纳斯连续操作测验(Conners' Continuous Performance Test,Conners' CPT)和各种各样的划消测验(Cancellations Tests)(总体上使用率达到了 10%),同时还有区组超广度测验(Block Supraspan Test)(10%)。还有很多其他使用率很低的注意测验。

记忆测验在调查中被分成了几个部分:成套记忆测验,言语记忆测验,视觉记忆测验和其他记忆测验。至于成套记忆测验,尽管可以明显地注意到使用率从 84% 下降到 52%,但是韦克斯勒记忆量表(Wechsler Memory Scale,WMS)仍然是使用最为频繁的。此外,还有 12% 的神经心理学家使用了广泛性记忆与学习评定(Wide Range Assessment of Memory and Learning,WRAML)量表,约 8% 的使用者将沃灵顿再认记忆测验(Warrington Recognition Memory Test)作为其标准测验的一部分。另有 11 种其他类型自成体系的成套测验共占约 12% 的使用率。

在言语记忆领域,故事和词汇仍然是主要的评估材料。在雷伊听觉-词汇学习测试(Rey-Auditory Verbal Learning Test,Rey AVLT)的使用率微升的同时,基于覆盖人的发展全程、计算机化评估、多种记忆的分类分数和学习等级及其策略的加利福尼亚言语学习测验(California Verbal Learning Test,CVLT)较之前使用的更为广泛。其他一些基于词汇的测验被少数人使用:包括布施克选择性提醒测验(Buschke Selective Reminding Test)和霍普金斯词汇学习测验(Hopkins Verbal Learning Test)。在故事测验中,韦克斯勒记忆量表的使用率尽管有所下降(从1993年的82%到2010年的47%),但其运用仍然最为广泛。另有其他6种故事测验占据了约10%的使用率。配对联结学习测验(Paired Associate Learning)作为言语记忆的一个方面尽管使用率有所降低(从1993年的64%到2010年的36%使用的是韦克斯勒记忆量表版,另有10%使用的其他版本),但是仍被持续地应用。唯一有10%使用率的其他类型言语记忆测验是的沃灵顿识词测验(Warrington Word Recognition Test),同时还有一些个别测验被少数神经心理学家使用。

视觉记忆基于材料的类型也被分成了两个部分。与以前一样,对形象材料的记忆仍然是评估视觉记忆的主要途径,尽管在事实上这种类型的评估不能充分地挑战颞叶在功能上的非惯用性。Rey-Osterrieth复杂图形测验(Rey-Osterrieth Complex Figure Test)的使用率保持在近似的水平(从之前的64%到现在的65%)。相比之下,韦克斯勒视觉产出测验(WMS Visual Production)从之前70%的使用率降到21%。可能是因为它是韦克斯勒记忆测验第三版的自选分测验,或者是因为其本身未能体现出来对癫痫病症的临床功效。其他运用形状材料来进行视觉再认的测验被少数人使用。抽象学习测验越来越受到欢迎,逐渐成为常用的备选测验。其中,抽象设计学习测验使用率也有所提高。尽管沃灵顿面孔测验(Warrington Faces Test)及其他6个面孔记忆测验很少使用,但是仍然有很多人使用韦克斯勒记忆测验第三版中的面孔记忆分测验(28%作为标准评估的一部分)。远事记忆,像自传记忆或者对名人和著名事件只被个别神经心理学家拿来评估记忆,同样地,外显言语记忆评估也很少使用。

在语言领域,波士顿命名测验(Boston Naming Test)的使用率从1993年的49%增加到了今年的81%,同时还使用一些其他的命名测验。在这些测验中,听觉命名测验(Auditory Naming Test)的使用率达到了13%,其他13种命名测验的总计使用率为13%。为了评估词汇能力,广泛应用韦克斯勒智力测验的词汇分测验(WAIS Vocabulary Test),而其他词汇测验的适应范围不是很广。标记测验（Token Test）常常用来评估理解能力，另外还有其他 11 种理解类型的测验。很少神经心理学家使用成套测验来评估失语症患者。一些重要的用来评估阅读、拼写、写作和学术语言技能的测验看上去不太常用，但从使用率上来看却保持稳定。以阅读评估、拼写和数学为主的学术评价测验在领域内广泛应用；其中，伍德库克 - 约翰逊（Woodcock-Johnson）和韦克斯勒个人成就测验（Wechsler Individual Achievement test）等其他两种成就测验的使用率有所下降，但广泛成就测验（Wide Range Achievement Test）的使用率反而增加。总体来说，学术成就测验的使用率在这几年有所上升。计算和数学能力通常通过韦克斯勒智力量表的算术分量表（WAIS Arithmetic Subtests）评估，同时少部分神经心理学家也用其他的 4 种算术和 8 种计算量表。

在视知觉和视觉建构能力领域，大多使用的是韦氏智力量表的木块图和图画填充测验（WAIS Block Design and Picture Completion）（使用率分别为 79% 和 55%）以及 Rey-Osterrieth 复杂图形测验（Rey-Osterrieth Complex Figure Test）（68%）。一些著名的神经心理学家则经常使用本顿线条方向判断测验（Benton Judgement of Line Orientation）（25%）和本顿面孔识别测验（Benton Facial Recognition）（21%）。值得一提的是比里 - 布克特尼卡视觉运动整合测验（Beery-Buktenica Visual Motor Integration Test）在本次调查中有将近 19% 的使用率。

评估执行功能（Executive Function）的测验也有很多。在排序和分类能力评估中，威斯康辛卡片分类测验（Wisconsin Card Sorting Test）使用非常广泛（从 1993 年的 58% 到 2010 年的 64%）。通常用口头词汇联想测验（Controlled Oral Word Association Test, COWAT）评估语言流畅性（从 1993 年的 45% 到 2010 年的 63%），也有 12% 的神经心理学家使用了代利斯 - 卡普兰执行功能测验系统的词汇联想分测验，另有 9% 的神经心理学家选择其他版本的语音流畅性测验。大量使用分类（语义）流畅性评估（63% 的标准评估中含此项内容），但也大量应用其他测验。非言语流畅性测验包括代利斯 - 卡普兰执行功能测验、琼斯 - 哥德曼设计流畅性测验（Jones Gotman Design Fluency Test）、拉夫人物流畅性测验（Ruff Figural Fluency Test）等。各种变式的斯特鲁普（Stroop）测验用来评估对干扰的敏感性，同其他 15 种测验一样，伦敦塔（Tower of London）和改编的迷宫测验也被小部分神经心理学家用来评估执行功能。

运动功能测验一直是癫痫患者评估的重要因素。钉板测验（Grooved Pegboard Test）的使用率在上升（1993 年 31%，2010 年 63%）的同时，手指敲击测验（Finger Tapping Test）的使用率有所下降（从 1993 年的 57% 到 2010 年的

35%)。运动力量也一直受到关注(1993 年的 28% 到 2010 年的 21%),同时运动执行能力测验较少使用。和运动功能评估不同的是,躯体感觉评估越来越少的出现在标准评估测验中(从之前的 39% 到现在的 21%)。这类测验有体表图形觉(Graphesthesia)、实体觉(Stereognosis)、两点辨别感觉(Two Point Tactile Discrimination)、触觉操作测验(Tactual Performance Test)和其他躯体感觉测验。大多数检查通常都针对(双)手(16%)和脸(8%)的功能评估,一般很少检查其他身体部位。

另一个看上去使用率在增加但仍是备选评估的是症状真实性测验,包括记忆真实性测验(Test of Memory Malingering,TOMM)、瑞氏十五条项目测验(Rey Fifteen-Item Test)、绿词记忆测验(Green Word Memory Test)、维多利亚症状真实性测验(Victoria Symptom Validity)和其他 5 种测验。

最后,从数据上看似乎情绪障碍、人格和其他精神病障碍的症状评估有所增长。这一部分的问卷数据整理在表 5 中。接近一半的受访者表示在成套测验中都会涉及抑郁症状的评估,这些人中的多数都会选择贝克抑郁问卷(Beck Depression Inventories)。接近三分之一的受访者会评估焦虑状况【最广泛的工具是贝克焦虑问卷(Beck Anxiety Inventory)和斯皮尔伯格状态 - 特质焦虑量表(Spielberger State and Trait Anxiety Inventory,STAI)】、人格和生活质量。明尼苏达多项人格测验(Minnesota Multiphasic Personality Inventory,MMPI)在人格评估中最为常用,癫痫患者生活质量问卷(Quality of Life In Epilepsy,QOLIE)广泛应用在生活质量评估中。

表 5 情绪、人格和行为评估:表中指标为总使用量(使用率 %)和在标准化测试中以部分形式出现的使用率(标准率 %)

使用率 %	标准率 %	情绪、人格和行为评估量表	使用率 %	标准率 %
		抑郁症评估量表	78.9	48.7
9	8	贝克(Beck)抑郁量表(BDI,BDI-2,BYI)	58.7	–
		其他抑郁工具(15 种工具)	48	–
–	–	**焦虑症评估量表**	64.5	36.8
		贝克(Beck)焦虑量表(BAI)	28	
		斯皮尔伯格(Spielberger)状态 - 特质焦虑量表	16	
		其他焦虑工具(12 种工具)	26.7	

续表

使用率 %	标准率 %	情绪、人格和行为评估量表	使用率 %	标准率 %
		人格量表	59.2	32.9
42	7	明尼苏达多项人格测验（MMPI，MMPI-2，MMPI RF）	41.3	–
		人格评定量表（PAI）	30.7	–
		其他人格工具（8 种工具）	13	–
–	–	**症状自评使用**	27.6	7
		SCL-90 症状自评量表（SCL-90 和 SCL-90-R）	13	–
		Achenbach 儿童行为量表（CBCL）	13.3	–
		其他症状自评量表（15 种）	16	–
–	–	**生活质量评估**	40	31.6
		癫痫患者生活质量量表（QOLIE-10，31，89）	29.3	–
		其他生活质量评估工具（10 种工具）	17.3	–

■ 结论

与 17 年前相比，测验的使用量在增加，更多针对癫痫病症和患者的测验展现了癫痫测验领域在神经心理家努力下的多元发展。不同的医院和治疗单位分别使用不同的测验和组合，导致了没有"统一"的、"公认"的成套测验。然而，至少在北美，一些测验还是被绝大多数的神经心理学家使用。在表 6 中，列出了被大多数人认同的癫痫成套神经心理测验"核心元素"以及超过 50% 使用率的测验。同时还罗列了广泛（20%~50%）和比较广泛（10%~20%）使用的测验。

表 6　评估癫痫患者的神经心理工具的汇总

领域	使用量最多（超过 50%）	使用量中等（20%~50%）	使用量一般（10%~20%）
智力		韦氏成人智力量表（WAIS）韦氏智力测验简化版（WASI）	精简版韦氏成人智力量表托尼非语文智力测验（TONI）
记忆	韦氏记忆量表Rey-Osterrieth 复杂图形测验（CFT）	瑞氏听觉词语学习测验California 听觉词语学习测验	Brief VMT广泛性记忆与学习评定（WRAML）沃灵顿面孔测验（Warrington faces）

续表

领域	使用量最多(超过 50%)	使用量中等(20%~50%)	使用量一般(10%~20%)
语言	波士顿命名测验 韦氏言语测验	Token 测验 广泛成就测验(WRAT)	听觉命名测验 Peabody 图片词汇测验
数学技能	韦氏算术测验		
VP 和 VC	韦氏积木构图测验 韦氏图画填充测验 Rey-Osterrieth 复杂图形 测验(CFT copy)	Benton JOL Benton 面孔认知测验	Hooper 视觉组织测验(Hooper VOT) Beery-Buktenica 视觉 - 运动 统合测验(VMI)
注意	韦氏记忆广度测验 韦氏数字符号测验 连线测验(TMT)	字母 - 数字排列测验 韦氏记忆量表空间工作 记忆测验	康纳连续操作测验 划消测验 区组超广度测验(Block supraspan)
执行	威斯康星卡片分类测验 (WCST) 文字流畅性测验(Letter fluency COWA) 类别流畅性测验 (Category fluency)	Stroop 测验	伦敦塔测验 设计流畅性测验(Design fluency)
动作	插棒式动作灵巧测验 (Grooved Pegboard)	手指敲击测验(Finger tapping) 运动强度测验(Motor strength)	
情绪		贝克抑郁量表(BDI) 贝克焦虑量表(BAI)	
人格		明尼苏达多项人格测验 (MMPI) 人格评定量表(PAI)	
生活质量		癫痫患者生活质量量表 (QOLIE)	

　　基于文献综述,以上提到的一些测验的选择并没有对癫痫患者的临床应用证据。例如,韦氏记忆量表的诊断效用从来没有被明确地证明过。有一个证据来自 Wilde 2001 年发表的一个研究,该研究对来自 3 个癫痫中心的 100 个单侧癫痫患者进行了评估,发现韦氏记忆量表(第三版)"没有显示出能够区分左侧或右侧颞叶癫痫的能力"。此外,该研究的作者明确表示单个分测验和韦氏记忆

量表(第三版)的大多数指标对单侧化并不敏感,而且此量表对于单侧颞叶癫痫的临床应用价值十分有限。事实上,韦氏记忆量表(第三版)中 8 个现有的分测验并不在最新版的韦氏记忆量表(第四版)中。另外,第四版的韦氏记忆量表的编制者添加了 4 个新的分测验并修改了 3 个之前的分测验。相较于第三版,韦氏记忆量表(第四版)的临床应用价值还有待观察,但 Loring 和 Bauer 呼吁神经心理学工作者要严谨使用,因为还没有证据证实它可以有效评估癫痫患者。同样,没有数据支持 Rey-Osterrieth 复杂图形测验在癫痫患者中的应用(Barr 等人,1997;Frank 等人,2008)。同时,某些非记忆测验的效度尚未统计,如威斯康星卡片分类测验(Horner 等人,1996)。根据 Horner 的这篇简单综述,神经心理学家似乎仍倾向于选择基于神经心理其他领域数据上的测验,而非选择针对癫痫病人群体专门需求的测验。德国一份关于神经心理学实践的调查报告也得到类似的结论(Witt 和 Helmstaedter,2009)。

我们的调查还显示,癫痫患者的评估仍然是综合性的,平均 5~6 个小时的评估至少分两次完成。然而,完整版韦氏成人智力量表(WAIS)的使用率的下降以及各种缩略版本使用率的提高表明评估的平均时间有缩短趋势,或者至少为其他更专门化的测验留出了时间。

为某一个特定的患者群体选择神经心理测验集时,一个重要的考虑因素是应该有基于回顾其经验的证据。我们经常遇到的情况是对于患其他大脑疾病的病人有效的测验也许并不适用于癫痫患者。此外,目前很清楚的是,对因癫痫而做过大脑切除手术的患者有效的测验,在未做手术的患者身上并不起作用。我们发现经过证明的对癫痫患者具有临床价值的测验数量很少。

癫痫领域中另外一个需要考虑的重要因素是对于重复测验的重要性。理想情况下,在重复测验中应选用类似形式的测验表以避免产生练习效应。实际上,集合多种测验的商用神经心理评估工具是很罕见的。

出于以上因素,很多此领域的神经心理学家已经开发出他们自己的测验,而且他们中的很多人都在使用这些所谓的"内部"测试。这些测验通常被一小部分从业者使用,这对不同机构间调查结果的对比造成了困难。他们通常有局部的规范,比如发病年龄、性别和教育水平的分层规范对于很难获得资金的项目都无法遵循;然而,商用测验集通常配有标准的使用规范,这样就有了对结果的直接明确解释。"内部"测试更可能是基于脑 - 行为关系的知识且更专门为癫痫患者使用,而商用测验往往基于心理结构而没有考虑行为与脑结构和功能的联系。"内部"测验更容易发展成难度相同的不同版本,因为开发它们的神经心理学家能够意识到癫痫患者反复评估的需要。最后,除了听觉-词汇学习测试(RAVLT)这个个例,很多商用测验的临床效用评价都很不好或好坏各半,相比之下,"内部"测验的临床效用评价结果似乎更好。

因此,在癫痫领域从业的神经心理学家们面临着使用商用测验和所谓"内部"测验的选择。我们对于神经心理学家的调查表明,在职业中这个矛盾是很突出的。虽然绝大多数神经心理学家继续使用为其他目的而非针对癫痫患者而编制的测验,但我们的调查也显示出越来越多对癫痫病灶偏侧化和定位更敏感的新测验正在开发中。许多"内部"测验对该领域的多样性和更远的发展,以及从癫痫层面对脑-行为关系的进一步研究都具有重大价值和贡献。

提高对癫痫患者临床监护的建议

1. 对癫痫患者要选择和使用经实验验证且证明有效的测验。

2. 除了评估,应该把咨询服务延伸到其他相关领域(反馈会议,预测手术结果,用药,就业等)。

3. 为患者提供诊断服务的同时,将服务扩展到认知康复等领域。

4. 为干预措施开发转介网络(如提供心理调适和精神疾病治疗的服务),并促进建立病人自助小组。

神经心理评估方面进一步研究的建议

1. 鼓励和促进该领域神经心理学家之间的直接交流。

2. 形成一个国际专家委员会,任务是:

——总结文献并将测验分类为经实证对癫痫评估有效的测验和未经实证但具有可接受的临床应用价值的测验;

——扩展需要新测试的领域(比如:非言语记忆);

——设计有长期效用的内部测验工具。

3. 对之前证明过的以本地(单中心)为基础的神经心理测验,在癫痫患者中进行多中心研究。

4. 开展多中心的干预措施研究,目的是改善癫痫患者的生活质量(认知康复,自助团体,个体和集体心理质量等)。

（秦霁柯　刘航　王玺 译　周新林　吴逊 校）

参考文献

- Barr W, Chelune G, Hermann B, *et al*. The use of figural reproduction tests as measures of nonverbal memory in epilepsy surgery candidates. *J Int Neuropsychol Soc* 1997; 3: 435-43.
- Djordjevic J, Scheffler P, Rudy L, Jones-Gotman M. Neuropsychological assessment of patients with epilepsy: An international survey. *Epilepsia* 2009; 50: 297.
- Frank J, Landeira-Fernandez J. Comparison between two scoring systems of the Rey-Osterrieth Complex Figure in left and right temporal lobe epileptic patients. *Arch Clin Neuropsychol* 2008; 23: 839-45.
- Horner M, Flashman L, Freides D, *et al*. Temporal Lobe Epilepsy and Performance on the Wisconsin Card Sorting Test. *J Clin Exp Neuropsychol* 1996; 18: 310-3.
- Jones-Gotman M, Djordjevic J. Neuropsychological testing in presurgical evaluation. In: Shorvon S, Perucca E, Engel J, eds. *The Treatment of Epilepsy*. Oxford: Blackwell Science, 2009, 851-63.
- Jones-Gotman M, Smith M, Risse G, *et al*. The contribution of neuropsychology to diagnostic assessment in epilepsy. *Epilepsy Behav* 2010; 18: 3-12.
- Jones-Gotman M, Smith ML, Zatorre RJ. Neuropsychological Testing for Localizing and Lateralizing the Epileptogenic Region. In: Engel J Jr, ed. *Surgical Treatment of the Epilepsies*. New York: Raven Press, 1993, 245-61.
- Loring D, Bauer R. Testing the limits: cautions and concerns regarding the new Wechsler IQ and Memory scales. *Neurology* 2010; 74: 685-90.
- Wilde N, Strauss E, Chelune GJ, *et al*. WMS-III performance in patients with temporal lobe epilepsy: group differences and individual classification. *J Int Neuropsychol Soc* 2001; 7: 881-91.
- Witt J, Helmstaedter C. Neuropsychology in epilepsy. *Fortschr Neurol Psychiatr* 2009; 77: 691-8.

对德语系统癫痫中心神经心理学实践的调查

Juri-Alexander Witt, Christoph Helmstaedter

德国 Bonn 大学癫痫病系

■ 调查

标准神经心理学评估已经成为癫痫临床管理中诊断和效果控制的关键工具。然而,到目前为止还没有明确的指南规定需要处理哪些认知领域以解答常见的癫痫诊断问题或应该优先使用哪一种现有的多种神经心理学测验。

2008 年,当德国工作组首先提倡术前诊断和癫痫外科手术时(http://www.ag-epilepsiechirurgie.de),要求不同癫痫中心的神经心理学部门列举临床评估中普遍使用的神经心理学测验。调查的目的(Witt 等,2009;Witt 和 Helmstaedter,2009)是概览当前德语系癫痫中心的神经心理学实践并评价以下内容:①是否能够达成共识;②癫痫治疗选择测验时在多大程度上以实证为基础。

针对所使用的每种测验,参加者必须指定它的认知领域、潜在的认知结构、有效性、应用范围(例如:术前应用、评价抗癫痫药物效果、发作后评估等)、规范数据的来源和适用年龄范围,并明确其是否具有并行版本或者它的评分是否具有重测信度。除此之外,我们还想知道测验是标准的还是可选的。另外,对测验的总体满意度采用 6 级评定量表(1= 非常好;6= 非常差)进行评分。最后,我们也查询已发表的证据,以证明所使用的测验在癫痫相关问题上的可用性。如果不能提供证据,则要求说明为什么选择这些特定测验方法运用到癫痫领域中。

■ 调查结果

共有十四个癫痫中心参与了这次评估。除了一家奥地利诊所外其他癫痫中心都位于德国。

调查的主要结果表明所应用的测验数目明显过多。总共使用超过 200 种不同的测验，它们可划分至不同的认知领域——智力（25 个测验）、注意力（17 个）、执行功能（35 个）、记忆力（38 个）、语言（29 个）、视觉空间功能（25 个），运动功能（11 个）、情绪与行为（32 个）。有趣且出乎意料的是我们在记忆和执行功能（对癫痫最重要的领域）中观察到的差异最大（图 1）。第二个主要发现是在所使用的工具中，因为有已发表的证据表明它们在癫痫的鉴别诊断中具有实用性和有效性而被选中的只占 25%。其中三分之一的测验被选中是出于现实考虑或源于主观偏好，然而大部分测验并没有明确的使用原因。

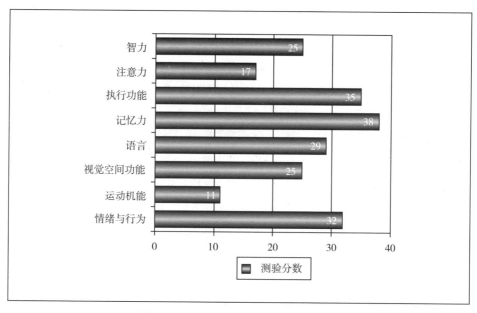

图 1　每个认知领域中的不同测验数目

关于应用测验多样性的调查结果与 Jones-Gotman 于 1993 年（Jones-Gotman 等，1993）的国际调查完全一致，并且也与 Djordjevic 近期的全球性调查结果相一致（在本书中），该调查主要反映了北美地区的神经心理学实践。然而这些调查至少揭示了在癫痫患者接受评估的认知领域上所达成的共识。从 1993 年以来，测验选择方面似乎没有什么重大进展。事实上，PubMed 列举了 3165 篇关于

"癫痫"与"认知"的论文和3866篇关于"癫痫"与"记忆"的论文,让人不禁猜想为什么大部分案例中的测验选择都不具有实证基础。

由于明确针对不同的诊断问题中应使用何种测验对于中心之间的交流结果和效果来说非常关键,因此术前诊断和癫痫手术的德国工作组在我们调查的基础上推荐了术前诊断和术后评估(年龄 >15 岁)的一系列核心测验(Rosenow,2009)。除此之外,他们还新建立了一个神经心理学家工作组,以进一步讨论癫痫中的临床标准和基于实证的神经心理学。

表 1　每个认知领域中最常用的三种测验概览表

测验	标准(%)	可选(%)	构成	评分[*]	证据	共识(诊所数量)
智力						
选择题词汇智力测验(MWT-B)	43	43	病前和晶体(Cristallized)智力	2.4	×	7
Raven 标准渐进式矩阵(SPM)	14	71	非语言流体智力	2.6	×	7
词汇测验(WST)	40	40	病前和晶体(Cristallized)智力	2.0		5
注意力						
注意力表现测验(TAP)	38	38	警觉性,选择性注意	2.0		8
注意力压力测验(d2)	71	29	集中度	2.2	×	7
跟踪测验(TMT)	71	14	认知速度与灵活性	3.0	×	7
记忆力						
语言学习与记忆测验(VLMT)	100	0	语言学习与记忆力	1.1	×	12
Rey-Osterrieth 复杂图形测验(CFT)	29	43	视觉空间记忆力	2.6	×	7
大脑损伤诊断(DCS)	80	0	图形记忆力	2.0	×	5
执行功能						
Regensburger 单词流畅性测验(RWT)	100	0	音素流畅性	2.0		5
系统性成就测验(LPS)-子测验 6	50	50	音素流畅性	2.0	×	4
Chapuis 迷宫测验	100	0	视觉预期	2.0		2

续表

测验	标准（%）	可选（%）	构成	评分*	证据	共识（诊所数量）
语言						
标记测验（AAT）	38	38	理解力	3.0	×	9
RWT 言语流畅性测验	100	0	语义流畅性	2.5		3
波士顿命名测验	33	33	命名	2.0	×	3
视觉空间功能						
Rey-Osterrieth 复杂图形测验（CFT）	38	38	视空间结构	2.6	×	8
组块设计（HAWIE-R）	75	25	视空间结构,计划	2.3	×	4
系统性成就测验（LPS）- 子测验 7	33	33	心理旋转能力	2.3	×	3
运动功能						
爱丁堡利手量表	89	0	利手	2.0		9
Luria 序列	100	0	单双手协调性	2.3	×	5
手指敲击	50	25	运动速度	2.5	×	4
行为与情绪						
贝克抑郁量表（BD）	60	20	情绪,抑郁症状	2.3	×	10
症状自评量表（SCL-90-R）	33	33	精神病筛选	3.0	×	3
大脑人格障碍问卷调查（FPZ）	50	50	人格	2.0	×	2

* 平均满意度:1= 非常好;6= 非常差

对神经心理学问题的回答主要取决于神经心理学工具的选择与组合。从过去 20 年研究中累积的出版物中,我们应该能找到关于哪些工具适合哪种临床用途这类问题的大部分答案。但人员和时间的限制使得有必要发展针对明确问题的重点诊断方法。

以专业癫痫中心神经心理学评估在这 25 年来持续发展的结果为例,模块化的神经心理学诊断方法看上去是合理的(Helmstaedter 和 Witt,出版中),这种方法会针对不同的临床问题使用基于实证的特定测验(表 2)。

表 2　波恩（Bonn）的模块化神经心理学诊断方法

模块		实证	应用范围
床边测试		（Lux 等，2002）	发作和发作后测试
计算机化筛选	单个或重复测试（频繁随访）	（Helmstaedter 等，1994；Hoppe 等，2009）	针对不同类型癫痫中心认知损伤和认知过程的非特定问题；发作测试（无抽搐状态）；发作后测试
抗癫痫药物筛选与监控	单个或重复测试	（Helmstaedter 等，2010；Lutz 和 Helmstaedter，2005）	AED 负面认知影响保守治疗术前检查评估术后随访
定位诊断	额叶和颞叶左与右比较	（Hamberger 等，2007；Helmstaedter，2002；Helmstaedter 等，1998；Helmstaedter 等，1996；Helmstaedter 等，2001；Helmstaedter 等，1991；Lux 等，1999）	术前检查评估术后随访
WADA 测验	语言优势	（Helmstaedter，2005；2008；Helmstaedter 等，1997；Kurthen 等，1994）	术前检查评估
大脑皮质刺激	功能皮质	（Wellmer 等，2009）	术前检查评估
智力测验	智力发展障碍	（Kaaden 和 Helmstaedter，2009）	术前检查评估
情绪生活质量个性	行为	（Cramer 等，1996；Jones 等，2005；Karzmark 等，2001；Witt 等，2008）	保守治疗外科治疗心因性非癫痫发作

　　诊断指南的建立也许能促进癫痫领域中基于实证的神经心理学发展。除此之外，将各癫痫中心的测验标准化也将促进临床和科研结果之间的沟通。

（王芳 译　周新林　吴逊 校）

参考文献

- Cramer JA, Perrine K, Devinsky O, Meador K. A brief questionnaire to screen for quality of life in epilepsy: the QOLIE-10. *Epilepsia* 1996; 37: 577-82.

- Hamberger MJ, Seidel WT, Goodman RR, Williams A, Perrine K, Devinsky O, McKhann GM, 2nd. Evidence for cortical reorganization of language in patients with hippocampal sclerosis. *Brain* 2007; 130: 2942-50.
- Helmstaedter C. Effects of chronic epilepsy on declarative memory systems. *Prog Brain Res* 2002; 135: 439-53.
- Helmstaedter C. Indications, usefulness and clinical implications of WADA test - CONs. *Epilepsia* 2005; 46: 21.
- Helmstaedter C. The role of the Wada test in the surgical treatment of temporal lobe epilepsy: An international perspective. *Epilepsia* 2008; 49: 720-2.
- Helmstaedter C, Elger CE, Lendt M. Postictal courses of cognitive deficits in focal epilepsies. *Epilepsia* 1994; 35: 1073-8.
- Helmstaedter C, Gleibner U, Zentner J, Elger CE. Neuropsychological consequences of epilepsy surgery in frontal lobe epilepsy. *Neuropsychologia* 1998; 36: 333-41.
- Helmstaedter C, Kemper B, Elger CE. Neuropsychological aspects of frontal lobe epilepsy. *Neuropsychologia* 1996; 34: 399-406.
- Helmstaedter C, Kurthen M, Linke DB, Elger CE. Patterns of language dominance in focal left and right hemisphere epilepsies: Relation to MRI findings, EEG, sex, and age at onset of epilepsy. *Brain and Cognition* 1997; 33: 135-50.
- Helmstaedter C, Lendt M, Lux S. *VLMT Verbaler Lern- und Merkfähigkeitstest*. Göttingen: Beltz Test GmbH, 2001.
- Helmstaedter C, Pohl C, Hufnagel A, Elger CE. Visual learning deficits in nonresected patients with right temporal lobe epilepsy. *Cortex* 1991; 27: 547-55.
- Helmstaedter C, Schoof K, Rossmann T, Reuner G, Karlmeier A, Kurlemann G. Introduction and first validation of EpiTrack Junior, a screening tool for the assessment of cognitive side effects of antiepileptic medication on attention and executive functions in children and adolescents with epilepsy. *Epilepsy Behav* 2010; 19: 55-64.
- Helmstaedter C, Witt JA. Neuropsychology in Epilepsy - Theoretical and Practical Issues. In: Stefan H, Theodore WH. *Handbook of Clinical Neurology: Epilepsy*: Elsevier, in press.
- Hoppe C, Fliessbach K, Schlegel U, Elger CE, Helmstaedter C. NeuroCog FX: computerized screening of cognitive functions in patients with epilepsy. *Epilepsy Behav* 2009; 16: 298-310.
- Jones-Gotman M, Smith ML, Zatorre RJ. Neuropsychological testing for localizing and lateralizing the epileptogenic region. In: J E. *Surgical treatment of the epilepsies*. New York: Raven Press, 1993: 245-62.
- Jones JE, Hermann BP, Woodard JL, Barry JJ, Gilliam F, Kanner AM, Meador KJ. Screening for major depression in epilepsy with common self-report depression inventories. *Epilepsia* 2005; 46: 731-5.
- Kaaden S, Helmstaedter C. Age at onset of epilepsy as a determinant of intellectual impairment in temporal lobe epilepsy. *Epilepsy Behav* 2009; 15: 213-7.
- Karzmark P, Zeifert P, Barry J. Measurement of Depression in Epilepsy. *Epilepsy Behav* 2001; 2: 124-8.
- Kurthen M, Helmstaedter C, Linke DB, Hufnagel A, Elger CE, Schramm J. Quantitative and qualitative evaluation of patterns of cerebral language dominance. An amobarbital study. *Brain Lang* 1994; 46: 536-64.
- Lutz MT, Helmstaedter C. EpiTrack: tracking cognitive side effects of medication on attention and executive functions in patients with epilepsy. *Epilepsy Behav* 2005; 7: 708-14.
- Lux S, Helmstaedter C, Elger CE. Normative study on the "Verbaler Lern- und Merkfahigkeitstest" (VLMT). *Diagnostica* 1999; 45: 205-11.
- Lux S, Kurthen M, Helmstaedter C, Hartje W, Reuber M, Elger CE. The localizing value of ictal consciousness and its constituent functions: a video-EEG study in patients with focal epilepsy. *Brain* 2002; 125: 2691-8.
- Rosenow F. Vorschläge für Standards in der neuropsychologischen prä- und postchirurgischen Epilepsiediagnostik. *Zeitschrift für Epileptologie* 2009; 22: 285-6.
- Wellmer J, Weber C, Mende M, von der Groeben F, Urbach H, Clusmann H, Elger CE, Helmstaedter C. Multitask electrical stimulation for cortical language mapping: Hints for necessity and economic mode of application. *Epilepsia* 2009; 50: 2267-75.

- Witt JA, Bodner T, Bruckner K, Carlsson G, Frisch S, Fritz NE, Guthke T, Haag A, Herzer R, Lahr D, Lobemeier K, Lutz M, von Ondarza G, Reuner G, Uhlmann C, Uttner I, Wagner K, Helmstaedter C, Arbeitsgemeinschaft für prächirurgische Epilepsiediagnostik. Is There a Common Basis for Establishing Guidelines for the Neuropsychological Assessment in Epilepsy? A Survey across German Epilepsy Centres. *Epilepsia* 2009; 50: 45.
- Witt JA, Helmstaedter C. Neuropsychology in Epilepsy Part II: Towards an Establishment of Diagnostic Guidelines. *Fortschr Neurol Psyc* 2009; 77: 691-8.
- Witt JA, Hollmann K, Helmstaedter C. The impact of lesions and epilepsy on personality and mood in patients with symptomatic epilepsy: a pre- to postoperative follow-up study. *Epilepsy Research* 2008; 82: 139-46.

从标准和发育的角度看儿童神经心理评估

Paola Brovedani[1], Daniela Brizzolara[2]

[1] 意大利,Pisa,发育神经科学系(IRCCS Stella Maris 项目组)

[2] 意大利,Pisa 大学发育神经科学系

■ 神经心理和儿童癫痫:挑战

成人癫痫患者神经心理评估的基本原理也可应用于儿童,无论是需要外科治疗的还是非外科治疗。根据 Jones-Gotman 及其同事的看法,这些基本原理可以概括为对不同认知功能的综合评价,而这些认知功能是通过学习实验中呈现的具有可比性的言语和非言语刺激来进行测验,而不是通过简单的外显任务。这种评估方法通过测验与癫痫症状相关的不同脑区及功能网络为评估患者能力的高低提供了一种有效途径。

许多综述分析了不同癫痫综合征在神经心理和行为上的表现,以确定不同类型的癫痫(MacAllister 和 Schaffer,2007;Billard 和 Jambaqué,2008;Homment,2006,Lassonde 和 Sauerwein,2007)。但是,这些文献并没有总结出一个基于神经心理的、可应用于临床实践的癫痫综合征的明确区别。这种现象的一个可能解释是:与成人癫痫的文献相比,儿童癫痫仍然缺乏神经心理学的证据,特别是纵向研究数据,现有数据来自小的、不均匀样本,癫痫相关的变量和神经心理测验的效度不够严谨,特别是在理论驱动的发展适宜性研究中。这是儿童癫痫患者神经心理学面临的一个挑战。然而,关于发育障碍和局部脑损伤领域最大的挑战是癫痫相关因素和大脑发展的神经生物基础之间的复杂交互作用,这种交互作用使追踪发育轨迹变得异常困难。癫痫相关因素包括癫痫发病年龄,发作类型,频率和持续时间,发作期间脑电活动的性质、病因和病变的类型以及抗癫痫

药物的使用。这些交互作用极大地挑战并减少神经心理评估的预后价值，而且可能会延误早期康复，尤其当面临更加频繁发生的共病，像注意力和记忆力，这些都会对以后的学习、学术和社会职业技能产生严重连锁反应。因此，我们需要弄清楚的关键问题是，在预测神经心理和精神病理的结果和描绘癫痫的前因和后遗症（发作后或缓解后仍然存在）中，大脑发育阶段是如何与癫痫相互作用的。

在这一章中，我们尝试将最近关于频发特发性癫痫综合征（包括局灶和广泛特发性癫痫）的神经心理学证据用一种全局性测验方法进行分析，这种测验方法可能对于癫痫的神经心理诊断相关领域非常敏感。如果可能的话，这种方法将用于分析近 20 年来的文献（依据美国神经病学会分类标准，参照 Camfield 和 Camfield，2003），并且需要考虑研究的样本大小（n>10），是否有严格定义的分组，是否有清晰的癫痫变量及有发展性的、适当的神经心理测验。

■ 最近的神经心理学证据

研究者对于癫痫起病时或邻近起病时认知和行为状态以及以后神经心理学及行为的后果越来越感兴趣。通过更大样本和更好地控制癫痫相关变量，这些较新的和有前景的方法可以报告认知能力的发展轨迹，从而了解癫痫综合征的自然历史。总之，这些研究支持这种观点：神经心理损伤（可能很微小）与癫痫的发作是密切相关的，这表明，引起癫痫的基础决定了认知损伤，这独立于反复发作或药物等因素（Loring 和 Meador，2009）。第一次特发的、无诱因的癫痫发作引起神经心理损伤的风险已经在一个平均智商的大样本社区研究中得到详细的分析（n=282）（Fastenau 等人，2009）。第二次无诱因的发作与注意力、执行功能和视觉建构能力有关；药理学的治疗与神经心理测验的损伤有关；癫痫发作降低了加工速度；症状性病因学结果与言语记忆持续恶化并且学习测验与特发性病因，尤其是部位相关的特发性有关，后者任何神经心理学的测验均无缺失。在另一个研究中，特发性癫痫发作伴随有注意缺陷多动障碍（ADHD），这使儿童的认知能力处于消极发展的危险状态，特别是与没有这些并发症的儿童相比，他们的执行功能明显落后（Hermann 等；2008）。由于注意力缺陷在新发癫痫中是非常频繁的（31% 有多动症的并发症，Hermann 等，2007），因此这一方面应该很容易诊断。

■ 特发性癫痫综合征

为了减少癫痫认知相关变量的混淆，例如皮质发育异常、海马硬化、染色体异常、反复发作和抗药性,我们只分析了特发性癫痫。在癫痫性脑病中已发现慢波睡眠期持续性的棘慢复合波,患者大约在学前期起病,伴有持久的持续性睡眠中脑电图痫样放电(CSWS)或伴有癫痫发作,患者在大多数情况下还伴着认知减退,确切地说是语言退化和注意或冲动抑制缺失。这种持续性放电直接导致了认知和行为功能障碍。一些特发性局灶癫痫的非典型形式可以发展成慢波睡眠期持续性棘慢复合波,这说明特发性限局、慢波睡眠期持续性棘慢复合波和Landau-Kleffner综合征都可作为谱系的一部分。

特发性限局性癫痫和全面性癫痫这些最常见的癫痫综合征在儿童中约占20%~30%。它与脑损伤无关,也没有神经系统症状和体征,它与年龄相关。虽然它们因为发作缓解并可以用药物控制而被认为是良性的,但是它们已越来越多地与神经心理和行为缺陷联系起来,尽管这种联系很微妙。

由于儿童中央颞区棘波的良性癫痫(BECTS)也被称为良性外侧裂性高发生率癫痫(所有儿童癫痫中占8%~23%),其神经心理学研究很多。一项针对最近20年以"BECTS"、"神经心理学"、"儿童"为检索条件的Medline检索显示有107篇英文文章。

很多证据一致表明癫痫儿童的言语智力和操作智力均低于一般正常儿童,并且存在不同程度的学习困难。癫痫儿童在各种语言、记忆、注意、执行功能、视空间能力和学业测试中的表现参差不齐,具体表现在有些任务不能完成而有些可以,并且这些结果在不同的研究中并不能重复(大部分研究的参考文献可见于Lillywhite等人,2009)。结果不一致的原因可能是样本选取标准不同(三级医院,儿科诊所和社区标准)、神经心理测试安排的时间(例如是否处于活跃期)、发作期间异常脑电的控制与否、实验设计类型(前瞻,回顾)等,从而导致更加复杂的和非典型的情况(Datta和Sinclair,2007;Massa等人,2001),最近,文献转向与认知、学业和行为困难相关的脑电图特征分析,而且还关注探究颞区棘波良性癫痫引起的语音和语言加工选择性损伤的性质。表1列举了最近的一些研究,这些研究都采用了大样本,并且考虑了癫痫相关变量对神经心理结果的影响。2008年,Piccinelli及其同事报告了针对20名BECTS儿童的研究,研究对象大部分可以通过抗癫痫药物进行很好地控制,其中9名患者存在特殊的学习困难(阅读障碍,拼写障碍)并且在睡眠中表现出很大程度的痫样放电。脑电图结合脑磁图的研究发现,复杂的心理语言能力对主要在左侧外侧裂周围棘波造成的损害非常敏感(Wolff等人,2005)。最近的一个语言功能磁共振实验证实了这一结果(Lillywhite等人,2009)。Lillywhite及其同事从140名中央颞区棘波的癫痫儿童中选取了 20 名新诊断为典型 BECTS 的儿童作为被试者进行研究。这 20 名儿童没有发育问题和学习问题，并且最小年龄为 6 岁（确保能够参与功能磁共振实验）。这些儿童都进行了句子产出测验和词语生成的功能磁共振扫描。他们在这些任务上的表现低于一般水平但也没有到非常差的程度。从这些癫痫儿童脑成像的数据来看，在句子生成任务上表现越差，其相关的左前部语言区偏侧优势越不明显。在这个新诊断的 BECTS 样本中，神经心理和脑成像的数据一致表明特发性局灶性癫痫的类型与左前额叶环路的功能损失有密切联系。还有研究发现典型的 BECTS 与双耳呈现音节中的右耳优势缺失有关，特别表现在多灶性脑电图异常的情况中（Riva 等人，2007）；这种癫痫还与言语领域的发音损伤有关，这种损伤是与发作间期的活动本身而不是偏侧性癫痫病灶或者发作次数有关（Bulgheroni 等人，2008）。2006 年，Metz-Lutz 和 Filippini 进行的一项纵向研究表明，就典型形式和发作活跃期的注意力和执行功能退化而言，非典型形式表现为言语能力低于平均水平。缓解后，这些功能恢复正常。利用教育和职业问卷调查发现，长期后果（入学 12 到 17 年后）对典型和非典型形式癫痫都是有利的（Callenbach 等，2010）。

　　另外一种形式的特发性局灶性癫痫即枕叶发作，由于在儿童中的发病率很低而没有很多研究（较早发生和更频繁的 Panayiotopoulos 综合征发病率为 3%；而晚发型的 Gastaut 综合症有 1% 的发病率）。首先，这种癫痫与一个广泛的癫痫区域有关，最常见的是定位在枕叶，虽然有报告称部位会随着年龄转移；其次，癫痫区域主要是在枕叶并且发作表现为视觉症状（例如错觉和初级幻觉）。因为癫痫发作和脑电活动影响了枕 - 颞环路，我们可以想象这种网络的损坏导致了视知觉技能的异常。理想情况下，人们可能想测试腹侧和背侧视觉通路的完整性（Milner 和 Goodale，2008），因此大脑成熟阶段中的癫痫发作产生的影响为视觉识别能力研究提供了条件。这种持续性睡眠中脑电图痫样放电在没有脑损伤情况下普遍出现在枕颞连接区域，它影响了高水平的视觉感知功能，8 岁的男孩 AV 就是一个很好的例子。他的言语智商 97 分而操作智商 42 分，他一个字母、一个字母地阅读并且在视觉物体识别上存在障碍，突出表现了成人型的腹侧通路的作用（Eriksson 等人，2003）。

　　一项以“特发性”、“枕”、“癫痫”、“神经心理学”和“儿童”为检索词的 Medline 检索得到 17 篇研究。事实上，一些研究（表 1）已经发现，相对于对照组或者其他形式的特发性限局性癫痫，枕叶癫痫中棘慢复合波的定位与视知觉任务中较差的表现存在联系（Wolff 等，2005；Germano 等，2005；Chilosi 等，2006）。而其他

表1 神经心理测验和癫痫相关变量之间的关系

癫痫综合征	样本特征 样本量 年龄	神经心理测验	癫痫相关变量	神经心理测验和癫痫相关变量之间的关系
中央颞区棘波的良性癫痫(BECTS)				
Wolff 等,2005	16例 5~11岁 侧裂周围棘波EEG记录,以及神经心理测验	K-ABC(连续和同时的量表)德语量表:语义、语法、表达和接受能力	棘波部位伴磁源成像;棘波的个数;局灶或多灶棘波	左侧而非右侧脑裂周围区与更差的语言成绩相关
Metz-Lutz 等,2006	44例 4~12岁 28典型EEG 16非典型EEG	图片命名;言语流畅性;词语重复;词汇和语法理解;瑞氏复合图片;数字广度;瑞氏成就测验CPT;连续成就测验CPT	首次EEG:典型非典型:慢棘慢复合波,不同步限局局灶广泛3次/秒发放 测验计时:首次癫痫发作后2个月,活动相,恢复	非典型EEG:较低的FSIQ,言语智商(VIQ),言语记忆,与典型EEG比从开始到恢复的反应时较慢。两组的所有测验成绩均下降。CPT成绩两组均显著受损。
Piccinelli 等,2008	20例 7岁;9~12岁;9岁 典型BECTS 15/20使用抗癫痫药物(AED) 21例正常对照组	Conners连续成就测验(CPT),数字广度,单词回忆(TOMAL),视觉运动联合测验(VMI),伊利诺斯神经语言能力测验(混合和填充测验),词-非词阅读,篇章阅读,数学能力测验	睡眠中进行神经心理评估 癫痫样异常的次数和频率:小于50%,50%~85%,大于85%;癫痫开始的年龄	9/20有学习障碍(SLD);8/9有癫痫样异常;睡眠时间的50%~85%有癫痫性异常持续>1年;8岁前出现癫痫,8岁以后6/8和3/12的个体出现SLD
Lillywhite 等,2009	20例 6岁;5~11岁;8岁 新诊断典型的BECTS 20例正常对照组	句子生成和背诵(CELF-IV),单个词汇阅读正确率(WRAT),动词产生的fMRI任务	棘波部位:左、右、双侧。10个患者在治疗中(CBZ或VPA),10个患者停止治疗	语言相关的前部脑区激活更少的偏向左半球的;定位资料在L,R,双侧棘波或是否使用AED患者间无差异;句子产生的较好成绩与较多位于左侧额下区有关

续表

癫痫综合征	样本特征 样本量 年龄	神经心理测验	癫痫相关变量	神经心理测验和癫痫相关 变量之间的关系
Riva 等，2007； Bulgheroni 等，2005	24 例； 7~12 岁；6 岁 神经心理评估前 2 个月记录 EEG； 平均 7 岁诊断 BECTS； 16 例正常对照组	Boston 命名，音素，语义流畅性，Peabody 图片词汇测验（PPTV），语法接受能力测验，双耳呈现的元音、辅音音节测验	棘波部位（左、右、双侧），单侧、多灶、中央颞区显著棘波频率	左侧、多灶、中颞部位显著，音素流畅性较差； 右侧 PPTV 成绩更差； 棘波频率与神经心理测验无关； 在双耳分听测验中，左侧和右侧的棘波部位，尤其是多病灶的部位与右耳优势缺失相关，表明听觉测验的双侧表征。听觉测验中棘波频率不影响定位。
枕叶癫痫 Panayiotopoulos 型				
Germano 等，2005	22 例； 平均年龄 10 岁；1±3 岁； 3 岁 16 例使用抗癫痫药物； 10 例 EEG 记录正常； 12 例 EEG 异常； 正常对照组 28 例	记忆和学习能力测验（TOMAL），Benton 视觉保留测验，视知觉发展测验（DTPV），言语流畅性，铃声删除测验，标记测验，儿童运动评估测验，词非词阅读、篇章阅读、数学测验	癫痫起病年龄；抗癫痫药物治疗的时间；发作间 EEG 异常周期长度；癫痫发作频率	晚发发作个体阅读，注意和视知觉成绩较好； EEG 无异常周期的个体阅读，言语流畅性、注意和视觉记忆较好； 较早使用 AED 治疗的个体阅读、拼写、言语流畅性和注意成绩较好； 发作频率与神经心理测验无关。

续表

癫痫综合征	样本特征 样本量 年龄	神经心理测验	癫痫相关变量	神经心理测验和癫痫相关变量之间的关系
Wolff 等, 2005	7例; 5-11岁	考夫曼儿童评估测验（K-ABC）; 德国运动量表集; 德国语言量表集	棘波的磁源定位; 棘波数; 局灶比多灶棘波	棘波位于枕叶时在复杂视觉转换任务上成绩较差,语言能力无损伤; 棘波数与神经心理成绩无关。
De Rose 等, 2010	28例; 4~15岁; 12例接受AED治疗; 20例癫痫发作; 发作开始和测试的时间间隔为1个月到10年; 评估时记录EEG	儿童运动评估测验,视觉运动联合测验(VMI),形式和运动再认测验;敏锐,拥挤,对比,立体感和视域测验	合眼和睡眠中EEG诱发的出现或消失,发作间发放的部位,发作开始年龄(小于或大于5岁),AED	小于5岁开始发作时,视觉和视知觉测验和所有癫痫相关变量无关,合眼后或睡眠中的EEG诱发与视觉功能异常数目增加。
儿童失神癫痫				
Pavone 等, 2001	16例; 6~16岁; 16例正常对照组; 癫痫出现在3岁;6~8岁; 16例用AED 评估过程中持续长程EEG监控	瑞氏复杂图片测验,记忆和学习测验(TOMAL),韦氏智力测验-儿童修订版(WISC-R)	发作开始的年龄(小于或大于4岁)	较早发病的患者(n=3)在视空间,非言语记忆,延迟记忆能力上成绩较差

续表

癫痫综合征	样本特征 样本量 年龄	神经心理测验	癫痫相关变量	神经心理测验和癫痫相关变量之间的关系
Siren 等，2007	10例；5岁；6~14岁；6.6岁；纵向；新诊断；10例用AED	精细运动流畅性，持续性注意，视觉和空间记忆（STIM测验，Neuro Scan Inc.）	AED治疗前后分别测验，3Hz棘慢复合波（SW）持续时间，发作持续时间	未用药个体的棘慢复合波和癫痫痫的持续时间与视觉记忆成绩负相关，AED使视觉流畅性和精细运动流畅性改善
Conant 等，2010	16例；6岁；6~10岁；11岁；10岁前出现癫痫；10例用AED（80%的发作消失）；对照组：15名健康正常儿童	广义成就测验（WRAT-Ⅲ），广义记忆和学习能力评估（WRAML），敲指测验，手部运动分测验，Kaufman儿童测验（K-ABC），视觉运动联合测验（VMI），伦敦塔排序测验（TOL），威斯康星卡片排序测验（WCST），控制口头单词联想（COWA），警觉任务运动计时再生测验	无特异性，但表明基底节-丘脑-皮质网络受损构成，CAE	注意和行为抑制能力，字母流畅性，解决新问题，复杂运动控制和社会功能推定的测验成绩较差伴有基底节-丘脑皮层网络功能障碍

研究并没有发现特殊的高级别或者低级别(Gulgonen 等,2000)的视知觉障碍,而他们表现出的障碍分散地表现在记忆和一般智力上。最近,De Rose 及其同事(2010)对 28 名癫痫综合征儿童研究了视觉和视知觉成绩与一系列脑电参数之间的关系,结果证明多数患者功能正常,神经心理测验结果和 EEG 记录无关联。即使在控制癫痫和 EEG 的前提下,枕叶癫痫引发视知觉损伤的结论也是不确定的。在 Panayiotopoulos 综合征,虽然例数少,但是有证据表明发作年龄早以及闭眼后或睡眠中 EEG 激活伴有视觉损害的高风险。

在一般的特发性综合征中,儿童失神癫痫(CAE)发病率最高(占儿童癫痫的 12%,Guerrini,2006)。频发短期(约 10 秒)典型失神癫痫(每天上百次)伴有 3Hz 广泛性棘慢复合波。多数这类癫痫病例在成人之前症状就减轻。尽管儿童失神癫痫有平均或平均以下的智力,但是不如 BECTS 显著。视觉运动整合研究报告了儿童失神癫痫患者在空间短时和长时记忆测验上的成绩低于平均水平(Nolan 等,2004)。Pavone 及其合作者发现儿童失神癫痫患者的视空间、非言语记忆和延迟记忆测验成绩与同年龄对照组相比较差,作者还强调儿童失神癫痫早期发病者的成绩更差(4 岁之前)。除了较差的运动速度、长时记忆和语义流畅性,儿童失神癫痫患者的注意能力也较差(Henkin 等,2005)。更有趣的是,Siren 及其合作者(2007)在一系列电脑测验中考察了 24 小时视频监控的 10 名儿童失神癫痫患者。他们发现视觉记忆成绩和 3Hz 全面性棘慢复合波放电、临床失神发作呈负相关。最近,Conant 及合作者认为儿童失神癫痫与执行功能损伤有关,进而影响神经心理成绩,溯源分析结合 EEG-fMRI 的结果表明,失神癫痫涉及内侧额叶和额极区域的局部放电(Holmes 等,2004)。这些研究者发现患儿的视觉 - 运动联合测验、威斯康星卡片排序测验、言语流畅性和社会功能的成绩较低,而非注意冲动和低社交能力指标(儿童行为量表)较高。记忆、学业成绩和精细运动速度未受影响(见表 1)。

综上所述,特发癫痫的研究得到了一致的结果,可以指导临床实践,检验诊断过程,使用 EEG 变量进行定时的神经心理评估(尤其是棘慢复合波模式)。考虑到癫痫损伤的微妙性,需要更加具体的神经心理测验用来记录癫痫患者的大脑功能(例如,包含很多实验范式)。

3~5 岁是语音和执行功能发展的关键期,而癫痫脑病的 CSWS 会损坏认知功能的发展。基于小样本的数据,大多数为个案报告的研究极为少见(所有癫痫儿童其发生率为 0.5%;Galanopoulou 等,2000),显著表明语言技能、智商和疾病恶化之间的回归效应(极度活跃的、非注意的、冲动的),并且与药理学治疗相对应（Roulet 等，1991；De Tiege 等，2007；Scholtes 等，2005）。长期的神经心理和行为异常在成人中存在后遗症，至少包括有显著额叶局部放电的患者，表现为执行功能缺陷（Hommet 等，2000；Praline 等，2003）。CSWS（认知和语言症状可先于第一次发作）的早期诊断和药理学治疗是尽早治愈的基础（言语和语言干预，培训父母，漫不经心和冲动的自我调整），可以尽可能的降低放电的不良作用。

■ 儿童癫痫的神经心理评估：敏感工具？

神经心理评估可以适用于不同的与年龄相关的癫痫症状。婴儿痉挛症（West 综合征）患者在发病初期的视觉忽视，继而认知退化和孤独症症状是其主要标志。在学龄期，颞叶癫痫外科治疗的患者首要关注的是其记忆功能。特发性和全面性癫痫影响学前和小学儿童，其认知和行为缺陷可能影响学业成绩和学习能力。全面评估包含一般智力和其他更广泛的认知领域，对儿童而言耗时长、压力大，因此需要设计适用于每一种癫痫症状不同外科治疗的、相对简短的测验。发作及其发作活动所影响的大脑功能网络需要进行深入、具体的探讨。

表 2 列出了癫痫文献中常用的测验，涉及注意、执行功能和视知觉能力，但在语言和记忆方面仍需要进一步研究。癫痫评估中未报告智力或发育能力测验（Bayley Ⅲ，Griffiths，Wechsler，Kaufmann）和学业测验（例如，WRAT）等常用测验，但这却是评估的重要部分，因为特定学习障碍与特发性癫痫的密切关系。表 2 的内容展示了常用测验及其对癫痫症状的敏感程度，并且列出了在专业研究领域中的应用。

■ 改善临床监护的建议

1. 将发育中的进程、退化、学业成绩和行为改变作为癫痫变量；
2. 患儿做出诊断后尽快测验，理想时间是在药物治疗前；
3. 对幼儿进行直接和委托测验（语言、行为和自闭症筛查）；
4. 筛查的测验发掘每一侧半球和每一脑叶的功能；
5. 深入评估不同癫痫症状对功能的影响；
6. 监测儿童的 EEG，尤其是药物治疗改变时 EEG 的参数；
7. 诊断后尽早用适合其年龄的问卷测验其生活质量；

表 2　常用的神经心理测验

领域	常用测验	含义	相关临床和研究文献
注意			
视觉搜索	划消任务	定点搜索（儿童测验）	忽视症
警觉	Conners 连续成就测验（CPT），Gordon 诊断系统警觉测验	剑桥神经心理测验自动化量表（CANTAB）	大脑创伤缺陷（TBI），注意缺陷多动障碍（ADHD）
朝向警觉和执行控制	Delis-Kaplan 执行功能系统	儿童 flanker 测验，儿童注意测验	注意网络测验（Posner）
执行功能			
创新问题解决	伦敦塔（TOL）；威斯康星卡片排序测验（WCST）	Battersea 多任务范式（Mackinley，2002）	注意缺陷多动障碍，孤独症，TBI
反应抑制	Delis-Kaplan 执行功能系统；Stroop	日夜测验，Battersea 多任务范式	注意缺陷多动障碍，猴子和婴儿文献，孤独症文献
工作记忆	数字广度，单词广度，Woodcock Johnson 听觉记忆	自我排序指向任务，逆向数数任务，Pasat 类型任务，听觉广测验	注意缺陷多动障碍，外伤性脑损伤
视知觉	视知觉发展测验修订版（DTVP），视知觉技能测验（TVPS-R），Benton 线段朝向	视觉客体和空间知觉测验（VOSP）（James and Warrington），Nepsy 子测验 2（Stiers 等，2001）	形式和运动一致性（Atkinson and Braddick），Milner 和 Goodale 理解结构
适用于儿童其他测验 不同语言的验证测验		剑桥神经心理测验自动化量表（CANTAB）FEPSY（与 EEG 锁时）	

8. 监测适应性功能和精神共病、执行功能损害和记忆缺陷（如每日记忆问卷）；

9. 神经心理测验的失败并不意味着生活的失败：需要委托测验法和生态评估测验（见 7 和 8）。

■ 进一步研究的建议

1. 增加癫痫治疗中心间的合作性交流，通过大样本增加结果的可靠性；

2. 严格的取样标准和适龄的神经心理测验，适用于特定癫痫亚型和癫痫综合征预后的方向；

3. 与实验神经心理专家的合作研究；

4. 与认知发展神经科学专家的合作研究，提供有明确构想和神经心理研究基础的测验。

儿童癫痫的发育神经科学研究方法可以为临床医生和研究者解答以下问题：癫痫的可塑性、早期易感性和模块化。在过去 20 年，儿童疾病的文献已成功发表，尤其在语言领域，始于 Bate 等人的创新贡献。为了增加诊断和预后的实力，儿童癫痫的神经心理学研究只能整合多学科的方法，包括一般认知发展的理论、神经环路发展的神经生物学证据、人类和动物研究以及正常和不良条件。近期人类和动物发育神经生物和脑成像领域的最新进展（Haut 等，2004；Ben-Ari 和 Holmes，2006；Tau 和 Peterson，2010），事实上显著地促进理解癫痫典型和不典型发展以及在未成熟网络中发作的影响，这些已在有关成人脑不同机制中有所反映。儿童癫痫的神经生物研究提供了基于证据的神经生物学实践结果、直接有利于确认预后的准则，证明了每一种癫痫综合征是否有领域特异性，以及是否有精神共病。

（于晓丹　程大志 译　周新林　吴逊 校）

参考文献

- Bates E, Reilly J, Wulfeck B, Dronkers N, Opei M, Fenson J, *et al*. Differential effects of unilateral lesions on language production in children and adults. *Brain Lang* 2001; 79: 223-65.
- Ben-Ari Y, Holmes GL. Effects of seizures on developmental processes in the immature brain. *Lancet Neurol* 2006; 5: 1055-63.
- Billard C, Jambaque I. L'essor de la neuropsychologie de l'enfant. *Rev Neurol (Paris)* 2008; 164: 108-13.
- Bulgheroni S, Franceschetti S, Vago C, Usilla A, Pantaleoni C, D'Arrigo S, Riva D. Verbal dichotic listening performance and its relationship with EEG features in benign childhood epilepsy with centrotemporal spikes. *Epilepsy Res* 2008; 79: 31-8.

- Callenbach PM, Bouma PA, Geerts AT, Arts WF, Stroink H, Peeters EA, *et al.* Long-term outcome of benign childhood epilepsy with centrotemporal spikes: Dutch study of epilepsy in childhood. *Seizure* 2010; 19: 501-6.
- Camfield P, Camfield C. Childhood epilepsy: What is the evidence for what we think and what we do? *J Child Neurol* 2003; 18: 272-87.
- Chilosi AM, Brovedani P, Moscatelli M, Bonanni P, Guerrini R. Neuropsychological findings in idiopathic occipital lobe epilepsies. *Epilepsia* 2006; 47 (Suppl 2): 76-8.
- Conant LL, Wilfong A, Inglese C, Schwarte A. Dysfunction of executive and related processes in childhood absence epilepsy. *Epilepsy Behav* 2010; 18: 414-23.
- Datta A, Sinclair DB. Benign epilepsy of childhood with rolandic spikes: Typical and atypical variants. *Pediatr Neurol* 2007; 36: 141-5.
- De Rose P, Perrino F, Lettori D, Alfieri P, Cesarini L, Battaglia D, *et al.* Visual and visuoperceptual function in children with Panayiotopoulos syndrome. *Epilepsia* 2010; 51: 1205-11.
- De Tiege X, Harrison S, Laufs H, Boyd SG, Clark CA, Allen P, *et al.* Impact of interictal epileptic activity on normal brain function in epileptic encephalopathy: An electroencephalography-functional magnetic resonance imaging study. *Epilepsy Behav* 2007; 11: 460-5.
- Eriksson K, Kylliainen A, Hirvonen K, Nieminen P, Koivikko M. Visual agnosia in a child with non-lesional occipito-temporal CSWS. *Brain Dev* 2003; 25: 262-7.
- Fastenau PS, Johnson CS, Perkins SM, Byars AW, de Grauw TJ, Austin JK, Dunn DW. Neuropsychological status at seizure onset in children: Risk factors for early cognitive deficits. *Neurology* 2009; 73: 526-34.
- Freilich ER, Gaillard WD. Utility of functional MRI in pediatric neurology. *Curr Neurol Neurosci Rep* 2010; 10: 40-6.
- Galanopoulou AS, Bojko A, Lado F, Moshe SL. The spectrum of neuropsychiatric abnormalities associated with electrical status epilepticus in sleep. *Brain Dev* 2000; 22: 279-95.
- Germano E, Gagliano A, Magazu A, Sferro C, Calarese T, Mannarino E, Calamoneri F. Benign childhood epilepsy with occipital paroxysms: Neuropsychological findings. *Epilepsy Res* 2005; 64: 137-50.
- Guerrini R. Epilepsy in children. *Lancet* 2006; 367: 499-524.
- Gulgonen S, Demirbilek V, Korkmaz B, Dervent A, Townes BD. Neuropsychological functions in idiopathic occipital lobe epilepsy. *Epilepsia* 2000; 41: 405-11.
- Haut SR, Veliskova J, Moshe SL. Susceptibility of immature and adult brains to seizure effects. *Lancet Neurol* 2004; 3: 608-17.
- Henkin Y, Sadeh M, Kivity S, Shabtai E, Kishon-Rabin L, Gadoth N. Cognitive function in idiopathic generalized epilepsy of childhood. *Dev Med Child Neurol* 2005; 47: 126-32.
- Hermann B, Jones J, Dabbs K, Allen CA, Sheth R, Fine J, *et al.* The frequency, complications and aetiology of ADHD in new onset paediatric epilepsy. *Brain* 2007; 130: 3135-48.
- Hermann BP, Jones JE, Sheth R, Koehn M, Becker T, Fine J, *et al.* Growing up with epilepsy: A two-year investigation of cognitive development in children with new onset epilepsy. *Epilepsia* 2008; 49: 1847-58.
- Holmes MD, Brown M, Tucker DM. Are "generalized" seizures truly generalized? Evidence of localized mesial frontal and frontopolar discharges in absence. *Epilepsia* 2004; 45: 1568-79.
- Hommet C, Billard C, Barthez MA, Gillet P, Perrier D, Lucas B, *et al.* Continuous spikes and waves during slow sleep (CSWS): Outcome in adulthood. *Epileptic disord* 2000; 2: 107-12.
- Hommet C, Sauerwein HC, De Toffol B, Lassonde M. Idiopathic epileptic syndromes and cognition. *Neurosci Biobehav Rev* 2006; 30: 85-96.
- Jones-Gotman M, Smith ML, Risse GL, Westerveld M, Swanson SJ, Giovagnoli AR, *et al.* The contribution of neuropsychology to diagnostic assessment in epilepsy. *Epilepsy Behav* 2010; 18: 3-12.
- Lassonde M, Sauerwein HC. Neuropsychology, plasticity and childhood epilepsy. *Med Sci (Paris)* 2007; 23: 923-8.
- Lillywhite LM, Saling MM, Harvey AS, Abbott DF, Archer JS, Vears DF, *et al.* Neuropsychological and functional MRI studies provide converging evidence of anterior language dysfunction in BECTS. *Epilepsia* 2009; 50: 2276-84.
- Loring DW, Meador KJ. No kidding: High risk of cognitive difficulty in new-onset pediatric

epilepsy. *Neurology* 2009; 73: 496-7.

- MacAllister WS, Schaffer SG. Neuropsychological deficits in childhood epilepsy syndromes. *Neuropsychol Rev* 2007; 17: 427-44.
- Massa R, de Saint-Martin A, Carcangiu R, Rudolf G, Seegmuller C, Kleitz C, *et al*. EEG criteria predictive of complicated evolution in idiopathic rolandic epilepsy. *Neurology* 2001; 57: 1071-9.
- Metz-Lutz MN, Filippini M. Neuropsychological findings in rolandic epilepsy and Landau-Kleffner syndrome. *Epilepsia* 2006; 47 (Suppl 2): 71-5.
- Milner AD, Goodale MA. Two visual systems re-viewed. *Neuropsychologia* 2008; 46: 774-85.
- Nolan MA, Redoblado MA, Lah S, Sabaz M, Lawson JA, Cunningham AM, *et al*. Memory function in childhood epilepsy syndromes. *J Paediatr Child Health* 2004; 40: 20-7.
- Pavone P, Bianchini R, Trifiletti RR, Incorpora G, Pavone A, Parano E. Neuropsychological assessment in children with absence epilepsy. *Neurology* 2001; 56: 1047-51.
- Piccinelli P, Borgatti R, Aldini A, Bindelli D, Ferri M, Perna S, *et al*. Academic performance in children with rolandic epilepsy. *Dev Med Child Neurol* 2008; 50: 353-6.
- Praline J, Hommet C, Barthez MA, Brault F, Perrier D, Passage GD, *et al*. Outcome at adulthood of the continuous spike-waves during slow sleep and Landau-Kleffner syndromes. *Epilepsia* 2003; 44: 1434-40.
- Riva D, Vago C, Franceschetti S, Pantaleoni C, D'Arrigo S, Granata T, Bulgheroni S. Intellectual and language findings and their relationship to EEG characteristics in benign childhood epilepsy with centrotemporal spikes. *Epilepsy Behav* 2007; 10: 278-85.
- Roulet E, Deonna T, Gaillard F, Peter-Favre C, Despland PA. Acquired aphasia, dementia, and behavior disorder with epilepsy and continuous spike and waves during sleep in a child. *Epilepsia* 1991; 32: 495-503.
- Scholtes FB, Hendriks MP, Renier WO. Cognitive deterioration and electrical status epilepticus during slow sleep. *Epilepsy Behav* 2005; 6: 167-73.
- Siren A, Kylliainen A, Tenhunen M, Hirvonen K, Riita T, Koivikko M. Beneficial effects of antiepileptic medication on absence seizures and cognitive functioning in children. *Epilepsy Behav* 2007; 11: 85-91.
- Tau GZ, Peterson BS. Normal development of brain circuits. *Neuropsychopharmacology* 2010; 35: 147-68.
- Wolff M, Weiskopf N, Serra E, Preissl H, Birbaumer N, Kraegeloh-Mann I. Benign partial epilepsy in childhood: Selective cognitive deficits are related to the location of focal spikes determined by combined EEG/MEG. *Epilepsia* 2005; 46: 1661-7.

开发国际化癫痫症认知评估：方法、契机与局限性

Nerissa S.P.Ho[1,2], Tatia M.C.Lee[1,2,3]

[1] 中国香港,香港大学,神经心理实验室

[2] 中国香港,香港大学,认知情感实验室

[3] 中国香港,香港大学,脑和认知科学区重点实验室

■ 国际的癫痫神经心理评估

癫痫是一种损害性神经疾病,这种神经疾病会广泛而显著地影响认知和情绪功能(Elger 等,2004;Fisher 等,2000;Motamedi 等,2003;Pugh 等,2005)。癫痫的患病率约为 1/200 到 1/400;影响全球近 5000 万人。大多数癫痫个案发生在发展中国家。由于财政上的挑战和文化上的障碍,发展中国家很难保证对癫痫的有效治疗(World Health Organization,2009;Yu 等,2008)。

神经心理学领域的最新发展为改善癫痫患者的评估与治疗提供了很多契机。首先,神经心理学为癫痫的诊断性评估提供了经济的工具。其次,这些工具与具有高度准确性和有效性的神经影像学技术相结合,使开发出一个全面评估和治疗癫痫的程序成为可能。神经心理学确实具有独一无二的能力来描述和量化行为能力,而这些行为指标对癫痫诊断起着至关重要的作用。尤其需要指出的是,在患者大脑功能层面,神经心理对评价癫痫发作的影响和手术后的治疗效果起着特别重要的作用。此外,评估结果也可以用来评估患者和家属对于抗癫痫药物的不良作用的投诉以及对患者及其看护者的咨询。所有这些因素都可能对癫痫患者的基本生存和整体生活质量产生积极的影响(Jones-Gotman 等,2010)。

迄今为止，大多数关于癫痫和其对大脑功能影响的研究已经在西方国家中开展。然而，为了在国际范围内对癫痫患者进行神经心理的科学评估，目前的评估工具必须在相应的文化环境下进行反复的审查、修订。本文旨在为开发一个国际性癫痫神经心理评估工具提供实践性的框架。同时，我们回顾了通用的以及针对癫痫独有的神经心理评估。同时，我们也对可能影响神经心理评估的文化因素进行了讨论，并提出了处理这些文化因素的三步过程。

■ 开发针对癫痫的神经心理测评

"当一个开发于某一社会的心理学工具应用于其他不同文化社会时，其心理度量属性（信度和效度）的不变性不能仅仅被假设，还必须得到实证证明"。

（van de Vijver 等，1997，p.29）

神经心理学评估需要采用有依据的科学方法，才能标准化诊断和治疗大范围人群脑功能障碍。然而每一个个体有不同的需求和特点，这就意味着在评估的过程中需要进行因人而异的定性分析。在临床实践中，尝试融合这两个完全不同的原则主要反映在对这两个不同方法的完全接受上：测试法和归纳法（Gilandas 等，1984）。测试法是用来管理一系列标准化的测验，从而生成一个不同个体的广泛认知功能的评估框架。这种设计促进了高质量数据的积累，使这些由不同的测验结果得到的数据转化为一个标准化的数据库，从而应用于诊断比较和结果解释中。这种系统化的过程，确保了该领域专家评估的一致性，减少了重要数据的无意缺失（例如，由于实践者主观直觉所导致的评估不完整）。

相比之下，归纳法是一种更加灵活的方法，在这个方法中假设的形成和评估仅是通过一系列高质量的重要测验构成的，这些测验由专家在实践过程中系统地筛选出来。为了使评估具有高灵敏性以及对具体个案反馈更好，除了需要基于已有的神经心理和神经科学理论外，还需要依赖专业人士的实践经验（Culhane-Shelburne 等，2002；Mirsky 等，1991）。基于此，评估时间和资源需求可以更为有效地得到利用。

但所有方法都有优点和不足。例如，测试法受到了时间和资源需求的高度限制，即需要深入了解与特定认知功能障碍相关的重要脑区可能很难实现。相反，通过归纳方法获得的数据质量非常依赖于个体实践者的经验，需要研究者在评估的过程中进行有效地假设。另一方面，癫痫患者的神经心理学评估需要生成一系列数据，用来测量特定患者的数据与临床患者表现的匹配（用测试方法）和分离程度（用归纳方法）。因此，只采用一种方法会导致评估结果的不完整，对癫痫患者的神经心理评估应该结合这两种方法的优势。

Jones-Gotman 等（2010）提出了一个全面的神经心理评估的框架。他们工作的目的在于提供一个更精确的、客观的评估，即大脑损伤对高级皮质功能（如注意、知觉、记忆、学习、语言、视觉空间、听觉、执行功能及其他认知功能）的影响。在所提及的几种策略中，Jones-Gotman 等人（2010）强调无论是在整体的水平下（例如，一般智力的测试）还是一个具体化的水平下（例如，集中于特定的大脑功能区域），行为评估都起着非常重要的作用。此外，他们强调测试分数应该标准化，以促进人类常模的比较，包括与诊断为有相似结构异常的患者的比较，以及同一个体在不同时间点的比较。Jones-Gotman 等人（2010）进一步强调大脑两半球的不同功能和偏侧化优势在神经心理评估中的作用。这意味着，应该包括能够挑战大脑偏侧化的特定材料的任务，使测验的灵敏性与特异性最大化。这些策略旨在为癫痫患者提供文化公平和客观的神经心理评估的框架。

■ 交叉文化神经心理评估

文化的概念非常广泛和复杂。文化不应该被某些因素所混淆，例如种族因素。任何关于文化的定义应该包括信仰、价值观、习俗、规范，以及在确定一个特殊群体生活方式的其他因素。研究者普遍认为文化因素会影响神经心理评估方法的准确性（Wong 等，2000），并且这种影响不局限于言语和非言语测验（Rosselli 等，2003）。另外，除了文化因素对神经心理评估的客观影响，文化因素也会影响临床病史的自我和家庭报告、生活质量和个人对症状的解释（Yu 等，2008）。在接下来的段落中，我们将重点介绍一些对神经心理评估至关重要的多元文化问题。

生物因素

生物因素是指能够遗传以及与其他种族相区别的针对个体的有机因素（例如，生物特质）。一些研究者从生物学角度来论证大脑功能的多样性，强调个体认知特点是其特殊生物指标的行为表现。因此，个体认知能力在不同种族群体中不能进行直接比较。为了得到准确的行为表现的神经心理评估结果，要首先建立种族中心化的规范（Wong 等，2000）。

语言因素

语言的多样性影响着多元化的认知评估，这种影响体现在多个方面。例如，在评估的过程中语言会影响测试题目的内在含义和个体感知到的难度等级,以及个体对测试指导语的理解。如果语言能力影响了个体对测试题目的理解和加工过程,那么个体的神经心理测验结果也将被歪曲。语言因素的影响主要体现在认知评估上,因为这部分许多测验都是语言类的测验。

其他人口学因素

人口学因素包括年龄、教育水平、性别、社会地位,它们在不同程度上影响着不同类型的神经心理测验,因此也影响着不同文化背景下的神经心理评估。其中一些人口学因素可以归于个体大脑结构的差异,然而其他因素的不同可能是由于社会环境因素造成的(Boone 等,2000;Wong 等,2000)。另外,这些因素会同文化因素一起来决定个体在认知评估任务中的表现(Longobardi 等,2000;Puente 等,2000;Rosselli 等,2003)。因此,当进行认知能力的解释以及进行规范数据的分层时,都要考虑人口学因素。人口学因素对样本抽样和评估结果解释的影响框架可以用一个缩略词来描述,"ADRESSING",即年龄、疾病、宗教、种族、社会地位、性取向、本土传统、国籍和性别,这个缩略词或许可以成为一个有用(容易记忆的)的人口学因素对神经心理评估的影响准则(Hays,1996)。

■ 发展跨文化评估

"没有一个独立的测验可以公平地普遍地或完全同等地适用于所有文化……每一个测验只适用于它所在的文化。"(Anastasi 等,1997,p.342)

为了能在国际范围内应用诊断性论述癫痫疾病的神经心理评估体系,上述提到的多元文化问题必须要得到解决(Castro 等,2010)。在本节中,我们将尝试提出一个实用的框架,用于开发一个对癫痫的诊断和论述有普遍适用意义的神经心理学评估体系。此外,我们的目标是降低成本,提高对于癫痫患者的神经心理学评估和论述的质量。提出的框架是基于适应文化的方法,也就是:

"不断地进行心理结构各个方面的修改或调整,以制定出一个符合一个文化群体的世界观、价值观或风格偏好的程序或治疗方法。"(Falicov,2009,p.296)

这种文化适应方法的本质主要贯穿于两个方法,一个通用的方法就是管理适用于所有群体的高精确度的测验;一个特定文化的方法是提倡发展适应于本土文化特色的测验。这种适应方法需要引入来源于主流心理学的行之有效的测验,要考虑到潜在的文化偏见对这些工具有效性的影响,同时还要集合标准化的数据,对评估结果进行比较。值得注意的是,尽管如此,文化适应的方法假设文化不变性是核心措施，并且这种核心措施不变的普遍性只有在必要的适应改变之后才能稳定地维持下来。

在这里我们所提出的神经心理评估的跨文化适应方法主要是基于 van de Vijver 等所提出的理论，用来检测偏差，从而提高评估工具的有效性（van de Vijver 等，1996；van de Vijver，1998；van de Vijver 等，1997），验证评估过程并使之标准化。这个框架的特定组成部分包括效度风险的识别，适应工具，以及对标准化数据的校正和收集。

识别效度风险

效度风险理论对跨文化研究中的测验结果具有文化不变性以及合理性和可比性的假设提出了质疑。任何来源的偏差都必须可以检测出，这样才可以排除或平衡掉效度风险。根据 van de Vijver 等人（van de Vijver 等，1996；van de Vijver，1998；van de Vijver 等，1997）的观点，存在三种类型的文化偏见：项目偏见、方法偏见和概念偏见。到底是哪一类文化偏见，取决于异常情况发生的位置和方式。

项目偏见的定义是，在项目级别上对测验工具的辨别异常。这主要由于测验项目的质量，如内容是否恰当，用词是否合适，翻译是否准确及其他。而这些具体原因可能是由于主观的价值判断，而不是客观的认知能力。项目偏见主要利用心理测验程序和统计方法进行检测（van de Vijver 等，1996；van de Vijver 等，1997）。

方法偏见的原因可能源于施测时方法学或测验程序上的可变性，这可能会影响大多数或所有的测验项目。如果测验得分的差异与组内被试者在社会期许、反应方式、刺激熟悉度或其他测试相关因素（如测验样本不同质、测试主试者和被试者的态度或两者之间的交流程度）上的差异相关，方法偏差往往会出现。方法偏差是难以察觉的，因为它需要利用额外的方法或实施备选测验来收集和比较（van de Vijver 等，1996；van de Vijver，1998）。

概念偏见即不同文化中对无形的心理概念（例如，智力）理解的不同（Hui 等，1985；van de Vijver 等，1996）。这种不同表明，在一种文化中发展出的方法要适用于另一种文化，必须解决对等性这一问题（Sue 等，2003）。具体来说，要控制概念偏见，需要解决针对目标文化群体的概念对等和功能对等问题。概念对等要求同一概念在每一种目标文化中有类似的定义和测验方法（Sue 等，2003；van de Vijver，1998）。这需要对被评估的文化群体进行相关社会因素的整合考虑

(Helms,1992)。在不同文化中,对许多社会行为的定义是非常不同的。例如,在西方文化中,"孝道"意味着"服从和尊重自己的父母"。但是,在中国文化中,这个概念有更广泛的意义;包括按照不同风俗礼节对所有祖先的义务(在世或已故),以及保重自己的身体和荣耀家族的义务(Ho,1994)。另一方面,功能对等要求用特定方法进行的行为测验在不同文化间对行为表现有相似的剖析(Sue等,2003)。功能对等的评估方法包括测量方法是否违背该文化群体的规范以及测验的特质是否在不同群体中频繁出现(Helms,1992)。一个很好的例子是"积极自我评价"这一概念。在北美盛行的个人主义文化中,它是心理健康的一个重要特征,但是,在崇尚自我批评的日本集体主义文化中,它不是一个值得称道的特点(Heine等,1999)。因此,在两种文化中,即使同一概念具有相同的含义,并和类似的特性相关联,其功能表现也有显著差异。

对概念偏见的调查,可以利用对目标文化的本土调查以及探索某一概念在日常生活中的概念模型和相关行为来进行。这样的分析也有助于揭示潜在的项目偏见(van de Vijver等,1996)。此外,选择适当的取样方法,同时避免过度泛化任何偏见(van de Vijver等,1997)。另一种流行的经验方法是因素分析,这对检验和比较文化群体间成套测验的潜在结构十分有帮助(Hui等,1985;Reynolds,2000;van de Vijver等,2000)。

工具修订

在控制效度风险后,应该修订评估工具使之适用于目标文化背景。根据偏见的性质和程度,Van de Vijver等人提出三种方法来提高效度(Van de Vijver等,1996;Van de Vijver等,1997)。如果一个测量工具没有确定的概念或方法偏见,利用直译法,然后用独立的回译和准确性检验(Van de Vijver等,1996),可以有效地对测验工具进行跨文化应用修订。但是,如果最初的效度评估显示出了概念或方法偏差,为了增加效度,需要从文化的角度对工具的概念或方法偏见进行必要的校正(无论是通过修改刺激或反应、通过使用替代测验或用多种方法进行信息收集)。工具改编的另一个重要问题是在不同的文化背景间进行最初的跨文化改编后,测验项目的重叠程度。重叠程度与工具测得的概念化或共享行为相似程度成正相关(Van de Vijver等,1996)。在某些情况下,复杂的统计分析技术(如因子分析)可以解决由项目无重叠而产生的刺激相异问题。如果这些问题不能利用统计方法得到解决,可能需要完全重建一个用于目标文化的本土工具。开发这些工具的方法在当前讨论的范围之外,这类工具开发的例子可以参考其他研究（Cheung 等，2003；Haruo 等，2001）。

常模数据的验证和收集

跨文化评估的最常见类型是心理差异的验证研究（van de Vijver 等，2000）。然而，大多数评估研究在直接翻译后只考察了工具的对等性。因此，语言上差异的具体潜在影响常常被忽略不计（例如，语言加工方式）。为了说明这些潜在影响，Lee 等（2000）指出，尽管连线测验（TMT）和彩色步道测验（CTT）在概念定义和施测方法上是对等的，但测验结果在英语为母语与中英双语者两个群体中是不对等的。类似的结果也出现在中国版的 Stroop 任务中（Lee 等，2000）。

美国西班牙裔人口的增长，激发了许多验证英语工具对拉美裔美国人适用性的跨文化神经心理学研究。在一项验证英语和西班牙语群体的概念对等性研究中，发现了非对等得分的截取（Siedlecki 等人，2010）。这一发现意味着常模数据的收集应该旨在进行有效地比较和测验分数的解释。用于分层和抽样的方法也应该仔细选择，以建立有意义的、与不同人口特征的文化群体相关的常模数据。当根据常模样本解释测验结果时，必须考虑常模样本中分层所得的代表性不足的少数子群体（Reynolds，2000）。此外，应该对不同文化群体的分类给予特别关注（Wong 等，2000）。正如 Helms（1992）所明确指出的，对研究参与者没有详细说明和生物标记的测验可能会使文化差异出现问题。

尽管存在这些困难，以及解决它们需要付出很高的成本和大量的努力，为了神经心理测验的通用性，本土化研究仍应该致力于收集常模和心理测验信息（Lee，2003；Lee 等，2009；Lee 等，2010 年；Pe ň a-Casanova 等，2009；Shan 等，2008）。

局限性和机遇

目前可用的大部分神经心理测验已经被应用于英语文化国家中。因此，将这些测验用于非英语国家需要通过跨文化测试修订，包括内容修订、施测程序修订和建立特定文化下的常模。除了修订现有的测验，本土测验的缺乏也意味着测验开发的空间很大。在这方面，可以扩展传统的、通过行为方法进行测验开发和验证的方法，通过整合影像学方法的优势，特别是语境中的概念效度，确定大脑哪些区域在概念定义中发挥作用是必不可少的。

开发测验的同时，应该建立一个多中心的数据库以有意义地比较研究之间的结果。通过整合量表和归纳神经心理学评估方法，一个标准的测验列表可以应用于不同中心进行跨中心的数据比较，同时可以根据个案的具体需求在标准测验的基础上增加测验。

■ 临床实践建议

神经心理学评估在癫痫患者治疗中起着至关重要的作用。文化相关因素的考虑和有效的神经心理测试／测验程序可以补充其他的神经诊断，如颈内动脉麻醉方法和功能神经影像学技术，提供更准确的诊断，以及更准确地对高级皮质功能癫痫患者进行癫痫发作和其他副作用的预测。

■ 研究建议

最初设计神经心理学工具的文化背景和它应用的文化背景之间的不匹配会影响评估结论的有效性，这会掩盖神经心理学评估对管理癫痫患者的实用性和可能的贡献。除了回顾神经心理学评估文化差异的关键环节，开发跨文化评估的实用框架已提上日程，这将为特定文化下测验的发展和针对癫痫的认知评估所需的进一步实验证据积累提供一个良好的平台。

（张译允　张晗 译　周新林　吴逊 校）

参考文献

- Anastasi A, Urbina S, eds. *Psychological Testing. 7th ed.* New Jersey: Prentice Hall, 1997.
- Boone KB, Lu P. Gender effects in neuropsychological assessment. In: Fletcher-Janzen E, Strickland TL, Reynolds CR, eds. *Handbook of Cross-Cultural Neuropsychology.* New York: Kluwer Academic/Plenum Publishers, 2000, 73-85.
- Castro FGl, Barrera M, Holleran Steiker LK. Issues and challenges in the design of culturally adapted evidence-based interventions. *Annu Rev Clin Psychol* 2010; 6: 213-39.
- Cheung FM, Cheung SF, Wada S, Zhang J. Indigenous measures of personality assessment in Asian countries: a review. *Psychol Assess* 2003; 15: 280-9.
- Culhane-Shelburne K, Chapieski L, Hiscock M, Glaze D. Executive functions in children with frontal and temporal lobe epilepsy. *J Int Neuropsychol Soc* 2002; 8: 623-32.
- Elger CE, Helmstaedter C, Kurthen M. Chronic epilepsy and cognition. *Lancet Neurol* 2004; 3: 663-72.
- Falicov CJ. Commentary: On the wisdom and challenges of culturally attuned treatments for Latinos. *Fam Process* 2009; 48: 292-309.
- Fisher RS, Vickrey BG, Gibson P, Hermann B, Penovich P, Scherer A, Walker S. The impact of epilepsy from the patient's perspective I. Descriptions and subjective perceptions. *Epilepsy Res* 2000; 41: 39-51.
- Gilandas A, Touyz S, Beumont PJV, Greenberg HP. Key issues in neuropsychology. In: *Authors?*, eds. *Handbook of Neuropsychological Assessment.* Sydney: Grune & Stratton, 1984, 1-21.
- Haruo K, Jun T, Tsuneo H, Eisei O, *et al.* Unidimensional scale for dementia. *Dement Geriatr Cogn Disord* 2001; 12: 326.

- Hays PA. Culturally responsive assessment with diverse older clients. *Prof Psychol Res Pr* 1996; 27: 188-93.
- Heine SJ, Lehman DR, Markus HR, Kitayama S. Is there a universal need for positive self-regard? *Psychol Rev* 1999; 106: 766-94.
- Helms JE. Why is there no study of cultural equivalence in standardized cognitive ability testing? *Am Psychol* 1992; 47: 1083-101.
- Ho DYF. Filial piety, authoritarian moralism and cognitive conservatism in Chinese societies. *Genet Soc Gen Psychol Monogr* 1994; 120: 349-65.
- Hui CH, Triandis HC. Measurement in cross-cultural psychology. *J Cross Cult Psychol* 1985; 16: 131-52.
- Jones-Gotman M, Smith ML, Risse GL, Westerveld M, Swanson SJ, Giovagnoli AR, *et al.* The contribution of neuropsychology to diagnostic assessment in epilepsy. *Epilepsy Behav* 2010; 18: 3-12.
- Lee TMC, ed. *Normative Data: Neuropsychological Measures for Hong Kong Chinese, Hong Kong,* Hong Kong: Neuropsychology Laboratory The University of Hong Kong, 2003.
- Lee TMC, Wang K, eds. *Neuropsychological Measures: Normative Data for Chinese. 2nd ed.,* Hong Kong: Laboratory of Neuropsychology The University of Hong Kong, 2009.
- Lee TMC, Wang K, eds. *Neuropsychological Measures: Normative Data for Chinese. 2nd ed. (revised),* Hong Kong: Laboratory of Neuropsychology The University of Hong Kong, 2010.
- Lee TMC, Chan CCH. Stroop interference in Chinese and English. *J Clin Exp Neuropsychol* 2000; 22: 465-71.
- Lee TMC, Cheung CCY, Chan JKP, Chan CCH. Trail making across languages. *J Clin Exp Neuropsychol* 2000; 22: 772-8.
- Longobardi PG, Cummings JL, Anderson-Hanley C. Multicultural perspectives on the neuropsychological and neuropsychiatric assessment and treatment of the elderly. In: Fletcher-Janzen E, Strickland TL, Reynolds CR, eds. *Handbook of Cross-Cultural Neuropsychology.* New York: Kluwer Academic/Plenum Publishers, 2000, 123-44.
- Mirsky AF, Anthony BJ, Duncan CC, Ahearn MB, Kellam SG. Analysis of the elements of attention: a neuropsychological approach. *Neuropsychol Rev* 1991; 2:109-45.
- Motamedi G, Meador K. Epilepsy and cognition. *Epilepsy Behav* 2003; 4(Suppl 2): 25-38.
- Peña-Casanova J, Blesa R, Aguilar M, Gramunt-Fombuena N, Gómez-Ansón B, Oliva R, *et al.* Spanish Multicenter Normative Studies (NEURONORMA Project): Methods and sample characteristics. *Arch Clin Neuropsychol* 2009; 24: 307-19.
- Puente AE, Ardila A. Neuropsychological assessment of Hispanics. In: Fletcher-Janzen E, Strickland TL, Reynolds CR, eds. *Handbook of Cross-Cultural Neuropsychology.* New York: Kluwer Academic/Plenum Publishers, 2000, 87-104.
- Pugh MJV, Copeland LA, Zeber JE, Cramer JA, Amuan ME, Cavazos JE, Kazis LE. The impact of epilepsy on health status among younger and older adults. *Epilepsia* 2005; 46: 1820-7.
- Reynolds CR. Methods for detecting and evaluating cultural bias in neuropsychological tests. In: Fletcher-Janzen E, Strickland TL, Reynolds CR, eds. *Handbook of Cross-Cultural Neuropsychology.* New York: Kluwer Academic/Plenum Publishers, 2000, 249-85.
- Rosselli M, Ardila A. The impact of culture and education on non-verbal neuropsychological measurements: a critical review. *Brain Cogn* 2003; 52: 326-33.
- Shan IK, Chen YS, Lee YC, Su TP. Adult normative data of the Wisconsin card sorting test in Taiwan. *J Chin Med Assoc* 2008; 71: 517-22.
- Siedlecki KL, Manly JJ, Brickman AM, Schupf N, Tang M-X, Stern Y. Do neuropsychological tests have the same meaning in Spanish speakers as they do in English speakers? *Neuropsychology* 2010; 24: 402-11.
- Sue S, Chang J. The state of psychological assessment in Asia. *Psychol Assess* 2003; 15: 306-10.
- van de Vijver FJR. Towards a theory of bias and equivalence. *Zuma Nachrichten* 1998; 3: 41-65.
- van de Vijver FJR, Hambleton RK. Translating tests: some practical guidelines. *Eur Psychol* 1996; 1: 89-99.
- van de Vijver FJR, Leung K. Methodological issues in psychological research on culture. *J Cross Cult Psychol* 2000; 31: 33-51.

- van de Vijver FJR, Poortinga YH. Towards an integrated analysis of bias in cross-cultural assessment. *Eur J Psychol Assess* 1997; 13: 29-37.
- Wong TM, Strickland TL, Fletcher-Janzen E, Alfredo A, Reynolds CR. Theoretical and practical issues in the neuropsychological assessment and treatment of culturally dissimilar patients. In: Fletcher-Janzen E, Strickland TL, Reynolds CR, eds. *Handbook of Cross-Cultural Neuropsychology*. New York: Kluwer Academic/Plenum Publishers, 2000: 3-18.
- World Health Organization. Fact sheet on epilepsy (online). Available: http://www.who.int/ mediacentre/factsheets/fs999/en/. Accessed Sept 30, 2010.
- Yu YL, Fong JKY, Ho SL, Cheung RTF, eds. *Neurology in Practice*. *4th ed.* Hong Kong: Hong Kong University Press, 2008.

开发国际化癫痫症认知评估：方法、契机与局限性

Melissa Filippini

意大利博洛尼亚马焦雷湖"CA Pizzardi"医院儿童癫痫神经心理学实验室,儿童神经科,癫痫中心

这篇文章能为神经心理学评估领域提供一个根本性的帮助,因为它能解决专业人员几乎每天都要遇到的一个实际问题。这个问题就是专业人员每天都会接触来自不同文化背景的癫痫患者及其家属,并要对他们进行评估和交流。因此,显然越来越需要开发一种全面的、包含研究者曾论述到的有关生物、语言、人口和文化等因素在内的评估方法。

从方法论的角度来看,为了指导神经心理学评估的改编,本文提供了周密的三个步骤,包括有效风险的识别、工具的改编和验证、常模数据的收集与验证。首先,确认结构偏差旨在强调团队工作的重要性。团队成员是来自目标文化和当地文化两重文化的人们,由此可以在两个文化间建立桥梁并创建结构等同性。此外,工具不仅要调整还要进行扩展,以便当医患来自不同语言文化背景时,医生能够用非言语的方法对病人进行评估。例如,初诊病人刚到新的国家,或是长期与不会说当地语言的妈妈生活在家中的儿童患者。

新的评估工具还将测查患者及其家庭的生活质量,因为人们日常生活的质量、对疾病和药物治疗的观念、良好的生活水平、对社会或熟悉人物的期许,不仅会影响病人的配合度,也会影响病情的发展与治疗结果。因此,如果遇到儿童患者,家长的参与以及他们的文化态度和知识背景不仅对神经心理学评估很重要,而且对全面地临床评估也同样重要。这就为患儿提供了一个全面性的、具有生态学视角的评估。

综上所述，无论是神经心理学评估领域，还是更为广泛的临床监护领域，评估癫痫一定要考虑到文化问题，并最终确定一个综合方案。这种考虑能使癫痫患者的护理更具生态效度。

（王芳 译　周新林　吴逊 校）

神经心理学与癫痫通用数据元素项目

David W.Loring[1,2], Bruce P.Hermann[3]

[1] 美国,亚特兰大,埃默里大学,神经病学科

[2] 美国,亚特兰大,埃默里大学,儿科

[3] 美国,麦迪逊,威斯康星大学,医学和公共卫生学系,神经病学科

癫痫和神经心理学之间的关系非常特殊,它们之间相互促进的关系能帮助我们了解癫痫及其治疗相关的认知共病,同时正是由于癫痫提供了丰富的临床环境,神经心理学才能作为一门临床专业不断成长(Loring,2010)。尽管神经心理学在很多方面具有价值,如界定手术干预的效果、评估抗癫痫药物的认知不良作用、界定认知发展中的异常现象和描述自然疾病的发展,但神经心理学存在局限性,即用来界定多层次神经心理功能的测验具有可变性,甚至那些据称是评估相似结构的测验也是如此。例如,普通的"语言记忆"测验包括段落/故事回忆(如**逻辑记忆**),带相关词(如加利福尼亚语言学习测试)或带不相关词(如选择性提示测试)的系列词表学习,以及配对联想学习(如韦氏记忆量表配对联想学习子测验)。进一步来讲,虽然每种记忆测试通常都包括自由回忆与再认测验,但是每种记忆或回忆任务的成功表现可能与不同的神经机制相关(Saling,2009)。根据因素分析研究,不同的测验不能被认作是衡量语言记忆的等效测验(Helmstaedter 等,2009)。

神经心理学测验的异质性不止针对癫痫,在界定癫痫现象学的研究中(例如,治疗有效性的定义,癫痫发作严重程度的评级,癫痫发作相关残疾的界定),它们也存在相当大的差异。比如说,癫痫综合征分类的发展显示出疾病的特征并非固定不变,而是根据我们当前的知识基础在不断地调整中。然而,同时期的临床研究经常在癫痫分类中使用多种标准。报告中采用了包括成像和电生理学

在内的不同诊断标准来界定疾病,再加上入选标准的多样性,大大削弱了从研究结果中归纳出发现物的可能性。进一步来说,因为使用的衡量标准不同,大大减弱了合并数据集来研究涉及较小临床效果的疾病特征或发生率基数低的癫痫综合征的能力。

■ 一般背景

国家神经系统疾病与中风研究所(NINDS)是国家健康研究所(NIH)中最大的研究所之一,它资助了绝大多数的美国临床神经科学研究。为了扩大由NIH所资助的研究在临床方面的影响,NINDS于2006年发起了通用数据元素(Common Data Elements,CDE)项目,以统一数据收集和疾病表征(Grinnon等,已提交)。它首次确定了不同神经系统疾病中通用的评估和综合征界定方法,紧接着发展了包括癫痫、颅脑外伤、中风、帕金森病和脊髓损伤在内的多种神经疾病状态下,针对特定疾病的通用数据元素(CDE)。

NINDS项目主管们和KAI研究公司(KAI)参与了确定跨越各类神经疾病的通用数据元素的过程。KAI研究公司被NINDS聘为促进CDE开发与实施的承包商。癫痫CDE工作组可能的成员已经确定出来了,包括表现积极的癫痫科研人员和生物统计学家。癫痫CDE工作组首次齐聚是2008年美国癫痫协会于西雅图、华盛顿举办的年度会议上,此次会议讨论了CDE的目标并组建了CDE分委员会。

既然CDE横跨了多个临床领域,那么它所包含的某些内容不可能同时与所有的癫痫研究相关。因此,提出的CDE包含两个层次:在所有临床癫痫研究中使用的CDE核心,以及在一定条件下推荐使用的癫痫CDE(归类为"补充的CDE"),它们适合于特定的研究(如儿科、手术、认知)。在别处还有关于CDE开发与实施过程更完整地描述(Loring等,2011)。

癫痫特异的CDE是为了以下九方面内容而发展的:①抗癫痫药物(AEDs)和其他抗癫痫疗法(AETs);②并发症;③电生理学;④影像;⑤神经学检查;⑥神经心理学;⑦生活质量;⑧癫痫发作与综合征;⑨手术与病理学。下述CDE网站中包含最新的信息:http://www.commondataelements.ninds.nih.gov.

■ 神经心理学通用数据元素

神经心理学CDE工作组(成员见表1)负责为青少年和成人、儿科患者(6~12岁)以及幼儿患者(0~5岁)的神经心理学测验提供建议。尽管最初目标是确认那些曾在过去癫痫研究中成功实施的神经心理学测验,但针对年幼患者的癫痫文献很有限。对于这些年龄段来说,神经心理学测验方法的选择是基于这些年龄段的一般临床应用或来自儿科 TBI DDE 工作组的建议。只要有可能,都会明确提出神经心理学测验的西班牙版本,能否提供测验的西班牙版本也是影响测验能否得到推荐的因素之一。尽管西班牙版本的心理测验与英语版本并不一样严格,但西班牙神经心理学测验方法的存在使得非英语被试者可以参与测试,从而增强了研究结果的普遍性。

表 1　NINDS 通用数据元素神经心理学工作组成员

神经心理学	David Loring(主席),Avital Cnaan,Maria Hamberger,Bruce Hermann,John Langfitt
	儿科咨询员:Elisabeth Sherman,Mary Lou Smith,Michael Westerveld

神经心理学 CDE 工作组也负责界定那些对描述神经心理学表现的至关重要的人口统计学变量(如教育)。工作组成员达成的共识是测验和再测验之间最短的间隔(包括术后评估)应为一年,除非出于特定的研究目的,而要求一个长度不同于一年的追踪期。

神经心理学结构

关于哪些神经心理学结构应纳入考虑及其敏感性的问题,人们进行过漫长的讨论,要确保所建议的神经心理学测验并非累赘或者反映的仅仅是狭隘的研究兴趣。建议采取的神经心理学测验方法分别针对于 IQ、语言流畅度、命名、注意力、语言记忆和运动与精神运动速度。建议使用相应年龄段的评估量表(例如,儿童行为检查表),这类量表对于描述年幼儿科病人的认知状态来说至关重要。还有更多"可选"的测验方法能帮助研究者更深入地评估特定结构。进一步来看,当无法确定某种测验具备明确的优越性(无论是根据历史或使用频率,还是根据文献报告的各种研究发现)时,我们只能列出一组的测试而不能就特定测试提供建议。例如,由于右颞叶癫痫与多种视记忆测验方法之间的关系不稳定,也就不存在建议使用的视觉记忆 CDE,使得要针对这种结构建议使用某种特定的记忆测验有些为时过早(Barr 等,1997,Kneebone 等,2007)。神经心理学 CDE 工作组对于神经心理学测验的使用成本很敏感,并且只要有可能,他们会尽量选择公开的、免费的神经心理学测验。当前的癫痫神经心理学 CDEs 可以在以下网址找到:http://www.commondataelements.ninds.nih.gov。

语言记忆

充分描述所有的癫痫神经心理学 CDE 不在这一章节的讨论范围内。然而接下来我们将讨论针对成人和年龄较大的儿童和青少年的语言记忆评估,将其作为如何识别特定神经心理学 CDE 的例子。

癫痫语言记忆评估中最常采取的方法包括不同版本的韦氏记忆量表(WMS),无论是整体采用或选用部分子测验,另外还包括瑞氏听觉言语学习测验(AVLT)、加利福尼亚语言学习测验(CVLT)和选择性提示测验(SRT)。韦氏记忆量表(WMS)的主要问题在于测试结构和测试相关内容的反复变化,使得我们难以确定其心理测验特征被更改的程度(Loring 和 Bauer,2010)。测试刺激的改变是长期数据收集的一个主要限制。除此之外,不论就初次购买测试还是对患者反应表格的后续购买而言,韦氏记忆量表(WMS)都是已知最昂贵的选择。

在癫痫研究中经常使用的三个系列词表学习任务中包括加利福尼亚语言学习测验(CVLT)(Delis 等,1987;2000)、选择性提示测验(SRT)(Buschke 和 Fuld,1974)和瑞氏听觉言语学习测验(AVLT)(Rey,1941;Schmidt,1996)。CVLT 和 CVLT-2 测验包含语义上相互关联的刺激,并且拥有规范的数据库来协助对个别患者的测验结果进行临床解释。早期的 CVLT 测验已经表现出对左颞手术后语言记忆衰退是敏感的(Martin 等,2001;Stroup 等,2003)。然而,我们已经确认 CVLT 和 CVLT-2 测验有两个主要缺点。既然语义关联可以为部分记忆被损坏的患者提供提示,从而影响他们的记忆表现,那么与语言刺激相关的语义关系可能会削弱测试在检验单侧颞叶功能障碍方面的敏感性(Loring 等,2008)。另一个缺点是购买测验带来的成本以及各种测验形式带来的持续开支。最后,有人担心在后续的调整和重新标准化中可能会引入一系列新的测验刺激,削弱了它作为常规数据元素的长期效力(例如,CVLT-2 包含了与原 CVLT 测试不同的词汇列表)。

SRT 测验是系列词表学习任务,被试者只会被提醒那些在系列词表中不能回忆的项目,癫痫研究文献提供了支持这种方法的实证证据(Binder 等,2010;Loring 等,1991;Salinsky 等,2005;Sass 等,1990)。SRT 测验不需要从测验发行商处购买,而是可以免费得到,因而每次使用的成本很低。但是相对于其他记忆测验方法来说,SRT 测验在不同癫痫中心的使用不是那么普遍,既然它不属于商业产品,那么比起其他语言学习测验来说可供使用的规范性信息也就很有限。

AVLT 测验是在北美(Prevey 等,1998)、欧洲(Aldenkamp 等,2000)和澳大利

亚（Weintrob 等，2007）癫痫研究中广泛使用的语言学习测试。AVLT 的主要优势包括成本（在公共领域）较低，而且据称它在单侧颞叶癫痫发作方面比 CVLT 测验具有更高的敏感性（Loring 等，2008）。除此之外，相对于 CVLT 测验或逻辑记忆测验（Logical Memory）而言，AVLT 测验在记忆力表现主因素分析中提取的首个记忆因子上具有更大的载荷量（Helmstaedter 等，2009）。

AVLT 测试已被翻译成包括西班牙语（洛杉矶听力语言学习测验）在内的多种语言（Ponton 等，1996），将它在美国和德国的适用范围扩大到了更广泛的人群（Helmstaedter 等，2001），使得测验结果在国际范围内具备了可比性。AVLT 测验的主要缺点在于它的规范数据库，在不同情境下会有多种"规范"出现。尽管具备荟萃规范（Schmidt，1996），但它不能通过系统的方式获得，例如被商业化测验发行商用于测验的标准中。尽管如此，由于它在癫痫中的广泛应用、对左侧颞叶功能障碍的敏感以及使用时的低成本，神经心理学 CDE 工作组仍然建议将 AVLT 作为语言记忆的 CDE。

选择针对 6~16 岁年龄段儿童的记忆评估方式也包含了在记忆测验包和单个记忆测验之间的选择。与考虑成人记忆时一样，人们关注的是正式测验包中测验材料的长期稳定性，因为测验刺激和管理的改变通常伴随着测验的调整，并且尚未有研究能够提供足够信息，来证明某种测验包比用于癫痫儿童患者的其他测验更为优越。

有四种语言学习测验被作为针对儿童的语言记忆 CDE 的备选。这些测验包括加利福尼亚语言学习测验儿童版（CVLT-C）（Delis 等，1994）、儿童听力语言学习测验 -2（CAVLT-2）以及 AVLT 测验（它被用于年龄较大儿童的儿科应用中）。然而，与讨论成人的文献不同的是，没有研究进行过两两比较，以检验这些测验方式在敏感性方面的不同。工作组认识到，在儿科神经心理学中对个别患者进行推断更需要依赖规范性信息，而 CVLT-C 测验包含的规范性信息覆盖了较大的年龄范围，因此选中了 CVLT-C 测验。除此之外，CVLT-C 测验还有一个非商业的西班牙语版本可供使用（Rosselli 等，2001）。

■ 结论

在建立正式神经心理学 CDE 的过程中，研究人员担心在将他们认为最适合解决研究问题的认知过程测验方式纳入其中时灵活性不足。神经心理学 CDE 建议书上明确地解答了这个问题，它声明如果某些测验所具备的特性使得它们比神经心理学 CDE 更适合回答特定的研究问题，那么研究人员可以选择这些测验。为了数据库的连续性，研究中也可使用非 CDE 的神经心理学测验方式，以维持研究项目内部的保真度和一致性。尽管 NINDS 希望临床研究员尽快将癫痫 CDE 纳入他们的资助计划，尤其是第三阶段的临床试验中，但 NINDS 也承认在回答某个研究的特殊问题方面，特定的癫痫 CDE 也许不是最适合的工具。尽管如此，CDE 仍然很可能被快速纳入资助计划并紧接着影响评估趋势，这不仅仅限于美国的癫痫研究，在严格的临床评价中也是如此，因为 CDE 将为 21 世纪实践奠定基于实证的基础。神经心理学 CDE 之所以被限制在一定范围内，为的是避免阻碍发展那些有潜力更好地描述癫痫认知综合征的新的认知测验方式（例如，Drane 等，2008；Hamberger 等，2005）。

癫痫 CDE 可以概念化为建立癫痫信息协作网络的第一步，它能在很大程度上促进合作研究计划（例如，癌症生物医学信息网格，Cancer Biomedical Informatics Grid）。具备跨中心汇集数据的潜力是 CDE 的显著优势，通过它可以对大型数据集进行分析，而不需要依赖于对具有相似构造或方法的研究进行荟萃分析，这些研究也因为具有很大的差异以至于无法结合起来。该方法在二十世纪八十年代末和九十年代初被 Bozeman 癫痫联盟研究员所使用，他们组成了一个非正式的癫痫神经心理学家团体，利用当时新兴的计算机技术将神经心理学研究结果汇集到一个通用的数据库中（Loring，2010）。大型数据的汇总促进了正常和异常测试规范的积累，也提高了研究相对小规模临床效果的疾病特征（如 BECTS 中的语言发展）的能力。在更大的研究背景下，尚未得到解决的是对北美以外地区的癫痫神经心理学的贡献。尽管 NIH/NINDS 发起 CDE 旨在最大化由美国政府所资助的临床神经科学研究的影响，但它也为制定促进全球协作努力的方法提供了讨论框架的雏形。如果执行得当，利用通用度量标准并通过互联网分享数据，事实上或许能让我们"得到几乎所有问题的答案"（Bergin 等，2007）。

（卫薇　译　周新林　吴逊　校）

参考文献

- Aldenkamp AP, Baker G, Mulder OG, Chadwick D, Cooper P, Doelman J, *et al*. A multi-center, randomized clinical study to evaluate the effect on cognitive function of topiramate compared with valproate as add-on therapy to carbamazepine in patients with partial-onset seizures. *Epilepsia* 2000; 41: 1167-78.
- Barr WB, Chelune GJ, Hermann BP, Loring DW, Perrine K, Strauss E, *et al*. The use of figural reproduction tests as measures of nonverbal memory in epilepsy surgery candidates. *J Int Neuropsychol Soc* 1997; 3: 435-43.

- Bergin P, Frith R, Walker E, Timmings P. How to get the answer to nearly everything: using the internet for epilepsy research. *Epilepsia* 2007; 48: 1415-24.
- Binder JR, Swanson SJ, Sabsevitz DS, Hammeke TA, Raghavan M, Mueller WM. A comparison of two fMRI methods for predicting verbal memory decline after left temporal lobectomy: language lateralization *versus* hippocampal activation asymmetry. *Epilepsia* 2010; 51: 618-26.
- Buschke H, Fuld PA. Evaluation of storage, retention, and retrieval in disordered memory and learning. *Neurology* 1974; 11: 1019-25.
- Delis DC, Kramer JH, Kaplan E, Ober BA, eds. *California Verbal Learning Test: Adult Version*. San Antonio: The Psychological Corporation, 1987.
- Delis DC, Kramer JH, Kaplan E, Ober BA, eds. *The California Verbal Learning Test-Children's Version*. San Antonio: The Psychological Corporation, 1994.
- Delis DC, Kramer JH, Kaplan E, Ober BA, eds. *California Verbal Learning Test-Second Edition*. San Antonio: The Psychological Corporation, 2000.
- Drane DL, Ojemann GA, Aylward E, Ojemann JG, Johnson LC, Silbergeld DL, *et al*. Category-specific naming and recognition deficits in temporal lobe epilepsy surgical patients. *Neuropsychologia* 2008; 46: 1242-55.
- Grinnon ST, Miller K, Marler JM, Lu Y, Stout A, Odenkirchen J, Kunitz S. NINDS Common Data Element Project: Approach and Methods. Submitted.
- Hamberger MJ, Seidel WT, Mckhann GM, II, Perrine K, Goodman RR. Brain stimulation reveals critical auditory naming cortex. *Brain* 2005; 128: 2742-9.
- Helmstaedter C, Lendt M, Lux S, eds. *VMLT Verbaler Lern und Merkfähigkeitstest*. Göttingen: Beltz Test GmbH, 2001.
- Helmstaedter C, Wietzke J, Lutz MT. Unique and shared validity of the "Wechsler logical memory test", the "California verbal learning test", and the "verbal learning and memory test" in patients with epilepsy. *Epilepsy Res* 2009; 87: 203-12.
- Kneebone AC, Lee GP, Wade LT, Loring DW. Rey Complex Figure: Figural and spatial memory before and after temporal lobectomy for intractable epilepsy. *J Int Neuropsychol Soc* 2007; 18: 1-8.
- Loring DW. History of neuropsychology through epilepsy eyes. *Arch Clin Neuropsychol* 2010; 25: 259-73.
- Loring DW, Bauer RM. Testing the limits: Cautions and concerns regarding the new Wechsler IQ and Memory scales. *Neurology* 2010; 74: 685-90.
- Loring DW, Lee GP, Meador KJ, Smith JR, Martin RC, Ackell AB, Flanigin HF. Hippocampal contribution to verbal recent memory following dominant-hemisphere temporal lobectomy. *J Clin Exp Neuropsychol* 1991; 13: 575-86.
- Loring DW, Lowenstein DH, Barbaro NM, Fureman BE, Odenkirchen J, Jacobs MP, *et al*. Common Data Elements in Epilepsy Research: Development and Implementation of the NINDS Epilepsy CDE Project. *Epilepsia* 2011; 52: 1186-91.
- Loring DW, Strauss E, Hermann BP, Barr WB, Perrine K, Trenerry MR, *et al*. Differential Neuropsychological Test Sensitivity to Left Temporal Lobe Epilepsy. *J Int Neuropsychol Soc* 2008; 14: 394-400.
- Martin RC, Sawrie SM, Knowlton RC, Bilir E, Gilliam FG, Faught E, *et al*. Bilateral hippocampal atrophy: consequences to verbal memory following temporal lobectomy. *Neurology* 2001; 57: 597-604.
- Ponton MO, Satz P, Herrera L, Ortiz F, Urrutia CP, Young R, *et al*. Normative data stratified by age and education for the Neuropsychological Screening Battery for Hispanics (NeSBHIS): Initial report. *J Int Neuropsychol Soc* 1996; 2: 96-104.
- Prevey ML, Delaney RC, Cramer JA, Mattson RH. Complex partial and secondarily generalized seizure patients: cognitive functioning prior to treatment with antiepileptic medication. VA Epilepsy Cooperative Study 264 Group. *Epilepsy Res* 1998; 30: 1-9.
- Rey A. L'examen psychologique dans les cas d'encéphalopathie traumatique. *Arch Psychol* 1941; 28: 286-340.
- Rosselli M, Ardila A, Bateman JR, Guzman M. Neuropsychological test scores, academic

performance, and developmental disorders in Spanish-speaking children. *Dev Neuropsychol* 2001; 20: 355-73.

- Saling MM. Verbal memory in mesial temporal lobe epilepsy: beyond material specificity. *Brain* 2009; 132: 570-82.
- Salinsky MC, Storzbach D, Spencer DC, Oken BS, Landry T, Dodrill CB. Effects of topiramate and gabapentin on cognitive abilities in healthy volunteers. *Neurology* 2005; 64: 792-8.
- Sass KJ, Spencer DD, Kim JH, Westerveld M, Novelly RA, Lencz T. Verbal memory impairment correlates with hippocampal pyramidal cell density. *Neurology* 1990; 40: 1694-7.
- Schmidt M, ed. *Rey Auditory and Verbal Learning Test: A Handbook*. Los Angeles: Western Psychological Services, 1996.
- Stroup E, Langfitt J, Berg M, McDermott M, Pilcher W, Como P. Predicting verbal memory decline following anterior temporal lobectomy (ATL). *Neurology* 2003; 60: 1266-73.
- Talley JN, ed. *Children's Auditory Verbal Learning Test-2 (CAVLT-2)*. Lutz: Psychological Assessment Resources, 1993.
- Weintrob DL, Saling MM, Berkovic SF, Reutens DC. Impaired verbal associative learning after resection of left perirhinal cortex. *Brain* 2007; 130: 1423-31.

第二章

从神经心理学的角度理解癫痫与癫痫发作对认知功能和神经行为问题自然过程的影响

一过性认知损害:发作间痫样放电对神经心理功能的影响以及在临床监护与临床研究中的启示

Philip S.Fastenau

美国,克利夫兰,大学医院病例医学中心,西方病例储备医学院,神经科

▇ 概述

众所周知,患有癫痫疾病的儿童和成人群体,即使没有出现发育迟滞,并且智力处于正常水平,也存在神经心理障碍(如 Elger 等,1985;Helmstaedter 等,2003;Hermann 等,2006),注意力缺陷多动障碍(ADHD;Austin 等,2001;Hermann 等,2007)和学习障碍(Farwell 等,1985;Fastenau 等,2008;Seidenberg 等,1986)的高风险。目前,这些障碍出现于儿童(Fastenau 等,2009;Hermann 等,2006;Oostrom 等,2002;2003;Schouten 等,2002;Stores 等,1992)和成人(Ogunrin 等,2000)患病当时或开始前。

脑电图技术(EEG)引入之后,Schwab(1939;1941)观察到 EEG 中痫样放电损害反应过程,这使得他提出患者认知加工可能暂时受到发作间痫样放电(IEDs)、产生于癫痫源性细胞甚至在癫痫患者尚无发作时,独立的棘波和尖波放电的破坏。这两项研究 10 多年后,从 1953 年到 1976 年,约有 10 多项以上的研究证实了 IEDs 和注意、反应时或加工速度以及记忆等神经心理任务的成绩降低有关(Wilkus 和 Dodrill,1976)。Aarts 和同事(1984)将这个现象命名为"暂时性认知损害"(TCI),也命名为类似的名称"一过性认知损害"(如 Aldenkamp 和 Arends,2004b)。TCI 最早的定义是认知功能损害,伴有发作间痫样放电(IEDs)对大脑电活动(EEG)的影响;这种认知的改变是短暂的,只发生在 IED 的背景

下。长期以来公认的金标准是在记录 EEG 的同时采用反映认知变化的心理方法进行测验(Aldenkamp,1997),也就是以前称之为"同步测量范式";然而,有些研究在 IEDs 和不同时间点(从一天到几年)测验的神经心理任务成绩之间有相关性,称之为"非同步范式"(请见 Koop 等,2005)。此外,有理由推测稳定的障碍和认知的或发育的倒退现象,能够概念化为频繁 IEDs 或这种频繁放电产生的累积和持续性变化为特征的癫痫综合征所产生的持续的、不断进展的影响(如 Deonna,1995;Deonna 和 Mayor-Dubois,2004;Overvliet,2010;Perez,1995)。这似乎可作为 TCI 的有根据的广义概念,特别是采用同步范式证实的一过性认知变化,在有些人稳定的障碍和倒退与这种发作间现象的持续性和严重性相关。这种争论的扩展,有假说认为 TCI 是癫痫综合征更广阔范围(如 Hommet 等,2006)甚至在其他群体,如孤独症(Rapin,1995),注意力缺陷多动障碍(ADHD;如 Hughes 等,2000)和脑瘫(Jaseja,2007)患者稳定的认知障碍的可能机制。

健康人群中,2.2%~3.5% 的儿童和 0.2%~0.5% 的成人存在 IEDs(Cavazzuti 等,1980;Walczak 和 Jayakar,1998);近期研究报告中提及的比例更高,1057 名年龄在 6~12 岁儿童中有 5% 的人存在 IEDs(Okubo 等,1994),以及在 382 名年龄为 6~13 岁的儿童中,研究者使用数字化脑电图排查出了 6.5% 的人存在 IEDs(Borusiak 等,2010)。然而,癫痫患者群体中,研究者通过剥夺睡眠和诱发(Nordli 和 Pedley,2001)发现 90% 的人都被检测到存在 IEDs,另外,基于癫痫的病理生理学特征,我们可以假设所有活动性癫痫个体都存在 IEDs。不同研究和不同群体中的 TCI 的发生率会有所变化,但是一项研究指出患有癫痫的儿童中,47% 都有 TCI(Kasteleijn-Nolst Trenite 等,1990)。

研究者对 TCI 研究的兴趣已经持续了将近 60 年。这一章将介绍和评价支持 TCI 现象的研究证据。还将介绍对于科研研究和患者监护的指导作用。

■ 一过性认知损害研究的综述

过去 40 年中,这个领域的一些研究者对以往 TCI 的文献进行了选择性综述(如,Aldenkamp,1997;Aldenkamp 和 Arends,2004;Hommet 等,2006;Kasteleijn-Nolst Trenite,1995;Wilkus 和 Dodrill,1976)。这些综述都参考了 2004 年以前出版的关于癫痫群体的优秀文献。在这一部分,我们会选择性地回顾 TCI 的研究证据,部分参考以往综述,并以近几年的文献和以往综述中遗漏的典型研究进行补充。在这部分回顾中,我们将研究证据分为几类:

i) 癫痫患者为主的 TCI 文献中,IEDs 和认知任务成绩的关系,这是首先呈现的证据。

ii）注意力缺陷多动障碍（ADHD）的类似研究；以往综述常常忽略这个研究群体，但是这个群体的研究能为癫痫研究提供证据，因为一部分 ADHD 患者伴有 IEDs，但是这些患者并没有任何临床或脑电记录的发作病史。

iii）药理学药物介入从另一个角度提供了证据，通过实验控制，研究者可以得到与 IEDs 共存的认知任务成绩变化的研究证据；自从相关综述发表后，研究者于近期扩展了这部分研究内容。

iv）过去 5 年中关于 TCI 的动物模型研究，这种研究中的条件控制更容易。

v）最后，回顾精选的癫痫综合征以及评述其在 TCI 中可能的意义。

癫痫患者发作间痫样放电和认知的关系

Wilkus 和 Dodril（1976）总结了 20 世纪 30 年代到 20 世纪 70 年代中期的 16 项研究，他们认为"亚临床放电伴随着任务成绩的降低，特别表现在时间为 3 秒或时间更长的任务或者足够复杂的任务中"。这种任务成绩的受损是限局性和广泛性 IEDs 的证据，存在于大量关于注意、心理运动速度和记忆的任务中。

这些综述参考的大多数研究采用多种认知任务，并同时记录 EEG（也就是同步范式），与此不同，Wilkus 和 Dodrill（1976）在 20 世纪 70 年代后期使用非同步范式进行了一系列研究。他们在一天内对 90 名难治性癫痫患者进行了一系列神经心理测试（平均 1.24 日），同时记录常规脑电。其中，32 人没有出现 IEDs，35 人出现局部性 IEDs（13 人的发生率 <1/ 分钟，22 人 >1/ 分钟），19 人出现广泛性 IEDs（10 人 <1/ 分钟，9 人 >1/ 分钟）。4 例因仅出现低电压棘波排除在外。研究者发现 IEDs（广泛或限局）与多种测试的低成绩关联（包括心理运动速度、记忆和空间记忆能力等任务）；此外，在心理运动速度的两项测试中，广泛组的成绩要低于限局组。将语言假定的优势半球记录到 IEDs 的患者组（使用利手进行语言偏侧定位）与非优势半球记录到 IEDs 的患者组相比，前者的言语能力测试得分更低。然而，IEDs 频率（<1/ 分钟比 >1/ 分钟）对神经心理测试成绩没有影响。随后的分析中，Dodrill 和 Wilkus（1978）发现了 IEDs 的大脑空间分布和慢波活动的交互作用，具体而言，慢波活动与非慢波活动相比，神经心理测试成绩的下降幅度更明显，但这仅限于广泛性 IEDs 患者，而非限局性 IEDs 患者。

Aldenkamp 和 Arends（2004）回顾了 1980 年到 2003 年的文献。经过系统研究，他们发现 32 篇文献有证实 TCI 存在标准的主题。他们将研究分为"实验"

和"临床"两类,但是这种分类方法有时在 TCI 的研究中造成混淆。大多数 TCI 研究对象是临床患者群体,而其中大多数在性质上是相关研究。虽然综述中对"实验性"一词并不明确,但是这类研究能够应用于同步范式,即认知变化同步记录 EEG 活动的范式(研究者可能看到了实验认知科学中个体研究与临床研究的相似性,即比较放电与无放电的个体差别;然而,IEDs 是自发性的,而非研究者实验控制所诱发的,所以那些研究本质上是相关性研究,而非实验控制类研究)。TCI 研究中的"临床"一词也可应用于其他研究,比如非同步记录范式,或者具有频繁 IEDs 特征的临床综合征研究(如 EEG 中癫痫样活动自发缓解与识知状态的相关变化)。他们关于同步范式的综述引用了他们自己的 4 项研究,直接比较了电发作与 IEDs 的效应,其中 2 项(Aldenkamp 和 Arends,2004b;Aldenkamp 等,2001)使用先进技术(使用软件同步脑电活动与认知反应,并使用视频 -EEG 监控)改进以往实验设计,并采用先进的统计方法分析大样本数据(对 152 个患者样本采用协方差分析以控制发作类型、癫痫综合征、电发作的混淆效应)。

Aldenkamp 和 Arends(2004a)进行了大量研究,一部分研究重复以前的发现并支持早期的结论;另一部分研究加深了人们对于 TCI 的理解。尽管许多认知过程都会受到 TCI 的影响,但是注意力和加工速度最易受影响,特别是非常频繁 IEDs 人群。在一系列 IEDs 之前即刻或之后即刻,最容易出现认知损伤(根据 Mirsky 和 Van Buren 1965,一般发生在广泛性放电之前或之后 5 秒),特别是当认知任务有"心理需求"时。持续时间超过 3 秒的 IEDs 更可能导致认知成绩降低;然而,时长超过 3 秒的 IEDs 已达到发作阈值,因此,可能伴有临床发作;应注意临床微小的发作信息,以防止混淆发作间和发作后 TCI。

Aldenkamp,Weber,Overweg-Plandsoen,Reijs 和 van Mil(2005)评估了 176 名 CWE(伴有癫痫的儿童)和 113 名对照组(没有神经性缺陷的儿童,没有教育延迟,在年龄和性别上匹配),其综合征、发作类型、IEDs 频率和抗癫痫药(AED)多药治疗对认知功能和学业成绩低的影响。急性 IEDs 会使反应时变慢,但统计学交互作用是对此最好的解释;具体而言,儿童有全面性症状性综合征、频繁 IEDs 和多种 AED 治疗(所有这三种危险因素)都会表现出反应时的降低。癫痫综合征与 IQ 和学业成就有关(限局性癫痫或全面性癫痫综合征的儿童评分下降)。作者的结论研究中所涉及"机制"越多,对于 IEDs 的短期效应越敏感,而比较稳定的 IQ 和学业成就反映了更稳定的系统过程,更容易受到基本病因的影响。

我的研究组近期的一项研究探讨了 350 名儿童第一次确认发作后即刻的神经心理功能和临床常规的 EEG 与 IEDs 表现的关系(Fastenau 等,2009)。在第一次确认的发作后的 6 个月内进行了正式测试(M=2.8,SD=1.3),所得结果与 EEG 结果非常接近(具有代表性的这是在第一次发作和神经心理测试之间获得的)。3 年后,患者基础期 IEDs 的出现预测稳定的认知加工速度受损(Fastenau 等,2007)。尽管这暗示可能存在的疾病因素或抗癫痫药对结果的影响,即使控制了可能的混淆变量,与加工速度降低的相关性仍存在;常规 EEG 检测有 IEDs 的儿童,在开始发作时就会出现加工速度降低,而且无论这些儿童是否服用抗癫痫药,无论他们是症状性的还是特发性综合征,3 年后他们仍表现加工速度变慢。

综上所述,EEG 的 IEDs 与认知加工同步变化的相关证据,为 TCI 现象的存在提供了强有力证据。即使在 2~3 个月或者几年后进行测试,也会发现 IEDs 和认知功能两者的相关性。当 IEDs 持续时间超过 3 秒或更长或者对个体的任务足够复杂时,其影响更易被发现。限局性和全面性 IEDs 都会发生 TCI。当 IEDs 出现局部性特点时,认知障碍也会呈现局部性特征(如在右利手左半球出现放电时,言语功能受损或出现错误)。对于全面性 IEDs,任何或多个认知领域都会受损,但是比局部放电更容易影响心理运动速度。全面性症状性综合征是 TCI 最大的潜在风险(特别表现为加工速度降低);高频繁 IEDs、AED 多药治疗以及合并 EEG 慢波活动,其风险及影响呈现不成比例的复合(与全面性特发性或限局性综合征相比)。IEDs 的效应与电发作有所区别,后者对警觉性(特别是频率较高时)和记忆(特别是长时间发作)有显著损害。EEG 的 IEDs 与神经心理损害之间的关系呈非同时的范式(特别是潜伏期为几个月或几年)以及稳定的认知障碍有几种解释:这种模式反映了认知功能暂时性缺失的进行性本质、长期 IEDs 的累积效应或者是由于可能的病理学原因产生了持续的 IEDs 和认知障碍两者。

ADHD 儿童的 IEDs 和认知功能

过去 10 年间,很多研究证实 ADHD 儿童的重要亚组有痫样活动。这个群体呈现独特的 TCI 特征,因为这些儿童有 IEDs,但是没有临床或 EEG 的发作。根据 Millichap(2000)的研究,他在 20 世纪 70 年代记录了 100 名患有 ADHD 儿童的脑电活动,在 7% 的人群中观察到了"无可非议的癫痫样节律失调";他引用其他文献,"他引用的患者出现'特定'异常脑电活动,全面或限局部癫痫有一致的易感性"(发表于一本书的章节 P.453)。未提供其他细节,并且在同行评议文献中也没有原始研究的全文报告。

近期一项研究中，Millichap、Stack和Millichap（2011）报告了624名5~18岁（M=9.4）儿童神经内科门诊的ADHD评估结果（排除了有发作或抗癫痫药历史的儿童）。总样本中26.1%的儿童有IEDs，但是在睡眠过程中发生率更高。随后对91%的儿童进行了睡眠追踪，其中95%又进行了睡眠剥夺；达到睡眠比未达到睡眠组儿童的IEDs发生率高，前者为28%，后者为7%。而对比服用兴奋剂和未服用兴奋剂组，IED发生率没有差异；服用阿托西汀（atomoxetine）比未用药者IEDs的出现率较高，这暗示了TCI为药物不良作用的可能性，但这个研究基于少量儿童，也没有研究与认知的关系。

Hughes和同事（2000）对176名3~18岁儿童在神经内科门诊诊断为ADHD，用标准诱发程序进行了睡眠剥夺脑电研究（睡眠、过度换气、光刺激）。53名儿童（31%）具有"毫无争议的癫痫样活动"。仅11例是双侧或全面性的（ADHD亚组的21%出现了IEDs）。其余的为限局性放电出现在枕区（n=21，ADHD亚组的40%出现IEDs）、颞区（18名，34%）、中央区（6名，11%）和额区（3名，6%）；以上百分比的和超过了100%，因为许多患儿是多灶性IEDs（但是是单侧的）。很难阐明IEDs的发生频率，因为频率的分类（如非常多，很多，较多）没有可操作性定义，患者发作频率的总数（63名）与表格内及描述的其他数字不匹配。

Silvestri和同事（2007）进行了更加缜密的实验，研究对象为42例新确诊，尚未用药的ADHD儿童（平均年龄8.9岁，标准差2.8）；神经病学检查异常、磁共振结果异常和有发作历史或智力延迟的儿童排除在外。他们记录了儿童的睡眠脑电图，并进行神经心理评估（非同步范式）。在常规脑电，19%的儿童有IEDs；然而在睡眠EEG 53%有IEDs（28.2%出现中央区-颞区棘波，12.5%在额区，9.3%在颞-枕区，2.3%是全面性的）。睡眠EEG中Rolando区（中央-颞区）IEDs与词汇表达心理测试的低成绩呈中至显著相关（r=-0.39）以及与WISC-R执行IQ评分以及与视空间能力和加工速度相关（r=-0.36）。此外，额区IEDs儿童更易有语言障碍或运用障碍的历史（两者相关系数均为0.38）。

Holtmann和同事（2003）观察到ADHD儿童IEDs的发生率较低（483名ADHD儿童中为5.6%）。然而，他们仅报告Rolando区棘波放电（其他部位IEDs除外），而且作者认为他们低估了Rolando区活动，因为他们没有得到所有儿童睡眠时的记录。Hughes和同事（2000）将伴有全部IEDs的ADHD儿童，按照IEDs部位进行划分；只有11%IEDs位于中央区，其他89%的ADHD儿童的IEDs位于其他脑区。按照9：1的比例计算（全部IEDs比中央区IEDs），如果包括有任何部位 IEDs 的儿童在 Holtmann 的样本中有 50% 有 IEDs。

Richer 和同事（2002）也观察到中等的比例（347 例 ADHD 儿童中为 6.1%）。另一方面，这个比例可能被低估了，因为研究者并没有做睡眠记录或要求睡眠剥夺。与此相关的是在仔细检查时纯 ADHD 样本下降了；ADHD 的诊断基础为对"病例的结构性复习"（包括神经病学软征象，限局性/一侧性神经异常，小/巨头畸形），并且包括可疑的未诊断的发作（随访中这些"ADHD"群体 14% 出现癫痫）。

因此，少数研究证明睡眠剥夺和睡眠记录 IEDs 的发生率为 26%~31%，使用整夜睡眠记录将近 53%。此外，一项研究显示 IEDs 和通过非同时的神经心理测验得到与伴有特定语言/运用障碍的认知功能某些方面的相关性。这为多动症儿童亚组继发于 IEDs 存在注意力问题和相关认知功能缺失的可能性提供了证据（即 TCI）。然而，50% 或更高比例的多动症儿童中没有出现脑电记录的癫痫样活动，这也降低了 ADHD 和脑电图出现 IEDs 间的相关性。更加可信的证据来自于同步记录范式研究 IEDs 和认知受损之间的关系。Laporte（2002）的药理学研究提供了初步的证据，他报告了 1 例脑电记录的 IEDs 变化以及在 AED 治疗变化时神经心理测试相关性的长期表现，但是这个研究并未得到证实（以后详细讨论）。

社区群体的 IEDs 和认知功能

在一项以社区为基础的大样本儿童正常脑电图研究中，Cavazzuti，Cappella 和 Nalin（1980）记录了 3726 名 6~13 岁没有发作历史或其他神经系统异常（也就是未服用抗癫痫药）儿童的常规 EEG（觉醒、休息和过度换气）。3.5% 有癫痫样活动。针对 TCI 损害，EEG 异常儿童总数的一半有"行为问题和（或）轻微的精神运动能力障碍"。在 9 年随访期，50% 的人自行缓解。这项研究的优点是代表了一般人群，以及不会受到发作和使用抗癫痫药的影响。此外，尽管一些儿童身上可能没有出现可辨认的发作——但是三项前瞻性研究也指出大约三分之一儿童的初始发作没有得到确认（Austin 等，2001；Fastenau 等，2009；Shinnar 等，1996）——事实并不像实际人群那样，因为这个儿童群体随访了 9 年的发作并且在随访时期内 131 名伴有癫痫样活动的儿童中只有 7 人（5%）还会出现发作。

药物防止 IEDs

TCI 概念的进一步证据来自于药物治疗的研究。过去这类研究多是病例研究,或者未用随机或双盲的方法,但是近期研究者采用了更严格的实验设计。

一项早期研究中,Marston 和同事(1993)招募了 12 名有社会心理问题和学业问题的儿童并伴有癫痫及脑电图的频繁 IEDs;10 例完成实验。采用了双盲交叉设计,他们观察了丙戊酸(VPA)的效果——如果 2-丙戊酸钠对 IEDs 没有作用的话,就使用氯巴占——测验药物对同步记录 EEG 的计算机化空间工作记忆成绩(相关研究中用这个任务证实 TCI 的存在)以及对行为评定等级的影响,这些任务由教师或监护人完成。在基础期以及此后的 12 至 16 周收集 24 小时动态脑电图、认知和行为数据(抗癫痫药与安慰剂比较)。所有儿童的 IEDs 都有所降低,抗癫痫药与安慰剂比,80% 的儿童的行为有所改善;然而,IEDs 对认知成绩没有明显影响。因此,药物治疗产生的实验性 IEDs 减少伴随着行为的改善,但是工作记忆的单项测试的认知成绩并没有明显变化。

Eriksson,Knutsson 和 Nergardh(2001)考察了拉莫三嗪(LTG)对 IEDs、发作和行为的影响,研究对象为 13 例年龄在 4~21 岁难治性癫痫儿童(10 例 Lennox-Gastaut 综合征;均有精神发育迟滞,其中一半症状较轻,另一半比较严重);12 例完成了实验。在开放性治疗阶段,挑选那些对拉莫三嗪有正反应的患者(发作率降低 50% 或者伴随行为和运动技能的改善);无效患者排除在外。因此,基于以前拉莫三嗪有效的患者,研究者对样本进行了选择。通过双盲安慰剂对照交叉研究(没有随机化),对比加用拉莫三嗪与安慰剂对 IEDs 的影响(应用 8 导视频 EEG 做 24 小时监控,并采用目测分析方法);与家长和医护人员访谈的方式评估行为。然后是 8 周的控制期(不用药,也不用安慰剂),随后进入两个持续 12 周的治疗阶段(安慰剂或拉莫三嗪)。在群组水平上,EEG 记录的 IEDs 持续时间减少;对于个体而言,拉莫三嗪与安慰剂的对比,12 例儿童有 10 例的 IEDs 持续时间平均减少了 81%(17%~100%);另一名儿童的 IEDs 持续时间没有变化,第 12 名儿童拉莫三嗪比安慰剂 IEDs 持续时间增加了 400%。各治疗阶段之间,IEDs 的减少和发作控制的变化没有必然联系。对于儿童行为而言,"家长和医疗人员报告了拉莫三嗪与安慰剂对比中,拉莫三嗪组全部患者的行为均有改善……患者服用拉莫三嗪后,警觉性更高,他们的注意力和任务成绩都有所提高"(Eriksson 等,2001,p.233)。尽管这项研究由于选择标准高估了治疗效果,但是该研究还是证明了实验引起的 IEDs 持续时间减少和日常行为改善之间的关系,这为 TCI 的存在提供了实验数据支持。但在这个研究中并没有正式评估个体的认知功能。

Pressler 和同事(2005;2006)考察了拉莫三嗪对 IEDs、行为及认知功能的效果,研究对象为61名7~17岁儿童,其智商大于等于70,伴有"偶尔的发作"(由发作类型确定分组);48人完成了实验。就综合征而言,16例为特发性限局性癫痫(16例中的15例有IEDs),19例特发性全面性癫痫(13例有IEDs),26例有症状性限局性癫痫(14例有IEDs)。使用随机双盲、采用安慰剂对照交叉实验,比较拉莫三嗪加用治疗与安慰剂对IEDs(8导12~24小时动态脑电监控并进行目测分析)、行为(由家长和教师完成行为等级评价)和认知功能(测试包括:再认探测测验、延迟再认测验、计算机化视觉搜索任务、二元选择反应时测验、连续再认任务和Ngrams工作记忆测试)的效果。儿童随机分到拉莫三嗪或安慰剂组,在IEDs组内再分层(即在最初的EEG有或无IEDs)。最初的4到9周为加量期,在9周治疗阶段之后为5周交叉期,第二阶段9周交替治疗(拉莫三嗪或安慰剂)。在基础期和每个治疗阶段之后,采用同步记录的方式记录了EEG、行为评分和认知测验。对于IEDs而言,23%的儿童在任何治疗阶段都没有放电;与安慰剂相比,拉莫三嗪组44%的儿童放电频率降低了(33%没有变化,或有所增加),48%放电的时限变短(29%稳定或变长)。在拉莫三嗪治疗阶段,行为评分的改善与IEDs的频率和持续时间的降低有关;IEDs没有变化的患者行为没有改变。服用拉莫三嗪和安慰剂组患者的认知测验没有显著差异,在拉莫三嗪治疗中放电无减少。因此,与Eriksson,Knutsson和Nergardh(2001)的结果一致,实验性IEDs减少伴有高功能样本中行为的改善;这个研究中没有获得IEDs或抗癫痫药对认知功能的影响。

Placidi和同事(2000)的一项实验中,研究对象是13名难治性限局性癫痫患者;尽管不是双盲实验(除了多次睡眠潜伏期测试——MSLT),但是研究者谨慎地控制了实验变量(如在开始记录前允许被试者在睡眠实验室有1晚的适应时间,在基础期所有患者均在一天中固定时间进行神经心理测验并在随访期重复检验)。他们比较了拉莫三嗪加用治疗前和3个月后稳定治疗的夜间睡眠记录、MSLT结果、睡眠质量评级、发作频率(通过患者自我报告日志)、夜间EEG记录的IEDs和神经心理功能。神经心理测验包括言语学习、听觉和视觉注意、反应时和每一个半视野内圆点和词汇再认知。拉莫三嗪使IEDs平均下降75%(85%的患者临床发作有改善),但是没有相伴的神经心理功能的改善。

Tzitiridou和同事(2005)进行了一项开放性研究,对象是70例5~11岁新发生的BECTS和未服用抗癫痫药的儿童。与对照组45名非神经性疾病患者对比(在年龄、性别、SES上匹配),但是只比较了智商(对治疗组没有进行其他神经心理测验),并仅在基础期(当涉及实际效果时未做随访)。服用奥卡西平(OXC)

单药治疗 18 个月后,与癫痫患儿本人基础期的 EEG、发作频率和神经心理功能进行对比。基础期,患者与对照组并没有差异(仅在具有代表性的学校学习中的测验其熟练性稍有降低);作者选择 6 个患者和 3 名在个体测试中有选择性缺欠的个体,但是很难解释其原因。对于发作的预后,64% 在整个数据收集过程中不再发作,其他 21% 的发作频率降低 50% 以上。试验终止时 75% 儿童的 EEG 恢复正常。对于整个群组而言,认知成绩是稳定的,一些测验成绩也有所提高。作者在讨论中认为"在有单独学习障碍的 6 例儿童中,5 例儿童在 18 个月随访后有所改善或完全正常,相应的 EEG 癫痫样活动也减少或消失";文中的表 2 指出 6 例中有 5 例从基础期开始有神经心理变化,但是每一例成绩有所降低(不是改善)。尽管这项实验扩展了 BECTS 人群 TCI 的药物干预类研究,以及将奥卡西平作为治疗手段的人群,但是研究中很多方法的局限性使得结论无法扩展,即无法扩展为药物引发的 IEDs 变化和相应变化和认知功能之间具有相关性。

　　一篇有关慢性睡眠中持续性棘慢复合波(CSWS)为特点的综述中,van Bogaert 和同事(2006)报告了 1990 年到 2005 年间 8 项使用了苯二氮䓬类和皮质类固醇治疗性研究,对 TCI 提供同样的支持。一项研究使用了地西泮治疗在 15 例儿童中 9 例的 IEDs 有所缓解;7 人随后的神经心理测验成绩有改善。其他三项使用苯二氮䓬类(氯硝西泮或氯己定)的研究也得到了类似的结果。Van Bogaert 和同事(2006)回顾了使用皮质类固醇(强的松、皮质醇、促肾上腺皮质激素、甲基强的松龙)的 4 项小样本研究(总计 19 例儿童)。"4 项研究中除 1 例外,儿童的语言、认知和行为结果都有改善……通常伴随 EEG 的改善,有些病例癫痫样活动也消失了"(van Bogaert 等,2006,p56)。在这些对照病例较少的研究中,随着药物治疗引起的 IEDs 改变,不仅行为而且认知功能也会有所改善。Rapin(1995)的一篇早期综述中,引用了 8 篇针对同样人群的治疗性研究结果,不仅氯硝西泮和皮质类固醇,而且丙戊酸和乙琥胺的使用使得患者"在语言和行为上有显著和稳定的改善"(p281)。

　　Laporte 和同事(2005)报告了一项令人振奋的长期病例研究,对一例有癫痫及 ADHD 共病的儿童从 7 岁随访至 10 岁。在 7 岁时神经心理功能正常用卡马西平(CBZ),在 8 岁 10 个月停用,在 2 个月内她的行为急剧恶化。在其 9 岁 2 个月时,神经心理测试中的注意力成绩显著降低(低于 7 岁平均水平的 5 个标准差),她符合 ADHD DSM-IV 诊断 18 条标准中的 13 条(只有 18 条标准中的 3 条达到了 7 岁水平),她的记忆轻度受损(从 7 岁的平均水平下降到 9 岁的平均水平的下限）。这时，脑电图（用 CBZ 的全部时间均正常）在睡眠第二期出现左侧尖慢复合波。继续服用卡马西平 6 周后，EEG 恢复正常；继续服用 3 个月后，所有神经心理测试成绩开始有所改善；继续服用 11 个月后，神经心理测试结果达到发病前的水平（与 7 岁时的记录相同）。因此，尽管这只是个案研究，设计也有局限性，但是提供了 IEDs 和认知、行为功能关系的解释，以及抗癫痫药对 IEDs、认知和行为的可能有利之处。

其他药理学研究为 TCI 模型提供了更复杂的实验数据，特别是支持治疗中 TCI 所得到的数据。Ronen 和同事（2000）采用随机双盲单向交叉实验，8 名 6~12 岁"在 EEG 有丰富的广泛或限局的棘慢复合波并发的"儿童应用 VPA，同时有明显的学习或行为问题，但是排除有癫痫的儿童或使用抗癫痫药以及有癫痫性脑病（ESES/CSWS）的儿童。50% 的儿童 IEDs 有所减少，但是另外 50% 儿童的 IEDs 没有变化或有所增加。此外，所有儿童没有出现临床上的改善，也没有出现因丙戊酸恶化的神经心理功能和行为表现。因此，一些儿童可能是医源性的认知功能下降（可能是当抗癫痫药加量至抑制 IEDs 的不良反应或其他机制的影响），而不是预期的 TCI 改善（Ronen 等，2000）。另一项研究的研究对象是 25 名难治性的隐源性或症状性限局性癫痫患者，结果发现加巴喷丁（GBP）加用治疗对 IEDs 的发生率没有影响（Mattia 等，2000）。另一项关于使用抗癫痫药治疗 TCI 的警告中，Battaglia 和同事（2001）报告了一例 11 岁女孩有不典型良性限局性癫痫，有一过性失语症随 EEG 的 IEDs 的严重性而变化。然而，IEDs 的恶化和语言功能减退与开始服用拉莫三嗪有关，停用拉莫三嗪后以上问题皆消失。这种似是矛盾的药物作用提醒我们抗癫痫药可以减少 IEDs，也可以改进认知功能，但是并非没有风险。

综上所述，不同药物（丙戊酸，拉莫三嗪，卡马西平，苯二氮䓬类，皮质类固醇）能降低许多癫痫综合征中的 IEDs，改善行为反应和改善认知功能。这样的实验证据支持了 TCI 的概念，也为治疗的可能性提供依据。然而，其他研究也为治疗 TCI 提出了警告，也有很多未澄清的其他问题需要进一步讨论。

动物实验研究

Holmes 和 Lenck-Santini（2006）强调 TCI 动物模型以及理论方面机制的缺陷（觉醒学习和记忆的损害，睡眠中记忆巩固过程的损害）。他们总结了实验室以前的研究成果，这些研究为建立 TCI 啮齿类动物模型打下了基础。首先，他们使用传统的癫痫大鼠模型作为研究对象，实验性地引发了幼年发育中的癫痫持续状态(SE)导致成年时自发性非诱发性发作(即癫痫)。实验性诱发癫痫的成年大鼠,局部细胞的动作电位(海马细胞的空间特异性发放模式反映了空间位置学习)变得不明确和不稳定。此外,不稳定的局部细胞放电伴有空间记忆降低,比如水迷宫实验证实(Liu等,2003)。其次,他们证实了即使使用六氟二乙酯诱发未曾发作大鼠在个别的急性发作导致局部细胞放电的抑制,水迷宫中的任务成绩也会受损。这些大鼠的细胞放电程度和迷宫成绩相关,发作后数小时,迷宫的任务成绩有所改善,同时细胞放电也有所恢复(Boukhezra等,2003)。

这些研究都强调发作而不是IEDs的作用。Holmes和Lenck-Santini(2006)报告非正式的观察在大鼠发育早期遭受癫痫持续状态(SE)并有IEDs比SE后无IEDs者水迷宫有更大的困难。为了更有效地证实IEDs和认知之间的关系,他们提供了一些新的初步资料,在大鼠实验性产生癫痫甚至没有真正发作的情况下,在IEDs后2秒局部细胞动作电位下降;以上结果让人们期待大鼠记忆成绩有所下降,但实际上这项研究并没有考察其合并关系。

Holmes实验室的近期研究提供非常可信的证据,在没有发作的情况下IEDs对认知的影响。Khan和同事(2010)提供更进一步的证据,实验中,对发育中大鼠使用小剂量六氟二乙酯每天4小时,连续超过10天,由持续EEG证实诱发出IEDs,而没有发作。大鼠发育至成年,与没有IEDs的对照组比,在水迷宫的记忆成绩受损。尽管这项研究通过实验诱发了IEDs,而无发作,也没有病理学的结构改变,并证明大鼠有记忆受损,应该注意这个实验仍不清楚是否反映IEDs导致损害(即一过性识知障碍)或早期学习网络障碍延续到成年。

他们实验室的另一项研究使用了替换范式,第一次通过动物模型明确证实TCI的存在。Kleen和同事(2010)使用静脉注射匹鲁卡品,实验性诱发11只成年大鼠的癫痫,3只对照组大鼠用相同的方式注射生理盐水。在注射过程中连续记录EEG,检测到SE开始立即停止注射,以减少大鼠死亡或合并症。此外,注射后系统监测EEG以确保诱发出IEDs。随后进行标准的延迟匹配任务训练(DMTS)。7只大鼠出现IEDs,5只达到了标准的DMTS要求,这5只老鼠完成了5562次实验,此过程中同时记录EEG。记忆提取阶段出现IEDs导致了大鼠更高的错误率(与其他实验相比,相对危险度为3.2),反应时(出现杠杆和按压之间的时间即为反应时)延长了21%。此外,识知失效对于学习相有特殊性可能预测IEDs的部位(海马),而提取阶段出现选择性效果(编码和保持阶段出现IEDs的结果无意义),与以往结果一致,DMTS的提取阶段海马细胞具有选择性作用。这是首个在实验动物模型中TCI的同时记录的证据。

特殊癫痫综合征

作为提供支持 TCI 概念的最后证据，很多研究者检验了经常出现 IEDs 为特征的伴有认知延迟或识知倒退的癫痫综合征。多数研究关注睡眠中频繁 IEDs 为特征的各项综合征，特别是获得性癫痫性失语症（或者称为 Landau-Kleffner 综合征 -LKS），慢波睡眠期的电癫痫持续状态（ESES），慢波睡眠期的持续性棘慢复合波（CSWS），伴中央区 - 颞区棘波的良性癫痫（BECTS）；夜间额叶癫痫（NFLE）最近也受到了关注。有观点认为孤独症与这些癫痫性综合征共享一个共同的通路。有关这些群体的综述相当少；本节全面研究与选择性研究结合进行复习。

ESES/CSWS/LKS/ 倒退型孤独症

许多综述介绍了患有 ESES/CSWS/LKS/ 倒退型孤独症连续统一体的儿童神经心理障碍。一项早期的综述中，Perez（1995）选择性回顾了在 LKS 中皮质区与相应的神经心理障碍之间的功能关系，以及 LKS 和 CSWS 中 IEDs 的出现及强度与神经心理障碍的关系。同一卷中另一项综述中 Rapin（1995）引用了 8 篇研究报告，都指出 IEDs 抑制的结果是临床上的改善，也支持了这些群体的 TCI。在以前的药物抑制 IEDs 的章节中，van Bogaert 和同事（2006）总结了 8 项 CSWS 治疗的研究，也支持 IEDs 和该群体认知功能之间的相关关系。然而，在她的综述中，Rapin（1995）也提出了两个说明，注意到语言 / 行为和发作 /EEG 之间的相关性比较弱，即使患者 EEG 正常后 LKS 仍会有语言延迟。

一项近期综述回应支持性证据以及在 LKS 中的 EEG 变化和认知变化的关系并不是始终一致。Overvliet 和同事（2010）总结了 8 项 LKS 的研究。集合 5 项研究（46 例），11 例儿童（24%）的 EEG 正常后认知功能完全恢复，16 例（35%）完全恢复或仅有轻微受损；然而，41% 无改善。此外，他们介绍了 Morrel 和同事（1995）的一项研究，14 例接受多处软脑膜下横切术（MST）的患者中 7 例（50%）完全恢复，79% 的患者也有实质性的改善（没有全部恢复）。同一综述中，他们总结了 8 项 ESES 的研究；这种综合征的形式变化比较多，患者自然过程和治疗效果的比较结果表明语言 / 认知与 IEDs 之间没有必然联系。

Rossi 和同事（1999）随访了 11 例 LKS 儿童，平均年龄 9 年 8 个月。在发作前智商均正常。随访阶段结束，11 例中 9 例 IEDs 消失，但是认知与 EEG 正常化之间的相关性比较弱。一例儿童的 EEG 正常，仍有失语症；另一例有持续 IEDs，但是言语功能有所发展。此外，虽然 9 例正常 EEG 儿童中的 8 例有不同程度的语言改善,但是7例仍有从中度到严重的言语障碍(即任何改善均为中度的)。

BECTS是文献中另一项常常受到关注的综合征,与其他综合征有相似的特征,表现与预后有明显不同。Nicolai和同事(2006)做了详尽的复习总结BECTS的认知和行为损害以及与IEDs和治疗效果的关系。即使作者认为该综述并不是有关TCI,因为这些研究没有考察合并于EEG的神经心理功能特征(可以应用于大多数综合征及其证据层面的一项评论),尽管如此,这也是使用非同步范式和药物干预来扩展TCI概念。虽然BECTS的儿童智商正常,但这些儿童仍有语言发育延迟和学习障碍或学业问题;他们的成绩在很多识知领域要低于对照组,包括视觉-运动协调、执行功能、持续注意力、记忆和学习、言语任务。这个群体的研究结果表明棘波频率高与语言发育迟滞或行为问题相关。氯硝西泮、地西泮、硫噻嗪有抑制中央颞区IEDs的作用。抗癫痫药能够改善认知和行为,但是缺乏严格控制的研究。这个群体成年后神经心理障碍自行消失。

一项近期综述中,Overvliet和同事(2010)简短总结了9项BECTS研究证明有神经心理障碍(特别是语言);其他9项BECTS研究对IEDs与语言变化提供支持。作者指出即使是在接受治疗,也并不是所有的语言技能都能变为正常。其他综述也引用了所有这些结果(Deonna和Mayor-Dubois,2004;Hommet等,2006;Massa等,2001;Perez,1995)。

作为这些研究的一个例子,Deonna和同事(2000)随访了22名特发性限局性癫痫儿童(19例BECTS,3例枕叶)。每个儿童6~12个月测验一次("有时由于儿童的状态测试频率会有所增加",p.598)连续3年;在随访期测试内容有所变化("重点在于最初测查的减弱或受损的项目",p.598)。3人的IQ处于边缘至轻度受损,并接受特殊教育;其余的儿童有语言发育迟滞或留级,但是智商正常(84~132)。除了22人以外,8人的最初神经心理测验中至少有一个领域的测验不合格。在随访期结束时,他们的神经心理损害恢复至正常;8人中的7人IED频率相应降低。因此,本组中36%出现了一过性认知损害,而且认知的改善伴随相应的EEG IEDs变化。这个研究并不是没有局限性,最明显的是缺少对照组和测试标准化。

夜间额叶癫痫

夜间额叶癫痫(NFLE)是另一种经常合并认知延迟或认知障碍的综合征。在综述中,Overvliet和同事(2010)确认了7项研究,但是由于各种原因,大多数并没有帮助我们理解 TCI；两项研究缺少正式的神经心理测验，一项研究应用全面智力测验，而不是特定的可以反映一过性变化的认知功能测验，3 项研究样本量太小（n=2~9）。应用了综合的神经心理测验和大样本（11 人）（Picard 等，2009）的一项研究结果并没有支持 TCI 的观点，因为只有 5 人的 EEG 有 IEDs，而且 IEDs 出现率较低。此外，也没有与 EEG 同时的神经心理功能评估。最后，两名伴有显著神经心理障碍的患者有 NFLE 显性染色体基因突变，但是没有癫痫，也没有 EEG 的 IEDs。因此，到目前为止，NFLE 的研究仅提供在这些患者中 TCI 作用的有限资料。

失神癫痫

失神癫痫在特殊综合征以及 TCI 的讨论中值得特殊评论。在这个综合征具有特异性的每秒 3 次（cps）的放电期间出现的认知和行为受损，对 TCI 的定义是一个检验，因为认知的变化包括临床表现。Binnie（2003）引用了 6 项研究，证实了每秒 3 次的放电伴随着认知活动暂时性受损，这与发作时的现象一致，而不是发作间现象。他引用了 Delgado-Escueta（1979）较早的观察"失神癫痫中可能不会发生发作间的放电"。因此，儿童失神癫痫不是一般定义的 TCI 的证据。

在综合征中 TCI 相关证据的总结和评价

上述大多数研究报告了伴有频繁 IEDs 的综合征中神经心理障碍；许多研究强调 EEG 证明——即使不是非常明显——在 IEDs 阶段也会出现认知障碍。当患者的 IEDs 和发作有所缓解时，神经心理测试成绩也有所改善。然而，从 TCI 的标准来看以上研究还有许多不足之处。最主要的是很少研究应用同时记录范式，所以在 IEDs 和认知或行为变化间没有建立时间上的联系。IEDs 大部分是在疾病自然进程中观察的，没有进行其他相混因素的控制，比如临床发作（频率和严重性）、病因（特别是各种不同的综合征）、使用抗癫痫药的特点或用药变化，以及共病。对这些综合征治疗的研究常为个案报告或小样本研究，但没有对照组，没有双盲程序或随机化。多数研究报告无粗略指标（IQ 评分）或没有使用认知功能的心理测验（有时用等级评定替代以及非正式临床观察报告）。

许多研究重视这些告诫性的报告。例如，LKS 甚至在 EEG 正常后，也会有典型的语言发育迟缓（如，Rossi 等，1999）；CSWS 也有这样的报告（如，Hommet 等，2006）。此外，影像学研究报告 LKS 儿童缓解后仍有与认知缺失相关皮质区的代谢降低（如，Majerus 等，2003），这表明儿童有永久的生理性和认知改变，但是这些与 TCI 的概念不符。相似的,Hommet 和同事(2001)发现 BECTS 恢复的儿童进行双耳分听实验时出现相反的语言定侧,其中 6 名右惯手患者有左侧 IED,但是 9 名右侧限局性 IED 的患者有习惯的语言定侧特征。这种大脑功能的重新组织表明这些个体的认知变化并不是"暂时的"。

■ TCI 研究和应用中的特殊问题

影响 TCI 的因素

Wilkus 和 Dodrill(1976)总结道,以往研究领域(注意、加工速度和记忆)中,当患者的 IEDs 持续时间大于等于 3 秒,当复杂的认知测验时,当发放为双侧比单侧时,TCI 特别易于出现。他们指出确定电发作与 IEDs 的节点是 3 秒;这也其他 TCI 研究中 IEDs 的范围(如 Aldenkamp 等,2005),低于临床癫痫学中习惯用的 10 秒(Claassen 等,2004;Sperling 和 Clancy,2008)。尽管 30 年后研究者们使用同步范式,但是 Aldenkamp 和同事(2005)也得到了相似的结论,放电长度(大于 3 秒)和全面性放电伴有更明显的认知功能受损。Kasteleijn-Nolst Trenité(1995)还指出任务难度、成绩的水平(当完成于舒适的区域 IEDs 最少)以及大脑半球影响 TCI 的产生。

能力也是一个重要的因素,特别是小样本实验研究或不常见的综合征研究。作为在缺乏统计学有效性可能影响证据,Aldenkamp 和 Arends(2004a)概括了他们实验室以外的 4 项相继的研究;他们在大样本(N=152)中发现了与 IEDs 有关的不明显的认知功能改变,这些是不明显的或不如样本数仅为 1/2 至 1/7 的小样本研究那么有力。

IEDs 和认知功能之间的相互关系

这一章中关注 IEDs 引起的认知成绩下降。然而,放电和活动本身有相互作用的关系。IEDs 不仅影响认知和行为,认知活动也会抑制或诱发 IEDs(Binnie,2003;Boniface 等,1994;Kasteleijn-Nolst Trenite,1995;Matsuoka 等,2000)。某些情况下,特别是药物难治性癫痫患者,认知测验能诱发临床性发作,常见于测试相关的功能脑区临近癫痫灶(Helmstaedter 等,1992)。

这些结果对 TCI 研究来说算是一些分支。首先,虽然非同步范式缺少认知成绩与 IEDs 之间的时间性控制的缺点,但其优点是消除了认知任务自身的潜在混淆变量(诱发或抑制放电)。Fastenau 和同事(2007;2009)认为存在长时间间隔能观察到时间长短对 IEDs 的潜在影响的优点,但是其前提假设是 IEDs 在时间间隔中是稳定的。Wilkus 和 Dodrill(1976)应用了这个方法,仅间隔 24 小时分别记录 EEG 和进行神经心理测试。

其次,IEDs 和认知成绩之间的相互关系会影响研究结果。例如,"负性"结果反映了 IEDs 的冲突效应,增加成绩的一方面如 RT 可以补偿精确性下降,鉴于此,我们必须仔细考虑如何权衡结果。Kasteleijn-Nolst Trenite 和同事(1988)发现放电时患者阅读速度有所增加,孤立地看是一种易化作用,而不是 IEDs 的不利影响。然而,当他们检验相同时段的错误时,即使仅对比所读单词的错误率,在 IEDs 中错误率还是有所上升(也就是患者读的快了,错误的风险不成比例的增高了)。

其他影响实验设计或结果解释的因素

TCI 的检测依赖于许多变量的复杂相互作用,包括任务本质、任务难度(这与个体有关),以及 IEDs 的解剖学部位。此外,人类临床群体中仍有许多可能的混淆因素(如病因、睡眠紊乱影响认知成绩),特别是基础病理学和药物的作用(抗癫痫药、精神病药物和精神兴奋药或 ADHD 药物),这些对 EEG 和认知测试成绩都有影响(如 Aldenkamp 和 Arends,2004a;Hommet 等,2006)。在设计和解释 TCI 研究时要特别注意以上诸因素。

IEDs 与电发作以及与临床发作

Aldenkamp 和 Arends(2004a)强调区分 TCI 和不明显的非惊厥发作的重要性,并推荐扩展的 TCI 定义,"识知受损的发作出现于仅有癫痫样 EEG 放电发作,没有其他任何临床表现"(强调原始性,p.S27)以排除发作。鉴于这个原因,他们建议使用视频 EEG 监控不明显发作的临床信号(Aldenkamp,1997)。

在许多出版物中都一致的支持关于 TCI 仅限于合并 IEDs 的变化的观点,也就是说,在没有发作的情况下出现棘慢复合波放电(排除继发于发作的发作后状态)。因此,TCI 定义的核心是发作的定义。近期的研究中在 EEG 的发作(也称之为"电发作")已经开始运作"节律性放电或棘慢复合波波型,有确切的放电频率,部位或形态持续时间至少 10 秒",这与周期性癫样放电有区别(Claassen 等,2004)。许多发表的文献都采用这个定义,包括持续时间为 10 秒的标准,这也是在癫痫病学中习惯用的典型定义(Sperling 和 Clancy,2008)。值得注意的是,近期研究指出当对比发作的通俗定义(虽然,更为保守的定义是 ECT 诱发的发作背景下,持续时间 25 秒)以至于发作的形态学定义,两种定义具有一致性(Rattehalli 等,2001)。

因此,无论出现何种行为变化,EEG 的电发作有别于周期性痫样放电。当电发作没有任何临床特征时,称为"临床下亚临床发作"。不仅从 EEG 描记中能辨认这些发作,典型的是这些发作起源于与每个个体临床发作相同的部位,而且与临床发作有相同的预后,至少在外科手术患者群体是如此(Zangaladze 等,2008)。这对于 TCI 研究至少有两种启示。首先,IEDs 和电发作有相似的认知和行为变化;因此,无论认知变化是否构成 TCI 或临床发作的症状都部分地分别依赖于相应的 EEG 活动是否包括周期性放电或电发作。在 TCI 文献中,很少提及电发作的标准。因为 IEDs 持续时间超过 3 秒,均有认知损害,进一步的研究应该更清楚地确定电发作的标准,尤其是否考虑放电的形态学特征或严格的依赖于持续时间,以及应考虑电发作对比 IED 的持续时间的分界线是什么。

最后,某些综合征没有明确界限,如儿童失神癫痫的临床发作时间非常短(时间短于 10 秒),这有悖于阅读 EEG 的常规的持续时间指南的分类并且临床表现不太明显以至于不经心的观察者难以发现。这是体现视频 EEG 记录的最佳方案的实例,在认知受损时可有助于排除临床发作。然而,这也提出一些很多专家在这个领域提出过的很多问题:何谓一次发作并且认知损害本身可否构成"临床信号"可能将其分类为"发作"甚至有周期性 IEDs。Aarts 和同事(1984)在研究构成 TCI 一词时提出这个问题,认为"突发的大脑电活动变化和同时伴随的认知受损,可以一起用来确定癫痫发作"。Aarts、Binnie、Besag、Marston 和他们的同事在不同场合继续提出该问题(Aarts 等,1984;Marston 等,1993;Besag,1995)。TCI 文献以外也提出了相似问题。关于发作时 EEG 解释,Sperling 和 Clancy(2008)指出"将一个事件的最短持续时间确定为电发作是有争议的。的确,许多人认为单一的、一过性尖样 EEG,即使仅仅说明'发作阈降低',但是不足以确认为实际发作。那么发作事件的时间多长才考虑为一次发作? 实际中,许多文献都以最少 10 秒为适当持续时间,但是选择这个时间主要是以实际上神经生物学非常方便为理由的"(Sperling 和 Clancy,2008,pp.842-843)。

IEDs,脑电图发作/临床下亚临床发作和临床发作是否沿着癫痫样活动的严重性的序列呢? 如果是这样的话,近期证据指出电发作更与系列末端的临床发作更密切。Akamn 和同事(2009)使用视频 EEG,证实 187 名儿童癫痫患者中的 32 人(17%)有电发作;与其他癫痫儿童相比,电发作的儿童都有症状性或隐原性综合征;此外,大多数年龄很小,有很多是药物难治性临床发作,大多数可能有婴儿痉挛症史,也常常伴有发育迟缓。

临床启示

IEDs 的作用越来越明显。为了响应一项关于 IEDs 频率对外科预后的预测价值,Miller 和 Gotman(2008)他们注意到"在其特有的真实性中应当开始考虑棘波为重要的事件,因为它的发生率反映了癫痫过程的强度……为深入癫痫的解剖结构、严重程度和功能方面的启示提供一个窗口"(p.393)。随着棘波检测软件越来越精细,很容易预期 IEDs 频率(通过电极或脑区)作为 EEG 报告的一个标准,为临床的相关性打开了一扇无限机遇的大门。

多年来在临床领域已经意识到 IEDs 的意义包括治疗。"治疗 EEG"——甚至在临床没有临床发作的情况下开始应用 AEDs 或增加剂量——在临床领域获得认可,特别是在 TCI 资料丰富的情况下(如 Binnie,2203;Mantovani,2000)。推荐用于一些疾患和临床情况如新生儿发作(Mizrahi 和 Kellaway,2001),当面对认知和行为退化时很容易证明这种选择性预后是正确的(如 Marescaux 等,1990)。然而,临床的窘境是与过去 TCI 专家有关(如 Besa,1995;Binnie,2003)。首先也是最重要的,抗癫痫药并不是没有风险,也不是没有不良作用,所以临床医生希望其优点远超过缺点。Binnie(2003)为考虑大胆的应用 AEDs 治疗 TCI 提出理由。他承认将对患者的发作进行治疗,但是发作的定义是一个挑战,考虑到 TCI 作为临床症状有理由治疗,特别是因为影响日常生活如驾驶:"一个实际的争论是 TCI 是否影响了患者日常生活的心理社会功能"(p.728),特别是 50% 的 IEDs 患者有 TCI。Eriksson 和同事(2001)呼吁临床医生当评估抗癫痫药疗效时除关注发作频率外,还应包括生活质量。"增加警觉性使社会交往能力和教育水平也有相应的改善,和临床发作的减少一样重要"(Eriksson,Knutsson 和 Nergardh,2001,p.235)。不幸的是,如上述,不是所有抗癫痫药都能可靠地抑制所有 IEDs,有一些抗癫痫药抑制某些类型的 IEDs 导致认知低下或受损。此外,即使抗癫痫药可以抑制 IEDs,患者的认知功能也不一定有所改善。

结论

自从有了 EEG 技术后,IEDs 对认知功能的影响受到关注,过去 60 年研究者针对不同群体使用不同范式和任务系统研究 TCI,加深了我们对于 TCI 本质、程度和条件的理解以及对癫痫人群的影响。新的疗法使治疗 TCI 多样化能够更有效地抑制全面性和限局性 IEDs,但是随机对照的临床研究在药量及范围方面仍然缺乏,仍有许多问题和争论需要在未来研究中解决。

（肖鑫 译　吴逊 校）

参考文献

- Aarts JH, Binnie CD, Smit AM, Wilkins AJ. Selective cognitive impairment during focal and generalized epileptiform EEG activity. *Brain* 1984; 107: 293-308.
- Akman CI, Montenegro MA, Jacob S, Eck K, McBrian D, Chiriboga CA, Patterson MC. Subclinical seizures in children diagnosed with localization-related epilepsy: clinical and EEG characteristics. *Epilepsy Behav* 2009; 16: 86-98.
- Aldenkamp AP. Effect of seizures and epileptiform discharges on cognitive function. *Epilepsia* 1997; 38: S52-5.
- Aldenkamp AP, Arends J. Effects of epileptiform EEG discharges on cognitive function: is the concept of "transient cognitive impairment" still valid? *Epilepsy & Behavior* 2004a; 5 (Suppl 1): S25-34.
- Aldenkamp AP, Arends J. The relative influence of epileptic EEG discharges, short nonconvulsive seizures, and type of epilepsy on cognitive function. *Epilepsia* 2004b; 45: 54-63.
- Aldenkamp AP, Arends J, Overweg-Plandsoen TC, van Bronswijk KC, Schyns-Soeterboek A, Linden I, Diepman L. Acute cognitive effects of nonconvulsive difficult-to-detect epileptic seizures and epileptiform electroencephalographic discharges. *Journal of Child Neurology* 2001; 16: 119-23.
- Aldenkamp AP, Beitler J, Arends J, van der Linden I, Diepman L. Acute effects of subclinical epileptiform EEG discharges on cognitive activation. *Functional Neurology* 2005; 20: 23-8.
- Aldenkamp AP, Weber B, Overweg-Plandsoen WC, Reijs R, van Mil S. Educational underachievement in children with epilepsy: a model to predict the effects of epilepsy on educational achievement. *J Child Neurology* 2005; 20: 175-80.
- Austin JK, Harezlak J, Dunn DW, Huster GA, Rose DF, Ambrosius WT. Behavior problems in children before first recognized seizures. *Pediatrics* 2001; 107: 115-22.
- Battaglia D, Iuvone L, Stefanini MC, Acquafondata C, Lettori D, Chiricozzi F, *et al*. Reversible aphasic disorder induced by lamotrigine in atypical benign childhood epilepsy. *Epileptic Disord* 2001; 3: 217-22.
- Besag FM. The therapeutic dilemma: treating subtle seizures or indulging in electroencephalogram cosmetics? *Seminars in Pediatric Neurology* 1995; 2: 261-8.
- Binnie CD. Cognitive impairment during epileptiform discharges: is it ever justifiable to treat the EEG? *Lancet Neurology* 2003; 2: 725-30.
- Boniface SJ, Kennett RP, Oxbury JM, Oxbury SM. Changes in focal interictal epileptiform activity during and after the performance of verbal and visuospatial tasks in a patient with intractable partial seizures. *J Neurol Neurosurg Psychiatry* 1994; 57: 227-8.
- Borusiak P, Zilbauer M, Jenke AC. Prevalence of epileptiform discharges in healthy children-new data from a prospective study using digital EEG. *Epilepsia* 2010; 51: 1185-8.
- Boukhezra O, Riviello P, Fu DD, Lui X, Zhao Q, Akman C, Holmes GL. Effect of the postictal state on visual-spatial memory in immature rats. *Epilepsy Res* 2003; 55: 165-75.
- Cavazzuti GB, Cappella L, Nalin A. Longitudinal study of epileptiform EEG patterns in normal children. *Epilepsia* 1980; 21: 43-55.
- Claassen J, Mayer SA, Kowalski RG, Emerson RG, Hirsch LJ. Detection of electrographic seizures with continuous EEG monitoring in critically ill patients. *Neurology* 2004; 62: 1743-8.
- Delgado-Escueta AV. Epileptogenic paroxysms: modern approaches and clinical correlations. *Neurology* 1979; 29: 1014-22.
- Deonna T. Cognitive and behavioral disturbances as epileptic manifestations in children: an

overview. *Seminars in Pediatric Neurology* 1995; 2: 254-60.

- Deonna T, Mayor-Dubois C. Cognitive and behavioral disorders in rolandic epilepsies and variants. *Epileptologie* 2004; 21: 56-65.
- Deonna T, Zesiger P, Davidoff V, Maeder M, Mayor C, Roulet E. Benign partial epilepsy of childhood: a longitudinal neuropsychological and EEG study of cognitive function. *Dev Med Child Neurol* 2000; 42: 595-603.
- Dodrill CB, Wilkus RJ. Neuropsychological correlates of the electroencephalogram in epileptics: III. Generalized nonepileptiform abnormalities. *Epilepsia* 1978; 19: 453-62.
- Elger CE, Helmstaedter C, Kurthen M. Chronic epilepsy and cognition. *Lancet Neurology* 2004; 3: 663-72.
- Eriksson AS, Knutsson E, Nergardh A. The effect of lamotrigine on epileptiform discharges in young patients with drug-resistant epilepsy. *Epilepsia* 2001; 42: 230-6.
- Farwell JR, Dodrill CB, Batzel LW. Neuropsychological abilities of children with epilepsy. *Epilepsia* 1985; 26: 395-400.
- Fastenau PS, Johnson CS, Dunn DW, deGrauw TJ, Byars AW, Perkins SM, Austin JK. Neuropsychological correlates of electroencephalograms at the first recognized seizure: biomarkers for current and future cognitive comorbidities. *Epilepsia* 2007; 48 (Suppl. 6): 230-1.
- Fastenau PS, Johnson CS, Perkins SM, Byars AW, deGrauw TJ, Austin JK, Dunn DW. Neuropsychological status at seizure onset in children: risk factors for early cognitive deficits. *Neurology* 2009; 73: 526-34.
- Fastenau PS, Shen J, Dunn DW, Austin JK. Academic underachievement among children with epilepsy: proportion exceeding psychometric criteria for learning disability and associated risk factors. *J Learning Disabilities* 2008; 41: 195-207.
- Helmstaedter C, Hufnagel A, Elger CE. Seizures during cognitive testing in patients with temporal lobe epilepsy: possibility of seizure induction by cognitive activation. *Epilepsia* 1992; 33: 892-7.
- Helmstaedter C, Kurthen M, Lux S, Reuber M, Elger CE. Chronic epilepsy and cognition: a longitudinal study in temporal lobe epilepsy. *Ann Neurol* 2003; 54: 425-32.
- Hermann B, Jones J, Dabbs K, Allen CA, Sheth R, Fine J, McMillan A, Seidenberg M. The frequency, complications and aetiology of ADHD in new onset paediatric epilepsy. *Brain* 2007; 130: 3135-48.
- Hermann B, Jones J, Sheth R, Dow C, Koehn M, Seidenberg M. Children with new-onset epilepsy: neuropsychological status and brain structure. *Brain* 2006; 129: 2609-19.
- Hermann BP, Seidenberg M, Dow C, Jones J, Rutecki P, Bhattacharya A, Bell B. Cognitive prognosis in chronic temporal lobe epilepsy. *Ann Neurol* 2006; 60: 80-7.
- Holmes GL, Lenck-Santini PP. Role of interictal epileptiform abnormalities in cognitive impairment. *Epilepsy Behav* 2006; 8: 504-15.
- Holtmann M, Becker K, Kentner-Figura B, Schmidt MH. Increased frequency of rolandic spikes in ADHD children. *Epilepsia* 2003; 44: 1241-4.
- Hommet C, Billard C, Motte J, Passage GD, Perrier D, Gillet P, Prunier C, Toffol BD, Autret A. Cognitive function in adolescents and young adults in complete remission from benign childhood epilepsy with centro-temporal spikes. *Epileptic Disord* 2001; 3: 207-16.
- Hommet C, Sauerwein HC, De Toffol B, Lassonde M. Idiopathic epileptic syndromes and cognition. *Neurosci Biobehav Rev* 2006; 30: 85-96.
- Hughes JR, DeLeo AJ, Melyn MA. The electroencephalogram in attention deficit-hyperactivity disorder: emphasis on epileptiform discharges. *Epilepsy Behav* 2000; 1: 271-77.
- Jaseja H. Cerebral palsy: Interictal epileptiform discharges and cognitive impairment. *Clin Neurol Neurosurg* 2007; 109: 549-52.
- Kasteleijn-Nolst Trenite DG. Transient cognitive impairment during subclinical epileptiform electroencephalographic discharges. *Seminars in Pediatric Neurology* 1995; 2: 246-53.
- Kasteleijn-Nolst Trenite DG, Bakker DJ, Binnie CD, Buerman A, Van Raaij M. Psychological effects of subclinical epileptiform EEG discharges. I. Scholastic skills. *Epilepsy Res* 1988; 2: 111-6.

- Kasteleijn-Nolst Trenite DG, Smit AM, Velis DN, Willemse J, van Emde Boas W. On-line detection of transient neuropsychological disturbances during EEG discharges in children with epilepsy. *Dev Med Child Neurol* 1990; 32: 46-50.
- Khan OI, Zhao Q, Miller F, Holmes GL. Interictal spikes in developing rats cause long-standing cognitive deficits. *Neurobiol Dis* 2010; 39: 362-71.
- Kleen JK, Scott RC, Holmes GL, Lenck-Santini PP. Hippocampal interictal spikes disrupt cognition in rats. *Ann Neurol* 2010; 67: 250-7.
- Koop JI, Fastenau PS, Dunn DW, Austin JK. Neuropsychological correlates of electroencephalograms in children with epilepsy. *Epilepsy Research* 2005; 64: 49-62.
- Laporte N, Sebire G, Gillerot Y, Guerrini R, Ghariani S. Cognitive epilepsy: ADHD related to focal EEG discharges. *Pediatric Neurology* 2002; 27: 307-11.
- Liu X, Muller RU, Huang LT, Kubie JL, Rotenberg A, Rivard B, Cilio MR, Holmes GL. Seizure-induced changes in place cell physiology: relationship to spatial memory. *Journal of Neuroscience* 2003; 23: 11505-15.
- Majerus S, Laureys S, Collette F, Del Fiore G, Degueldre C, Luxen A, Van der Linden M, Maquet P, Metz-Lutz MN. Phonological short-term memory networks following recovery from Landau and Kleffner syndrome. *Human Brain Mapping* 2003; 19: 133-44.
- Mantovani J. Treat the patient, not the EEG? *Dev Med Child Neurol* 2000; 42: 579.
- Marescaux C, Hirsch E, Finck S, Maquet P, Schlumberger E, Sellal F, Metz-Lutz MN, Alembik Y, Salmon E, Franck G. Landau-Kleffner syndrome: a pharmacologic study of five cases. *Epilepsia* 1990; 31: 768-77.
- Marston D, Besag F, Binnie CD, Fowler M. Effects of transitory cognitive impairment on psychosocial functioning of children with epilepsy: a therapeutic trial. *Dev Med Child Neurol* 1993; 35: 574-81.
- Massa R, de Saint-Martin A, Carcangiu R, Rudolf G, Seegmuller C, Kleitz C, *et al.* EEG criteria predictive of complicated evolution in idiopathic rolandic epilepsy. *Neurology* 2001; 57: 1071-9.
- Matsuoka H, Takahashi T, Sasaki M, Matsumoto K, Yoshida S, Numachi Y, Saito H, Ueno T, Sato M. Neuropsychological EEG activation in patients with epilepsy. *Brain* 2000; 123 (Pt 2): 318-30.
- Mattia D, Spanedda F, Bassetti MA, Romigi A, Placidi F, Marciani MG. Gabapentin as add-on therapy in focal epilepsy: a computerized EEG study. *Clin Neurophysiol* 2000; 111: 311-7.
- Miller JW, Gotman J. The meaning of interictal spikes in temporal lobe epilepsy: should we count them? *Neurology* 2008; 71: 392-3.
- Millichap JG. Attention deficit-hyperactivity disorder and the electroencephalogram. *Epilepsy Behav* 2000; 1: 453-54.
- Millichap JJ, Stack CV, Millichap JG. Frequency of epileptiform discharges in the sleep-deprived electroencephalogram in children evaluated for attention-deficit disorders. *J Child Neurol* 2011; 26: 6-11.
- Mirsky AF, Van Buren JM. On the nature of the "absence" in centrencephalic epilepsy: a study of some behavioral, electroencephalographic and autonomic factors. *Electroencephalogr Clin Neurophysiol* 1965; 18: 334-48.
- Mizrahi EM, Kellaway P. Neonatal seizures. In: Pellock JM, Dodson WE, Bourgeois BFD, ed. *Pediatric Epilepsy: Diagnosis and Therapy*. New York: Demos Medical Publishing, 2001: 145-61.
- Morrell F, Whisler WW, Smith MC, Hoeppner TJ, de Toledo-Morrell L, Pierre-Louis SJ, Kanner AM, Buelow JM, Ristanovic R, Bergen D, et al. Landau-Kleffner syndrome. Treatment with subpial intracortical transection. *Brain* 1995; 118 (Pt 6): 1529-46.
- Nicolai J, Aldenkamp AP, Arends J, Weber JW, Vles JS. Cognitive and behavioral effects of nocturnal epileptiform discharges in children with benign childhood epilepsy with centrotemporal spikes. *Epilepsy Behav* 2006; 8: 56-70.
- Nordli DR, Jr., Pedley TA. The use of electroencephalography in the diagnosis of epilepsy in childhood. In: Pellock JM, Dodson WE, Bourgeois BFD, ed. *Pediatric Epilepsy: Diagnosis and Therapy*. New York: Demos Medical Publishing, 2001: 117-32.
- Ogunrin O, Adamolekun B, Ogunniyi AO, Aldenkamp AP. Cognitive function in Nigerians

with newly diagnosed epilepsy. *Canadian Journal of Neurological Sciences* 2000; 27: 148-51.

- Okubo Y, Matsuura M, Asai T, Asai K, Kato M, Kojima T, Toru M. Epileptiform EEG discharges in healthy children: prevalence, emotional and behavioral correlates, and genetic influences. *Epilepsia* 1994; 35: 832-41.

- Oostrom KJ, Schouten A, Kruitwagen CL, Peters AC, Jennekens-Schinkel A. Attention deficits are not characteristic of schoolchildren with newly diagnosed idiopathic or cryptogenic epilepsy. *Epilepsia* 2002; 43: 301-10.

- Oostrom KJ, Smeets-Schouten A, Kruitwagen CL, Peters AC, Jennekens-Schinkel A. Not only a matter of epilepsy: early problems of cognition and behavior in children with "epilepsy only"- a prospective, longitudinal, controlled study starting at diagnosis. *Pediatrics* 2003; 112: 1338-44.

- Overvliet GM, Besseling RM, Vles JS, Hofman PA, Backes WH, van Hall MH, *et al*. Nocturnal epileptiform EEG discharges, nocturnal epileptic seizures, and language impairments in children: review of the literature. *Epilepsy Behav* 2010; 19: 550-8.

- Perez ER. Syndromes of acquired epileptic aphasia and epilepsy with continuous spike-waves during sleep: models for prolonged cognitive impairment of epileptic origin. *Seminars in Pediatric Neurology* 1995; 2: 269-77.

- Picard F, Pegna AJ, Arntsberg V, Lucas N, Kaczmarek I, Todica O, *et al*. Neuropsychological disturbances in frontal lobe epilepsy due to mutated nicotinic receptors. *Epilepsy Behav* 2009; 14: 354-9.

- Placidi F, Marciani MG, Diomedi M, Scalise A, Pauri F, Giacomini P, Gigli GL. Effects of lamotrigine on nocturnal sleep, daytime somnolence and cognitive functions in focal epilepsy. *Acta Neurol Scand* 2000; 102: 81-6.

- Pressler RM, Binnie CD, Coleshill SG, Chorley GA, Robinson RO. Effect of lamotrigine on cognition in children with epilepsy. *Neurology* 2006; 66: 1495-9.

- Pressler RM, Robinson RO, Wilson GA, Binnie CD. Treatment of interictal epileptiform discharges can improve behavior in children with behavioral problems and epilepsy. *J Pediatrics* 2005; 146: 112-7.

- Rapin I. Autistic regression and disintegrative disorder: how important the role of epilepsy? *Seminars in Pediatric Neurology* 1995; 2: 278-85.

- Rattehalli RD, Thirthalli J, Rawat V, Gangadhar BN, Adams CE. Measuring electroencephalographic seizure adequacy during electroconvulsive therapy: a comparison of 2 definitions. *J ECT* 2009; 25: 243-5.

- Richer LP, Shevell MI, Rosenblatt BR. Epileptiform abnormalities in children with attention-deficit-hyperactivity disorder. *Pediatric Neurology* 2002; 26: 125-9.

- Ronen GM, Richards JE, Cunningham C, Secord M, Rosenbloom D. Can sodium valproate improve learning in children with epileptiform bursts but without clinical seizures? *Dev Med Child Neurol* 2000; 42: 751-5.

- Rossi PG, Parmeggiani A, Posar A, Scaduto MC, Chiodo S, Vatti G. Landau-Kleffner syndrome (LKS): long-term follow-up and links with electrical status epilepticus during sleep (ESES). *Brain Dev* 1999; 21: 90-8.

- Schouten A, Oostrom KJ, Pestman WR, Peters AC, Jennekens-Schinkel A. Learning and memory of school children with epilepsy: a prospective controlled longitudinal study. *Dev Med Child Neurol* 2002; 44: 803-11.

- Schwab RS. The influence of visual and auditory stimuli on the electroencephalographic tracing of petit mal. *Am J Psychiatry* 1941; 97: 1301-12.

- Schwab RS. Method of measuring consciousness in attacks of petit mal epilepsy. *Arch. Neur. and Psy* 1939; 41: 215-17.

- Seidenberg M, Beck N, Geisser M, Giordani B, Sackellares JC, Berent S, Dreifuss FE, Boll TJ. Academic achievement of children with epilepsy. *Epilepsia* 1986; 27: 753-9.

- Shinnar S, Berg AT, Moshe SL, O'Dell C, Alemany M, Newstein D, Kang H, Goldensohn ES, Hauser WA. The risk of seizure recurrence after a first unprovoked afebrile seizure in childhood:

an extended follow-up. *Pediatrics* 1996; 98: 216-25.

- Silvestri R, Gagliano A, Calarese T, Arico I, Cedro C, Condurso R, Germano E, Vita G, Tortorella G. Ictal and interictal EEG abnormalities in ADHD children recorded over night by video-polysomnography. *Epilepsy Res* 2007; 75: 130-7.

- Sperling MR, Clancy RR. Ictal Electroencephalogram. In: Engel J, Pedley TA, Aicardi J, ed. *Epilepsy: A Comprehensive Textbook, 2° Ed. Volume 1*. Philadelphia: Lippincott Williams & Wilkins, 2008: 825-54.

- Stores G, Williams PL, Styles E, Zaiwalla Z. Psychological effects of sodium valproate and carbamazepine in epilepsy. *Archives of Disease in Childhood* 1992; 67: 1330-7.

- Tzitiridou M, Panou T, Ramantani G, Kambas A, Spyroglou K, Panteliadis C. Oxcarbazepine monotherapy in benign childhood epilepsy with centrotemporal spikes: a clinical and cognitive evaluation. *Epilepsy Behav* 2005; 7: 458-67.

- Van Bogaert P, Aeby A, De Borchgrave V, De Cocq C, Deprez M, De Tiege X, *et al*. The epileptic syndromes with continuous spikes and waves during slow sleep: definition and management guidelines. *Acta Neurologica Belgica* 2006; 106: 52-60.

- Walczak TS, Jayakar P. Interictal EEG. In: Engel J, Pedley TA, ed. *Epilepsy: A Comprehensive Textbook. Vol 1*. Philadelphia: Lippincott-Raven Publishers, 1998: 831-48.

- Wilkus RJ, Dodrill CB. Neuropsychological correlates of the electroencephalogram in epileptics: I. Topographic distribution and average rate of epileptiform activity. *Epilepsia* 1976; 17: 89-100.

- Zangaladze A, Nei M, Liporace JD, Sperling MR. Characteristics and clinical significance of subclinical seizures. *Epilepsia* 2008; 49: 2016-21.

发作前、发作时和发作后的认知功能

Christian Hoppe

德国,波恩,波恩大学医学中心,癫痫科

这一章概述了在发作临近期的认知障碍[1],以及来自推荐的下列证据:1. 为了发现发作前、发作时和发作后的认知变化,建立一个国际标准的短的及可操作的筛选工具;2. 推广针对癫痫患者的同步的行为治疗。本章并不论述发作间行为的改变(包括 Landau-Kleffner 和 ESES 综合征),亚临床癫痫样神经放电的一过性认知损害和癫痫前的行为/经验的改变(如癫痫前的认知功能)。

■ 定义

认知

神经病医师常常观察到发作时患者"无助的眼神"。患者以后报告的显著的难以活动以及体验的变化是大脑病理学改变的表现(如症状学,希腊文 σημειον,信号)(Loddenkemper 和 Kotagal,2005),这也提出了关于病灶定位的问题,也就是所谓 EEG/ERP 溯源模型的"反向问题"的临床辨别的同源语(Rossetti 和 Kaplan,2010)。症状学数据常常是定性的(如阳性/阴性症状),自然行为和定量的方法只是在近期的动物研究中采用(Bertti 等,2010;Dal-Col 等,2006;Li,

---

1 文献复习准则:搜索的文章来自 PubMed,Web of Science,及 ScienceDirect(加"相关文献")直到 2010 年 10 月 7 日,包括早期电子出版物。搜索题目包括:发作时或发作前或发作后或围发作期以及"或行为*或记忆或学习*或反应或认知*或神经心理学*以及癫痫学*。搜索仅限于:人类的研究;语言;英文,德文。总计 192 个项目,由此首先得到 19 个文献复习。大约一半文章出版于近 5 年(始于 2005 年)。相关参考文献的最终资料库包括 302 个项目。

Martins da Silva 和 Cunha, 2002）。

值得注意的是，心理学和神经学有共同的观察目标，如患者公开的行为和经验性的自我报告。但是心理学更关注人与环境的相互作用（如行为），所以发展了客观的、可信的、有效的和标准的心理测量方法（如观察法，测试方法，自我报告问卷）。顺序量表和等距量表的数据可以用作高级统计，以及用作大脑 - 行为的协方差分析。

更为重要的是，目前主流心理学，如认知心理学涉及认知理论描述和解释个体行为和体验。认知不仅是更深一层的心理现象（如智力能力），也是心理学的研究对象，但认知研究范式中，研究者也忽略了信息加工中观察到的行为或体验现象（Neisser, 1976）。认知神经模型提供了认知的理论结构，将神经心理学和个体行为或经验建立联系。

发作时、发作前和发作后

发作是"神经学上的突发事件，如中风或癫痫发作"（Blume 等, 2001, p.1213）。本综述的目的是介绍"发作事件"的概念（图 1），即发作事件（或发作）的中心是形成干扰个体行为和（所报告的）体验的时期。根据这个定义，发作时期临床表现在患者的层面为一段不同于非发作（发作间）期的时间段。发作的特点是个体行为和经验层面的高强度发作性障碍（如强直阵挛运动，失去意识）。

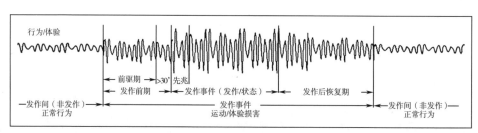

图 1　发作事件的生理学观点。EEG 可提供线索但是表现为正常及异常行为 / 体验的变化，伴或不伴有异常（癫痫样）神经放电

根据 ILAE 词汇表（2001），作为"癫痫"性的发作定义仅为过度地超同步化神经放电，如大脑中发生特殊的电病理生理事件。这种定义将我们的注意从患者转移到了他或她的大脑，暗指可能存在的（精神性）"非癫痫性发作"（发作时缺少癫痫样大脑活动）在词源学上为自相矛盾的（希腊文是 επιλαμβανειν，发生发作）。我们更倾向于明确的区分患者水平（发作，癫痫 / 疾病）和大脑水平（癫痫样神经活动 / 病因）。值得注意的是，即使没有发作的人在大脑中也会发现癫

痫样神经活动。

在患者发作前或发作后都会存在行为 / 体验受到干扰。确实存在于发作前的正常行为 / 体验状态可作为预测因素、促发因素、兴奋因素，或者诱发因素，但这并不是发作前的一部分，因为其处于整个行为障碍发作时期的前面。在 Gowers（1885）早期推荐的癫痫前驱症状（或预兆症状）以后，现今一致的定义为行为 / 情绪损害：1）不同于发作的症状；以及 2）在发作前较长时间（>30 分钟）（Gowers，1885；Hughes 等，1993；Luders 等，1998；Scaramelli 等，2009；Schulze-Bonhage 等，2006；Taylor，2007）。同样，Boylan 区分了"发作前背景"与急性发作的突然性（Boylan，2002）。先兆是一种感觉或体验，也就是发作突然开始前的主观认识到的改变；因此，先兆不是发作前的现象而是发作事件的一部分，或其本身表现为单纯部分性发作（ILAE，1981；Blume 等，2001）。

实际上，以上推荐的各个阶段之间的界限很模糊（Boylan，2002；Fisher 和 Engel Jr，2010；Kaplan，2003）。例如，长时间非阵发性发作（如癫痫性遗忘症，非惊厥持续状态）就很难在行为 / 体验层面区分发作前、发作时和发作后；甚至 EEG 记录的资料可能也无确定的结果。

■ 发作阶段的促成因素或诱发因素

已经确认可识别的生理状态确实导致发作事件的形成。尽管 Babylonians 认为失眠症、恐惧和兴奋是发作的沉淀剂（公元前 500 年）（Boylan，2002；Wilson 和 Reynolds，1990）。希波克拉底著名的论文"面对神圣的疾病"中（公元前 400 年）将疾病描述为由于经验患者学习到癫痫即将来临的感觉以及适时的成人从男人逃离或儿童从母亲逃离（Hippocrates，公元前 400 年）。1924 年 5 月 31 日，柳叶刀杂志列出了由癫痫发作引起的生理兴奋状态（选择）（Anonymous，1924）：从睡梦中醒来；手淫或性交；摄入或消化食物；由于情绪（特别是愤怒）或集中注意引起的身体供血改变。ILAE（1981）分类和 ILAE（2001）词汇表提出反射性发作和反应性发作。反应性发作发生"在一过性的全身紊乱，如间发疾病，睡眠不足或情绪应激"，反射发作是"客观的并且固定地确认，由特定刺激或患者活动所诱发的"（Blume 等，2001，p.1217）。

反射性发作

全部癫痫患者的 4%~5% 有反射性发作（Boylan，2002；Lisovoski 等，1992）。作为一种趋势，曾报告反射性发作表现为失神或肌阵挛，但也有复杂部分或全面性发作。反射性癫痫综合征表现为多种迷人的和奇怪现象的外表（Boylan，2002；Harding，2004；Ritaccio 等，2002；Sengupta 等，2010；Tatsuzawa 等，2010；Xue 和 Ritaccio，2006；Zifkin 和 Trenite，2000）。性活动、刷牙、阅读、说话、听特殊的音乐片段、做复杂的决定、对政治和道德的深思熟虑、数学推理、需要决策的策略（如象棋，shogi）和复杂的情绪性刺激（如音乐性癫痫）被描写为发作的触发因素。对于一些患者，思考关键性活动就能触发反射性发作。尽管有意或无意地回忆也会诱发发作。例如，一位患者就是回忆生动的童年生活诱发了有恐惧先兆的复杂部分性发作，特别是患者想起父亲像看一个孩子一样看着他；然而，当他的父亲真的看着他时，并不会出现发作（Martinez 等，2001）。早期研究报告了神经心理测验能诱发也能抑制发作（Binnie 等，1987；Guaranha 等，2009；Helmstaedter 等，1992；Wilkins 等，1982）。Helmstaedter 等报告与言语或图形记忆分别对应的左侧和右侧颞叶发作具有较高的一致性（Helmstaedter 等，1992）。Aldenkamp 发现神经心理任务需求（信息加工需求、任务持续时间或刺激形态）对不明显癫痫性发作或亚临床癫痫性放电的发生没有影响（Aldenkamp 等，2010）。近期，Guaranha 等（2009）指出视频 -EEG 下的神经心理评估方案对青少年肌阵挛癫痫（N=76）患者的影响，包括激发（n=29）、抑制（n=28）和混合影响（n=11），但是运动诱发的更为常用的方法更加有效。

Chavany 等在 1956 年从神经认知的角度，将阅读性癫痫视为反射性发作的一个重要实例（Chavany 等，1956）。ILAE 分类（1989）将阅读癫痫确定为特发性、与年龄和部位相关的反射性癫痫综合征（ILAE，1989；Miller 等，2010）。在一项病例报告中，EEG、MRI 和 PET 的结果表明大脑活动有广泛地但非特异性改变（Koepp 等，1998）。近期，一项 6 位阅读癫痫患者的系列研究中，在阅读导致肌阵挛发作中，MRI 证实在皮质网状结构或皮质环路中必要范围的神经元激活是引发发作所必需的（Salek-Haddadi 等，2009）。发作中激活的脑区与面部运动或语言任务有关的脑区相互重叠或距离很近。值得注意的是，所有这些脑区并不是特异的与阅读区相关。近期，报告极为少见的儿童局限性阅读癫痫症的病例，默读或大声阅读引起了左侧顶后区和颞中部的电活动导致阅读障碍并继发全面化（Osei-Lah 等，2010）。已报道阅读癫痫的家族病例，但是仅在躯体感觉反射性癫痫中证实有基因突变（Ratnapriya 等，2009）。

反射性癫痫与自我诱发发作现象有关，这种现象比预期可能更普遍（9%~22%）（Boylan，2002）。自我诱发发作常为强制性的并且明显的最常见于精神衰退患者或光敏性癫痫患者。自我诱发发作可为评估与奖赏有关的大脑回路的令人关注的模型。

反应性发作

在一系列综合调查中,大多数患者根据各自的觉察报告外部(天气变化)或内部(如压力)为发作促成因素。年轻患者比年龄大的患者报告的稍多的促发因素(Pinikahana 和 Dono,2009a)。Haut 等人(2007)的一项前瞻性研究证明患者(N=71)可根据高特异阳性促成因素(83%)预测随后 24 小时内癫痫的发生,但是这种预测的敏感性处于中等水平(32%);基于阳性促成因素预测发作的比值是总样本的 2.25,"促成因素"的亚样本(N=12)为 3.14。Hall 等结合个体和群体前一个月的发作资料改善了个体发作预测的敏感性和特异性(Hall 等,2009)。Dubois 等(2010)确认了患者在某种程度上确实有能力预测发作(阳性和阴性预测的发作概率的比率是 P=0.32 比 P=0.15;N=87);按照希波克拉底的观点,有经验的患者预测正确率将随着发作频率而提高。Spatt 等(Spatt 等,1998)的一项调查中,150 名患者中有 108 人(72%)报告至少有一次发作促成因素。心理学应激是最常见的促成因素(34%);随后是天气变化(30%,生活在农村的人更容易报告);睡眠剥夺(24%);月经(22% 的女性患者);身体锻炼(18%);喝酒(9%);其他原因(11%)。Rajna 等(2008a;2008b)报告未预期的生活事件(30%)、用药的变化(24%)、失眠(20%)、气象病理性效应(17%)以及酗酒(10%)也是常见的促发因素。Nakken 等(2005)报告了一项综合国际性调查(N=1677),其中情绪应激(21%)、睡眠剥夺(12%)、疲劳(10%)是最主要的发作促成因素;53% 的患者经历至少一次促成因素。Sperling 等(2008)报告他们的患者(65%)(N=200)有促发因素,最常见的包括应激(50%)、睡眠不足(36%)和疲劳(33%);然而,发作促成因素的感知与个人性格有关,比如控制点(locus of control)。健康专业人员也报告了类似的比率(Pinikahana 和 Dono,2009b;2009c)。Petitmengin 等(2006)使用综合访谈法,明晰的技术,揭示 9 个患者中 6 人癫痫先兆的行为和现象学的促发因素。Baxendale 报告了住院癫痫患者一年中记录的数据,在阳光明媚的日子(平均情绪有改善)癫痫发作率低;相反,非癫痫发作不受气象条件的影响(Baxendale,2009)。发作促发因素的个体感知几乎不受癫痫综合征的影响(Frucht 等,2000)。识别确实的发作促发因素根据防止或终止发作而言与自我控制发作的意愿有关(见下一部分"发作的认知")。

其他作者的报告也指出心理应激是患者自我报告中最大的发作促成因素(Antebi 和 Bird,1992;Frucht 等,2000;Mattson 等,1974;Neugebauer 等,1994;

Rajna 和 Veres，1989；Spector 等，2000；Sperling 等，2008）。然而，患者自我报告也受多种生理因素的影响（相关/因果关系明显的合并造成混淆），而且应激对发作发生的真正影响仍存在争论。一项前瞻性研究确认了随访 3 个月 12 名成人患者中 7 人的应激程度和发作频率之间的正相关性，在控制了发作的应激因素和其他生理发作促成因素后这种正相关仍旧显著（Temkin 和 Davis，1984）。客观极端应激状态对发作影响的一项研究中（如第一次伊拉克战争中的导弹战），也报告了发作频率的增加，但是仅为 8% 的患者（Neufeld 等，1994）。Haut 等（2007）报告两个因素为发作前睡眠时间以及即将发作的自我预言，但发作前日应激和焦虑程度均不是有意义的发作预测指标（发作阳性预测比值比是 3.7，95% 的可信区间：1.8，7.2）。相反，患者对即将发作的感觉也会增加应激程度。而且，除了应激和生理和病理生理学机制将应激联系至发作，在应激的生活状态时依从性较差地服用药物也有影响（Rajna 和 Veres，1989）。

■ 发作前认知

与人们广泛相信的不同，前驱症状（发作前 30 分钟）和先兆（发作）与特发性癫痫一样并不是部分性发作的预测因素，两者的发生率相近（70%）（Boylan 等，2006；Schulze-Bonhage 等，2006）。Schulze-Bonhage 等发现患者发作前出现"均有"或"高频率"前驱症状的概率很低（7%，N=500），其原因可能是他们设置的严格标准（Schulze-Bonhage 等 2006）。前驱症状的估计时间的中位值是 90 分钟（30 分钟到 24 小时）。这项研究中，坐立不安、头痛和萎靡不振（代替应激和压抑的情绪）是最主要的症状；500 人只有 2 个患者报告认知（称之为集中注意）受损。Scaramelli 等（2009）（39%，N=100）和 Hughes 等（1993）报告了相似结果，但是体验前驱症状的患者比例更高（29%，N=128）。Scaramelli 等 100 例患者中 11 例有认知障碍的前驱症状（精神缓慢反应时增加、笨拙、出现短时记忆和注意缺陷）。值得一提的是，精神病也是颞叶癫痫的前驱症状之一（Schukla 等，2008）。

应激为生理性的，即对增加的需求要做出适当反应，可作为发作前的非发作诱发因素，由于患者的感受出现不适当的情绪变化，即由于"不存在"并与周围环境无关，应属于发作前期。Blanchet 和 Frommer（1986）指出患者在 10 个情绪量表中有 8 个都出现了发作前成绩降低（发作后增高）的现象。相应地，Willard 等（2006）得到了患者发作前积极情感（"短暂地评价"）激活的降低；有趣的是，发作前情感状态的"回顾式评定"，与实际的情感评定相比，呈正偏向。

近期一项研究中,应用结构式方程模仿超过 450 人调查数据揭示只有抑郁症预测最近的发作(也就是最后一次发作的间隔),并说明应激、焦虑和发作之间的关系(Thapar 等,2009)。已证明突然的抑郁感觉的患者伴随的强迫性冲动式自杀(Fincham 和 Anderson,2000;Williams,1956)。这些数据进一步证实了癫痫与抑郁症的双向关系(Kanner,2009)。电生理发作的预测研究证实经验性发作的突然性,表明早期病理生理学变化。然而,这个主题的大量文献并不在这篇综述范围内。

关于行为变化,Moore 评价患者发作前 5 分钟的行为表现(视频 EEG)(Moore 等,1998)。作者分析了 97 例的 192 次非癫痫性假性发作(PS)以及 22 例的 81 次复杂部分性发作(CPS)。73 例 PS 患者(75%)中有 130 次 PS(68%),5 例 CPS 患者(23%)有 7 次 CPS(9%)在发作前有行为变化。突发的行为是重复性的(如头震颤)和不持续的;常常在发作前停止。Bruzzo 等近期报告持续性计算机化的"心理模拟"范式可能预测发作(N=4)(Bruzzo 等,2008)。他们要求患者心理模拟早先出现的生物或非生物运动,通过按键反应指出心理运动的开始和结束。患者的生物运动的模仿受损(即记录的时间不精确),但是非生物运动模仿作用有改善。

■ 发作时认知

就限局性"有精神症状的发作"而言,将认知神经科学的方法和概念应用到发作时症状学是非常合适的(ILAE 发作分类,1981)。ILAE 的分类和术语委员会最近推荐这种发作分类概念(Blume 等 2001;Luders 等,1998)。根据 ILAE 术语表(2001),体验型限局性发作中有情感的、记忆的和幻觉或错觉变化。在认知障碍的限局性发作中"(1)认知障碍是主要或非常明显的,(2a)包含以下 2 个以上成分,或者(2b)包含以下未确定的成分……"(p.1216);知觉、注意、情感、记忆和执行功能属于列表中"认知成分"。"词汇表的术语"认知障碍发作"在推荐时是一个新术语,很明显(自从 2010 年 10 月 7 日 PubMed 中获得仅 3 个条款)科学委员会就没有采用这种描述方法,但 2010 年 ILAE 委员会保留了这项最近期的推荐(Berg 等,2010)。"

先兆

先兆是一种感觉,也就是代表发作本身开始的体验性变化(或其本身就是单纯部分性发作)。纯粹的情感性发作或先兆的表现为恐惧、抑郁、欢乐或愤怒

（Brigo 等，2010）。Schulze-Bonhage 等（Schulze-Bonhage 等，2006）的一项研究中，在 17 名限局性发作患者中 15 例的前驱症状和先兆，证实了经典的区别（Gowers，1885）。一项匈牙利有关癫痫发作的前兆和开始症状（WISE）的多中心调查（Rajna 等，1997）报告 262 例（47%）的 WISE。多数 WISE 为头痛、上腹部先兆和很难确定的"有趣的感觉"。这项研究中，限局性发作更常见 WISE。另一项研究中（N=130 例患者），96% 的颞叶内侧癫痫患者报告有先兆，但是只有 59% 的患者按照指示，在进入发作的无意识之前，按报警键（Gyimesi 等，2007）。患者有反应能力在临床上是很重要的，比如防止发作相关的伤害。此外，有反应能力的患者可能试着主动干预发作（Janszky 等，2004）。

Rossetti 和 Kaplan（2010）认识到仅为小的精神先兆的定位和定侧价值。相反，Foldvary-Schaefer 和 Unnwongse 将"精神先兆定位于颞叶内侧的症状源区，不包括可能见于额叶癫痫的强迫思维的先兆"（Foldvary-Schaefer 和 Unnwongse，2010）。根据这些作者的观点，记忆变化（如似曾相识）位于颞叶新皮质和颞叶内侧结构（由近期的个案研究所证实）（Kovacs 等，2009）；恐惧性先兆与杏仁核、海马、内侧额叶或颞叶新皮质有关；愉快感觉或幸福感与颞叶内侧底面有关；多种感觉幻觉包括自我感觉和躯体外体验与颞叶内侧底面、外侧颞叶和颞 - 顶交界区有关。根据 Kotagal 等（Kotagal 等，2003）比较额区早期发作症状（N=14 患者，74 次发作）与颞叶内侧发作的（N=28 患者，75 次发作）将精神先兆归因于内侧颞叶。然而，La Vega-Talbot 等（Vega-Talbot 等，2006）报告了一例儿童听觉和视觉幻觉先兆有右半球眶额区电活动；进行右侧额叶切除手术后患者发作消失。Gloor（1990）在他关于颞叶癫痫体验性现象的文章中描述了发作时和刺激诱发的记忆现象的显著相似性，如似曾相识或自体记忆的重建，这些都为记忆模型和记忆功能提供了非常好的证据（Rumelhart 等，1986）。

发作开始时的幻觉与发作部位的定侧有显著相关性。一侧性幻觉常常分别发生在视觉或听觉半侧区域或半身位于病灶的对侧，而言语听觉幻觉常常出现在言语优势半侧（N=217 名患者）（Guimond 等，2009）。已证实一例右侧杏仁核肿瘤患者发作时的奇异妄想内容比如性别转换的感觉（Kasper 等，2009）。有少量患者证实有极乐性先兆（ecstatic auras）（Asheim Hansen 和 Brodtkorb，2003）：8/11 的患者有感觉性幻觉；6 名患者经历了"精神复视"（mental diplopia）（即梦样状态）；4 名患者报告了色情感觉；5 人报告了"宗教 / 神圣的体验"。这些患者中 10 例描述难以形容的体验，即没有可对照的相对应体验。宗教 / 神圣先兆内容与这些患者人格特质的一部分宗教崇拜无关。曾报告个别颞 - 顶发作伴有

额 - 颞大脑异常患者的自体幻视（autoscopic）、域外幻视（heautoscopic）到躯体之外的体验为发作时（也是发作后）的现象（Kasper 等 2010；Vuilleumier 等 1997）。也证明了发作间极乐状态（如"我看见了上帝"），作为复杂部分性发作的开始症状，伴有运动停止意识受损有或无自动症继而记忆力丧失（Naito 和 Matsui，1988）。近期的文章研究了癫痫中的妄想、错觉和幻觉并与精神病作比较（Elliott 等，2009a；2009b）。

恐惧性先兆常见于颞叶边缘叶发作。Swartz 等在一个病例的研究中应用深部电极记录分析神经元放电的扩布和症状（Swartz 等，1990）。在这个患者"恐惧或无助的先兆"常常与右半球杏仁核和海马旁回前部同步化，仅有颞中回放电的一次发生除外。相反，瞳孔大小不等（即非对称瞳孔放大）均发生于有杏仁核放电时。单纯部分性发作（SPS）、CPS 或继发全面性强直阵挛发作（SGTCS）的发展依赖于从颞叶边缘叶到其他部位（皮质）的发作扩布速度。Guimond 等的一项汇萃分析指出右半球早期发作性恐惧的定位价值（Guimond 等，2008）。这个结果与右侧恐惧刺激的快速自我加工但慢速的左侧杏仁核的感知 - 认知加工模型一致（Glascher 和 Adolphs，2003）。发作时的恐惧也表现为危险迫近的经历，即发作开始时早期高风险情景的警告，以及发作中有什么人 / 有什么事在身后的感觉（Romeo 等，2008）。

先兆现象能说明发作间的损害。一项个案研究，有恐惧先兆患者也展现出了发作间的恐惧识别受损，但是在手术完全控制先兆和发作后恢复正常（Yamada 等，2005）。另一项研究中，颞叶癫痫患者的恐惧先兆（N=40）与人格特质勉强相关（MMPI，其他量表），但是与偏执型精神病、焦虑疾病、接受神经类药物治疗历史有关（Devinsky 等，1991）。与这个结果不一致，Mintzer 和 Lopez（2002）报告了 4/12 名伴有发作恐惧患者的惊恐症（DSM-IV 标准）。Hermann 等（1982）在有发作性恐惧的患者与没有发作时恐惧的部分性发作患者或全面癫痫患者很多 MMPI 评分增高以及在精神科治疗的患者人数增多。然而，发作开始时出现的损害并没有指明每例均有发作间受损。例如，在有或无记忆先兆（如似曾相识）患者的对比中，他们的言语学习和记忆成绩（CVLT）没有差异（Vederman，等，2010）。

发作特征

语言

区分神经学家或神经心理学家的一个诊断学上的挑战是在语言相关的功

能失调（也就是即使个体的言语运动功能和听觉功能正常，但也不能使用语言交流）和口头表达关联的功能失调（也就是尽管言语功能正常，但是不能说话）之间做出区分。此外，猝发的耳聋、警觉性受损或神经错乱使诊断复杂化。Benatar 也提到在很多研究中对发作时的语言评估不完全（Benatar, 2002）。发作时（在发作前和发作后与之相似），患者会经历各种各样的言语和口头表达的损害（Benatar, 2002；Inoue 等，1999；Kuscu 等，2008；Lebrun，1994）。可能的损害包括阴性症状如言语中断（同义词：缄默症、言语失用、运动性失语 / 构音不全）；构音障碍（多数伴有吞咽障碍）；命名不能（即找词困难）；运动、感觉或全面性失语症（包括杂乱失语症 / 失写症）；语言错乱（理解未受损，或 Wernicke 型"流畅失语症"）；刻板型言语行为；不能正确写字母。也包括阳性症状：如胡言乱语或可以发生言语异常的行为，比如癫痫开始时的喊叫（由于呼气或喉音肌肉同时收缩所致）；强迫性喊叫（如不自主的口齿不清的咕哝、呻吟、口哨声或呼叫），发音或唠叨；言语自动化，发作性秽语症模仿语言（重复听到的句子或问题），言语重复和重复书写（即重复自我表达）；发作性歌唱；言语幻觉（即患者感到他与一个有幻觉的人说话）；强迫性大笑（发笑发作）或哭泣（流泪性癫痫［Offen 等，1976］）。通常阳性和阴性症状同时出现。例如，Ishikawa 等（2000）报告一例儿童（11 岁 6 个月），这名儿童在写日本假名和日本汉字时会发作。对他的笔记分析可以重构如下的一次发作的发展过程：从一个书写困难阶段（书写障碍）到多写症阶段（无法停止的划线），最后为强直性继发性全面发作（就如这一家庭所见证的）。

　　如果所有获得性语言（母语和第二语言）都受到发作源区的影响，那么这个区域很可能临近语言汇聚脑区。然而，围发作期的言语（或者其他语言相关信号）也可能发生在单一语言中，如第二语言（Navarro 等，2009）。更为明显的是，许多术前侵入性评估电刺激皮质会诱发围发作期语言或表达综合征，但是刺激诱发语言障碍定位与因为自发发作或卒中引起的不同。Loddenkemper 和 Kotagal（2005）回顾了言语综合征对于癫痫源带的定侧 / 定位。一些研究报告 83%~90% 的 CPS 患者有发音 / 唠叨与非优势半球有关（Benatar, 2002），Janszky 等报告额叶癫痫发作（Janszky 等，2000）以及 Horvath 等报告颞叶癫痫发作的相反结果（2009）。鉴于额颞发作的快速扩布和癫痫活动的抑制和兴奋两者可能的作用，语言或言语相关症状的临床有效性仍受到限制（Kramer 等，1997）。

　　已知发作症状包括语言障碍的一致性和定侧价值仍不能预测术后发作的预后（Engel 分级；N=49）（Alsaadi 等，2003）。

意识和体验现象

ILAE 分类表（2001）（Blume 等，2001）并没有更多的提及"意识"，2010 年对于癫痫和癫痫综合征的分类删除了单纯和复杂部分性癫痫的区别（Berg，等，2010）。Gloor（1986）批评将"意识丧失"作为疾病分类的标准因其定义模糊（原则上如哲学所显示的）对于更好的了解发作时认知改变太简略了（GLoor，1986）。为了发现在假定的"意识丧失"时所保留的认知功能，他建议检验单一意识构成的认知功能，还要谨慎地和系统地与发作中的患者交流。尽管 ILAE 任务组认为"意识 / 警觉性受损或其他认知障碍特征、部位、发作事件进程对评估每个患者及特殊目的是首要的（即非癫痫事件与癫痫发作的鉴别诊断，随机研究，外科）"，但是建议放弃基于意识受影响的对单纯和复杂部分性发作的区分（Berg 等，2010，p.678）。与这种"认知转换"相反，Noachtar 和 Peters 在他们近期重要的综述中，将以症状学为基础的发作的分类又回到将意识作为发作现象的分类（"以症状学为基础的发作"）虽然他们承认定义模糊；对于其他认知功能他们只强调了精神先兆（也就是似曾相识）（Noachtar 和 Peters，2009）。

Lux 等（2002）在应用录像 EEG/ 皮质电图记录部分性发作时采用标准的明确的神经心理任务（最终样本量是 N=116 名患者 / 发作）。作者根据发作分类（警觉性、反应性有关）将评定意识作为单一概念，但是他们也强调了"意识的构成功能"的重要性，即朝向实验者表达和接受语言以及发作后对发作时期的记忆。右侧颞叶发作，意识构成功能受到的影响最小，而双侧颞叶发作影响所有评估的功能；这种形式被当作保持意识功能构成时左侧未受损的颞叶起重要作用的指标。检验意识构成功能比评估意识作为单一概念，是癫痫源区定位和定侧更好的方法。额叶发作主要影响定向和言语表达，而（左侧或双侧）颞叶发作影响发作时记忆和言语接受及语言表达能力。一项个案研究表明右侧颞叶发作时患者意识是保留的，即使患者右半球为语言优势半球（即表现为发作和发作后言语障碍）（Janszky 等，2003）。与 Lux 等相反，Kotagal 等报告了额叶 CPS 但是非颞叶内侧发作的患者意识完全丧失（Kotagal 等，2003）。

Blumenfeld 推荐"意识系统"包括外侧额顶（不包含颞叶）、半球间皮质和大脑皮质下内侧脑结构（Blumenfeld，2002；2005；2009；Blumenfeld 等，2004；Englot 和 Blumenfeld，2009；Englot 等，2009；Yu，Blumenfeld，2009）。Cavanna 和 Monaco 在近期的综述中大量地参考以及支持这个模型（Cavanna 和 Monaco，2009）。在失神（ABS），GCTS 和源自颞叶的 CPS 中，意识的缺失伴有双侧脑干上部和内侧丘脑的活动增加以及扣带回、内侧额叶皮质、楔前回的双侧活动降低；后者也能解释发作后意识丧失。这个模式与 Penfield 和 Jasper 提出特发性全面性发作伴随开始即有意识丧失的网状 - 皮质或中央脑系统假设一致（Jasper，1991）。双侧额顶区的活动有以下特征，GCTS 时增加（发作后也降低），TL-CPS 时降低（也包括发作后），ABS 时异常增加或降低。最近发作时 SPECT 差与 MRI 融合（SISCOM）发现 TL-CPS 中区域位置的低 / 高灌注的复杂性（Chassagnon 等，2009）。这个模型与 Arthuis 等的资料吻合，在颞叶发作中有意识丧失时有长距离皮质 - 皮质和丘脑 - 皮质同步性增加（Arthuis 等，2009）。近期发表的来自儿童（N=37）ABS 时的资料符合 Blumenfeld 模型（Berman 等，2010）。诱发成人个体 ABS 时的 SPECT 记录发作时 SPECT 比正常发作间 SPECT 的广泛皮质活动减少（Benbadis 等，1998）。

　　患者如何察觉部分或全部意识缺失呢？Johanson 等（2003）在一项自省 - 回顾式研究中分析了 40 次 CPS 发作报告（N=14 例患者），其分析基础是 Pekala 的意识现象学目录（Pekala，1991）和 Farthing 的意识心理学模型（Farthing，1992），后者区分意识的水平和内容。PCI 包含 53 项（7 点量表）总结的 12 个量表。多数患者都经历"强迫性注意"阶段，也就是发作开始意识水平降低时，个体不能主动控制注意范围和焦点。一些患者被报道（4/14）在完全失去意识的核心时期有意识水平的波动。这些体验性内容主要是想象的（非知觉的，主观的）。患者也经历了无意识的逐渐觉醒：首先自我意识恢复，随后能思考，最后能说话。近期，作者发表了新患者样本（N=40）的资料，提供 262 例发作的 2516 项内容（Johanson 等，2008）；值得注意的是 7/40 的患者提供了将近 50%（130/262）的报告。作者采用内容分析法分析了数据，以怪异梦境（BIZ-AR）的评定和量表评估为基础，这是已完成的癫痫特殊分类。最后记录的分类包括：自我、地点、时间、躯体部分、物体、语言、认知、事件、动作、感觉体验和情感。发作中的主观体验大部分包括发作开始时的感觉和躯体感觉，幻觉体验和思维活动，以及发作后的情感体验（主要是阴性的）。尽管一些患者描述了复杂性自动症（比如从繁忙的城市回家，能正确乘坐地铁，但是却记不清发生了什么事）。作者指出评定程序是"有些烦人"的，也报告了可实际操作的 PCI（N=156 项）患者（N=40）（大多为同一组）的资料（Johanson 等，2008）。患者发作时意识与其 3 分钟休息基础期 10/12PCI 评分后的意识状态不同，表现在：体验的改变、积极影响、消极影响、想象、觉醒状态、觉醒、理性、意志控制、注意和记忆。不同发作中的个体间意识变化是一致的。Ali 等近期报告了发作时意识水平（ICI-L）和内容（ICI-C）用发作时意识目录做细致分析，有助于区分癫痫与非癫痫发作，其中非癫痫发作患者更容易报告发作时意识水平高和更逼真的意识内容（Ali 等，2010；Cavanna 和 Monaco，2009）。询问儿童发作时的感觉能更有兴趣地洞察他们的发作体验（Stafstrom 和 Havlena，2003）。

记忆

据我们所知，Bell 等人首先应用由 Gloor（1986）提出的由委托人或员工完成的床边发作间认知评估法（ICA）。作者发现无癫痫发作的患者（N=13）比有癫痫发作的患者（N=31）对突然出现的刺激有较高的反应和能较好地保存记忆（Bell 等，1998）。Deisenhammer（1981）首先描述了一过性癫痫失忆症，该症状目前受到临床研究者的关注，特别关注根据老年发作性的不同记忆任务的鉴别诊断（Bilo 等，2009；Butler 等，2009；2007；Hornberger 等，2010；Milton 等，2010；Zeman 等，1998）。

Palmini 等报告了 8 例单纯的（顺行性）失忆症发作可作为一项发作类型（Palmini 等，1992）。在这种条件下，患者记不清发作时发生的事件，但是其他认知功能正常。在已证实的患者中，6/8 患者有双侧颞叶内侧病变。症状学提示我们正常人群也存在暂时的恍惚样失忆症状态，这种情况均发生高度自动化的单调活动时。

侵略性 / 暴力行为

极为罕见，患者在发作中出现侵略性 / 暴力行为（Delgado-Escueta 等，2002；Kanemoto 等，2010；Shih 等，2009）。国际专家小组推荐一种评分包括下列等级（Delgado-Escueta 等，2002）：非指向的侵略运动（如刻板性地踢）；暴力破坏财产（如试图毁坏无生命物体）；暴力威胁某人（如吐口水）；对人轻度暴力（如推人）；对人中度暴力（如拳击）；对人严重暴力（威胁生命或杀人）。通过 13 例患者记录的视频 EEG 中 1 例记录发作时的侵略 / 暴力行为（从 5400 例视频 EEG 监控患者的样本中选择），为温和的暴力（试着抓人脸），2 例有威胁性暴力；5 例有袭击史。袭击归因于癫痫发作需要患者视频 EEG 监控证明在习惯性发作中出现暴力行为。近期研究证实了发作和犯罪行为之间的相关性较低（Reuber 和 Mackay，2008）。

其他发作时认知状态或行为现象

Lisovoski 等（1992）报告了一例不寻常的成年患者，从 20 岁开始热水浸洗会诱发反射性发作，单纯的认知症状：病人报告："感觉被强迫在头脑中数数，感觉奇怪，并未失去意识"（p.203）。此外，他梦到自己在 4~5 岁时洗澡并玩玩具；当他离开热水时，梦呓立刻中断了。病人的神经、CT 和 MRI 检测都正常，只有在发作时颞枕区癫痫特异性放电。服用卡马西平有效地控制了非惊厥"认知性"发作。其他研究也报告了"异己手"综合征仅见于发作中(Carrazana 等，2001)；与其他失联系综合征一致(即胼胝完全或前部离断后)，致癫区在额叶内侧(低级别胶质瘤)癫痫性活动一过性地影响半球内的联系。

如何防止或终止发作？

许多患者通过避免触发物或用特殊的抑制动作寻求控制发作(Dionisio 和 Tatum Iv，2010；Janszky 等，2004；Lee 和 No，2005)。Janszky 等(2004) 报告了内侧颞叶癫痫患者主动干扰发作(依据他们的直觉得到成功)，与没有这样做的患者相比(4.6 ± 4.8 sz./ 月，N=74)，确实减少了发作(1.8 ± 1.6 sz./ 月，N=21)。Spector 的一项研究(2000) 中，15/100 的患者报告了他们主动诱发发作；52 例患者报告了主动避免发作的诱发因素；47 名患者报告有时能在发作发生时终止发作。年轻患者也有相似的资料(Cull 等，1996)；然而，根据某社区居住人员的自我觉察报告，发作预测和避免的发生率很低。在进一步研究中，Spector 等(Spector 等，2001)指出可以觉察的自我控制伴有人格特质，即控制的健康关注点机率低。在一项半结构性访谈中(N=174 例患者)，70% 有先兆症状的患者采用自我发现的技术试图预防(或最终停止)发作，其成功率他们自己的感觉约为 80%(Lee 和 No，2005)。Rajna 等(1997)报告 20% 的患者试图抑制即将到来的发作，10% 的患者获得了成功。Dionisio 和 Tatum IV(N=223 例患者)获得了可比较的数据，9% 的患者有自信能在某种程度上控制发作(Dionisio 和 Tatum，2010)；他们使用的多数方法包括躺倒、休息和接受额外药物。但是我们并没有任何研究证实接受额外药物能预防患者即将的发作。

Rajna 和 Lona(1989)报告了超过 50% 的 ABS(79/139)能被简单的声音刺激终止，特别是癫痫发作开始后最初 3 秒。Jaseja 回顾了应用于患者的嗅觉刺激的研究历史("香薰治疗")，并且其他人在东方在本世纪用特殊奇异的例子应用"鞋味"作为保获性方法预防或终止发作(Jaseja，2008；2010)。相应地，Betts 报告了一个采用持续嗅觉刺激的令人惊叹的好的发作预后(芳香疗法，催眠或不催眠；N=100 例连续的患者)，三分之一的患者发作消失(2 年的随访期)(Betts，2003)。这些资料明显是初步的，但是对评论性的和非常系统性评估伴随行为的(即感觉刺激)方法对发作的治疗提供非常好的理由。

非惊厥持续状态(癫痫性)：**"认知状态"**

癫痫或非癫痫的非惊厥状态(NCS/NCSE)特点是行为或体验障碍持续时间超长(超过 30 分钟)伴有不同水平的意识(从昏迷到觉醒状态)但是没有运

动性惊厥,NCS 也可在发作之后发生("发作后"NCS),此外区分发作和发作后状态有实质上的困难(Shorvon 和 Trinka,2010)。鉴于单侧或双侧的超同步神经活动,NCSE 可能是限局性或全面性。Profitlich 等(2008)根据 6 例患者描述 NCSE 多变的神经心理现象可以影响意识、大脑高级功能(如失语症、言语重复、失读症,计算力缺失,部分失忆症)、执行功能(如失用症)和情感等与其他报告完全一致(Bauer 等,1997;Kaplan,2002;Langheinrich 等,2005;Shorvon 和 Trinka,2010)。实际上,由于无法利用 EEG 导致进行这样的诊断很困难,因为头皮 EEG 检测不到深部的脑区电活动,也无法检测到其他精神混乱状态(Kaplan,1999;Langheinrich 等,2005)。一个右半球 EEG 异常患者的 Capgras 综合征可作为 NCSE 综合征的一种(Drake,1987)。NCSE 间的 SISCOM 能确认 NCSE 的病灶源,此外,局部过度灌注可表明受影响的脑区与神经心理症学结果一致(如人格变化和眶额区过度灌注)(Kutluay 等,2005)。NCS 可见于停药后的非癫痫患者,称为中毒性发作性谵妄或精神混乱(Kanemoto 等,2000;Van Sweden 和 Mellerio,1998;1989)。

■ 发作后认知

尽管癫痫发作后状态是古巴比伦并在现代癫痫病学时代以前做了很多非常重要的观察(如,Todd 瘫痪)(Widdess-Walsh 和 Devinsky,2010)。Fisher 和 Schachter 在 2000 年强调了发作后阶段的重要性,主要涉及癫痫产生的负担以及需要在 2000 年已经有的更有效地治疗(Fisher 和 Schachter,2000)。近期,最近一期癫痫和行为杂志(2010 年 10 月)详述了发作后状态。该期中,Schmidt 用文件证明对发作后恢复期抗癫痫药治疗效果仍然缺少的证据或抗癫痫药治疗效果的负面证据。虽然对发作后恢复的正面效果有非常大的临床重要性(Schmidt,2010)。在他们未来的展望中,Schmidt 和 Noachtar 列出了许多发作后阶段研究的公开问题和临床需求,包括患者发作自动结束后的脑机制(Schmidt 和 Noachtar,2010)。

发作后阶段有其重要性但是以往研究低估了其诊断价值。大部分 CPS(发作持续阈超过 32 秒)后的侵入性的海马皮质电图能揭示"慢病灶"(定义为限局性等电位活动或限局性促发抑制类型)(Hufnagel 等,1995);这种慢病灶对癫痫手术结果有积极的预测价值。SPECT 记录揭示了多种发作后代谢变化(Ettinger 等,1998)。即使遗传因素能形成发作后阶段:至少有一种 APOE-ε4 等位基因的患者发作后精神混乱的风险增加三倍(Chapin 等,2008)。更重要的是,弥散性大脑异常的大龄患者和儿童的发作后精神混乱期延长（Ellis 和 Lee，1978；Sheth 等，2006；Theodore，2010）。

神经心理功能

一项早期研究（1990），在发作后（发作后 1 小时内）而不是发作间，应用计算机测试评估言语和图形再认记忆的成绩，表明左侧或右侧颞叶癫痫患者具有典型的材料特异性单侧化模式伴有言语或图形记忆受损（Andrewes 等，1990）。作者指出发作后结果预期了术后定侧模式，然而许多研究发现发作前测试并不能获得这种模式。这种效果依赖于假定的"慢病灶"，也就是病灶的部位发作后神经功能恢复缓慢（Hufnagel 等，1995）。Helmstaedter 等（1994）使用计算机的言语和图形再认测验，测验时间为发作前、发作后即刻、发作后 30 分钟和 1 小时，得到了相同结果模式。其他研究也指出发作后测验的可能的高敏感性（Aldenkamp 等，1992；Remi 和 Noachtar，2010）。Dodrill 指出发作在测验当天还是发作在测验前一天均不影响神经心理评估结果（Dodrill 和 Ojemann，2007）。因此，如果可能的话，发作后测验应在发作后一小时内进行。

发作间的上述语言变化在发作后仍存在。发作后语言／言语功能障碍的系统评估对发作灶定侧和言语优势半球的确定具有重要价值。患者电发放结束后（EEG）到正确念出纸板上一个简单句子之间的时间（称之为 Cincinatti 法）为发作后言语延迟阶段（Privitera 和 Kim，2010）；此外，研究者也记录了言语错乱现象。很多研究证实了这种方法能为发作灶定位和言语优势提供有价值信息（Ficker 等，2001；Goldberg-Stern 等，2004；Goldberg-Stern 等，2005；Meletti 等，2003；Privitera 等，1991；Ramirez 等，2008）。例如，发作后言语自动症定侧于左半球病灶，但是手自动症没有这种定侧价值（Rásonyi 等，2006）。24 名非癫痫发作患者中的 18 人在发作后对耳语的问题或部分运动有反应，但是 76 名癫痫发作患者没有这种现象（Chabolla 和 Shih，2006）。患者发作时间的准确性（发作日志）受 CPS 发作类型影响（发生于夜间），明显不精确（Hoppe 等，2007）；不同的认知恢复进程以及发作时和发作后记忆受损有助于这个发现。

发作后精神病

ICD-10 精神病的定义为一组现象，包括逼真的幻觉（典型的是幻听，但多数情况不止一种感觉形式）、错误识别、妄想和（或）牵连观念（偏执性或被害性性质）、心理运动障碍（兴奋或木僵），一种从恐惧到狂喜的不同情感，患者常常有清晰的感觉,但意识缥缈。就文献数量而言,精神病目前吸引了多数科研人员的注意,尤其是发作后阶段(Akanuma 等,2005;Boylan,2002;Devinsky 等,1995;Falip 等,2009;Fong 等,2002;Ito,2010;Schulze-Bonhage 和 van Elst,2010;Shukla 等,2008;Trimble 等,2010)。Devinsky 等(1995)报告了 20 例患者的发作后精神病。发作和精神病开始之间明确的间距是 2.3~72.0 小时,(平均 25 小时),持续时间为 16~432 小时(平均 83 小时)。发作后精神病患者常有双侧电活动以及监测中多为 GTCS。最近 Kanner 和 Ostrovskaya(2008)证实发作后精神病合并双侧病灶。更明显的是,睡眠中未检测到的发作活动后也会出现精神病和精神混乱状态(Bazil,2010)。发作后精神病与暴力行为有关(Kanemoto 等,2010)。如无侵入性 EEG 记录,区分发作后精神病和有深层脑癫痫样活动的复杂部分性 NCSE 有一定困难(Kanemoto 等,2000;Langheinrich 等,2005)。

抑郁情绪状态

患者发作前和发作后抑郁情绪状态很常见,但是很难被健康专家察觉(Kanner 等,2010)。Blumer(1992)报告了 19 名有精神性共病患者中 3 人有发作后抑郁;三环抗抑郁药对发作间和发作后抑郁的治疗效果相似(没有降低发作阈值),这表明两者具有共同的病理机制。作者强调发现和治疗发作后抑郁的迫切性也应关心癫痫患者增高的自杀率(Arana 等,2010;Fincham 和 Anderson,2000;Williams,1956)。Fincham 和 Anderson(2000)报告了一个女性病例在 SPS 后有严重的抑郁和自杀倾向,然而,几年内都没有发觉这些倾向;这个病例有效的抗癫痫药治疗终止了 SPS 和抑郁情绪。然而,一般来说,慢性抗抑郁治疗并没有预防发作后的抑郁(Kanner 等,2010)。发作后抑郁没有定侧和额定位价值。值得注意的是也有文献报道发作后躁狂(Nishida 等,2005)。

其他发作后现象

慢性疲劳会增加很多癫痫患者的负担。Hamelin 等指出发作后比发作间的疲劳现象更多(Hamelin 等,2010)。这项研究中,患者的疲劳和睡意与抑郁情绪有关,但与癫痫类型、发作频率或抗癫痫药物的数量无关。发作后的伤害感受降低(Coimbra 等,2001;Freitas 等,2008)。一例额叶和颞叶脑异常的癫痫患者证实有发作后自窥症(Tadokoro 等,2006)。发作后也会出现亚急性放肆的或暴力的行为(Ito 等,2007;Kanemoto 等,2010)。双侧颞叶和左侧颞叶发作后阶段会出现不认识的人或面孔的超熟悉感(与 Capgras 综合征相反)(Bujarski 和 Sperling,

2008；Michelucci 等，2010）；作者认为患者这种随意的熟悉判断会应用到所有与面孔样的刺激上，这并不是依赖于语义记忆。

■ 改善癫痫患者的监护

就目前的研究证据，推荐对改善癫痫患者的监护并促进癫痫研究有两个建议。

需要短时的认知测评工具

全面的神经心理评估不可避免的耗费大量时间并需要专业测评人员施测，还需要在评估时有安静、不受打扰的空间。此外，也不能保证测试前数小时患者没有发作。本卷很多章节强调可信的神经心理学评估价值及临床重要性。然而，由于发作性事件的原因更需要快速但是足够有效的床边的测评工具，技术人员和训练的代理人就能完成。这种工具要能应用于发作间、发作前、发作时和发作后。

例如，一小时（计算机化的）的关键认知功能测验（如言语和非言语双任务），以及患者在录像 EEG 监测中短暂的情绪状态的评级将有助于辨别真正发作的突然发生和提供发作预兆及发作起源有关的重要信息。

ICA 也为病灶定位和定侧提供有价值的信息。然而，鉴于发作 ICA 的不可预测性，该方法很难实现。许多情况下，即使代理人和非专业人员得到了专业训练，但是在测试中，他们也很难发觉癫痫发作何时开始。此外，患者发作在大脑中的扩布十分迅速，以至于不能基于认知的测验进行定侧/定位。最后，许多患者发作时（接近发作时）失去意识，这样测验不可能进行或者结果不能提供有效信息。然而，如果应用一种合适的短时认知和情绪测验工具，就可以应用到适合患者的发作中。

最后更为重要的，两项研究都认为由于病灶部位生理恢复时间长（慢 EEG 病灶）相对于发作间评估，发作后短时内的神经心理评估对病灶定位和定侧更有价值（Andrews 等，1990；Helmstaedter 等，1994）。相似的研究也表明发作后测验可能更好地预期术后认知结果。

短时和可操作的测验工具的发展历程从使用 Wada 试验或短时的认知损伤检测开始。一种围发作期筛查的国际化标准是十分必要的并是可能达到的。一项针对目前已有筛查方法及其在发作事件时应用的国际性调查已列入计划。

发作的行为治疗法的复苏

发作来临不可预见性和发作中失去控制可能代表了癫痫对患者的最大困扰。以上资料清楚地表明许多患者寻找用预测以及最终防止或终止发作来减少这种困扰（Boylan，2002；Haut 等，2007a；Haut 等，2007b；Haut 和 Lipton，2009）。神经心理学家可能（并应该）也支持患者在真实的可靠的，以及仅仅是明显的发作促成因素间做出合理的个人的区分，例如基于持续的发作日记评估。此外，患者需要基于以证据为基础的行为训练，这有助于改善发作控制和提高与健康相关的生活质量（如，睡觉／放松、其他药物）。

尽管有来自成人和儿童患者的对照研究有希望的证据（Boylan，2002；Dahl 等，1992；1987；1988；Fenwick，1991；Lundgren 等，2008a；Lundgren 等，2006；Lundgren 等，2008b；Puskarich 等，1992；Schmid-Schonbein，1998），而且神经心理学家始终关注以大脑为中心的诊断以及神经认知模型，但是不愿意进行心理治疗或神经心理训练。然而，行为治疗（超越诊断）对发作、日常功能、情感价值和健康相关的生活质量可信的效果，在医学领域无疑构成神经心理学的基础并且提供癫痫的认知损害性质的重要见解（即治疗认知变化的可能性／机制）。

（肖鑫 译　吴逊 校）

参考文献

- Akanuma N, Kanemoto K, Adachi N, Kawasaki J, Ito M, Onuma T. Prolonged postictal psychosis with forced normalization (Landolt) in temporal lobe epilepsy. *Epilepsy Behav* 2005; 6: 456-9.

- Aldenkamp AP, Arends J, de la Parra NM, Migchelbrink EJW. The cognitive impact of epileptiform EEG discharges and short epileptic seizures: Relationship to characteristics of the cognitive tasks. *Epilepsy Behav* 2010; 17: 205-09.

- Aldenkamp AP, Gutter T, Beun AM. The effect of seizure activity and paroxysmal electroencephalographic discharges on cognition. *Acta Neurol Scand* 1992; 140 (Suppl): 111-21.

- Ali F, Rickards H, Bagary M, Greenhill L, McCorry D, Cavanna AE. Ictal consciousness in epilepsy and nonepileptic attack disorder. *Epilepsy Behav* 2010; 19: 522-5.

- Alsaadi TM, Morris GL, Mueller WM. Lateralising value of ictal features in partial seizures: effect on postsurgical outcome. *Seizure* 2003; 12: 257-60.

- Andrewes DG, Puce A, Bladin PF. Post-ictal recognition memory predicts laterality of temporal lobe seizure focus: Comparison with post-operative data. *Neuropsychologia* 1990; 28: 957-67.

- Anonymous. Exciting causes of epileptic seizures. *Lancet* 1924; 203: 1117-8.

- Antebi D, Bird J. The facilitation and evocation of seizures. *Br J Psychiatry* 1992; 162: 759-64.

- Arana A, Wentworth CE, Ayuso-Mateos JL, Arellano FM. Suicide-related events in patients treated with antiepileptic drugs. *N Engl J Med* 2010; 363: 542-51.

- Arthuis M, Valton L, Regis J, Chauvel P, Wendling F, Naccache L, *et al.* Impaired consciousness during temporal lobe seizures is related to increased long-distance cortical-subcortical synchronization. *Brain* 2009; 132: 2091-101.

- Asheim Hansen B, Brodtkorb E. Partial epilepsy with "ecstatic" seizures. *Epilepsy Behav* 2003; 4: 667-73.
- Bauer J, Helmstaedter C, Elger C. Nonconvulsive status epilepticus with generalized "fast activity". *Seizure* 1997; 6: 67-70.
- Baxendale S. Seeing the light? Seizures and sunlight. *Epilepsy Res* 2009; 84: 72-6.
- Bazil CW. Effects of sleep on the postictal state. *Epilepsy Behav* 2010; 19: 146-50.
- Bell WL, Park YD, Thompson EA, Radtke RA. Ictal cognitive assessment of partial seizures and pseudoseizures. *Arch Neurol* 1998; 55: 1456-9.
- Benatar M. Ictal aphasia. *Epilepsy Behav* 2002; 3: 413-9.
- Benbadis SR, Pallagi J, Morris GL, Collier BD, Hellman RS. Ictal SPECT findings in typical absence seizures. *J Epilepsy* 1998; 11: 187-90.
- Berg AT, Berkovic SF, Brodie MJ, Buchhalter J, Cross JH, van Emde Boas W, *et al.* Revised terminology and concepts for organization of seizures and epilepsies: report of the ILAE Commission on Classification and Terminology, 2005-2009. *Epilepsia* 2010; 51: 676-85.
- Berman R, Negishi M, Vestal M, Spann M, Chung MH, Bai X, *et al.* Simultaneous EEG, fMRI, and behavior in typical childhood absence seizures. *Epilepsia* 2010; 51: 2011-22.
- Bertti P, Dal-Cól MLC, Wichert-Ana L, Kato M, Terra VC, de Oliveira JAC, *et al.* The neurobiological substrates of behavioral manifestations during temporal lobe seizures: A neuroethological and ictal SPECT correlation study. *Epilepsy Behav* 2010; 17: 344-53.
- Betts T. Use of aromatherapy (with or without hypnosis) in the treatment of intractable epilepsy--a two-year follow-up study. *Seizure* 2003; 12: 534-8.
- Bilo L, Meo R, Ruosi P, de Leva MF, Striano S. Transient epileptic amnesia: an emerging late-onset epileptic syndrome. *Epilepsia* 2009; 50 (Suppl 5): 58-61.
- Binnie CD, Kasteleijn-Nolst Trenite DG, Smit AM, Wilkins AJ. Interactions of epileptiform EEG discharges and cognition. *Epilepsy Res* 1987; 1: 239-45.
- Blanchet P, Frommer GP. Mood change preceding epileptic seizures. *J Nerv Ment Dis* 1986; 174: 471-6.
- Blume WT, Lüders HO, Mizrahi E, Tassinari C, van Emde Boas W, Engel J Jr. Glossary of descriptive terminology for ictal semiology: report of the ILAE task force on classification and terminology. *Epilepsia* 2001; 42: 1212-8.
- Blumenfeld H. The thalamus and seizures. *Arch Neurol* 2002; 59: 135-7.
- Blumenfeld H. Consciousness and epilepsy: why are patients with absence seizures absent? *Prog Brain Res* 2005; 150: 271-86.
- Blumenfeld H. Epilepsy and Consciousness. In: Steven L, Giulio T, eds. *The Neurology of Consciousness*. San Diego: Academic Press, 2009, 45-260.
- Blumenfeld H, Rivera M, McNally KA, Davis K, Spencer DD, Spencer SS. Ictal neocortical slowing in temporal lobe epilepsy. *Neurology* 2004; 63: 1015-21.
- Blumer D. Postictal depression: Significance for the treatment of the neurobehavioral disorder of epilepsy. *J Epilepsy* 1992; 5: 214-9.
- Boylan LS. Peri-Ictal Behavioral and Cognitive Changes. *Epilepsy Behav* 2002; 3: 16-26.
- Boylan LS, Labovitz DL, Jackson SC, Starner K, Devinsky O. Auras are frequent in idiopathic generalized epilepsy. *Neurology* 2006; 67: 343-5.
- Brigo F, Ferlisi M, Fiaschi A, Bongiovanni LG. Fear as the only clinical expression of affective focal status epilepticus. *Epilepsy Behav* 2011; 20: 107-10.
- Bruzzo AA, Gesierich B, Rubboli G, Vimal RLP. Predicting epileptic seizures with a mental simulation task: A prospective study. *Epilepsy Behav* 2008; 13: 256-9.
- Bujarski K, Sperling MR. Post-ictal hyperfamiliarity syndrome in focal epilepsy. *Epilepsy Behav* 2008; 13: 567-9.
- Butler CR, Bhaduri A, Acosta-Cabronero J, Nestor PJ, Kapur N, Graham KS, *et al.* Transient epileptic amnesia: regional brain atrophy and its relationship to memory deficits. *Brain* 2009; 132: 357-68.

- Butler CR, Graham KS, Hodges JR, Kapur N, Wardlaw JM, Zeman AZ. The syndrome of transient epileptic amnesia. *Ann Neurol* 2007; 61: 587-98.
- Carrazana E, Rey G, Rivas-Vazquez R, Tatum W. "Ictal" Alien Hand Syndrome. *Epilepsy Behav* 2001; 2: 61-4.
- Cavanna AE, Monaco F. Brain mechanisms of altered conscious states during epileptic seizures. *Nat Rev Neurol* 2009; 5: 267-76.
- Chabolla DR, Shih JJ. Postictal behaviors associated with psychogenic nonepileptic seizures. *Epilepsy Behav* 2006; 9: 307-11.
- Chapin JS, Busch RM, Janigro D, Dougherty M, Tilelli CQ, Lineweaver TT, *et al.* APOE [var epsilon]4 is associated with postictal confusion in patients with medically refractory temporal lobe epilepsy. *Epilepsy Res* 2008; 81: 220-4.
- Chassagnon S, Namer IJ, Armspach JP, Nehlig A, Kahane P, Kehrli P, *et al.* SPM analysis of ictal-interictal SPECT in mesial temporal lobe epilepsy: Relationships between ictal semiology and perfusion changes. *Epilepsy Res* 2009; 85: 252-60.
- Chavany JA, Fischgold H, Messimy R, Arfel C. Clinical and EEG aspects of a case of epilepsy electively induced by reading. *Rev Neurol* 1956; 95: 381-7.
- Coimbra NC, Castro-Souza C, Segato EN, Nora JEP, Herrero CFPS, Tedeschi-Filho W, *et al.* Post-ictal analgesia: involvement of opioid, serotoninergic and cholinergic mechanisms. *Brain Res* 2001; 888: 314-20.
- Cull CA, Fowler M, Brown SW. Perceived self-control of seizures in young people with epilepsy. *Seizure* 1996; 5: 131-8.
- Dahl J, Brorson LO, Melin L. Effects of a broad-spectrum behavioral medicine treatment program on children with refractory epileptic seizures: an 8-year follow-up. *Epilepsia* 1992; 33: 98-102.
- Dahl J, Melin L, Brorson LO, Schollin J. Effects of a broad-spectrum behavior modification treatment program on children with refractory epileptic seizures. *Epilepsia* 1985; 26: 303-9.
- Dahl J, Melin L, Lund L. Effects of a contingent relaxation treatment program on adults with refractory epileptic seizures. *Epilepsia* 1987; 28: 125-32.
- Dahl JA, Melin L, Leissner P. Effects of a behavioral intervention on epileptic seizure behavior and paroxysmal activity – a systematic replication of 3 cases of children with intractable epilepsy. *Epilepsia* 1988; 29: 172-83.
- Dal-Col ML, Terra-Bustamante VC, Velasco TR, Oliveira JA, Sakamoto AC, Garcia-Cairasco N. Neuroethology application for the study of human temporal lobe epilepsy: from basic to applied sciences. *Epilepsy Behav* 2006; 8: 149-60.
- Deisenhammer E. Transient global amnesia as an epileptic manifestation. *J Neurol* 1981; 225: 289-92.
- Delgado-Escueta AV, Mattson RH, King L, Goldensohn ES, Spiegel H, Madsen J, *et al.* The nature of aggression during epileptic seizures. *Epilepsy Behav* 2002; 3: 550-6.
- Devinsky O, Abramson H, Alper K, FitzGerald LS, Perrine K, Calderon J, *et al.* Postictal psychosis: A case control series of 20 patients and 150 controls. *Epilepsy Res* 1995; 20: 247-53.
- Devinsky O, Cox C, Witt E, Ronsaville D, Fedio P, Theodore WH. Ictal fear in temporal-lobe epilepsy – association with interictal behavioral changes. *J Epilepsy* 1991; 4: 231-8.
- Dionisio J, Tatum Iv WO. Triggers and techniques in termination of partial seizures. *Epilepsy Behav* 2010; 17: 210-4.
- Dodrill CB, Ojemann GA. Do recent seizures and recent changes in antiepileptic drugs impact performances on neuropsychological tests in subtle ways that might easily be missed? *Epilepsia* 2007; 48: 1833-41.
- Drake JME. Postictal capgras syndrome. *Clin Neurol Neurosurg* 1987; 89: 271-4.
- DuBois JM, Boylan LS, Shiyko M, Barr WB, Devinsky O. Seizure prediction and recall. *Epilepsy Behav* 2010; 18: 106-9.
- Elliott B, Joyce E, Shorvon S. Delusions, illusions and hallucinations in epilepsy: 1. Elementary phenomena. *Epilepsy Res* 2009a; 85: 162-71.
- Elliott B, Joyce E, Shorvon S. Delusions, illusions and hallucinations in epilepsy: 2. Complex

phenomena and psychosis. *Epilepsy Res* 2009b; 85: 172-86.

- Ellis JM, Lee SI. Acute prolonged confusion in later life as an ictal state. *Epilepsia* 1978; 19: 119-28.

- Englot DJ, Blumenfeld H. Consciousness and epilepsy: why are complex-partial seizures complex? *Prog Brain Res* 2009; 177: 147-70.

- Englot DJ, Modi B, Mishra AM, DeSalvo M, Hyder F, Blumenfeld H. Cortical deactivation induced by subcortical network dysfunction in limbic seizures. *J Neurosci* 2009; 29: 13006-18.

- Ettinger AB, Coyle PK, Jandorf L, Cabahug CJ, Oster ZH, Atkins HL, *et al*. Postictal SPECT in Epileptic *Versus* Nonepileptic Seizures. *J Epilepsy* 1998; 11: 67-73.

- Falip M, Carreño M, Donaire A, Maestro I, Pintor L, Bargalló N, *et al*. Postictal psychosis: A retrospective study in patients with refractory temporal lobe epilepsy. *Seizure*2009; 18: 145-9.

- Farthing WG, ed. *The Psychology of Consciousness*. Englewood Cliffs/NJ: Prentice-Hall,1992.

- Fenwick P. Evocation and inhibition of seizures. Behavioral treatment. *Adv Neurol* 1991; 55: 163-83.

- Ficker DM, Shukla R, Privitera MD. Postictal language dysfunction in complex partial seizures: effect of contralateral ictal spread. *Neurology* 2001; 56: 1590-2.

- Fincham R, Anderson S. Postictal depression following subtle seizures. *Epilepsy Behav* 2000; 1: 278-80.

- Fisher RS, Engel Jr JJ. Definition of the postictal state: When does it start and end? *Epilepsy Behav* 2010; 19: 100-4.

- Fisher RS, Schachter SC. The postictal state: A neglected entity in the management of epilepsy. *Epilepsy Behav* 2000; 1: 52-9.

- Foldvary-Schaefer N, Unnwongse K. Localizing and lateralizing features of auras and seizures. *Epilepsy Behav* 2011; 20: 160-6.

- Fong GCY, Ho WY, Tsoi TH, Fong KY, Ho SL. Lateral Temporal Hyperperfusion in Postictal Psychosis Assessed by 99mTc-HMPAO SPECT. *NeuroImage* 2002; 17: 1634-7.

- Freitas RL, Bassi GS, de Oliveira AM, Coimbra NC. Serotonergic neurotransmission in the dorsal raphe nucleus recruits in situ 5-HT2A/2C receptors to modulate the post-ictal antinoci-ception. *Exp Neurol* 2008; 213: 410-8.

- Frucht MM, Quigg M, Schwaner C, Fountain NB. Distribution of seizure precipitants among epilepsy syndromes. *Epilepsia* 2000; 41: 1534-9.

- Glascher J, Adolphs R. Processing of the arousal of subliminal and supraliminal emotional stimuli by the human amygdala. *J Neurosci* 2003; 23: 10274-82.

- Gloor P. Consciousness as a neurological concept in epileptology: a critical review. *Epilepsia* 1986; 27 (Suppl 2): S14-26.

- Gloor P. Experiential phenomena of temporal lobe epilepsy. Facts and hypotheses. *Brain* 1990; 113: 1673-94.

- Goldberg-Stern H, Gadoth N, Cahill W, Privitera M. Language dysfunction after frontal lobe partial seizures. *Neurology* 2004; 62: 1637-8.

- Goldberg-Stern H, Gadoth N, Ficker D, Privitera M. The effect of age and structural lesions on postictal language impairment. *Seizure* 2005; 14: 62-5.

- Gowers WF, ed. *Epilepsy and Other Chronic Convulsive Disorders*. New York: William Wood & Co, 1885.

- Guaranha MS, da Silva Sousa P, de Araujo-Filho GM, Lin K, Guilhoto LM, Caboclo LO, *et al*. Provocative and inhibitory effects of a video-EEG neuropsychologic protocol in juvenile myo-clonic epilepsy. *Epilepsia* 2009; 50: 2446-55.

- Guimond A, Braun CM, Belanger E, Rouleau I. Ictal fear depends on the cerebral laterality of the epileptic activity. *Epileptic Disord* 2008; 10: 101-12.

- Guimond A, Braun CMJ, Daigneault R. Ictal hallucination and hemispheric specialization: Findings from 217 cases with a unilateral epileptic focus. *Biol Psychol* 2009; 82: 133-48.

- Gyimesi C, Fogarasi A, Kovács N, Toth V, Magalova V, Schulz R, *et al*. Patients' ability to react before complex partial seizures. *Epilepsy Behav* 2007; 10: 183-6.

- Hall CB, Lipton RB, Tennen H, Haut SR. Early follow-up data from seizure diaries can be used to predict subsequent seizures in same cohort by borrowing strength across participants. *Epilepsy Behav* 2009; 14: 472-5.
- Hamelin S, Kahane P, Vercueil L. Fatigue in epilepsy: A prospective inter-ictal and post-ictal survey. *Epilepsy Res* 2010; 91: 153-60.
- Harding G. The reflex epilepsies with emphasis on photosensitive epilepsy. *Suppl Clin Neurophysiol* 2004; 57: 433-8.
- Haut SR, Hall CB, LeValley AJ, Lipton RB. Can patients with epilepsy predict their seizures? *Neurology*2007a; 68: 262-6.
- Haut SR, Hall CB, Masur J, Lipton RB. Seizure occurrence: precipitants and prediction. *Neurology* 2007b; 69: 1905-10.
- Haut SR, Lipton RB. Predicting seizures: a behavioral approach. *Neurol Clin* 2009; 27: 925-40.
- Helmstaedter C, Elger C, Lendt M.Postictal courses of cognitive deficits in focal epilepsies. *Epilepsia* 1994; 35: 1073-8.
- Helmstaedter C, Hufnagel A, Elger C. Seizures during cognitive testing in patients with temporal lobe epilepsy: possibility of seizure induction by cognitive activation. *Epilepsia* 1992; 33: 892-7.
- Hermann BP, Dikmen S, Schwartz MS, Karnes WE. Interictal psychopathology in patients with ictal fear: a quantitative investigation. *Neurology* 1982; 32: 7-11.
- Hippocrates. (400 B.C.). *On the Sacred Disease* (translated by Francis Adams): http://classics.mit.edu/Hippocrates/sacred.html.
- Hoppe C, Poepel A, Elger CE. Epilepsy: accuracy of patient seizure counts. *Arch Neurol* 2007; 64: 1595-9.
- Hornberger M, Mohamed A, Miller L, Watson J, Thayer Z, Hodges JR. Focal retrograde amnesia: Extending the clinical syndrome of transient epileptic amnesia. *J Clin Neurosci* 2010; 17: 1319-21.
- Horvath RA, Fogarasi A, Schulz R, Perlaki G, Kalmar Z, Toth V, *et al*. Ictal vocalizations occur more often in temporal lobe epilepsy with dominant (left-sided) epileptogenic zone. *Epilepsia* 2009; 50: 1542-6.
- Hufnagel A, Poersch M, Elger CE, Zentner J, Wolf HK, Schramm J. The clinical and prognostic relevance of the postictal slow focus in the electrocorticogram. *Electroencephalogr Clin Neurophysiol* 1995; 94: 12-8.
- Hughes J, Devinsky O, Feldmann E, Bromfield E. Premonitory symptoms in epilepsy. *Seizure* 1993; 2: 201-3.
- ILAE. Commission on Classification and Terminology of the International League Against Epilepsy. Proposal for revised clinical and electroencephalographic classification of epileptic seizures. *Epilepsia* 1981; 22: 489-501.
- ILAE. Commission on Classification and Terminology of the International League Against Epilepsy. Proposal for revised classification of epilepsies and epileptic syndromes. *Epilepsia* 1989; 30: 389-99.
- Inoue Y, Mihara T, Fukao K, Kudo T, Watanabe Y, Yagi K. Ictal paraphasia induced by language activity. *Epilepsy Res* 1999; 35: 69-79.
- Ishikawa T, Saito M, Fujimoto S, Imahashi H. Ictal increased writing preceded by dysphasic seizures. *Brain and Dev* 2000; 22: 398-402.
- Ito M. Neuropsychiatric evaluations of postictal behavioral changes. *Epilepsy Behav* 2010; 19: 134-7.
- Ito M, Okazaki M, Takahashi S, Muramatsu R, Kato M, Onuma T. Subacute postictal aggression in patients with epilepsy. *Epilepsy Behav* 2007; 10: 611-4.
- Janszky J, Balogh A, Holló A, Szucs A, Borbély C, Barsi P, *et al*. Automatisms with preserved responsiveness and ictal aphasia: contradictory lateralising signs during a dominant temporal lobe seizure. *Seizure* 2003; 12: 182-5.
- Janszky J, Fogarasi A, Jokeit H, Ebner A. Are ictal vocalisations related to the lateralisation of frontal lobe epilepsy? *J Neurol Neurosurg Psychiatry* 2000; 69: 244-7.
- Janszky J, Szucs A, Rasonyi G, Schulz R, Hoppe M, Hollo A, *et al*. Intentional seizure interruption

may decrease the seizure frequency in drug-resistant temporal lobe epilepsy. *Seizure* 2004; 13: 156-60.

- Jaseja H. Scientific basis behind traditional practice of application of "shoe-smell" in controlling epileptic seizures in the eastern countries. *Clin Neurol Neurosurg* 2008; 110: 535-8.

- Jaseja H. Application of'shoe-smell' in controlling epileptic attacks: its origin. *Med Hypotheses* 2010; 74: 210.

- Jasper HH. Current evaluation of the concepts of centrencephalic and cortico-reticular seizures. *Electroencephalogr Clin Neurophysiol* 1991; 78: 2-11.

- Johanson M, Revonsuo A, Chaplin J, Wedlund JE. Level and contents of consciousness in connection with partial epileptic seizures. *Epilepsy Behav* 2003; 4: 279-85.

- Johanson M, Valli K, Revonsuo A, Chaplin JE, Wedlund JE. Alterations in the contents of consciousness in partial epileptic seizures. *Epilepsy Behav* 2008; 13: 366-71.

- Johanson M, Valli K, Revonsuo A, Wedlund JE. Content analysis of subjective experiences in partial epileptic seizures. *Epilepsy Behav* 2008; 12: 170-82.

- Joshi CN, Booth FA, Sigurdson ES, Bolton JM, Shah NS. Postictal Psychosis in a Child. *Pediatr Neurol* 2006; 34: 388-91.

- Kanemoto K, Tadokoro Y, Oshima T. Violence and postictal psychosis: A comparison of postictal psychosis, interictal psychosis, and postictal confusion. *Epilepsy Behav* 2010; 19: 162-6.

- Kanemoto K, Tomikimi T, Kawasaki J. Prolonged post-ictal confusion as a manifestation of continuous complex partial status epilepticus: a depth EEG study. *Seizure* 2000; 9: 151-5.

- Kanner AM. Depression and epilepsy: a review of multiple facets of their close relation. *Neurol Clin* 2009; 27: 865-80.

- Kanner AM, Ostrovskaya A. Long-term significance of postictal psychotic episodes: I. Are they predictive of bilateral ictal foci? *Epilepsy Behav* 2008; 12: 150-3.

- Kanner AM, Trimble M, Schmitz B. Postictal affective episodes. *Epilepsy Behav* 2010; 19: 156-8.

- Kaplan PW. Assessing the outcomes in patients with nonconvulsive status epilepticus: nonconvulsive status epilepticus is underdiagnosed, potentially overtreated, and confounded by comorbidity. *J Clin Neurophysiol* 1999; 16: 341-52.

- Kaplan PW. Behavioral manifestations of nonconvulsive status epilepticus. *Epilepsy Behav* 2002; 3: 122-39.

- Kaplan PW. Nonconvulsive status epilepticus. *Neurology* 2003; 61: 1035-6.

- Kasper BS, Kasper EM, Pauli E, Stefan H. Phenomenology of hallucinations, illusions, and delusions as part of seizure semiology. *Epilepsy Behav* 2010; 18: 13-23.

- Kasper BS, Kerling F, Graf W, Stefan H, Pauli E. Ictal delusion of sexual transformation. *Epilepsy Behav* 2009; 16: 356-9.

- Koepp MJ, Hansen ML, Pressler RM, Brooks DJ, Brandl U, Guldin B, *et al*. Comparison of EEG, MRI and PET in reading epilepsy: a case report. *Epilepsy Res* 1998; 29: 247-53.

- Kotagal P, Arunkumar G, Hammel J, Mascha ED. Complex partial seizures of frontal lobe onset statistical analysis of ictal semiology. *Seizure* 2003; 12: 268-81.

- Kovacs N, Auer T, Balas I, Karadi K, Zambo K, Schwarcz A, *et al*. Neuroimaging and cognitive changes during deja vu. *Epilepsy Behav* 2009; 14: 190-6.

- Kramer U, Riviello JJJ, Carmant L, Black PM, Madsen J, Holmes GL. Clinical characteristics of complex partial seizures: a temporal *versus* a frontal lobe onset. *Seizure* 1997; 6: 57-61.

- Kuscu DY, Kayrak N, Karasu A, Gul G, Kirbas D. Ictal singing due to left mesial temporal sclerosis. *Epileptic Disord* 2008; 10: 173-6.

- Kutluay E, Beattie J, Passaro EA, Edwards JC, Minecan D, Milling C, *et al*. Diagnostic and localizing value of ictal SPECT in patients with nonconvulsive status epilepticus. *Epilepsy Behav* 2005; 6: 212-7.

- Langheinrich TC, Chattopadhyay A, Kuc S, Reuber M. Prolonged postictal stupor: Nonconvulsive status epilepticus, medication effect, or postictal state? *Epilepsy Behav* 2005; 7: 548-51.

- Lebrun Y. Ictal verbal behaviour: a review. *Seizure* 1994; 3: 45-54.

- Lee SA, No YJ. Perceived self-control of seizures in patients with uncontrolled partial epilepsy. *Seizure*2005; 14: 100-5.
- Leutmezer F, Podreka I, Asenbaum S, Pietrzyk U, Lucht H, Back C, *et al*. Postictal psychosis in temporal lobe epilepsy. *Epilepsia* 2003; 44: 582-90.
- Li Z, Martins da Silva A, Cunha JP. Movement quantification in epileptic seizures: a new approach to video-EEG analysis. *IEEE Trans Biomed Eng* 2002; 49: 565-73.
- Lisovoski F, Prier S, Koskas P, Dubard T, Stievenart JL, Dehen H, *et al*. Hot-water epilepsy in an adult: ictal EEG, MRI and SPECT features. *Seizure* 1992; 1: 203-6.
- Loddenkemper T, Kotagal P. Lateralizing signs during seizures in focal epilepsy. *Epilepsy Behav* 2005; 7: 1-17.
- Lüders H, Acharya J, Baumgartner C, Benbadis S, Bleasel A, Burgess R, *et al*. Semiological seizure classification. *Epilepsia* 1998; 39: 1006-13.
- Lundgren T, Dahl J, Hayes SC. Evaluation of mediators of change in the treatment of epilepsy with acceptance and commitment therapy. *J Behav Med* 2008a; 31: 225-35.
- Lundgren T, Dahl J, Melin L, Kies B. Evaluation of acceptance and commitment therapy for drug refractory epilepsy: a randomized controlled trial in South Africa – a pilot study. *Epilepsia* 2006; 47: 2173-9.
- Lundgren T, Dahl J, Yardi N, Melin L. Acceptance and Commitment Therapy and yoga for drug-refractory epilepsy: a randomized controlled trial. *Epilepsy Behav* 2008b; 13: 102-8.
- Lux S, Kurthen M, Helmstaedter C, Hartje W, Reuber M, Elger C. The localizing value of ictal consciousness and its constituent functions: a video-EEG study in patients with focal epilepsy. *Brain* 2002; 125: 2691-8.
- Martinez O, Reisin R, Andermann F, Zifkin BG, Sevlever G. Evidence for reflex activation of experiential complex partial seizures. *Neurology* 2001; 56: 121-3.
- Mattson R, Lerner E, Dix G. Precipitating and inhibiting factors in epilepsy: a statistical study. *Epilepsia* 1974; 15: 271-2.
- Meletti S, Cantalupo G, Stanzani-Maserati M, Rubboli G, Tassinari CA. The expression of interictal, preictal, and postictal facial-wiping behavior in temporal lobe epilepsy: a neuro-ethological analysis and interpretation. *Epilepsy Behav* 2003; 4: 635-43.
- Michelucci R, Riguzzi P, Rubboli G, Volpi L, Pasini E, Santoro F, *et al*. Postictal hyperfamiliarity for unknown faces. *Epilepsy Behav* 2010; 19: 518-21.
- Miller S, Razvi S, Russell A. Reading epilepsy. *Pract Neurol* 2010; 10: 278-81.
- Milton F, Muhlert N, Pindus DM, Butler CR, Kapur N, Graham KS, *et al*. Remote memory deficits in transient epileptic amnesia. *Brain* 2010; 133: 1368-79.
- Mintzer S, Lopez F. Comorbidity of ictal fear and panic disorder. *Epilepsy Behav* 2002; 3: 330-7.
- Moore DB, Abou-Khalil B, Fakhoury T, Mathews G. Preictal behavior in psychogenic and epileptic seizures. *J Epilepsy* 1998; 11: 182-6.
- Naito H, Matsui N. Temporal-lobe epilepsy with ictal ecstatic state and interictal behavior of hypergraphia. *J Nerv Ment Dis* 1988; 176: 123-4.
- Nakken KO, Solaas MH, Kjeldsen MJ, Friis ML, Pellock JM, Corey LA. Which seizure-precipitating factors do patients with epilepsy most frequently report? *Epilepsy Behav* 2005; 6: 85-9.
- Navarro V, Delmaire C, Chauviré V, Habert MO, Footnick R, Lehéricy S, *et al*. "What is it?" A functional MRI and SPECT study of ictal speech in a second language. *Epilepsy Behav* 2009; 14: 396-9.
- Neisser U, ed. *Cognition and Reality. Principles and Implications of Cognitive Psychology*. San Francisco: W. H. Freeman & Co, 1976.
- Neufeld MY, Sadeh M, Cohn DF, Korczyn AD. Stress and epilepsy: the Gulf war experience. *Seizure* 1994; 3: 135-9.
- Neugebauer R, Paik M, Hauser WA, Nadel E, Leppik I, Susser M. Stressful life events and seizure frequency in patients with epilepsy. *Seizure* 1994; 35: 336-43.

- Nishida T, Kudo T, Nakamura F, Yoshimura M, Matsuda K, Yagi K. Postictal mania associated with frontal lobe epilepsy. *Epilepsy Behav* 2005; 6: 102-10.
- Noachtar S, Peters AS. Semiology of epileptic seizures: A critical review. *Epilepsy Behav* 2009; 15: 2-9.
- Offen ML, Davidoff RA, Troost BT, Richey ET. Dacrystic epilepsy. *J Neurol Neurosurg Psychiatry* 1976; 39: 829-34.
- Osei-Lah AD, Casadei A, Richardson MP, Alarcon G. Focal reading epilepsy†a rare variant of reading epilepsy: A case report. *Epilepsia* 2010; 51: 2352-5.
- Palmini AL, Gloor P, Jones-Gotman M. Pure amnestic seizures in temporal lobe epilepsy. Definition, clinical symptomatology and functional anatomical considerations. *Brain* 1992; 115: 749-69.
- Pekala RJ. *Quantifying Consciousness (Emotions, Personality, and Psychotherapy)*. Berlin: Springer, 1991.
- Petitmengin C, Baulac M, Navarro V. Seizure anticipation: Are neurophenomenological approaches able to detect preictal symptoms? *Epilepsy Behav* 2006; 9: 298-306.
- Pinikahana J, Dono J. Age and gender differences in initial symptoms and precipitant factors of epileptic seizures: An Australian study. *Epilepsy Behav* 2009; 16: 231-9.
- Pinikahana J, Dono J. Initial symptoms, precipitant factors, and techniques to control epileptic seizures: The carer's perspective. *Epilepsy Behav* 2009; 16: 442-6.
- Pinikahana J, Dono J. The lived experience of initial symptoms of and factors triggering epileptic seizures. *Epilepsy & Behav* 2009c; 15: 513-20.
- Privitera M, Kim KK. Postictal language function. *Epilepsy Behav* 2010; 19: 140-5.
- Privitera MD, Morris GL, Gilliam F. Postictal language assessment and lateralization of complex partial seizures. *Ann Neurol* 1991; 30: 391-6.
- Profitlich T, Hoppe C, Reuber M, Helmstaedter C, Bauer J. Ictal neuropsychological findings in focal nonconvulsive status epilepticus. *Epilepsy Behav* 2008; 12: 269-75.
- Puskarich C, Hermann B, Whitman S, Dell J. The effects of progressive relaxation on seizure reduction. *Epilepsia* 1987; 28: 597-7.
- Puskarich CA, Whitman S, Dell J, Hughes JR, Rosen AJ, Hermann BP.. Controlled examination of effects of progressive relaxation training on seizure reduction. *Epilepsia* 1992; 33: 675-80.
- Rajna P, Clemens B, Csibri E, Dobos E, Geregely A, Gottschal M, *et al.* Hungarian multicentre epidemiologic study of the warning and initial symptoms (prodrome, aura) of epileptic seizures. *Seizure* 1997; 6: 361-8.
- Rajna P, Lona C. Sensory stimulation for inhibition of epileptic seizures. *Epilepsia* 1989; 30: 168-74.
- Rajna P, Solyom A, Mezofi L, Vargyai E. Are seizure precipitating factors underestimated in refractory epilepsies? *Epilepsia* 2008; 49: 1812-3.
- Rajna P, Solyom A, Mezofi L, Vargyai E. Are there real unprovoked/unprecipitated seizures? *Med Hypotheses* 2008; 71: 851-7.
- Rajna P, Veres J. Life events and seizure frequency in epileptics: a follow-up study. *Acta Med Hung* 1989; 46: 169-87.
- Ramirez MJ, Schefft BK, Howe SR, Hwa-Shain Y, Privitera MD. Interictal and postictal language testing accurately lateralizes language dominant temporal lobe complex partial seizures. *Epilepsia* 2008; 49: 22-32.
- Ratnapriya R, Satishchandra P, Dilip S, Gadre G, Anand A. Familial autosomal dominant reflex epilepsy triggered by hot water maps to 4q24-q28. *Hum Genet* 2009; 126: 677-83.
- Reuber M, Mackay RD. Epileptic automatisms in the criminal courts: 13 cases tried in England and Wales between 1975 and 2001. *Epilepsia* 2008; 49: 138-45.
- Ritaccio AL, Singh A, Devinsky O. Cognition-induced epilepsy. *Epilepsy Behav* 2002; 3: 496-501.
- Romeo A, Chifari R, Capovilla G, Viri M, Lodi M, Dell'Oglio V, *et al.* Ictal impending danger – "sixth sense seizures" – in patients with benign focal epileptic seizures of adolescence. *Epilepsy*

Res 2008; 79: 90-6.

- Rossetti AO, Kaplan PW. Seizure semiology: an overview of the "inverse problem". *Eur Neurol* 2010; 63: 3-10.

- Rumelhart D, McClelland J, eds. *Parallel Distributed Processing – Vol. 1: Foundations: Explorations in the Microstructure of Cognition.* Cambridge: MIT Press, 1986.

- Rásonyi G, Fogarasi A, Kelemen A, Janszky J, Halász P. Lateralizing value of postictal automatisms in temporal lobe epilepsy. *Epilepsy Res* 2006; 70: 239-43.

- Rémi J, Noachtar S. Clinical features of the postictal state: Correlation with seizure variables. *Epilepsy Behav* 2010; 19: 114-7.

- Salek-Haddadi A, Mayer T, Hamandi K, Symms M, Josephs O, Fluegel D, *et al.* Imaging seizure activity: a combined EEG/EMG-fMRI study in reading epilepsy. *Epilepsia* 2009; 50: 256-64.

- Scaramelli A, Braga P, Avellanal A, Bogacz A, Camejo C, Rega I, *et al.* Prodromal symptoms in epileptic patients: Clinical characterization of the pre-ictal phase. *Seizure* 2009; 18: 246-50.

- Schmid-Schonbein C. Improvement of seizure control by psychological methods in patients with intractable epilepsies. *Seizure* 1998; 7: 261-70.

- Schmidt D. Effect of antiepileptic drugs on the postictal state. A critical overview. *Epilepsy Behav* 2010; 19: 176-81.

- Schmidt D, Noachtar S. Outlook: The postictal state--future directions for research. *Epilepsy Behav* 2010; 19: 191-2.

- Schulze-Bonhage A, Kurth C, Carius A, Steinhoff BJ, Mayer T. Seizure anticipation by patients with focal and generalized epilepsy: a multicentre assessment of premonitory symptoms. *Epilepsy Res* 2006; 70: 83-8.

- Schulze-Bonhage A, van Elst LT. Postictal psychosis: Evidence for extrafocal functional precursors. *Epilepsy Behav* 2010; 18: 308-12.

- Sengupta A, Mahmoud A, Tun SZ, Goulding P. Orgasm-induced seizures: Male studied with ictal electroencephalography. *Seizure* 2010; 19: 306-9.

- Sheth RD, Drazkowski JF, Sirven JI, Gidal BE, Hermann BP. Protracted ictal confusion in elderly patients. *Arch Neurol* 2006; 63: 529-32.

- Shih JJ, LeslieMazwi T, Falcao G, Van Gerpen J. Directed aggressive behavior in frontal lobe epilepsy: a video-EEG and ictal spect case study. *Neurology* 2009; 73: 1804-6.

- Shorvon S, Trinka E. Nonconvulsive status epilepticus in the postictal state. *Epilepsy Behav* 2010; 19: 172-5.

- Shukla G, Singh S, Goyal V, Gaikwad S, Srivastava A, Bal CS, *et al.* Prolonged preictal psychosis in refractory seizures: A report of three cases. *Epilepsy Behav* 2008; 13: 252-5.

- Spatt J, Langbauer G, Mamoli B. Subjective perception of seizure precipitants: results of a questionnaire study. *Seizure* 1998; 7: 391-5.

- Spector S, Cull C, Goldstein LH. Seizure precipitants and perceived self-control of seizures in adults with poorly-controlled epilepsy. *Epilepsy Res* 2000; 38: 207-16.

- Spector S, Cull C, Goldstein LH. High and low perceived self-control of epileptic seizures. *Epilepsia* 2001; 42: 556-64.

- Sperling MR, Schilling CA, Glosser D, Tracy JI, Asadi-Pooya AA. Self-perception of seizure precipitants and their relation to anxiety level, depression, and health locus of control in epilepsy. *Seizure* 2008; 17: 302-7.

- Stafstrom CE, Havlena J. Seizure drawings: insight into the self-image of children with epilepsy. *Epilepsy Behav* 2003; 4: 43-56.

- Swartz BE, Delgado-Escueta AV, Maldonado HM. A stereoencephalographic study of ictal propagation producing anisocoria, auras of fear, and complex partial seizures of temporal lobe origin. *J Epilepsy* 1990; 3: 149-56.

- Tadokoro Y, Oshima T, Kanemoto K. Postictal autoscopy in a patient with partial epilepsy. *Epilepsy Behav* 2006; 9: 535-40.

- Tatsuzawa Y, Yoshino A, Nomura S. A case of seizures induced by abstract reasoning. *Epilepsy*

Behav 2010; 17: 552-4.

- Taylor DC. Whatever happened to the "epileptic prodrome"? *Epilepsy Behav* 2007; 11: 251-2.
- Temkin NR, Davis GR. Stress as a risk factor for seizures among adults with epilepsy. *Epilepsia* 1984; 25: 450-6.
- Thapar A, Kerr M, Harold G. Stress, anxiety, depression, and epilepsy: investigating the relationship between psychological factors and seizures. *Epilepsy Behav* 2009; 14: 134-40.
- Theodore WH. Effects of age and underlying brain dysfunction on the postictal state. *Epilepsy Behav* 2010; 19: 118-20.
- Trimble M, Kanner A, Schmitz B. Postictal psychosis. *Epilepsy Behav* 2010; 19: 159-61.
- Van Sweden B, Mellerio F. Toxic ictal confusion. *J Epilepsy* 1988; 1: 157-63.
- Van Sweden B, Mellerio F. Toxic ictal delirium. *Biol Psychiatry* 1989; 25: 449-58.
- Vederman AC, Holtzer R, Zimmerman ME, Devinsky O, Barr WB. Ictal mnemestic aura and verbal memory function. *Epilepsy Behav* 2010; 17: 474-7.
- Vega-Talbot ML, Duchowny M, Jayakar P. Orbitofrontal seizures presenting with ictal visual hallucinations and interictal psychosis. *Pediatr Neurol* 2006; 35: 78-81.
- Vuilleumier P, Despland PA, Assal G, Regli F. Astral and out-of-body voyages. Heautoscopy, ecstasis and experimental hallucinations of epileptic origin. *Rev Neurol* 1997; 153: 115-9.
- Widdess-Walsh P, Devinsky O. Historical perspectives and definitions of the postictal state. *Epilepsy Behav* 2010; 19: 96-9.
- Wilkins AJ, Zifkin B, Andermann F, McGovern E. Seizures induced by thinking. *Ann Neurol* 1982; 11: 608-12.
- Willard KS, Licht BG, Gilmore RL, Licht MH, Sackellares JC, Eisenschenk SJ, et al. Affect in patients with epilepsy undergoing video/EEG monitoring: Retrospective *versus* momentary assessment and temporal relationship to seizures. *Epilepsy Behav* 2006; 8: 625-34.
- Williams D. The structure of emotions reflected in epileptic experiences. *Brain* 1956; 79: 29-67.
- Wilson JV, Reynolds EH. Texts and documents. Translation and analysis of a cuneiform text forming part of a Babylonian treatise on epilepsy. *Med Hist* 1990; 34: 185-98.
- Xue LY, Ritaccio AL. Reflex seizures and reflex epilepsy. *Am J Electroneurodiagnostic Technol* 2006; 46: 39-48.
- Yamada M, Murai T, Sato W, Namiki C, Miyamoto T, Ohigashi Y. Emotion recognition from facial expressions in a temporal lobe epileptic patient with ictal fear. *Neuropsychologia* 2005; 43: 434-41.
- Yu L, Blumenfeld H. Theories of impaired consciousness in epilepsy. *Ann N Y Acad Sci* 2009; 1157: 48-60.
- Zeman AZ, Boniface SJ, Hodges JR. Transient epileptic amnesia: a description of the clinical and neuropsychological features in 10 cases and a review of the literature. *J Neurol Neurosurg Psychiatry* 1998; 64: 435-43.
- Zifkin BG, Trenite DKN. Reflex epilepsy and reflex seizures of the visual system: a clinical review. *Epileptic Disord* 2000; 2: 129-36.

儿童新发生癫痫的认知功能

Bruce Hermann[1], Jana Jones[1], Michael Seidenberg[2]

[1] 美国,麦迪逊,威斯康星大学,医学和公共卫生学院,神经科

[2] 美国,北芝加哥,罗莎琳富兰克林医学和科学大学,精神科

■ 引言

就再发性发作的出现而言,癫痫与认知、精神状况和社会适应行为异常有关,目前归之为神经行为共病。癫痫的并发症有很长的历史。过去一个世纪早期就开始经验式研究各种精神社会合并症或者癫痫病的困扰,认知问题,情感 - 行为状态和社会功能,当时的癫痫患者在集体中被隔离或用其他特殊治疗工具(Fox,1924;Wallin,1911),随后癫痫学家的研究试图寻找居住于社区患者的癫痫后果非常有代表性的写照(Lennox,1960),并受到国家委员会(DHEW,1978)、公共健康服务处(Austin 等,2006)、以及国家特殊工作小组和国际健康组织包括国际抗癫痫联盟和世界卫生组织(WHO,2001)不断的关注。近期,NIH 治愈癫痫 2007 年会议上(NIH,2007)预防或消除癫痫共病是一项主要的基准区域,结合以往 NIH 设立的治愈癫痫和预防癫痫研究基准是其进步之处。无可争辩的是癫痫重要的并发症,其病因和癫痫进程仍需完全地刻画其特性。

本章的关注焦点是儿童癫痫患者以及我们对神经行为共病已经了解了什么。我们首先回顾癫痫儿童的认知和其他神经行为共病的很多趋势,而后特别通过研究伴有癫痫的儿童在其癫痫开始时或接近开始时已经了解了什么,以及有关儿童新诊断癫痫的发展轨迹的研究资料得出结论。

■ 儿童癫痫的问题

合并慢性活动性成人癫痫的不同的神经行为共病所呈现的性质及严重性，了解这些问题随时间起源、发展和进程。至少有 3 组证据指出与生命历程有关的、有意义的神经发育。

首先，反复发作开始的年龄与共病风险的间接证据。许多神经心理研究指出成人慢性癫痫与稍晚些开始发作的慢性癫痫相比，反复发作开始的年龄越早认知功能越差（Dikmen 等，1975，1977；Dodrill 和 Matthews，1992，Lennox，1960；Hermann 等，2002；Kaaden 和 Helmstaedter，2009）。有一些而非全部研究发现较年轻患者复杂部分性和其他类型发作有相似的关系（O'Leary 等，1981；Schoenfeld 等，1999）。这些认知研究的优点是利用患者大脑结构的神经影像学研究。但是这样的文献很有限，儿童期起病与成人期起病有不同的影响，体现在复杂高热惊厥病史的患者引起的全脑脑容积减少（Theodore 等，2003），起病于儿童与成人慢性限局性癫痫比较前者造成胼胝体容积减少以及大脑白质和灰质总容量的减少（Hermann 等，2002，2003；Weber 等，2007）。

第二是有确切的证据，儿童起病的癫痫妨碍生活历程。或者儿童癫痫的公共卫生意义最重的指标是在青年和成人期有不利的预后。这反映在过去 30 年间的国际文献来自英国、加拿大、芬兰、日本、澳大利亚和荷兰。总体而言，这些报告包括非对照（Lindsay 等，1979a；1979b；1979c；Wakamoto 等，2000；Camfield 等，1993；Harrison 等，1976）和对照的社区和群体为基础的研究（Jalava 等，1996，1997a；1997b；Kokkonen 等，1997；Wirrell 等，1997；Sillanpaa 等，1998；Shackleton 等，2003；Koponen 等，2007）以及国家生育群体的长期（成人）随访研究（Britten 等，1986）。这些研究有很多重要方面：①癫痫儿童群体在对照研究中前瞻性随访达到 30 年以上（Sillanpaa 等，1998；Shackleton 等，2003；Britten 等，1986）；②主要生活预后的广泛多样性问题是始终关注的包括婚姻率、工作、收入、精神状态、独立生活状态和其他生活质量方面；③伴有严重和复杂癫痫的儿童生存期内有不良的心理预后并非出乎意料（Lindsay，1979a；1979b；1979c）。只有一个例外（Wakamoto 等，2000），这些研究报告不同的生存期预后即智力正常称之为良性癫痫，即使没有进行抗癫痫治疗儿童癫痫也有缓解（Camfield 等，1993；Wirrell 等，1997；Sillanpaa 等，1998；Jalava，1997a；1997b）；④这些成人预后背后的原因以及预后良好与不佳的合并因素仍不清楚，令人惊奇的是，生存期预后不良合并多种临床表现（如发作年龄、发作控制）；⑤已发现不利的生存期预后合并有神经行为共病史包括学习问题（Lindsay，1979c；Camfield 等，1993；Kokkonen 等，1997；Koponen 等，2007），以及目前称之为 ADHD（Lindsay 等，1979c），以前很少考虑为预测因素。严格地讲，长时间观察的调查评估几乎都没有评估个体基础认知水平和大脑结构，以及其他临床群体中影响生活质量的因素。

第三，一些重要的背景资料包括直接查阅癫痫儿童中共病的资料。这些文献受益于群体为基础的和详细的三级监理中心调查。

群体为基础的调查

例如，对于精神状态而言，怀特岛小儿精神病流行病学调查（Rutter 等，1970）报告一般群体中 7% 的儿童有心理健康问题，与之相比非神经精神疾患儿童为 12%，非复杂癫痫的儿童为 29%，复杂癫痫的儿童为 58%（如大脑结构异常和发作）。30 年后，作为英国儿童和青少年精神健康调查的一部分，Davies 等（2003）报告了十分相似的结果。对于认知而言，以群体为基础的资料包括总智商（Berg 等，2008）和非言语记忆的特定损伤（Hoie 等，2005）、执行功能（Hoie 等，2006a）、心理社会问题（Hoie 等，2006b）和认知、执行功能与心理社会问题的负担（Hoie 等，2008）。Berg 等报告了康乃迪克州的癫痫研究（n=613），儿童癫痫起病后 8~9 年的认知评估结果表明 73.6% 的儿童大体正常，其余样本中只有中度或轻度的 MR（26.4%）。独立的功能水平有预测作用的是始发年龄在 5 岁以下的儿童，症状性病因、癫痫性脑病、缓解状态和当前抗癫痫药状态（Berg 等，2008）。他们的系列文章中调查了伴有癫痫（n=198）的儿童（年龄为 6~12 岁）以及对照组为基础的人群（n=126），通过瑞文测试（Raven Matrices）测验了非言语学习问题（一般小于 10 个百分数值），结果表明癫痫儿童为 43%，而对照组儿童仅为 3%。这些问题特别常见于有远隔部位症状性病因的儿童癫痫、未确定癫痫综合征、肌阵挛发作、发作开始年龄早、发作频率高以及多药治疗者（Hoie 等，2005）。执行功能、学业成绩、抑郁和其他共病的对比研究表明癫痫儿童有神经行为的困扰（Hoie 等，2006a；2006b；2008）。

特殊中心的调查

临床中心的调查提供了补充信息，以下是众多文献中的一小部分。Farwell 和 Dodrill（1985）使用韦氏儿童智力量表修订版和对应年龄的 Halstead-Reitan 神经心理成套测验，测验了 118 名年龄在 6~15 岁癫痫儿童和 100 名对照组。包括多种癫痫综合征（8 例失神发作、8 例失神发作和全面性强直阵挛发作、30 例仅有全面性强直阵挛发作、31 例仅有部分性发作、21 例部分性发作和全面性发作、15 例不典型失神发作、5 例小运动性癫痫）。报告指出癫痫儿童的总智商评分较低与发作类型有关。除典型失神外所有发作类型与健康对照组比智力均较低。小运动或非典型失神发作儿童的平均 FSIQ 最低（分别为 70 和 74）。他们发现发作时间和智力呈负相关。所有儿童和青年的神经心理损伤等级测验结果表明比对照组受损更严重。癫痫儿童接受特殊教育或留级的比例是对照组的两倍。

Nolan 等（2003）测验了多种癫痫综合征患者的智商，证明增加协变量（发作年龄、发作频率、药物数量）后，智力能力从轻度变为中度。他们的总结认为无论何种癫痫综合征，用 IQ 测验癫痫儿童都会有智力障碍，远隔性症状性全面性癫痫受损害最严重。

Cormack 等（2007）发现颞叶癫痫儿童的智力分布与正常儿童智力（预期的）分布相比有下降的特征。对于特定认知领域，Schoenfeld 等（1999）证明年龄在 7~16 岁儿童，伴有复杂局部性发作，平均持续时间为 5 年，与其兄弟姐妹相比，出现轻度的全面性认知损伤，包括语言能力、言语记忆和运动功能。

综述已确诊慢性癫痫儿童的认知功能研究指出一些癫痫相关因素造成了这些问题，包括发作频率、反复性发作、起始发作年龄、疾病持续时间、抗癫痫药（AEDs）、癫痫类型和 EEG 所见（综述请见 Jones 等，2010）。然而，交叉研究发现对这些癫痫相关的因素有不一致的影响。另外，常见因素，如家庭因素、以前存在的学习问题、精神病理学和神经心理损伤都是影响癫痫儿童学习成绩水平不足、认知和言语障碍、行为问题的主要因素（Jones 等，2010）。

让人疑惑的是这些异常是何时、何原因发生以及如何随时间发展的。对新发作癫痫儿童的研究有助于解释以上问题。

■ 少年新发作癫痫

如果儿童短时间癫痫表现认知异常，问题在于是否出现于癫痫开始或在开始以后出现以及反复发作的治疗。对癫痫开始发生或接近开始发生的儿童测验以及前瞻性随访一段时间，能提供特殊信息，也是我们将要介绍的内容。

2000 年以前，非常少的研究测验了新发生癫痫儿童的认知功能（Bourgeois 等，1983；Stores 等，1992；Williams 等，1998；Kolk 等，2001），研究之间结果是混淆的、可归因的，至少受年龄范围、测试种类和癫痫特征的影响。

2000 年以后，出现大量文献，大家一致认同并指出新发作癫痫对认知状态有影响。以下将简要回顾这些文献。

在抗发作治疗前对新诊断为癫痫的儿童进行测验，在注意力范畴、反应时、学术成绩、视觉记忆和行为都有显著降低（Oostrom 等，2003）。Hermann 等（Hermann，2006）随后报告了非常可比的结果，将新发生的与局灶相关的和特发型全面性癫痫儿童与对照组进行了对比。与 Oostrom 等（2003）结果相似，通过测验智力、语言、注意力、执行功能和心理运动速度，我们也发现轻度广泛认知功能受损的证据（Hermann 等，2006）。

Fastenau 等（2009）测验了大量以社区为基础的首次确认发作的儿童（n=282，年龄 6~14 岁，智商大于等于 70），他们的 147 名兄弟姐妹作为对照组，评价两组儿童的神经心理成绩和学习成绩。结果表明 27% 的儿童为单次发作和超过 40% 伴有高风险因素的儿童在发作开始及邻近开始时出现神经心理障碍。神经心理障碍的风险因素包括多次发作、使用抗癫痫药、症状性或隐原性病因（OR=2.15）和首次 EEG 记录有癫痫样活动。失神癫痫也能增加神经心理损害的机会。如果儿童的学习成绩没受影响，表明早期干预的时机好。

Bhise 等（2010）测验了 57 名新发作特发型癫痫儿童（年龄 6~17 岁）的学习、记忆和注意等。将发作分为全面性惊厥（n=5），全面性非惊厥（n=18），或限局性（n=34）发作。他们发现注意力为最薄弱的环节。在短时听觉记忆任务中全面性非惊厥发作儿童的成绩明显低于限局性发作患者组（p=0.019）。所有各组的视觉 - 运动速度测验成绩都较低。这些结果表明新发作特发性癫痫儿童内在的异常。

■ 癫痫开始发作之前的发现

一项有趣和令人振奋的发现指出在患者诊断癫痫之前和确认首次发作之前，即出现精神、认知和学业问题。

Austin 等（2001）对比了新发生癫痫儿童与其兄弟姐妹为对照组的行为问题，发现癫痫儿童首次确认发作前 6 个月内行为障碍的发生率增高。在一项群体为基础的调查中，Hesdorffer 等（2004）发现有自发非诱发性发作历史的儿童 ADHD DSM-IV 标准比其首次发作前高出 2.5 倍。Jones 等（2007）随后报告了相似结果，他指出近期癫痫发作儿童中 45% 展现出了 ADHD、抑郁和焦虑，这些都先于癫痫发病。

也有报告患者学业问题比癫痫发病出现的要早。观察学习困难不同类型特殊学校的就学率,大约 25% 癫痫儿童需要这种服务,甚至在其首次确认发作前(Berg 等,2005;Oostrom 等,2003;Hermann 等,2006)。这些精神和认知学习问题暗示了有哪些不利的前驱神经生理因素仍需进一步证实。然而,如何证实临床MRIs 正常儿童的这些问题仍是个挑战。

■ 未来临床监护和研究的建议

1. 儿童新发生癫痫包括特发型综合征,在诊断时即已出现认知和行为问题。在诊断之前,最好是在最初的药物治疗之前,通过及时的、有效的、有成本效率的、临床友善测验患者的认知、行为和学业问题。如果癫痫中心有成套的测试将会非常有帮助,易于结合临床和研究成果。此外,临床信息中心还要收集不同中心的临床信息。NIH 的 CDE 方法对发展标准测验证明非常有帮助。

2. 文献中有关新发癫痫的神经行为共病已有大量描述。已证实了大量问题,对治疗及预防这些合并症缺乏标准的干预方法。可以从标准技术(CBT)或利用互联网技术进一步来达到治疗(如 CDC 抑郁治疗)以及信息成套标准获得好处。

3. 还需要细微地描述癫痫儿童的发育特点。成套测试要能在标准时间(已确定的)内重复使用,这是为了监控新神经行为共病的发展及发作变量(如发作频率)与药物治疗的关系,以及追踪异常发育的轨迹。

■ 研究的需要和方向

1. 多个研究中心都同意神经行为共病可能先于首次确认的发作以及癫痫的正式诊断。这见于学业 / 教育、社会和精神共病。为何是这种情况,那么相关因素及原因是什么? 哪些因素和诱因促成以上结果呢? 生物标记的辨别仅能促进早期的识别和治疗。

2. 共病的家族聚集。在有儿童癫痫的家族中有证据表明有认知及行为问题的家族聚集。检测潜在的基因和环境的作用是一条重要的途径,更好地澄清这种聚集性。

3. 测验特殊认知障碍和其结构、功能以及联系性与基本神经生理异常相关模式和随时间的发展,将有助于理解认知障碍的机制。

（肖鑫 译　吴逊 校）

参考文献

- Austin DA, Carr D, Hermann BP. Living Well II: a review of progress since 2003. *Epilepsy Behav* 2006; 9: 386-93.

- Austin JK, Harezlak J, Dunn DW, Huster GA, Rose DF, Ambrosius WT. Behavior problems in children before first recognized seizures. *Pediatrics* 2001; 107: 115-22.

- Bailet BB, Turk WR. The impact of childhood epilepsy on neurocognitive and behavioral performance: a prospective longitudinal study. *Epilepsia* 2000; 41: 426-31.

- Berg AT, Langfitt JT, Testa FM, Levy SR, DiMario F, Westerveld M, Kulas J. Global cognitive function in children with epilepsy: a community-based study. *Epilepsia* 2008; 49: 608-14.

- Berg AT, Smith SN, Frobish D, Levy SR, Testa FM, Beckerman B, Shinnar S. Special education needs of children with newly diagnosed epilepsy. *Dev Med Child Neurol* 2005; 47: 749-53.

- Bhise VV, Burack GD, Mandelbaum DE. Baseline cognition, behavior, and motor skills in children with new-onset, idiopathic epilepsy. *Dev Med Child Neurol* 2010; 52: 22-6.

- Bourgeois BF, Prensky AL, Palkes HS, Talent BK, Busch SG. Intelligence in epilepsy: a prospective study in children. *Ann Neurol* 1983; 14: 438-44.

- Britten N, Morgan N, Fenwick PB, Britten H. Epilepsy and handicap from birth to age 36. *Dev Med Child Neurol* 1986; 28: 719-28.

- Camfield C, Camfield P, Smith B, Gordon K, Dooley J. Biologic factors as predictors of social outcome of epilepsy in intellectually normal children: a population-based study. *J Pediatr* 1993; 122: 869-73.

- Cooper JE. Epilepsy In A Longitudinal Survey Of 5,000 Children. *Br Med J* 1965; 1: 1020-2.

- Cormack F, Cross JH, Isaacs E, *et al.* The development of intellectual abilities in pediatric temporal lobe epilepsy, *Epilepsia* 2007; 48: 201-4.

- Davies S, Heyman I, Goodman R. A population survey of mental health problems in children with epilepsy. *Dev Med Child Neurol* 2003; 45: 292-5.

- Department of Health, Education, and Welfare, ed. *Plan for Nationwide Action on Epilepsy.* Washington: Public Health Service, NIH, 1978.

- Dikmen S, Matthews CG, Harley JP. The effect of early *versus* late onset of major motor epilepsy upon cognitive-intellectual performance. *Epilepsia* 1975; 16: 73-81.

- Dikmen S, Matthews CG, Harley JP. Effect of early *versus* late onset of major motor epilepsy on cognitive-intellectual performance: further considerations. *Epilepsia* 1977; 18: 31-6.

- Dodrill CB, Matthews CG. The role of neuropsychology in the assessment and treatment of persons with epilepsy. *Am Psychol* 1992; 47: 1139-42.

- Dodrill CB. Neuropsychological effects of seizures. *Epilepsy Behav* 2004; 5 (Suppl 1): S21-4.

- Dodrill CB. Progressive cognitive decline in adolescents and adults with epilepsy. *Prog Brain Res* 2002; 135: 399-407.

- Dunn DW, Harezlak J, Ambrosius WT, Austin JK, Hale B. Teacher assessment of behaviour in children with new-onset seizures. *Seizure* 2002; 11: 169-75.

- Elger CE, Helmstaedter C, Kurthen M. Chronic epilepsy and cognition. *Lancet Neurol* 2004; 3: 663-72.

- Engel J, Jr., Pedley TA, Aicardi J. *Epilepsy: a Comprehensive Textbook.* New York: Lippincott, 2007.

- Fastenau PS, Johnson CS, Perkins SM, Byars AW, deGrauw TJ, Austin JK, Dunn DW. Neuropsychological status at seizure onset in children: risk factors for early cognitive deficits. *Neurology* 2009; 73:526-34.

- Farwell JR, Dodrill CB, Batzel LW. Neuropsychological abilities of children with epilepsy. *Epilepsia* 1985; 26: 395-400.

- Fox J. The response of epileptic children to mental and educational tests. *Br J Med Psychol* 1924; 4: 235-48.

- Harrison RM, Taylor DC. Childhood seizures: a 25-year follow up. Social and medical prognosis. *Lancet* 1976; 1: 948-51.
- Gleissner U, Sassen R, Lendt M, Clusmann H, Elger CE, Helmstaedter C. Pre- and postoperative verbal memory in pediatric patients with temporal lobe epilepsy. *Epilepsy Res* 2002; 51: 287-96.
- Harrison RM, Taylor DC. Childhood seizures: a 25-year follow up. Social and medical prognosis. *Lancet* 1976; 1: 948-51.
- Helmstaedter C, Elger CE. Chronic temporal lobe epilepsy: a neurodevelopmental or progressively dementing disease? *Brain* 2009; 132: 2822-30.
- Helmstaedter C, Schoof K, Rossmann T, Reuner G, Karlmeier A, Kurlemann G. Introduction and first validation of EpiTrack Junior, a screening tool for the assessment of cognitive side effects of antiepileptic medication on attention and executive functions in children and adolescents with epilepsy. *Epilepsy Behav* 2010; 19: 55-64.
- Hermann B, Seidenberg M, Bell B, Rutecki P, Sheth R, Ruggles K, Wendt G, O'Leary D, Magnotta V. The neurodevelopmental impact of childhood-onset temporal lobe epilepsy on brain structure and function. *Epilepsia* 2002; 43: 1062-71.
- Hermann B, Hansen R, Seidenberg M, Magnotta V, O'Leary D. Neurodevelopmental vulnerability of the corpus callosum to childhood onset localization-related epilepsy, *Neuroimage* 2003; 18: 284-92.
- Hermann B, Jones J, Sheth R, Dow C, Koehn M, Seidenberg M. Children with new-onset epilepsy: neuropsychological status and brain structure. *Brain* 2006; 129: 2609-19.
- Hermann B, Jones J, Dabbs K, Allen CA, Sheth R, Fine J, McMillan A, Seidenberg M. The frequency, complications and aetiology of ADHD in new onset paediatric epilepsy. *Brain* 2007; 130: 3135-48.
- Hermann BP, Seidenberg M, Bell B, Rutecki P, Sheth R, Sutula T, Wendt G, O'Leary D, Magnotta V. Extratemporal quantitative MRI volumetrics and neuropsychological function in temporal lobe epilepsy. *J Int Neuropsychol Soc* 2003; 9: 353-62.
- Hesdorffer DC, Ludvigsson P, Olafsson E, Gudmundsson G, Kjartansson O, Hauser WA. ADHD as a risk factor for incident unprovoked seizures and epilepsy in children. *Arch Gen Psychiatry* 2004; 61: 731-6.
- Hesdorffer DC, Hauser WA, Olafsson E, Ludvigsson P, Kjartansson O. Depression and suicide attempt as risk factors for incident unprovoked seizures. *Ann Neurol* 2006; 59: 35-41.
- Hesdorffer DC, Ludvigsson P, Hauser WA, Olafsson E, Kjartansson O. Co-occurrence of major depression or suicide attempt with migraine with aura and risk for unprovoked seizure. *Epilepsy Res* 2007; 75: 220-3.
- Høie B, Mykletun A, Sommerfelt K, Bjørnaes H, Skeidsvoll H, Waaler PE. Seizure-related factors and non-verbal intelligence in children with epilepsy. A population-based study from Western Norway. *Seizure* 2005; 14: 223-31.
- Høie B, Sommerfelt K, Waaler PE, Alsaker FD, Skeidsvoll H, Mykletun A. Psychosocial problems and seizure-related factors in children with epilepsy. *Dev Med Child Neurol* 2006; 48: 213-9.
- Høie B, Mykletun A, Waaler PE, Skeidsvoll H, Sommerfelt K. Executive functions and seizure-related factors in children with epilepsy in Western Norway. *Dev Med Child Neurol* 2006; 48: 519-25.
- Høie B, Sommerfelt K, Waaler PE, Alsaker FD, Skeidsvoll H, Mykletun A. The combined burden of cognitive, executive function, and psychosocial problems in children with epilepsy: a population-based study. *Dev Med Child Neurol* 2008; 50: 530-6.
- Jalava M, Sillanpää M. Physical activity, health-related fitness, and health experience in adults with childhood-onset epilepsy: a controlled study. *Epilepsia* 1997; 38: 424-9.
- Jalava M, Sillanpaa M, Camfield C, Camfield P. Social adjustment and competence 35 years after onset of childhood epilepsy: a prospective controlled study. *Epilepsia* 1997; 38: 708-15.
- Jalava M, Kaleva O, Shinnar S. Long-term prognosis of seizures with onset in childhood. *N Engl J Med* 1998; 338: 1715-22.
- Jalava M, Sillanpaa M. Concurrent illnesses in adults with childhood-onset epilepsy: a popula-

tion-based 35-year follow-up study. *Epilepsia* 1996; 37: 1155-63.

- Jones JE, Watson R, Sheth R, Caplan R, Koehn M, Seidenberg M, Hermann B. Psychiatric comorbidity in children with new onset epilepsy. *Dev Med Child Neurol* 2007; 49: 493-7.
- Jones JE, Siddarth P, Gurbani S, Shields WD, Caplan R. Cognition, academic achievement, language, and psychopathology in pediatric chronic epilepsy: Short-term outcomes. *Epilepsy Behav* 2010; 18: 211-7.
- Kaaden S, Helmstaedter C. Age at onset of epilepsy as a determinant of intellectual impairment in temporal lobe epilepsy. *Epilepsy Behav* 2009; 15: 213-7.
- Kolk A, Beilmann A, Tomberg T, Napa A, Talvik T. Neurocognitive development of children with congenital unilateral brain lesion and epilepsy. *Brain Dev* 2001; 23: 88-96.
- Kokkonen J, Kokkonen ER, Saukkonen AL, Pennanen P. Psychosocial outcome of young adults with epilepsy in childhood. *J Neurol Neurosurg Psychiatry* 1997; 62: 265-8.
- Koponen A, Seppala U, Eriksson K, Nieminen P, Uutela A, Sillanpaa M, Hyvarinen L, Kalviainen R. Social functioning and psychological well-being of 347 young adults with epilepsy only--population-based, controlled study from Finland. *Epilepsia* 2007; 48: 907-12.
- Lassonde M, Sauerwein HC, Jambaqué I, Smith ML, Helmstaedter C. Neuropsychology of childhood epilepsy: pre- and postsurgical assessment. *Epileptic Disord* 2000; 2: 3-13.
- Lennox WG, ed. *Epilepsy and Related Disorders*. Boston: Little, Brown, and Co, 1960.
- Lindsay J, Ounsted C, Richards P. Long-term outcome in children with temporal lobe seizures. I: Social outcome and childhood factors. *Dev Med Child Neurol* 1979; 21: 285-98.
- Lindsay J, Ounsted C, Richards P. Long-term outcome in children with temporal lobe seizures. II: Marriage, parenthood and sexual indifference. *Dev Med Child Neurol* 1979; 21: 433-40.
- Lindsay J, Ounsted C, Richards P. Long-term outcome in children with temporal lobe seizures. III: Psychiatric aspects in childhood and adult life. *Dev Med Child Neurol* 1979; 21: 630-6.
- McNelis AM, Dunn DW, Johnson CS, Austin JK, Perkins SM. Academic performance in children with new-onset seizures and asthma: a prospective study. *Epilepsy Behav* 2007; 10: 311-8.
- McNelis AM, Johnson CS, Huberty TJ, Austin JK. Factors associated with academic achievement in children with recent-onset seizures. *Seizure* 2005; 14: 331-9.
- NIH. NIH Curing Epilepsy 2007 Conference: http://www.ninds.nih.gov/funding/research/epilepsyweb/curingepilepsy/index.htm, 2007.
- Nolan MA, Redoblado M, Lah S, *et al*. Memory function in childhood epilepsy syndromes. *J Paediatr Child Health* 2004; 40: 20-7.
- O'Leary DS, Seidenberg M, Berent S, Boll TJ. Effects of age of onset of tonic-clonic seizures on neuropsychological performance in children. *Epilepsia* 1981; 22: 197-204.
- Oostrom KJ, Smeets-Schouten A, Kruitwagen CL, Peters AC, Jennekens-Schinkel A. Not only a matter of epilepsy: early problems of cognition and behavior in children with "epilepsy only"–a prospective, longitudinal, controlled study starting at diagnosis. *Pediatrics* 2003; 112: 1338-44.
- Oostrom KJ, Schouten A, Kruitwagen CL, Peters AC, Jennekens-Schinkel A. Behavioral problems in children with newly diagnosed idiopathic or cryptogenic epilepsy attending normal schools are in majority not persistent. *Epilepsia* 2003; 44: 97-106.
- Oostrom KJ, van Teeseling H, Smeets-Schouten A, Peters AC, Jennekens-Schinkel A. Three to four years after diagnosis: cognition and behaviour in children with "epilepsy only". A prospective, controlled study. *Brain* 2005; 128: 1546-55.
- Out of the Shadows campaign of the World Health Organization: http://www.who.int/mental_health/management/globalepilepsycampaign/en/index.html.
- Ross EM, Peckham CS, West PB, Butler NR. Epilepsy in childhood: findings from the National Child Development Study. *Br Med J* 1980; 280:207-10.
- Rutter M, Graham P, Yule W, eds. *A Neuropsychiatric Study in Childhood*. London: SIMP/William Heineman Medical Books, 1970.
- Schoenfeld J, Seidenberg M, Woodard A, Hermann BP. Neuropsychological and behavioral status of children with complex partial seizures. *Dev Med Child Neurol* 1999; 41: 724-31.

- Seidenberg, M, Pulsipher DT, Hermann B. Cognitive progression in epilepsy. *Neuropsychol Rev* 2007; 17: 445-54.
- Shackleton DP, Kasteleijn-Nolst Trenite DG, de Craen AJ, Vandenbroucke JP, Westendorp RG. Living with epilepsy: long-term prognosis and psychosocial outcomes. *Neurology* 2003; 61: 64-70.
- Sillanpaa M, Schmidt D. Natural history of treated childhood-onset epilepsy: prospective, long-term population-based study. *Brain* 2006; 129: 617-24.
- Stores G, Williams PL, Styles E, Zaiwalla Z. Psychological effects of sodium valproate and carbamazepine in epilepsy. *Arch Dis Child* 1992; 67: 1330-7.
- Theodore WH, DeCarli C, Gaillard WD. Total cerebral volume is reduced in patients with localization-related epilepsy and a history of complex febrile seizures. *Arch Neurol* 2003; 60: 250-2.
- Wakamoto H, Nagao H, Hayashi M, Morimoto T. Long-term medical, educational, and social prognoses of childhood-onset epilepsy: a population-based study in a rural district of Japan. *Brain Dev* 2000; 22: 246-55.
- Wallin JEW. Eight months of psycho-clinical research at the New Jersey State Village for Epileptics, with some results from the Binet-Simon testing. *Epilepsia* 1912; A3: 366-80.
- Weber B, Luders E, Faber J, Richter S, Quesada CM, Urbach H, *et al*. Distinct regional atrophy in the corpus callosum of patients with temporal lobe epilepsy. *Brain* 2007; 130: 3149-54.
- Williams J, Bates S, Griebel ML, *et al*. Does short-term antiepileptic drug treatment in children result in cognitive or behavioral changes? *Epilepsia* 1998; 39: 1064-9.
- Wirrell EC, Camfield CS, Camfield PR, Dooley JM, Gordon KE, Smith B. Long-term psychosocial outcome in typical absence epilepsy. Sometimes a wolf in sheeps' clothing. *Arch Pediatr Adolesc Med* 1997; 151: 152-8.
- Wirrell EC. Natural history of absence epilepsy in children. *Can J Neurol Sci* 2003; 30: 184-8.
- World Health Organization. *Epilepsy: Etiology, Epidemiology and Prognosis*. Fact sheet 165, 2001.

成人新发癫痫患者的认知功能

Joanne Taylor[1], Gus A Baker[2]

[1] 英国,利物浦,惠兰大楼,利物浦大学,公共卫生系
[2] 英国,利物浦,临床科学中心,利物浦大学,神经科学系

■ 前言

许多研究团队专门调查癫痫患者在客观性神经心理测试上是否存在损伤。很多研究表明,癫痫人群与比非癫痫人群记忆力降低并且存在学习、注意力方面的问题,信息加工速度和心理运动速度降低,并出现语言功能障碍和执行功能障碍(Hermann 等,1997;Baxendale 等,1998;Moore 和 Baker,2002;Oyegbile 等,2004)。然而,这些研究中大多数所考察的对象是严重、慢性和难治性癫痫患者。而以新诊断癫痫患者为研究对象的相关研究很少。这篇文章的主要目的是提供新诊断癫痫患者认知功能的文献进行综述:关注癫痫的过程中何时发生认知损害及如何进展。

■ 患者诊断时出现的认知功能障碍

逐渐增多的研究团队指出成人癫痫患者在诊断时应用抗癫痫药(AEDs)前及少数发作后认知已受到损害。新诊断癫痫未经治疗患者的认知障碍表现为认知的多个领域在记忆持续注意和集中注意,心理灵活性和精神运动功能比健康志愿者差(Brodie 等,1987;Smith 等,1987;Kalviainen 等,1992;Helmasteadter 等,1993;Aikia 等,1995;Prevey 等,1998;Ogunrin 等,2000;Pullianinen 等,2000;Aikia 等,2001;Kalviainen 等,2003;Helmstaedter 等,2005)。儿科文献的相关研究证据表明癫痫患者的认知问题可追溯到第一次确诊的癫痫发作之前(Austin

等,2001;Berg等,2005)。目前还不清楚导致以上认知障碍的特殊机制,有可能为多因素反映在基本的大脑功能失调导致癫痫;癫痫的作用以及心理反应导致一种慢性病变的诊断。

然而,值得注意的是并不是所有的癫痫患者都感受到这些损伤。一系列研究证实了癫痫人群与正常健康人群对照比较,约30%~56%的患者在癫痫始发时出现轻度的记忆和注意力问题(Kalvianinen等,1992;Aikia等,1995;2001);尽管并不清楚为什么有些人比其他人的易感性高。Puilliainen等(2000)发现受教育水平低、年龄大、症状性癫痫和异常的CT所见与任务成绩差有关。与此相同的是,Helmstaedter等(2005)发现年龄大与较差的认知成绩有关,此外为癫痫始发作时间晚和癫痫持续时间短。除此之外,癫痫发作类型也有一定作用。Aikia等(2001)发现中度的记忆障碍与继发性全面性癫痫发作有关。Prevey等人(1998)指出伴有继发性全面性强直阵挛发作患者的专注力和心理灵活性任务成绩更差,尽管以往的证据并没有支持这个结论(Pulliainen等2000)。因此,以后的工作需要确定哪些人群有认知障碍的风险,可对该人群进行恰当的干预和管理。

尽管大量证据表明癫痫患者在诊断时已证明有认知障碍,但是有些研究存在方法学缺欠。首先,并不是所有的研究都在AED药物治疗前评估,一些研究的对象只是以前接受治疗或正在治疗中的患者。这不仅表明患者早期接受AED治疗对认知功能有负面影响,而且也表明他们的癫痫持续时间很长,随着发作次数的增加,会有不良影响。其次,一些研究的样本量很小,没有足够的检验例数以检测组间变量的差异,而且这类研究也没有适当的检验力度发现的两组的差异。最后,并不是所有的研究都有全面的神经心理评估。一些研究只关注言语记忆测验,而另一些关注反应和心理运动速度,但是忽略了其他可能受到影响的认知功能。

■ 认知障碍随时间的发展

另一个让人感兴趣的问题是这些损害随着时间的改变如何发展。是否随着癫痫持续时间的增加而恶化?癫痫的持续时间是发作次数增加的标志,服用AEDs类药物;发作间癫痫性大脑活动;慢性和一过性的代谢紊乱;发作相关的损伤风险和始发年龄早。

一些横向研究结果指出随着癫痫持续时间的增加患者的认知功能下降(Oyegbile等,2004;Jokeit和Ebner,1999;Jokeit等,2000;Hermann等,2002;Kent

等,2006;Marques 等,2007)。例如,Jokeit 和 Ebner(1999)的研究表明癫痫持续时间超过 30 年的患者与持续时间少于 30 年的患者相比 IQ 测试成绩更差。但是较高的教育水平作为大脑储备的指标,可能缓和这种关系并会减缓下降率(Oyegbile 等,2004;Jokeit 和 Ebner,1999)。

然而,一些研究者并没有获得认知功能随着时间延长而恶化的证据(Helmstaedter 和 Elger,1999)。实际上,Helmstaedter 和 Elger(1999;2009)认为持续时间与认知功能下降的关系与年龄效应相混淆。他们认为另一个可行的方法是计算癫痫人群和健康人群之间的年龄回归方程。他们近期发表资料为1156 名难治性颞叶癫痫患者与健康人对照(年龄在 6~80 岁)表明癫痫患者的记忆功能与健康志愿者呈平行进展,但其记忆成绩处于低水平。根据以上结果,作者认为慢性颞叶癫痫患者有神经发育障碍,这会影响学习和记忆功能,但是随后患者表现出正常的生理年龄特征并且学习和记忆的功能也没有加速下降。

当我们把这些横向研究结果结合在一起时,很难得到确定的结论。此外,尽管横向研究的研究方法对于考察大样本癫痫人群的认知功能与癫痫持续时间长的相关性时很有用,但是这种方法仍有一些限制(例如,这种方法不能判断因果关系,也不能检测出群体偏差效应)。因此,一个更合适的方法是针对同一群组开展前瞻性纵向研究(Seidenberg 等,2007)。

相比之下,成人癫痫的纵向研究也很少,但很多研究样本量很小;这可能反映开展这类研究的经费和时间的需求。两篇最新的综述(Seidenberg 等,2007;Dodrill,2004)回顾了所有公开发表的纵向研究。Dodrill(2004)回顾了 1942 年以来公开发表的 13 项有关成人的研究,Seidenberg 等(2007)回顾了 2004 年到2007 年间 6 项研究。此后,我们发表了我们自己的纵向研究(Taylor 和 Baker,2010)。

这些纵向研究结果也没有得出一致的结论。有些认为癫痫人群其功能随着时间发展而降低,特别表现在记忆、注意、执行控制、反应速度和视空关系等(Andersson-Roswall 等,2004;Arieff 和 Yacorzynski,1942;Griffith 等,2007;Helmstaedter 等,2000;2003;Hermann 等,2007;Holmes 等,1998;Piazzini 等,2006)。然而,认知结果具有可变性。例如,Helmstaedter 等(2000)指出 37%的颞叶癫痫患者出现记忆功能下降;Arieff 和 Yacorzynski(1942)也指出37% 的人有显著的智力降低,Hermann 等(2006)发现 20%~25% 的人认知成绩较差。

相反,一些研究结果表明随着时间发展患者的认知功能得到促进或处于稳定状态(Aikia 等,2001;Griffith 等,2007;Holmes 等,1998;Aikia 等,1981;Bjornas 等,2001;Dodrill 和 Wilensky,1992;Dodrill,2002;Seidenberg 等,1981;Selwa 等,1994)。然而,这些研究中的大多数没有设置对照组。实际上,只有 5 项研究设置了对照组但得到了不同的结论。这些设置对照组的研究发现癫痫患者与健康人相比有不同的认知轨迹,这些特征是缺少练习效应(Andersson-Roswall 等,2004;Griffith 等,2007;Piazzini 等,2006;Dodrill,2002;Hermann 等,2006)。例如,Hermann 等(2006)发现对照组在 16 项测验中 9 项有改善,但是癫痫组中 16 项仅 1 项有改善。同样,Andersson-Roswall 等(2004)发现癫痫患者的执行 IQ 成绩没有变化,而健康组增加了 6 个百分点。癫痫组受试者缺少练习效应,这可能反映了患者缺少从早期测试经验中学习的能力(Seidenberg 等,2007;Andersson-Roswall 等,2004)。

除很多研究缺乏对照组外,其中大多数的研究对象仅包含严重的、慢性的、时常为长程难治性癫痫患者。两项早期完成的论文中,研究者针对新诊断癫痫患者的纵向随访研究(Aikia 等,2001;Taylor 和 Baker,2010;Aikia 等,1999)。Aikia 等(1999)报告了 58 名新诊断癫痫患者随访 5 年的资料。Aikia 等(2001)还提供了 20 名新诊断颞叶癫痫患者随访 5 年的言语智力和言语记忆功能的原始资料。以上研究都没有发现研究对象认知测验显著降低。然而,以上研究都没有采用与对照组进行对比。正如以上所讨论的癫痫患者的成绩与健康志愿者的"正常"成绩对比以证明随时间变化的"异常"功能(如缺少测验 - 再测验的过程),这可能是非常明显的、不幸的恶化(Seidenberg 等,2007;Hermann 等,2008)。缺少始发癫痫患者的纵向研究意味着我们对于已经存在的损害的治疗和发作产生不良影响的理解和认识还是十分有限的。

■ 来自 SANAD 研究的资料

为了弥补这些缺陷,作者开发了一套研究程序,即通过前瞻性纵向研究作为较大的、重实效的、随机临床研究的一部分探索新诊断癫痫人群的认知功能的自然发展过程(标准和新抗癫痫药物 -SANAD)(Marson 等,2007a;2007b)。

共有 222 例新诊断癫痫患者在开始接受 AED 治疗前进行全面的神经心理成组测验。其中 147 例在 12 个月后进行了重新评估,以及 50 人开展了平均时间为 5 年的随访。在基础期和 12 个月时将他们的认知成绩与从一般人群中招募的健康志愿者组(n=87)进行对比。

在基础期,新诊断癫痫患者的神经生理指标正常(基于可靠的证据),但是在 17 项认知测验中有 11 项显著差于健康志愿者,甚至在接受 AED 治疗之前。在校正年龄、性别和受教育程度之后,两组人群的差异仍存在,特别是记忆和心理运动速度两项任务的成绩。患者比健康志愿者更有可能出现认知障碍。44%的人至少有一项测试评分异常(也就是调整后的 Z 分数小于等于 2.0),而健康志愿者仅为 21%(Taylor 等,2010)。

12 个月后,我们发现癫痫患者与健康人群相比有不同的认知轨迹。从统计学上控制一些混淆因素后,比如年龄、性别、受教育程度、基础期成绩和情绪,癫痫患者在 16 项认知测验中有 9 项测试成绩显著变差(表 1)。当健康志愿者的成绩提高时,他们的成绩下降,这可能是受到了练习效应的影响(Baker 等,准备中)。

表 1　癫痫和健康志愿者 12 个月变化的对比［控制性别、年龄、受教育程度、基础成绩和12 个月的心境量表成绩(POMS),即紧张 - 焦虑和抑郁沮丧评分］

变量	PWE(n=147)[a]	对照组(n=69)[a]	估计值 (95% 可信区间)[b]	P 值
手指按键				
优势手	−1.45(−2.78,−0.12)	2.31(0.30,4.61)	−3.76(−6.26,−1.26)	0.003[**]
非优势手	−1.58(−2.80,−0.35)	1.75(−0.10,3.60)	−3.33(−5.64,−1.01)	0.005[**]
视觉反应时(ms)				
优势眼	−15.43(−28.88,−1.98)	−9.21(−28.06,9.63)	−6.22(−30.21,17.78)	0.610
非优势眼	−32.53(−47.06,−18.00)	−12.44(−33.02,8.14)	−20.09(−46.29,6.11)	0.132
BCRT(ms)	7.04(−7.35,21.42)	17.87(−2.75,38.70)	−10.94(−37.17,15.30)	0.412
CVST(s)	−0.19(−0.71,0.34)	−0.15(−0.89,0.60)	−0.04(−0.99,0.91)	0.933
词汇再认				
序列	0.05(−0.51,0.62)	0.61(−0.21,1.44)	−0.56(−1.60,0.48)	0.292
同时	−0.79(−1.35,−0.24)	0.11(−0.72,0.95)	−0.90(−1.94,0.13)	0.087
图片再认				
序列	0.16(−0.47,0.79)	1.82(0.91,2.73)	−1.66(−2.82,−0.49)	0.005[**]
故事回忆				
即时	−0.33(−0.79,0.14)	0.68(−0.02,1.38)	−1.01(−1.89,−0.12)	0.026[*]
延迟	0.00(−0.46,0.45)	1.08(0.39,1.77)	−1.09(−1.96,−0.22)	0.015[*]

续表

变量	PWE(n=147)[a]	对照组(n=69)[a]	估计值 (95%可信区间)[b]	P值
Rey 听觉言语学习测试（Rey AVLT）				
即时	−2.86(−4.13,−1.60)	−0.42(−2.34,1.50)	−2.45(−4.85,−0.04)	0.046[*]
延迟	−1.03(−1.42,−0.64)	−0.19(−0.78,0.39)	−0.84(−1.58,−0.10)	0.026[*]
言语流畅性	−3.68(−4.98,−2.39)	0.79(−1.16,2.74)	−4.47(−6.92,−2.02)	<0.001[***]
成人记忆和信息加工成套量表（AMIPB）				
信息加工	−0.12(−1.43,1.19)	1.77(−0.21,3.74)	−1.88(−4.35,0.58)	0.133
心理运动速度	−2.10(−3.23,−0.97)	2.32(0.65,3.98)	−4.42(−6.52,−2.31)	<0.001[***]

a 该值表示校正后的平均值（经由性别、年龄、受教育程度、基准值、12个月POMS紧张量表成绩和12个月POMS抑郁量表评分校正）和95%的可信区间。

b 估计值（95%可信区间）由协方差分析模型的系数估计得到，根据性别、年龄、受教育程度、基础值和第12个月POMS紧张和抑郁量表成绩进行校正。

* p<0.05,** p<0.01,*** p<0.001

5年后，我们发现大多数测验认知功能稳定但是16项测验中有4项显著下降，包括心理运动速度和即时、延迟言语回忆任务。然而，变化的幅度是很微小的。38%的患者为体验性认知下降（也就是至少一项认知任务成绩低于基础期值两个标准差）。我们应当谨慎解释这些结果，因为研究中缺少在时间点的可比较的对照组（Taylor和Baker，2010）。

■ 结论和建议

与慢性、长期癫痫相比，我们对成人新诊断癫痫患者的认知功能了解得太少。为了改善这个局面，我们需要更加有效的研究设计，弥补以往研究在方法学上的不足（如缺少对照组、随访期短、样本量小、认知领域与神经心理测试关注点不一致性、只关注严重、难治性癫痫患者等）。我们需要有前瞻性的、纵向的和对照研究，并且从诊断起持续数年追踪检测认知功能（理想的一种方案是结合结构和功能影像结果）。

为了改善癫痫患者的临床监护，临床医生需要意识到患者癫痫始发时就会出现认知问题；因此，诊断时就需要筛查认知功能障碍。同样，由于患者可能会有认知障碍进一步发展的风险，需要监控患者的认知变化。为那些体验到的认知下降的患者今后做进一步神经心理学评估及干预提供依据。

致谢

作者的研究由英国癫痫研究会资助。

（肖鑫 译　吴逊 校）

参考文献

- Aikia M, Kalviainen R, Riekkinen P. Five-year follow-up of cognitive performance of adult patients with well-controlled partial epilepsy. *Epilepsia* 1999; 40: 100-1.
- Aikia M, Kalviainen R, Riekkinen PJ. Verbal learning and memory in newly diagnosed partial epilepsy. *Epilepsy Res* 1995; 22: 157-64.
- Aikia M, Salmenpera T, Partanen K, Kalviainen R. Verbal memory in newly diagnosed patients and patients with chronic left temporal lobe epilepsy. *Epilepsy Behav* 2001; 2: 20-7.
- Andersson-Roswall L, Engman E, Samuelsson H, Sjöberg-Larsson C, Malmgren K. Verbal memory decline and adverse effects on cognition in adult patients wih pharmacoresitant partial epilepsy: a longitudinal controlled study of 36 patients. *Epilepsy Behav* 2004; 5: 677-86.
- Arieff AJ, Yacorzynski GK. Deterioration of patients with organic epilepsy. *J Nerv Ment Dis* 1942; 96: 49-55.
- Austin JK, Harezlak J, Dunn DW, Huster GA, Rose DF, Ambrosius WT. Behavior problems in children before first recognized seizures. *Pediatrics* 2001; 107: 115-22.
- Baxendale SA, Van PW, Thompson PJ, Connelly A, Duncan JS, Harkness WF, *et al*. The relationship between quantitative MRI and neuropsychological functioning in temporal lobe epilepsy. *Epilepsia* 1998; 39: 158-66.
- Berg AT, Smith SN, Frobish D, Levy SR, Testa FM, Beckerman B, *et al*. Special education needs of children with newly diagnosed epilepsy. *Dev Med Child Neurol* 2005; 47: 749-53.
- Bjørnæs H, Stabell K, Henriksen O, Løyning Y. The effects of refractory epilepsy on intellectual functioning in children and adults. A longitudinal study. *Seizure* 2001; 10: 250-9.
- Brodie MJ, McPhail E, Macphee GJ, Larkin JG, Gray JM. Psychomotor impairment and anti-convulsant therapy in adult epileptic patients. *Eur J Clin Pharmacol* 1987; 31: 655-60.
- Dodrill CB, Wilensky AJ. Neuropsychological abilities before and after 5 years of stable antiepi-leptic drug therapy. *Epilepsia* 1992; 32: 327-34.
- Dodrill CB. Neuropsychological effects of seizures. *Epilepsy Behav* 2004; 5: S21-4.
- Dodrill CB. Progressive cognitive decline in adolescents and adults with epilepsy. *Prog Brain Res* 2002; 135: 399-407.
- Griffith HR, Martin RC, Bambara JK, Faught E, Vogtle LK, Marson DC. Cognitive functioning over 3 years in community dwelling older adults with chronic partial epilepsy. *Epilepsy Res* 2007; 74: 91-6.
- Helmstaedter C, Elger CE. Chronic temporal lobe epilepsy: a neurodevelopmental or progressi-vely dementing disease? *Brain* 2009; 132: 2822-30.
- Helmstaedter C, Elger CE. The phantom of progressive dementia in epilepsy. *Lancet* 1999; 354: 2133-4.
- Helmstaedter C, Fritz NE, Hoffmann J, Elger CE. Impact of newly diagnosed and untreated symptomatic/cryptogenic epilepsy on cognition. *Epilepsia* 2005; 46: 152.
- Helmstaedter C, Kurthen M, Lux S, Johanson K, Quiske A, Schramm J, *et al*. Temporal lobe epilepsy: longitudinal clinical, neuropsychological and psychosocial follow-up of surgically and conservatively managed patients. *Nervenarzt* 2000; 71: 629-42.
- Helmstaedter C, Kurthen M, Lux S, Reuber M, Elger CE. Chronic epilepsy and cognition:

A longitudinal study in temporal lobe epilepsy. *Ann Neurol* 2003; 54: 425-32.

- Helmstaedter C, Wagner G, Elger CE. Differential effects of first antiepileptic drug application on cognition in lesional and non-lesional patients with epilepsy. *Seizure* 1993; 2: 125-30.

- Hermann B, Seidenberg M, Jones J. The neurobehavioural comorbidities of epilepsy: can a natural history be developed? *Lancet Neurol* 2008; 7: 151-60.

- Hermann B, Seidenberg M, Lee EJ, Chan F, Rutecki P. Cognitive phenotypes in temporal lobe epilepsy. *J Int Neuropsychol Soc* 2007; 13: 12-20.

- Hermann BP, Seidenberg M, Bell B. The neurodevelopmental impact of childhood onset temporal lobe epilepsy on brain structure and function and the risk of progressive cognitive effects. *Prog Brain Res* 2002; 135: 429-38.

- Hermann BP, Seidenberg M, Dow C, Jones J, Rutecki P, Bhattacharya A, *et al*. Cognitive prognosis in chronic temporal lobe epilepsy. *Ann Neurol* 2006; 60: 80-7.

- Hermann BP, Seidenberg M, Schoenfeld J, Davies K. Neuropsychological characteristics of the syndrome of mesial temporal lobe epilepsy. *Arch Neurol* 1997; 54: 369-76.

- Holmes MD, Dodrill CB, Wilkus RJ, Ojemann LM, Ojemann GA. Is partial epilepsy progressive? Ten-year follow-up of EEG and neuropsychological changes in adults with partial seizures. *Epilepsia* 1998; 39: 1189-93.

- Jokeit H, Ebner A. Long term effects of refractory temporal lobe epilepsy on cognitive abilities: a cross-sectional study. *J Neurol Neurosurg Psy* 1999; 67: 44-50.

- Jokeit H, Luerding R, Ebner A. Cognitive impairment in temporal-lobe epilepsy. *Lancet* 2000; 355: 1018-9.

- Kalviainen R, Aikia M, Helkala EL, Mervaala E, Riekkinen PJ. Memory and attention in newly diagnosed epileptic seizure disorder. *Seizure* 1992; 1: 255-62.

- Kalviainen R, Piiroinen S, Salmenpera T, Aikia M. Cognitive function in newly diagnosed patients with adult-onset focal epilepsy. *Epilepsia* 2003; 44: 127.

- Kent GP, Schefft BK, Howe SR, Szaflarski JP, Yeh HS, Privitera MD. The effects of duration of intractable epilepsy on memory function. *Epilepsy Behav* 2006; 9: 469-77.

- Marques CM, Caboclo LO, da Silva TI, Noffs MH, Carrete H, Jr., Lin K, *et al*. Cognitive decline in temporal lobe epilepsy due to unilateral hippocampal sclerosis. *Epilepsy Behav* 2007; 10: 477-85.

- Marson AG, Al-Kharusi AM, Alwaidh M, Appleton R, Baker GA, Chadwick DW, *et al*. The SANAD study of effectiveness of carbamazepine, gabapentin, lamotrigine, oxcarbazepine, or topiramate for treatment of partial epilepsy: an unblinded randomised controlled trial. *Lancet* 2007a;369:1000-15.

- Marson AG, Al-Kharusi AM, Alwaidh M, Appleton R, Baker GA, Chadwick DW, *et al*. The SANAD study of effectiveness of valproate, lamotrigine, or topiramate for generalised and unclassifiable epilepsy: an unblinded randomised controlled trial. *Lancet* 2007b; 369: 1016-26.

- Moore PM, Baker GA. The neuropsychological and emotional consequences of living with intractable temporal lobe epilepsy: implications for clinical management. *Seizure* 2002; 11: 224-30.

- Ogunrin O, Adamolekun B, Ogunniyi AO, Aldenkamp AP. Cognitive function in Nigerians with newly diagnosed epilepsy. *Can J Neurol Sci* 2000; 27: 148-51.

- Oyegbile TO, Dow C, Jones J, Bell B, Rutecki P, Sheth R, *et al*. The nature and course of neuropsychological morbidity in chronic temporal lobe epilepsy. *Neurology* 2004; 62: 1736-42.

- Piazzini A, Turner K, Chifari R, Morabito A, Canger R, Canevini MP. Attention and psychomotor speed decline in patients with temporal lobe epilepsy: a longitudinal study. *Epilepsy Res* 2006; 72: 89-96.

- Prevey ML, Delaney RC, Cramer JA, Mattson RH, VA Epilepsy Cooperative Study 264 Group. Complex partial and secondarily generalised seizure patients: cognitive functioning prior to treatment with antiepileptic medication. *Epilepsy Res* 1998; 30: 1-9.

- Pulliainen V, Kuikka P, Jokelainen M. Motor and cognitive functions in newly diagnosed adult seizure patients before antiepileptic medication. *Acta Neurol Scand* 2000; 101: 73-8.

- Seidenberg M, O'Leary DS, Berent S, Boll T. Changes in seizure frequency and test-retest scores on the Wechsler Adult Intelligence Scale. *Epilepsia* 1981; 22: 75-83.

- Seidenberg M, Pulsipher DT, Hermann B. Cognitive progression in epilepsy. *Neuropsychol Rev* 2007; 17: 445-54.
- Selwa LM, Berent S, Giordani B, Henry TR, Buchtel HA, Ross DA. Serial cognitive testing in temporal lobe epilepsy: Longitudinal changes with medical and surgical therapies. *Epilepsia* 1994; 35: 743-9.
- Smith DB, Mattson RH, Cramer JA, Collins JF, Novelly RA, Craft B, *et al.* Results of a nation-wide Veterans Administration Cooperative Study comparing the efficacy and toxicity of carba-mazepine, phenobarbital, phenytoin and primidone. *Epilepsia* 1987; 28: S50-8.
- Taylor J, Baker GA. Newly diagnosed epilepsy: cognitive outcome at 5 years. *Epilepsy Behav* 2010; 18: 397-403.
- Taylor J, Kolamunnage-Dona R, Marson AG, Smith PE, Aldenkamp AP, Baker GA. Patients with epilepsy: Cognitively compromised before the start of antiepileptic drug treatment? *Epilepsia* 2010; 51: 48-56.

第三章

神经心理学用于理解药物治疗

癫痫长期治疗中经常使用的抗癫痫药物对神经认知功能的影响：综述

**Hennric Jokeit, Ilan Oppenheim, Béatrice Brunner,
Victoria Reed, Günter Krämer**

瑞士，苏黎世，瑞士癫痫中心

■ 引言

认知功能损害是继发于癫痫的一个常见的并发症（Marques 等，2007）。一般来说，癫痫引起的认知功能损害与很多因素相互作用有关，这些因素包括病原学、起病年龄、癫痫类型、发作类型、发作频率、发作时限、发作严重性、癫痫病程，以及抗癫痫药物（AED）对认知的不良作用（Jokeit 和 Scheacher，2004）。虽然 AED 控制癫痫发作的作用不容置疑，但有证据表明一些 AEDs 可以引起或加重某些患者的认知障碍。药物导致的全脑功能，如意识、精力和动力缺陷，以及特殊认知功能，如注意力、记忆力和语言的衰退要比发作本身更为明显。

由于可选用的 AEDs 不断增多，在选择适合长期治疗并且具有最佳依从性的药物时，不仅要考虑药物的疗效和耐受性，还要考虑其认知方面的不良作用。在可应用的 AEDs 数目逐渐增多的情况下，医生需要全面了解 AEDs 的不良作用以减少 AEDs 的不良反应，以期为每位患者开具最为合适的 AED。另外，由于AEDs 也常用于治疗很多其他疾病，如神经病理性疼痛、情绪障碍，以及近来用于治疗偏头痛，对 AED 神经认知作用的认识不应只局限于癫痫学领域。这篇综述的目的是向读者介绍在癫痫长期治疗过程中，一些最常用的 AEDs 认知功能不良作用的最新研究。

■ 方法

通过 Medline 数据库和癫痫病杂志收集可能有关的研究。入选标准为 1985 年以后出版的可获得全文的英文文献。此外,我们遵从循证方法,只选择使用心理测量学评估认知功能的临床随机试验或安慰剂 - 对照研究进行分析。

由 IMS 健康股份有限公司提供的从零售市场获得的最新统计数据显示,在瑞士拉莫三嗪(LTG)、丙戊酸(VPA)和卡马西平(CBZ)是癫痫长期治疗中使用最多的药物,其次是左乙拉西坦(LEV)、奥卡西平(OXC)、托吡酯(TPM)和加巴喷丁(GBP)。普瑞巴林(PGB)、苯妥英钠(PHT)、苯巴比妥(PB)、扑米酮(PRM)和唑尼沙胺(ZNS)较少使用。这篇综述中的药物依据字母顺序排列,国际理论和应用化学联合会(International Union of Pure and Applied Chemistry, IUPAC)的命名在圆括号内标明。并列举了 Documed 描述的每种 AED 的适应证(Documed AG, Basel 2005)、作用机制、对认知功能的绝对和相对不良作用、同其他 AEDs 比较的相关作用,以及药物剂量对认知的影响。通过表格详细列举已有的安慰剂对照、随机、双盲试验研究发现的某一种 AED 明确的不良作用。如果几项临床试验观察的是同一种药物,则选取近期最具代表性的研究进行描述。

要想将各个关于 AED 神经认知影响的研究数据系统化,最大的挑战是使用众多的神经心理测验。为了整合并系统分析不同研究的结果,我们将各个研究者使用的各种神经心理测验方法划分为五个认知领域,两个常用任务以及综合智力水平,成为以下 7 种分类:

——低水平速度(Low Level Speed, LLS):不需要由认知决定的速度任务(如手指敲击)。

——高水平速度(High Level Speed, HLS):需要由认知决定的速度任务(如选择反应时间,数字划消等)。

——工作记忆(Working Memory, WM):经典的工作记忆任务(如数字广度倒背)和短期记忆(如即刻回忆)。

——长期记忆(Long Term Memory, LTM):延迟回忆的言语和非言语性记忆任务。

——言语流畅性(Verbal fluency, FL):需要发散思维产生的任务,也被用于测评执行功能(如字母流畅性、控制的口语词汇联想测试—COWAT)。

——抗干扰能力(Interference Resistance, IR):测验注意力对干扰性刺激的控制能力(Stroop 测验)。

——总体智能(IQ):测验智力的试验(如 Raven 矩阵、韦氏智力量表)。

抗癫痫药物的不良作用

卡马西平[(Z)-5H- 二苯并[b,f]氮䓬 -5- 氨甲酰]

适应证:CBZ 为抗惊厥药物,也用于治疗真正三叉神经痛合并的疼痛、躁狂双相情感障碍及酒精戒断综合征。在癫痫治疗中,CBZ 可用于儿童和成人以及单用或与其他抗惊厥药合用。

作用机制:CBZ 主要作用是抑制电压诱导钠通道,继之抑制动作电位和兴奋性神经传递,从而限制了高频重复的神经元放电(Landmark,2007)。

绝对效应:一项关于 CBZ 撤药的随机、双盲、安慰剂 - 对照研究显示,在 93 名成人癫痫患者中,中断治疗组的患者在停药 7 个月后各种速度相关的测验结果都较非中断治疗组有显著改善(表 1)(Hessen 等,2006)。值得注意的是,有两项关于儿童(N=25)及成人(N=18)癫痫患者撤药的研究并未发现 CBZ 对认知功能有重要影响(Gallassi 等,1992;Chen 等,2001)。但在另外三项临床试验中,共有 75 名健康受试者接受了为期超过 5~10 周的 CBZ 治疗。治疗后一些 HLS 任务和言语短时记忆功能有所下降,而 LLS、LTM 和 IR 评分的结果则有矛盾(Martin 等,2001;Meador 等,1999;2001)。总的来说,一些证据表明 CBZ 可以影响低、高水平任务的执行速度,以及言语短时记忆和工作记忆。对 LTM 和 IR 的影响则有矛盾,而对 IQ 似乎并无影响。

相对效应:对正常受试者研究发现,与 GBP、LEV 和 OXC 组相比,CBZ 组在一些速度相关任务中的完成能力更差(Martin 等,2001;Meador 等,1999;Mecarelli 等,2004)。各研究中用药时间持续 8 天 ~5 周不等。此外,Meador 等发现 CBZ 组在 WM、LTM 和 IR 方面的表现较 GBP 组更差(Meador 等,1999)。在一项研究中对正常志愿者和癫痫患者使用 CBZ 和 PHT,结果显示 PHT 对 LLS 和 HLS 的不利影响较 CBZ 更为显著(Aldenkamp 等,1994;Meador 等,1991)。Gillham 等(1990)发现,与 VPA 相比 CBZ 更易损害癫痫患者的 HLS 功能,但显著性程度较低。CBZ 对其他神经心理功能,如 WM、LTM 和 IQ 的影响与 GBP、PHT、PB、OXC 和 VPA 基 本 相 同(Chen 等,2001;Martin 等,2001;Donati 等,2007;Salinsky 等,2002)。与 LTG 相比,CBZ 的不良作用更为明显。Meador 等进行了一项双盲、随机交叉试验研究,25 名健康志愿者使用任何一种药物进行为期

AED	研究	设计	受试者	平均剂量[mg/天]	治疗时间	有变化的认知功能	无变化的认知功能
CBZ	Hessen 等，2007	停药	93 EA	不详	12个月	HLS（-）	LLS，HLS
GPB	Salinsky 等，2005	平行分组	24 HA	3600	12周	—	LLS，HLS，LTM，FL，IR，IQ
LTG	Zoccali 等，2007	平行分组添加（CLZ）	51 PA	200	24周	FL（语义的）（+）	FL（语音的），IR
	Aldenkamp 等，2002	平行分组	20 HA	50	12天	LLS（听觉RT）（+）	LLS（视觉RT），HLS，WM
	Smith 等，1993	交叉添加（多种）	62 EA	400	18周	—	HLS，IR
LEV	Zhou 等，2008	平行分组添加（多种）非劣性	24 EA	3000	16周	HLS（WCST）（+）LTM（+）	HLS，WM，LTM，FL，IR，IQ
PGB	Hindmarch 等，2005	交叉性	23 HA	150	3天	—	HLS，WM
	Salinsky 等，2010	平行分组	32 HA	300	12周	HLS（数字符号），FL（COWAT），IR（Stroop）	HLS（视觉RT，Wors），LTM（故事复述），WM（选择性回忆）
TPM	Salinsky 等，2005	平行分组	23 HA	330	12周	HLS（数字符号，Stroop文字），LTM（延迟故事复述），WMFL	LLS，HLS（数字取消，注意分散任务），LTM（选择性回忆测验），IR，IQ
VPA	Hessen 等，2006	停药	33 EA	不详	12个月	HLS（CalCAP：响应颠[倒词，形状辨别）	LLS，HLS（CalCAP：CRT，序列RT，语言区分，退化词汇，分心测验）
	Aldenkamp 等，2002	平行分组	20 HA	900	12天	LLS（视觉RT）（-）	LLS（听觉RT），HLS，WM
	Thompson 等，1981	交叉性	10 HA	1000	2周	HLS（颜色或分类决定）	LLS，HLS（视觉扫描，感知速度），WM，LTM，IR

受试者：参加者数量；E=癫痫，P=精神病；O=其他，H=健康；A=成人，E=老年；C=儿童。缩写：FL=流畅性，HLS=高水平速度，IR=抗干扰能力，LLS=低水平速度，LTM=长期记忆，RT=反应时间，WM=工作记忆

10 周的治疗，一些速度相关性任务、言语短期记忆和言语长期记忆的表现为使用 CBZ 治疗后明显变差（Meador 等，2001）。Kang 等对 88 名癫痫患儿进行研究比较 CBZ 和 TPM 对认知功能的影响，发现应用韩国版修订儿童韦氏智力量表（WISC-R）进行测验的两个分测验（运算和迷宫）中，CBZ 组的结果显著优于 TPM 组，遗憾的是所使用的测验只包括 WISC-R 和 Bender Gestalt 试验（Kang 等，2007）。合并分析比较 TGB 和 CBZ 对成人癫痫患者认知影响的随机研究数据，分析 TGB 和 CBZ 对 LLS、HLS、WM、LTM、FL、IR 或 IQ 的影响，其结果并无显著差异（Aikia 等，2006）。Dodrill 等进行了一项随机、双盲临床试验，共入选 124 名使用 PHT 的成人癫痫患者，将 CBZ 和 TGB 作为辅助治疗比较二者的影响。经过 16 周治疗后，TGB 组患者在 HLS 任务和 FL 方面的表现明显优于 CBZ 组（Dodrill 等，2000）。

剂量效应：一项对 10 名老年癫痫患者进行的随机、安慰剂对照、双盲的交叉试验显示，CBZ 对 LLS、HLS、WM 或 IQ 并无剂量相关的效应（Read 等，1998）。

加巴喷丁[2-[1-(氨甲基)环己烷]乙酸]

适应证：GBP 作为单药治疗用于成人及 12 岁以上儿童伴或不伴继发全面性发作的部分性发作的癫痫患者。也可用于 3 岁以上儿童部分性发作的辅助治疗。此外，GBP 也可用于成人糖尿病性神经病变引发的疼痛或疱疹感染后神经性疼痛的治疗。

作用机制：虽然 GBP 的结构与 γ- 氨基丁酸（GABA）非常相近，但它并不直接与 GABA 受体结合，而是通过促进 GABA 的释放以及抑制 GABA 转氨酶的作用间接增强 GABA 系统。GBP 对钠离子和钙离子通道也具有明确的作用，并能抑制谷氨酸能递质的释放（Kelly，1998）。

绝对效应：很多以癫痫患者和健康志愿者为研究对象的试验发现，GBP 对认知功能有轻微的影响。Dodrill 等进行了一项大规模多中心的双盲试验，共 201 名复杂部分性癫痫患者接受为期 26 周的 GBP 单药治疗，在治疗前后对所有患者分别进行了主要的神经心理功能测验。结果显示所有主要的认知任务（HLS、LLS、WM、LTM、FL、IR 和 IQ）的总体表现没有发生变化（Dodrill 等，1999）。Salinsky 及其同事曾进行过两项研究，总共 28 名健康受试者接受了相对较高剂量的 3600mg GBP。服药 12 周后，7 类神经心理测验的得分均未受损（表 1）（Salinsky 等，2002；2005）。

虽然许多研究显示 GBP 不会损害精神运动速度及即刻或延迟记忆的测验

(Salinsky 等,2002;Dodrill 等,1999;Leach 等,1997),但是 Meador 等对 35 名健康受试者进行研究发现,经过服用 GBP 5 周后这些受试者的反应时间(HLS)较用药前减慢,记忆评分(LTM)也受损(Meador 等,1999)。IR 测验也可出现这种互相冲突的结果。Mortimore 等进行的一项研究显示,15 名癫痫患者使用 GBP 治疗后 IR 成绩变差,但在其他许多研究中 Stroop 测验的成绩却不受 GBP 的影响(Leach 等,1997;Mortimore 等,1998)。

相对副作用:很多研究均报道与 CBZ 相比 GBP 有较好的结果。包括一项交叉试验在内的三项随机、双盲研究显示,总共 73 名接受 GBP 的健康受试者在大多数神经心理测验包括 LLS、HLS、WM、LTM、FL 和 IR 的评分较好(Martin 等,2001;Meador 等,1999;Salinsky 等,2002)。有两项与 TPM 进行比较的随机研究也显示了 GBP 有很好的表现。Salinsky 等对 39 名健康受试者予以 12 周的药物后发现 GBP 组在 HLS、LTM 和 FL 方面的评分更高。相似的结果也见于 Martin 等的研究,他们发现使用 GBP 治疗的受试者,在 HLS 和 LTM 的测验中表现较好(Salinsky 等,2005;Martin 等,1999)。

综上所述,大量可靠数据显示 GBP 具有非常轻微的认知影响,主要在 LLS、HLS、WM、LTM、FL 和 IR 方面比 CBZ 和 TPM 更具优势。

剂量效应:两项研究对药物浓度水平与认知表现间可能存在的相关性进行了分析。Mortimore 等发现,在延迟回忆测验中显示 LTM 可能与药物血清浓度呈正相关(Mortimore 等,1998)。另外,Salinsky 等使用 3600mg 的较高剂量治疗,没有发现剂量依赖性效应(Salinsky 等,2002),Leach 等每隔 4 周增加药物剂量,二者之间也没有任何关联(Leach 等,1997)。

拉莫三嗪[6-(2,3-二氯苯基)-1,2,4-三嗪-3,5-二氨基]

适应证:LTG 适用于 12 岁以上伴或不伴继发全面性强直阵挛发作的部分性癫痫的单药或辅助治疗。用于 2~12 岁儿童部分性癫痫的辅助治疗。不建议用于儿童癫痫首次单药治疗。此外,LTG 也用于预防成人双相情感障碍的抑郁发作。

作用机制:LTG 是电压门控钠离子通道抑制剂,主要作用于快速点燃神经元通道。LTG 也可抑制电压控制性钙离子通道,使谷氨酸释放减少,从而阻止神经元活动。另外,LTG 对谷氨酸释放的抑制是对 GABA 释放抑制的两倍(Hurley,2002)。

绝对效应:对患者和健康志愿者进行的一些研究结果均显示 LTG 对认知的

影响较小。几项安慰剂 - 对照交叉试验发现,受试者使用 LTG 后的认知成绩与未用药时的表现没有差别(表 1)(Smith 等,1993;Pressler 等,2006)。

Zoccali 等人最近进行了一项研究,对正在使用氯氮平(CLZ)治疗的精神病患者添加 LTG 治疗,结果显示加用 LTG 的患者 FL 评分高于安慰剂治疗组患者的得分(表 1)(Zoccali 等,2007)。在 Placidi 等进行的一项附加研究中,13 名癫痫患者开始使用 LTG 治疗 3 个月后,HLS、WM 或 LTM 的成绩都与用药前无差别(Placidi 等,2000)。在两项 71 名健康成人的交叉性研究中,Meador 等发现 40 个参数中非用药组结果较好的只有 26 个。更重要的是,在 10% 的测验项目中接受 LTG 治疗者得分较高。这些项目包括精神运动速度(阅读)和 FL(Meador 等,2001;2005)。Aldenkamp 等也在 20 名健康受试者中观察到较高的 LLS 评分。但这只见于听觉任务,而视觉反应时间则否(表 1)(Aldenkamp 等,2002)。Smith 等对 62 名成人癫痫患者进行研究,没有发现 HLS(选择反应和数字取消)或 IR 评分有差别(表 1)(Smith 等,1993)。由于测验 HLS 特定的试验不同,各研究的结果也互相矛盾(Pressler 等,2006;Meador 等,2005;Aldenkamp 等,2002)。关于记忆相关性任务(LTM)(Pressler 等,2006;Aldenkamp 等,2002)和 IR(Zoccali 等,2007)的测验结果与之相似。

总之,这些互相矛盾的结果提示 LTG 对认知功能的影响非常小,可能会通过个体代偿机制被抵消,因此也提示我们 LTG 对认知功能只有微弱的影响,甚至无影响。

相对效应:与其他 AEDs 相比,LTG 在绝大多数认知任务的研究中明确显示有较好的结果。有三项共计 109 名健康受试者参与的交叉性研究显示,服用 LTG 的受试者在大多数神经心理测验(LLS、HLS、WM、LTM、FL 和 IR)中的成绩要比服用 TPM(Meador 等,2005;Werz 等,2006)或 CBZ 的表现更好(Meador 等,2001)。与 TPM 相比,服用 LTG 的健康受试者在高水平精神运动功能的测验中反应更快更准确(Aldenkamp 等,2002;Smith 等,2006)。在一项多中心双盲研究中,124 名癫痫患者随机接受 LTG 或 TPM 作为辅助治疗,16 周后 LTG 组患者在 LLS、HLS、LTM 和 IR 方面的表现好于 TPM 组(Blum 等,2006)。

左乙拉西坦[(2S)-2-(2- 氧代吡咯烷 -1- 乙基)乙酰胺]

适应证:部分性癫痫伴或不伴继发全面性发作的单药或辅助治疗,以及青少年肌阵挛癫痫的辅助治疗。依据癫痫类型,LEV 可用于 4 岁以上儿童及成人。

作用机制:LEV 的作用机制尚不完全了解,但它在控制细胞外吐方面的作用很关键,可以抑制谷氨酸的释放。LEV还可以通过增强氯离子电流影响GABA能神经元的活动(Landmark,2007)。

绝对效应:一项对24名成人癫痫患者进行的辅助治疗研究系统收集的资料显示,与安慰剂组相比使用LEV最大剂量(1500mg/天)治疗12周后,患者在威斯康辛卡片分类测验(WCST)和言语LTM功能的表现有所改善。但两组患者在HLS、HM、视觉LTM、FL或IR方面的表现则未见有任何差异(表1)(Zhou等,2008)。除了这项研究,只有很少数研究关于LEV对认知的不良作用,几乎没有LEV对认知影响的资料。另外三项临床试验显示,癫痫用LEV治疗后,没有发现患者出现任何认知功能的变化(Ciesielski等,2006;Gomer等,2007;Neyens等,1995)。一项对28名健康人进行的临床试验发现,经过4周LEV(2000mg/天)用药后受试者的HLS评分下降(Meador等,2007)。综上所述,许多研究都发现癫痫患者服用LEV后其认知成绩会有所改善或保持不变。其中一项对健康受试者进行了临床试验结果显示HLS评分下降。

相对效应:同其他AEDs相比,LEV在认知方面的不良作用很小。Gomer等进行了一项非随机、非盲性研究,在51名成人癫痫患者中比较LEV和TPM的效应,他们发现LEV组在HLS、FL以及言语和空间短期记忆方面的评分更好(Gomer等,2007)。Mecarelli等报道,服用OXC和LEV的健康成人LLS和IR的成绩基本相同,而CBZ可使一些速度相关性任务的评分变差,而LEV和OXC组的IR值得到改善,CBZ则否(Mecarelli等,2004)。另一项对健康成人的研究显示,CBZ组的HLS测验结果较LEV组更差(Meador等,2007)。一项临床研究对20名成人难治性部分性癫痫患者分别予以LEV和PGB治疗,观察治疗前和逐渐加量后两种药物对认知功能的短期影响。患者并未经过随机分配至各治疗组。所有测验项目,如HLS、WM、LTM、FL和IQ,在两种药物间均未发现有显著性差异。LEV在视觉短期记忆和语言LTM方面有好的倾向(Ciesielski等,2006)。

奥卡西平[10,11-二氢-10-氧代-5H-二苯并(b,f)氮杂䓬-5-甲酰胺]

适应证:OXC适用于治疗部分性癫痫患者,伴或不伴继发性全面性强直阵挛发作以及全面性强直阵挛发作。OXC可用于1个月以上儿童及成人的单药或联合用药治疗。

作用机制:OXC是CBZ的非毒性衍生物,但其生物转化形式与CBZ不同。已证明OXC作用于神经元离子通道(Vajda,2000),其主要作用是抑制电压激活的钠通道,继而抑制动作电位以及兴奋性神经传递(Jokeit 等,2004)。

绝对效应:关于 OXC 的认知不良作用尚缺乏安慰剂对照试验的系统化研究。Tzitiridou 等对 70 名良性儿童癫痫患者进行的临床试验发现,经过 OXC 治疗 18 个月后,患者全面评分及操作智商(PIQ)出现轻微改善,这与三项分测验改善有关,患者言语智商(VIQ)没有变化(Tzitiridou 等,2005)。Donati 等对 47 名既往至少出现 2 次无诱因部分性癫痫发作的儿童进行研究,评估 OXC 的认知效应,他们发现治疗 6 个月后患者在计算机视觉搜索任务和瑞文推理测验方面有改善趋势(Donati 等,2007)。但是在另一项以 14 名健康人为对象的研究中,应用 OXC 12 周后患者的 WM 和 IR 出现下降,LLS 和 HLS 结果不详,LTM 和 IQ 变化则无差别(Salinsky 等,2004)。总的来说,使用 OXC 治疗似乎对儿童癫痫患者的非言语性智商以及 HLS 某些方面有积极作用,对健康人的 WM 和 IR 有不良作用,对 LTM 和 IQ 则无影响。

相对效应:将 OXC 对儿童癫痫患者的认知不良作用与 CBZ 和 VPA 比较,发现这三种药物对 LLS、HLS、WM、LTM 和非言语性 IQ 的影响相似(Donati 等,2007;Salinsky 等,2004)。但在健康人中 CBZ 对 LLS 和 IR 的影响较 OXC 更为不利,而 LEV 对这两项功能的影响则与 OXC 无差别(Mecarelli 等,2004)。另外有两项临床试验分别发现,PHT 或 OXC 对健康人和癫痫患者 LLS、HLS、WM、LTM 和 IR 的影响均无差别(Salinsky 等,2004;Aikia 等,1992)。

苯巴比妥[5- 乙基 -5- 苯基嘧啶 -2,4,6(1H,3H,5H)- 三酮]

适应证:苯巴比妥适用于治疗癫痫、焦虑状态、热性惊厥,以及戒断症状的联合治疗。PB 适用于成人治疗,不推荐儿童使用。

作用机制:PB 及其他巴比妥类药物主要通过增强 GABA 受体的激活来发挥其抗癫痫作用。它们可以在不影响通道开放频率或传导性的情况下增加通道平均开放时间(Twyman 等,1989),这个过程导致氯离子内流增加及突触后神经元细胞膜超极化,从而阻断癫痫样活动的传递。

绝对效应:目前尚无关于 PB 认知不良作用的安慰剂 - 对照的系统化研究,各临床研究的结果互相矛盾。有报道癫痫患儿在停用 PB 后 PIQ 有改善(Riva 等,1996;Tonekaboni 等,2006)。此外,一些证据显示 HLS 和大脑的灵活性(剔除错误试验,跟踪试验—TMT)在 PB 停用后有改善(Gallassi 等,1992;Riva 等,1993)。由于对 PB 认知不良作用的研究很少,故目前尚不能就此做出最终结论。

相对效应:一项对 59 名健康人的研究显示,与服用 VPA 和 PHT 相比,服用

PB 者其 HLS 出现损害。对于其他认知功能，如 LLS、WM、LTM 和 IR，未发现三种药物治疗间有差别（Meador 等，1995）。Chen 等对 73 名成人及 70 名儿童癫痫患者予以 CBZ、PB 或 VPA 治疗，进行随机临床试验及临床撤药研究，发现三组患者的 VIQ、PIQ 或 FSIQ 无差异（Chen 等，1996；2001）。

剂量效应：在 Jokeit 等进行的一项回顾性横断面研究中，PB 血药浓度高（38.4mg/L）的患者其言语和非言语性 LTM 的成绩比血药浓度低（18.7mg/L）的患者差（Jokeit 等，2005）。

苯妥英钠[5,5- 二苯基咪唑烷 -2,4- 二酮]

适应证：苯妥英钠适用于治疗部分性、全面性癫痫发作和全面性强直 - 阵挛发作，以及单纯性（Jackson 发作）和复杂性部分（颞叶）发作。也用于治疗精神运动性发作、外伤性颅脑损伤后发作的预防和治疗以及治疗三叉神经痛。PHT 对失神癫痫持续状态或热性惊厥的预防和治疗无效。

作用机制：PHT 能够阻断电压门控性钠通道，从而限制动作电位产生重复性神经元点燃。尤其需要注意的是 PHT 的非线性药代动力学，即当超过某一点时，增加很小的剂量都可能导致血药浓度突然出现大幅增加。另外，PHT 与蛋白结合紧密，并有 CYP-450 诱导剂的作用，故在药物相互作用方面应做特殊选择（Yaari 等，1986）。

绝对效应：很多研究结果表明 PHT 对精神运动速度有负面效应。Salinksy 等的研究显示，12 名健康志愿者在接受 PHT 治疗 12 周后其 LLS 和 HLS 的反应时间（视觉、听觉反应时间以及手指敲击）变慢（Salinsky 等，2004）。但一些研究提示在停用 PHT 后可有所改善。对用药后无发作的癫痫患者进行 2 年随访研究发现，LLS 和 HLS 的轻微下降在完全停药后可以逆转（Gallassi 等，1987；1988；Pulliainen 和 Jokelainen，1995）。Duncan 等观察到完全停用 PHT 后 LLS（手指敲击）和 HLS（文字删除任务）评分有所改善（Duncan 等，1990）。Meador 等给予 59 名健康成人服用 PHT，发现 HLS、LTM（言语性）和 IR 成绩受损。而 LLS、WM 和 LTM（视觉性）成绩未受影响。在一项对 39 名患有过敏、肺部或风湿性疾病的患者进行的辅助治疗的研究中，Brown 等发现这些患者的陈述性记忆在治疗 1 周后没有出现明显受损（Brown 等，2005）。

相对效应：在 Meador 等对健康受试者进行的随机交叉研究中，PHT 组在 HLS 和 IR 方面的表现要好于 VPA 组（Meador 等，1995）。而服用 PHT 患者的记忆能力则比服用 VPA 的患者差（Gillham 等，1990）。但是这些结果并未在长期研究中再现。Craig 等对老年患者在服药一年后进行的随访研究发现，PHT 组和 VPA 组在 LLS、HLS 和 WM 方面的差异最小（Craig 和 Tallis，1994）。30 名患者在行开颅手术后接受 PHT 或 VPA 治疗，12 个月后两组患者在 HLS、WM、LTM 和 FL 方面的表现没有差别（Beenen 等，1999）。Aikiä 等报道 29 名患者接受 PHT 或 OXC 治疗 1 年后，HLS 或记忆功能无差别（Aikiä 等，1992）。Salinksy 等对 26 名患者在治疗 12 周后重新进行了一组测验，包括 LLS、HLS、WM、LTM 和 IR，也没有发现 PHT 和 OXC 这两种药物之间有优势差异（Salinsky 等，2004）。

与 CBZ 相比，PHT 对精神运动速度具有更明显的负面影响。有报道 PHT 单药治疗 25 名患者后的 LLS 和 HLS 的反应时间较 CBZ 单药治疗的患者降低（Aldenkamp 等，1994）。在 Holmfrid 多中心研究中，PHT 组癫痫患儿的表现比 CBZ 组患儿完成的更慢。即使在停药以后 PHT 组患儿在二元选择反应时间任务方面的 HLS 评分仍然较低（Aldenkamp 等，1993）。在新诊断的癫痫患者中，PHT 治疗组的 HLS 和 LTM 成绩比 CBZ 治疗组和非治疗组患者的表现更差（Pulliainen 和 Jokelainen，1994）。

剂量效应：在上面提到的研究中，Pulliainen 等发现 PHT 血药浓度高的患者更容易出现视觉性精神运动速度受影响（Pulliainen 和 Jokelainen，1994）。Jokeit 等在对颞叶癫痫患者进行的一项回顾性研究中发现，记忆相关性损害（视觉、听觉性 WM 和 LTM）与 PHT 血浆浓度有关。在 34 名患者中，只有当患者服用 AED 的起始剂量较高时才会使对新事物保持能力受到损害（Jokeit 等，2005）。

Dodrill 及其同事将精神运动速度作为协变量来测试认知任务，对所得的分值重新进行了分析。起初，低血浆浓度组的测验结果好于高浓度组，即只有初始药物浓度高的患者出现 LLS、HLS 和 WM 的损害。但是将运动速度（手指敲击）因素析出后，之前所有的显著性差异都消失了，因此作者认为 PHT 单药治疗对独立于精神运动减慢的认知功能没有任何负面影响（Dodrill 和 Troupin，1991；Dodrill 和 Temkin，1989）。

普瑞巴林［（S）-3-（氨甲基）-5- 甲基己酸］

适应证：普瑞巴林（PGB）适用于治疗成人周围性和中枢性神经病性疼痛，以及辅助治疗成人癫痫部分性发作伴或不伴继发全面性发作。

作用机制：PGB 从结构上与抗癫痫药物 GBP 相关。其作用部位是电压门控钙通道的一个辅助性亚基。PGB能够轻微地减少数种神经递质的突触性释放，以及减少神经元兴奋性和癫痫发作（Taylor等，2007）。

绝对不良作用：在一项安慰剂对照研究中，23名健康受试者在测验HLS和WM的一系列任务中没有表现出显著性差异。但值得注意的是，在开始用药后连续3天（第1，2，3天）进行了3次测验，不太可能去除可能存在的操作性影响。此外，作者使用的是低于治疗水平的剂量150mg/天（表1）（Hindmarch等，2005）。

但是在一项安慰剂对照试验中32名健康受试者应用PGB 600mg/天，结果显示六项认知目标测验中的三项出现损害：数字符号，Stroop测验，控制的口语词汇联想（表1）（Salinsky等，2010）。

有一项临床试验检测了PGB对认知功能的短期影响，10名药物难治性部分性癫痫成人患者在辅助治疗逐渐加量前和用药治疗1周后接受认知功能检查。应用PGB治疗后患者言语及视觉信息的LTM出现损害，而HLS、WM或FL则无差异（Ciesielski等，2006）。

相对不良作用：在上面提到的同一研究中，作者在全部20名癫痫患者中对LEV和PGB的认知不良作用进行了比较。虽然患者服用LEV很少报道有主观不良作用，但LEV组除了LTM（言语性）和WM（视觉性）有优势倾向外，其他神经心理学表现在两种药物间未见显著差异。然而正如作者提到的，该研究每组10名患者，样本量相对较小，而且1周间隔较短，这就使得研究结果的结论性不强。值得注意的是，在组内将结果与基础期比较时，PGB组可见延迟性回忆出现受损的片断性LTM，这或许能够解释LEV的组间优势（见前述）（Ciesielski等，2006）。

扑米酮[5-乙基-5-苯基-六氢嘧啶-4,6-酮]

适应证：PRM适用于治疗癫痫大发作、精神运动性癫痫、部分性发作、小发作，以及肌阵挛和运动不能性发作。另外，PRM也可用于治疗特发性震颤。

作用机制：PRM的抗癫痫作用机制尚不完全清楚。PRM由于其两种代谢产物苯巴比妥和苯乙基丙二酰胺本身就具有抗惊厥作用。现认为PRM通过与电压门控钠通道间的相互作用发挥效应，因而抑制动作电位的高频重复性发放（Mac-Donald和Kelly，1995）。

不良作用：近期没有关于PRM认知不良作用的研究报道。其神经认知不良作用与苯巴比妥相似。

托吡酯［2,3:4,5- 双丙烯酰胺 -O-(1- 甲基亚乙基)-β-D- 吡喃果糖氨基磺酸酯］

适应证:托吡酯适用于 7 岁以上儿童及成人新诊断癫痫的单药治疗,2 岁以上儿童部分性或强直阵挛发作的辅助治疗,以及合并 Lennox-Gastaut 综合征发作的辅助治疗。另外,TPM 也用于预防成人及 16 岁以上青少年的偏头痛。对急性偏头痛的治疗作用尚未验证。

作用机制:托吡酯具有调控多个神经递质系统的能力:抑制钠通道和碳酸酐酶,调节 GABA 受体、谷氨酸受体、钙通道和钾通道。这些过程的每一种调节作用综合起来可使兴奋性神经传递减少并增强抑制性神经传递(White,2005)。

绝对效应:Salinsky 等对健康受试者进行了一项随机、双盲、安慰剂对照研究,用药 12 周与安慰剂组相比,服用 TPM 的受试者在书写运动速度、WM、LTM 和 FL 方面都出现了损害。而在运动任务、IR 或操作速度的各种试验方面,没有发现两组间的认知功能有差异(表 1)(Salinsky 等,2005)。一些临床研究报道可见 FL 或 WM(数字广度,Corsi 块跨度)受损(Gomer 等,2007;Aldenkamp 等,2000;de Araujo Filho 等,2006;Kockelmann 等,2003;Lee 等,2006)。对操作速度的研究结果则大不相同,一些研究发现服药后速度下降(Gomer 等,2007),而另外一些研究则没有观察到这一现象(Fritz 等,2005)。与 Salinsky 等的报道结果相反,有临床试验显示服用 TPM 不会影响 LTM(Lee 等,2006;Romigi 等,2008)。概括来说,一些不同的研究报道 TPM 会损害 FL 和 WM,对速度影响的研究则互相矛盾,而 LTM 不受 TPM 的影响。

相对效应:与其他 AEDs 相比,TPM 在很多认知功能方面都显示出更多的不良作用。Kang 等进行过一项随机、双盲临床试验,对 88 例癫痫患儿随机予以 CBZ 或 TPM 治疗,28 周后 TPM 治疗组的患儿在韩国版 WESC-R 中的算术和迷宫分测验中表现非常差(Kang 等,2007)。对 51 名服用 TPM 或 LEV 治疗的成人癫痫患者进行研究发现,随着治疗时间的推移,患者的认知表现出了显著变化。LEV 组的认知成绩没有发生变化,而 TPM 组患者在三个认知领域变得非常差:HLS(TMT-A)、FL 和 WM(言语及空间性)(Gomer 等,2007)。Meador 等对 47 例健康成人进行了 LTG 和 TPM 的随机、双盲交叉研究,发现 TPM 组在 LLS、HLS、FL 任务以及对简短故事即刻和延迟回忆方面具有显著的不良作用。这两种药物对 IR 的影响未见显著性差异(Meador 等,2005)。另一项临床试验中,42 例癫痫患者接受 LTG 或 TPM 作为辅助治疗,TPM 组在 FL 和言语、视觉短期记忆方面的成绩明显变差,而 HLS 和 LTM 成绩在两组间没有差异(Fritz 等,2005)。Martin 等进行了一项随机、单盲性研究,对 17 例健康成人予以 LTG、GBP 或 TPM。4 周后 TPM 组在两项 HLS 任务中的一项的成绩比其他两组差。TPM 对 FL 的不良作用只在治疗后 3 小时出现过,在治疗 2 周及 4 周后就未再出现(Martin 等,1999)。另有一项随机、双盲临床试验,124 名癫痫患者在服用 CBZ 或 PHT 的基础上接受 LTG 和 TPM 作为辅助治疗。该研究发现 TPM 组在 FL、IR 和 HLS(符号数字模式)任务中的成绩差(Blum 等,2006)。在一项随机、双盲、安慰剂对照研究中,对 62 名服用 CBZ 的成人癫痫患者予以 TPM 或 VPA 作为辅助治疗,以目标剂量治疗 12 周,TPM 组在一项 HLS 任务(符号数字模式测验)和 FL 方面成绩变差。两组患者在 HLS(CRT)、LTM 或短期记忆方面没有差别(Meador 等,2003)。对于 FL 和 HLS 其他研究者报道的结果与之相似,但是他们也发现 WM 有显著差异,VPA 较好(Aldenkamp 等,2000;de Araujo Filho 等,2006)。TPM 对 HLS、LTM 和 FL 的不良作用较 GBP 多(Salinsky 等,2005)。

剂量效应:Lee 等对低剂量 TPM 单药治疗癫痫的长期认知不良作用进行了研究,36 名患者接受目标剂量为 50、75 和 100mg/日的 TPM 治疗,在基础期以及随访 1 年后分别进行神经心理学测验,结果显示 TPM 对 WM(数字广度)和 FL 具有显著的负面作用。这些不良作用与剂量相关,在停用 TPM 后能够明显改善(Lee 等,2006)。

丙戊酸[2-丙基戊酸]

适应证:特定的适用于特发性癫痫全面性发作的单药治疗。作为辅助治疗对多种类型发作有效。VPA 也可用于治疗双相情感障碍患者的躁狂发作。尚未被证实有预防躁狂发作的效应。

作用机制:VPA 治疗癫痫和双相情感障碍的作用机制仍不完全清楚。一方面它可以增强 GABA 介导的神经传递,另一方面 VPA 能够改变多个基因的表达(Rosenberg 等,2007)。

绝对效应:对系统化数据收集研究显示 VPA 主要损害 HLS 任务(表 1)。一项以 27 例癫痫患者为对象的随机、双盲、安慰剂对照停药研究显示,停用 VPA 后,患者在有速度要求的复杂认知活动中有所改善(Hessen 等,2006)。有研究发现,10 名健康受试者服用 VPA 后快速做出基本决定的能力下降(Thompson 等,1981)。一项对 20 名健康成人进行的随机、安慰剂对照研究显示,受试者服用 VPA 后 LLS(视觉性 RT)出现损害。听觉性 LLS、HLS 和 WM 则未受影响(表 1)(Aldenkamp 等,2002)。在对 279 名外伤性脑损伤患者进行的一项研究中,没有发现患者的运动功能、注意力、LTM、言语技能或表现技能在用药后出现损害(Thompson 等,1981)。一些临床试验报道 HLS 在使用 VPA 后出现损害,与前面提到的研究结果一致(Gallassi 等,1992;Craig 等,1994;Gallassi 等,1990)。只有一项对精神病患者进行的研究显示服用 VPA 后可引起 WM 下降(Senturk 等,2007)。有几个临床研究未能发现 VPA 有任何负面效应(Senturk 等,2007),甚至有报道对于儿童失神癫痫或青少年失神癫痫,VPA 治疗还能改善运动流畅性、HLS 或视觉性 LTM(Siren 等,2007)。总之,系统性采集数据研究通常会发现 VPA 可损害 HLS,而对 LTM、WM、FL 和 IR 没有影响。

相对效应:有证据显示 VPA 比 TPM 的不良作用少,特别是在 FL、短期记忆以及 HLS 的某些方面。两种药物对 LTM、IR 或 IQ 的影响没有显著差异(Aldenkamp 等,2000;de Araujo Filho,2006;Meador 等,2003)。以往的研究都是对癫痫患者进行的。然而有两项在癫痫患者或健康受试者中进行的研究对 VPA 和 PHT 进行了比较,结果显示两者在 LLS、HLS、WM、LTM、FL 或 IR 方面的影响无差别(Meador 等,1995;Craig 等,1994;Beenen 等,1999)。Meador 等在健康受试者中对 PB 和 VPA 进行了比较,发现 PB 组在一些 HLS 任务中表现较差(Meador 等,1995)。有一项研究对 30 名健康志愿者予以 VPA、LTG 或安慰剂,结果 VPA 组在听觉反应时间任务中的成绩较 LTG 组和安慰剂组差。其他所有测验结果(手指敲击、视觉反应时间、选择反应时间和 LTM 任务)在三组间没有差异(Aldenkamp 等,2002)。对 90 名癫痫儿童进行的一项随机、平行临床试验显示,VPA、OXC 和 CBZ 三种药物对 LLS、HLS、WM、LTM 和 IQ 的不良作用相同(Donati 等,2007)。与之前的研究相似,Chen 等发现癫痫儿童在停用 CBZ、PB 或 VPA 7 个月后,其 IQ 表现无差别(Chen 等,2001)。

剂量效应:VPA 剂量对认知表现(LLS、HLS、WM 和 IQ)的影响尚未见报道(Read 等,1998)。

唑尼沙胺[1,2- 苯并噁唑 -3 甲基磺酰胺]

适应证:唑尼沙胺适用于成人部分性发作伴或不伴继发全面性发作的辅助治疗。

作用机制:ZNS 确切的作用机制尚不清楚。但是推测它有可能会阻断电压门控钠通道的感受性点燃,并使钙通道电流减少。ZNS 也被认为通过 GABA 系统发挥作用,例如抑制 GABA 转运蛋白的释放,因而使 GABA 浓度增加。它也能够增加谷氨酸转运蛋白水平,从而减少细胞外兴奋性谷氨酸。ZNS 的药代动力学复杂,呈非线性,稳态血浆浓度较高(Siren 等,2007)。

绝对效应:Berent 等对 9 名难治性癫痫患者在用药治疗前、治疗 12 周和 24 周后分别进行测验。治疗 12 周后患者的 WM 和 LTM 评分受损,而精神运动测验没有变化。进一步分析发现,患者语言学习的初始获得功能受累,而视觉刺激的相应功能未受影响。当测验延迟回忆功能时,患者在完成语言和视觉回忆任务方面均有困难。但有趣的是,在将第三次评分与第一次比较时,所有这些方面的差异都消失了,提示所有测验任务没有明显受损。另外,患者第三个时间段测得的血药浓度低于第二个时间段的水平。对此该研究作者认为受试者的血药浓度与神经心理测验评分之间存在显著关联。并且提示患者对 ZNS 的不良作用有出现耐受的可能,在药物开始治疗后神经心理的损害可以减少或消失(Berent 等,1987)。

相对效应:Ojemann 等进行了一项为期 12 周的单药治疗研究,比较 ZNS 和 CBZ 的作用。他们发现接受 ZNS 治疗患者的 VIQ 评分有损害(Ojemann 等,2001)。

剂量效应:在上文 Berent 等进行的研究中,当 ZNS 剂量大时患者的言语测验成绩比非言语性成绩差(Berent 等,1987)。Park 及其同事对 34 名癫痫患者进行了为期 1 年的随访研究,这些患者根据每日服药剂量(100、200、300 和 400mg/日)不同分为 4 组。作者发现患者治疗 1 年后在 HLS、WM、LTM 和 FL 的成绩比基础期更差。与前面提到的研究相似,该文作者发现 AED 日剂量和 HLS、LTM 或 FL 的神经心理评分有显著关联;所有项目在 AED 浓度较高时都会出现更明显的损害(Park 等,2008)。

■ 讨论

AEDs 的神经认知作用与药物类型、剂量、血药浓度、药物间相互作用、治疗时间有关,更为重要地可能是与每位患者的神经生物化学特性有关。通常一些新型 AEDs 比老一代的 AEDs 对神经认知功能的影响更为有利(如 GBP、LTG、LEV)。这些对神经认知影响最小的新药甚至可以增强患者长期用药的依从性。令人遗憾的是,在近期的研究中未提及新型 AEDs 多药治疗的作用。在这些新型 AEDs 中,TPM 即使在缓慢加量及降低目标剂量的情况下对认知损害的风险也较高。此外,虽然目前关于 ZNS 的研究数据很少,但与 GBP、LEV 和 LTG 相比该药对神经认知的影响可能较差。不管怎样，从原则上说可逆的不良作用不应当限制用 TPM 或 ZNS 进行试验以测验这些药物的任何一种来对患者的利益是否有不良影响。

这里所谈到的大多数 AEDs 的神经认知作用一般均较轻微。但是在对注意力和认知要求较高的情况下，如教育、训练、教学、驾驶和复杂技术操作时，即使是轻微的认知不良作用，其影响也是应该给予重视的。此外，还需要考虑到大多数研究都是针对成人患者而非儿童或老年人，后两者由于其认知资源有限更容易受 AEDs 的认知作用的影响。

对于治疗困难的患者，在使用大剂量或多种 AEDs 控制发作和认知不良作用方面需要进行权衡。对于每个患者的具体情况，不论发作频率还是认知不良作用都不能单独对药物性价比作出有效评估。在这种情况下，在 AEDs 治疗有认知不良作用而欲改变用药时，我们建议使用综合生活质量评估（如 QOLIE 89）来帮助患者客观评价从 AED 治疗中获得的益处。

在研究 AED 神经认知作用时一个经常被忽略的问题是大多数 AEDs 都存在激动或镇静作用（Park 等，2008）。这就是为何一些 AEDs 能够很好地治疗情感特别是双相情感障碍。因此，在研究 AED 神经心理作用时也应当考虑到情绪状态的改变，以控制认知测验中受情绪影响的变化。

多数关于 AED 神经认知作用的研究由于方法的限制和缺陷，没有被纳入这篇综述。十年前 Cochrance 等曾提出，研究 AED 效果中主要的问题是很多不同的神经心理测验至再次测验间的可靠性，还有患者入组标准多变、经常缺乏对照组、治疗缺乏随机性，以及数据的统计分析不全面（Cochrane 等，1998）。最近 Hessen 等（2006）发布了一项令人印象深刻的研究，可以作为方法学的样本影响将来的研究。这些作者使用前瞻性随机双盲安慰剂对照配对试验，对完全无发作的癫痫患者在治疗前和停药后进行 AEDs 神经认知不良作用的研究，这一方法几乎不存在伦理学障碍。

Hessen 等的研究以及这个文献复习所涵盖的大多数研究都存在一个缺点，即只检查了一小部分认知功能。而长期记忆巩固、较高的指令执行功能，或者生态学的有效性和重要的功能如阅读速度则极少考虑，因此这些结果不能简单地被扩展到日常生活复杂活动的广泛领域。

（孙伟　张夏婷　姚兴祺 译　吴逊 校）

参考文献

- Aikia M, Jutila L, Salmenpera T, Mervaala E, Kalviainen R. Comparison of the cognitive effects of tiagabine and carbamazepine as monotherapy in newly diagnosed adult patients with partial epilepsy: Pooled analysis of two long-term, randomized, follow-up studies. *Epilepsia* 2006; 47: 1121-7.

- Aikia M, Kalviainen R, Sivenius J, Halonen T, Riekkinen PJ. Cognitive effects of oxcarbazepine and phenytoin monotherapy in newly diagnosed epilepsy: One year follow-up. *Epilepsy Res* 1992; 11: 199-203.

- Aldenkamp AP, Alpherts WC, Blennow G, Elmqvist D, Heijbel J, Nilsson HL, *et al*. Withdrawal of antiepileptic medication in children-effects on cognitive function: The multicenter holmfrid study. *Neurology* 1993; 43: 41-50.

- Aldenkamp AP, Alpherts WC, Diepman L, van't Slot B, Overweg J, Vermeulen J. Cognitive side-effects of phenytoin compared with carbamazepine in patients with localization-related epilepsy. *Epilepsy Res* 1994; 19: 37-43.

- Aldenkamp AP, Arends J, Bootsma HP, Diepman L, Hulsman J, Lambrechts D, *et al*. Randomized double-blind parallel-group study comparing cognitive effects of a low-dose lamotrigine with valproate and placebo in healthy volunteers. *Epilepsia* 2002; 43: 19-26.

- Aldenkamp AP, Baker G, Mulder OG, Chadwick D, Cooper P, Doelman J, *et al*. A multicenter, randomized clinical study to evaluate the effect on cognitive function of topiramate compared with valproate as add-on therapy to carbamazepine in patients with partial-onset seizures. *Epilepsia* 2000; 41: 1167-78.

- Beenen LF, Lindeboom J, Kasteleijn-Nolst Trenite DG, Heimans JJ, Snoek FJ, *et al*. Comparative double blind clinical trial of phenytoin and sodium valproate as anticonvulsant prophylaxis after craniotomy: Efficacy, tolerability, and cognitive effects. *J Neurol Neurosurg Psychiatry* 1999; 67: 474-80.

- Berent S, Sackellares JC, Giordani B, Wagner JG, Donofrio PD, Abou-Khalil B. Zonisamide (ci-912) and cognition: Results from preliminary study. *Epilepsia* 1987; 28: 61-7.

- Blum D, Meador K, Biton V, Fakhoury T, Shneker B, Chung S, *et al*. Cognitive effects of lamotrigine compared with topiramate in patients with epilepsy. *Neurology* 2006; 67: 400-6.

- Brown ES, Stuard G, Liggin JD, Hukovic N, Frol A, Dhanani N, *et al*. Effect of phenytoin on mood and declarative memory during prescription corticosteroid therapy. *Biol Psychiatry* 2005; 57: 543-8.

- Chen Y, Chi Chow J, Lee I. Comparison the cognitive effect of anti-epileptic drugs in seizure-free children with epilepsy before and after drug withdrawal. *Epilepsy Res* 2001; 44: 65-70.

- Chen YJ, Kang WM, So WC. Comparison of antiepileptic drugs on cognitive function in newly diagnosed epileptic children: A psychometric and neurophysiological study. *Epilepsia* 1996; 37: 81-6.

- Ciesielski AS, Samson S, Steinhoff BJ. Neuropsychological and psychiatric impact of add-on titration of pregabalin *versus* levetiracetam: A comparative short-term study. *Epilepsy Behav* 2006; 9: 424-31.

- Cochrane HC, Marson AG, Baker GA, Chadwick DW. Neuropsychological outcomes in randomized controlled trials of antiepileptic drugs: A systematic review of methodology and reporting standards. *Epilepsia* 1998; 39: 1088-97.

- Craig I, Tallis R. Impact of valproate and phenytoin on cognitive function in elderly patients: Results of a single-blind randomized comparative study. *Epilepsia* 1994; 35: 381-90.

- de Araujo Filho GM, Pascalicchio TF, Lin K, Sousa PS, Yacubian EM. Neuropsychiatric profiles of patients with juvenile myoclonic epilepsy treated with valproate or topiramate. *Epilepsy Behav* 2006; 8: 606-9.

- Dikmen SS, Machamer JE, Winn HR, Anderson GD, Temkin NR. Neuropsychological effects of valproate in traumatic brain injury: A randomized trial. *Neurology* 2000; 54: 895-902.

- Dodrill CB, Arnett JL, Deaton R, Lenz GT, Sommerville KW. Tiagabine *versus* phenytoin and carbamazepine as add-on therapies: Effects on abilities, adjustment, and mood. *Epilepsy Res* 2000; 42: 123-32.
- Dodrill CB, Arnett JL, Hayes AG, Garofalo EA, Greeley CA, Greiner MJ, Pierce MW. Cognitive abilities and adjustment with gabapentin: Results of a multisite study. *Epilepsy Res* 1999; 35: 109-21.
- Dodrill CB, Temkin NR. Motor speed is a contaminating factor in evaluating the "cognitive" effects of phenytoin. *Epilepsia* 1989; 30: 453-7.
- Dodrill CB, Troupin AS. Neuropsychological effects of carbamazepine and phenytoin: A reanalysis. *Neurology* 1991; 41: 141-3.
- Donati F, Gobbi G, Campistol J, Rapatz G, Daehler M, Sturm Y, Aldenkamp AP. The cognitive effects of oxcarbazepine *versus* carbamazepine or valproate in newly diagnosed children with partial seizures. *Seizure* 2007; 16: 670-9.
- Duncan JS, Shorvon SD, Trimble MR. Effects of removal of phenytoin, carbamazepine and valproate on cognitive function. *Epilepsia* 1990; 31: 584-91.
- Fritz N, Glogau S, Hoffmann J, Rademacher M, Elger CE, Helmstaedter C. Efficacy and cognitive side effects of tiagabine and topiramate in patients with epilepsy. *Epilepsy Behav* 2005; 6: 373-81.
- Gallassi R, Morreale A, Di Sarro R, Marra M, Lugaresi E, Baruzzi A. Cognitive effects of antiepileptic drug discontinuation. *Epilepsia* 1992; 33 (Suppl 6): S41-4.
- Gallassi R, Morreale A, Lorusso S, Ferrari M, Procaccianti G, Lugaresi E, Baruzzi A. Cognitive effects of phenytoin during monotherapy and after withdrawal. *Acta Neurol Scand* 1987; 75: 258-61.
- Gallassi R, Morreale A, Lorusso S, Procaccianti G, Lugaresi E, Baruzzi A. Carbamazepine and phenytoin. Comparison of cognitive effects in epileptic patients during monotherapy and withdrawal. *Arch Neurol* 1988; 45: 892-4.
- Gallassi R, Morreale A, Lorusso S, Procaccianti G, Lugaresi E, Baruzzi A. Cognitive effects of valproate. *Epilepsy Res* 1990; 5: 160-4.
- Gillham RA, Williams N, Wiedmann KD, Butler E, Larkin JG, Brodie MJ. Cognitive function in adult epileptic patients established on anticonvulsant monotherapy. *Epilepsy Res* 1990; 7: 219-25.
- Gomer B, Wagner K, Frings L, Saar J, Carius A, Harle M, et al. The influence of antiepileptic drugs on cognition: A comparison of levetiracetam with topiramate. *Epilepsy Behav* 2007; 10: 486-94.
- Helmstaedter C, Wagner G, Elger CE. Differential effects of first antiepileptic drug application on cognition in lesional and non-lesional patients with epilepsy. *Seizure* 1993; 2: 125-30.
- Hessen E, Lossius MI, Reinvang I, Gjerstad L. Influence of major antiepileptic drugs on attention, reaction time, and speed of information processing: Results from a randomized, double-blind, placebo-controlled withdrawal study of seizure-free epilepsy patients receiving monotherapy. *Epilepsia* 2006; 47: 2038-45.
- Hindmarch I, Trick L, Ridout F. A double-blind, placebo- and positive-internal-controlled (alprazolam) investigation of the cognitive and psychomotor profile of pregabalin in healthy volunteers. *Psychopharmacology* 2005; 183: 133-43.
- Hurley SC. Lamotrigine update and its use in mood disorders. *Ann Pharmacother* 2002; 36: 860-73.
- Jokeit H, Kramer G, Ebner A. Do antiepileptic drugs accelerate forgetting? *Epilepsy Behav* 2005; 6: 430-2.
- Jokeit H, Schacher M. Neuropsychological aspects of type of epilepsy and etiological factors in adults. *Epilepsy Behav* 2004; 5 (Suppl 1): S14-20.
- Kang HC, Eun BL, Wu Lee C, Ku Moon H, Kim JS, Wook Kim D, et al. The effects on cognitive function and behavioral problems of topiramate compared to carbamazepine as monotherapy for children with benign rolandic epilepsy. *Epilepsia* 2007; 48: 1716-23.
- Kelly KM. Gabapentin. Antiepileptic mechanism of action. *Neuropsychobiology* 1998; 38: 139-44.
- Kockelmann E, Elger CE, Helmstaedter C. Cognitive profile of topiramate as compared with

lamotrigine in epilepsy patients on antiepileptic drug polytherapy: Relationships to blood serum levels and comedication. *Epilepsy Behav* 2004; 5: 716-21.

- Kockelmann E, Elger CE, Helmstaedter C. Significant improvement in frontal lobe associated neuropsychological functions after withdrawal of topiramate in epilepsy patients. *Epilepsy Res* 2003; 54: 171-8.

- Landmark CJ. Targets for antiepileptic drugs in the synapse. *Med Sci Monit* 2007; 13: RA1-7.

- Leach JP, Girvan J, Paul A, Brodie MJ. Gabapentin and cognition: A double blind, dose ranging, placebo controlled study in refractory epilepsy. *J Neurol Neurosurg Psychiatry* 1997; 62: 372-6.

- Lee HW, Jung DK, Suh CK, Kwon SH, Park SP. Cognitive effects of low-dose topiramate monotherapy in epilepsy patients: A 1-year follow-up. *Epilepsy Behav* 2006; 8: 736-41.

- Macdonald RL, Kelly KM. Antiepileptic drug mechanisms of action. *Epilepsia* 1995; 36 (Suppl 2): S2-12.

- Marques CM, Caboclo LO, da Silva TI, Noffs MH, Carrete H, Jr, Lin K, et al. Cognitive decline in temporal lobe epilepsy due to unilateral hippocampal sclerosis. *Epilepsy Behav* 2007; 10: 477-85.

- Martin R, Kuzniecky R, Ho S, Hetherington H, Pan J, Sinclair K, Gilliam F, Faught E. Cognitive effects of topiramate, gabapentin, and lamotrigine in healthy young adults. *Neurology* 1999; 52: 321-7.

- Martin R, Meador K, Turrentine L, Faught E, Sinclair K, Kuzniecky R, Gilliam F. Comparative cognitive effects of carbamazepine and gabapentin in healthy senior adults. *Epilepsia* 2001; 42: 764-71.

- Meador KJ, Gevins A, Loring DW, McEvoy LK, Ray PG, Smith ME, et al. Neuropsychological and neurophysiologic effects of carbamazepine and levetiracetam. *Neurology* 2007; 69: 2076-84.

- Meador KJ, Loring DW, Allen ME, Zamrini EY, Moore EE, Abney OL, King DW. Comparative cognitive effects of carbamazepine and phenytoin in healthy adults. *Neurology* 1991; 41: 1537-40.

- Meador KJ, Loring DW, Hulihan JF, Kamin M, Karim R. Differential cognitive and behavioral effects of topiramate and valproate. *Neurology* 2003; 60: 1483-8.

- Meador KJ, Loring DW, Moore EE, Thompson WO, Nichols ME, Oberzan RE, et al. Comparative cognitive effects of phenobarbital, phenytoin, and valproate in healthy adults. *Neurology* 1995; 45: 1494-9.

- Meador KJ, Loring DW, Ray PG, Murro AM, King DW, Nichols ME, et al. Differential cognitive effects of carbamazepine and gabapentin. *Epilepsia* 1999; 40: 1279-85.

- Meador KJ, Loring DW, Ray PG, Murro AM, King DW, Perrine KR, et al. Differential cognitive and behavioral effects of carbamazepine and lamotrigine. *Neurology* 2001; 56: 1177-82.

- Meador KJ, Loring DW, Vahle VJ, Ray PG, Werz MA, Fessler AJ, Ogrocki P, et al. Cognitive and behavioral effects of lamotrigine and topiramate in healthy volunteers. *Neurology* 2005; 64: 2108-14.

- Mecarelli O, Vicenzini E, Pulitano P, Vanacore N, Romolo FS, Di Piero V, et al. Clinical, cognitive, and neurophysiologic correlates of short-term treatment with carbamazepine, oxcarbazepine, and levetiracetam in healthy volunteers. *Ann Pharmacother* 2004; 38: 1816-22.

- Mortimore C, Trimble M, Emmers E. Effects of gabapentin on cognition and quality of life in patients with epilepsy. *Seizure* 1998; 7: 359-64.

- Neyens LG, Alpherts WC, Aldenkamp AP. Cognitive effects of a new pyrrolidine derivative (levetiracetam) in patients with epilepsy. *Prog Neuropsychopharmacol Biol Psychiatry* 1995; 19: 411-9.

- Ojemann LM, Ojemann GA, Dodrill CB, Crawford CA, Holmes MD, Dudley DL. Language disturbances as side effects of topiramate and zonisamide therapy. *Epilepsy Behav* 2001; 2: 579-84.

- Park SP, Hwang YH, Lee HW, Suh CK, Kwon SH, Lee BI. Long-term cognitive and mood effects of zonisamide monotherapy in epilepsy patients. *Epilepsy Behav* 2008; 12: 102-8.

- Placidi F, Marciani MG, Diomedi M, Scalise A, Pauri F, Giacomini P, Gigli GL. Effects of lamotrigine on nocturnal sleep, daytime somnolence and cognitive functions in focal epilepsy. *Acta Neurol Scand* 2000; 102: 81-6.

- Pressler RM, Binnie CD, Coleshill SG, Chorley GA, Robinson RO. Effect of lamotrigine on cognition in children with epilepsy. *Neurology* 2006; 66: 1495-9.
- Pulliainen V, Jokelainen M. Comparing the cognitive effects of phenytoin and carbamazepine in long-term monotherapy: A two-year follow-up. *Epilepsia* 1995; 36: 1195-202.
- Pulliainen V, Jokelainen M. Effects of phenytoin and carbamazepine on cognitive functions in newly diagnosed epileptic patients. *Acta Neurol Scand* 1994; 89: 81-6.
- Read CL, Stephen LJ, Stolarek IH, Paul A, Sills GJ, Brodie MJ. Cognitive effects of anticonvulsant monotherapy in elderly patients: A placebo-controlled study. *Seizure* 1998; 7: 159-62.
- Riva D, Devoti M. Discontinuation of phenobarbital in children: Effects on neurocognitive behavior. *Pediatr Neurol* 1996; 14: 36-40.
- Romigi A, Cervellino A, Marciani MG, Izzi F, Massoud R, Corona M, et al. Cognitive and psychiatric effects of topiramate monotherapy in migraine treatment: An open study. *Eur J Neurol* 2008; 15: 190-5.
- Rosenberg G. The mechanisms of action of valproate in neuropsychiatric disorders: Can we see the forest for the trees? *Cell Mol Life Sci* 2007; 64: 2090-103.
- Salinsky M, Storzbach D, Munoz S. Cognitive effects of pregabalin in healthy volunteers. *Neurology* 2010; 74: 755-61.
- Salinsky MC, Binder LM, Oken BS, Storzbach D, Aron CR, Dodrill CB. Effects of gabapentin and carbamazepine on the eeg and cognition in healthy volunteers. *Epilepsia* 2002; 43: 482-90.
- Salinsky MC, Spencer DC, Oken BS, Storzbach D. Effects of oxcarbazepine and phenytoin on the eeg and cognition in healthy volunteers. *Epilepsy Behav* 2004; 5: 894-902.
- Salinsky MC, Storzbach D, Spencer DC, Oken BS, Landry T, Dodrill CB. Effects of topiramate and gabapentin on cognitive abilities in healthy volunteers. *Neurology* 2005; 64: 792-8.
- Senturk V, Goker C, Bilgic A, Olmez S, Tugcu H, Oncu B, Atbasoglu EC. Impaired verbal memory and otherwise spared cognition in remitted bipolar patients on monotherapy with lithium or valproate. *Bipolar Disord* 2007; 9 (Suppl 1): 136-44.
- Siren A, Kylliainen A, Tenhunen M, Hirvonen K, Riita T, Koivikko M. Beneficial effects of antiepileptic medication on absence seizures and cognitive functioning in children. *Epilepsy Behav* 2007; 11: 85-91.
- Smith D, Baker G, Davies G, Dewey M, Chadwick DW. Outcomes of add-on treatment with lamotrigine in partial epilepsy. *Epilepsia* 1993; 34: 312-22.
- Smith ME, Gevins A, McEvoy LK, Meador KJ, Ray PG, Gilliam F. Distinct cognitive neurophysiologic profiles for lamotrigine and topiramate. *Epilepsia* 2006; 47: 695-703.
- Taylor CP, Angelotti T, Fauman E. Pharmacology and mechanism of action of pregabalin: The calcium channel alpha2-delta (alpha2-delta) subunit as a target for antiepileptic drug discovery. *Epilepsy Res* 2007; 73: 137-50.
- Thompson PJ, Trimble MR. Sodium valproate and cognitive functioning in normal volunteers. *Br J Clin Pharmacol* 1981; 12: 819-24.
- Tonekaboni SH, Beyraghi N, Tahbaz HS, Bahreynian SA, Aghamohammadpoor M. Neurocognitive effects of phenobarbital discontinuation in epileptic children. *Epilepsy Behav* 2006; 8: 145-8.
- Twyman RE, Rogers CJ, Macdonald RL. Differential regulation of gamma-aminobutyric acid receptor channels by diazepam and phenobarbital. *Ann Neurol* 1989; 25: 213-20.
- Tzitiridou M, Panou T, Ramantani G, Kambas A, Spyroglou K, Panteliadis C. Oxcarbazepine monotherapy in benign childhood epilepsy with centrotemporal spikes: A clinical and cognitive evaluation. *Epilepsy Behav* 2005; 7: 458-67.
- Vajda FJ. New antiepileptic drugs. *J Clin Neurosci* 2000; 7: 88-101.
- Werz MA, Schoenberg MR, Meador KJ, Loring DW, Ray PG, Kaul-Gupta R, Ogrocki P. Subjective preference for lamotrigine or topiramate in healthy volunteers: Relationship to cognitive and behavioral functioning. *Epilepsy Behav* 2006; 8: 181-91.
- White HS. Molecular pharmacology of topiramate: Managing seizures and preventing migraine. *Headache* 2005; 45 (Suppl 1): S48-56.

- Yaari Y, Selzer ME, Pincus JH. Phenytoin: Mechanisms of its anticonvulsant action. *Ann Neurol* 1986; 20: 171-84.
- Zhou B, Zhang Q, Tian L, Xiao J, Stefan H, Zhou D. Effects of levetiracetam as an add-on therapy on cognitive function and quality of life in patients with refractory partial seizures. *Epilepsy Behav* 2008; 12: 305-10.
- Zoccali R, Muscatello MR, Bruno A, Cambria R, Mico U, Spina E, Meduri M. The effect of lamotrigine augmentation of clozapine in a sample of treatment-resistant schizophrenic patients: A double-blind, placebo-controlled study. *Schizophr Res* 2007; 93: 109-16.

癫痫长期治疗中经常使用的抗癫痫药物对神经认知功能的影响：综述

Pam Thompson

英国，伦敦，UCL 神经病学研究所，临床及试验癫痫科

回顾文献可明确地证明我们过去将单药治疗的效果从多药联合治疗中分离出来的认识并不确切。即使我们集中于方法学的探索研究也得出很少并且常有争议的结果。

评论1

根据我的临床和研究经验，我得出假说 AED 对于认知功能的影响正如它的其他不良反应一样，并非见于所有患者。如果这个假说成立，群组分析中的不良反应会被冲淡甚至完全消失。认知的保留、基因的特点和发作的控制都可能是需要适当考虑的变量。未来可以更大程度地依靠可靠的变化指标以及相似的参数来明确处于药物导致认知损害风险中的患者。

评论2

癫痫患者是被明确的多样性的一组患者，因此具有多样性认知作用也不足为奇。药物对发育中的胚胎、婴儿以及青少年产生的影响是不同的，他们神经网络的基本执行技能的发育处于精细调节中。药物对于老龄的或已经广泛受损以及发育不成熟的大脑如儿童或有严重学习功能障碍的成人的作用也不尽相同。对于处于不同治疗时期的患者，例如新诊断的癫痫或慢性癫痫，药物的影响也不尽相同。

建议

我们无法有把握地、无偏见地倡议进行所有方法学的探索研究,提供可靠的论据基础,在这方面已经有很多的药物、很多可能的变换以及更多的见识。能力不足以及以前讨论的差别永远折磨着未来的研究。是否有一种方法可以让我们共同合作和收集临床数据? 认知测验的结果也许不是完全相同的,如果我们关注对于药物影响最敏感的功能,如处理速度、执行功能、记录真实的变化以及 Z 值等,认知过程的测验实际上是可以互相比较的。

（孙伟　姚兴祺　李哲 译　吴逊 校）

评估抗癫痫药物对个体患者认知的影响

Juri-Alexander Witt, Christoph Helmstaedter

德国,波恩大学,癫痫科

■ 恰当地评估认知不良作用

抗癫痫药物治疗力求最大程度地控制发作,以及保护或者改善患者的认知状态、主观幸福感以及其总体生活质量(QOL)。但是药物对认知和行为的不良反应可能会影响患者的日常生活,对 QOL 带来负面影响。除了药效,对抗癫痫治疗的耐受性在治疗依从性和长期保留用药方面也起着决定性作用(Bootsma等,2009)。

就这点而言,为了改善患者对抗癫痫治疗的认可和耐受,在患者个体化治疗中应当高度重视对抗癫痫药物认知作用的监测。在癫痫患者医疗护理中,如何将神经心理学作为一个控制治疗结果和质量的工具是以下部分将要谈到的问题。

■ 认知不良作用的出现

抗癫痫药物(AEDs)通过不同的作用机制改变中枢神经系统的兴奋水平(Kwan 等,2001)。因此 AEDs 可能会诱导或加重认知功能的损害(Sankar 和 Holmes,2004)。认知不良反应的风险会随以下情况增加:①剂量增加较快;②药物剂量和血药浓度较高;③在多药治疗中总体药物负荷较高。所有这些因素都可由临床医生直接控制,因此可以采取一些策略使药物对认知的不良作用降到最低,这些策略包括:更为缓慢谨慎地增加剂量、减少每日用药剂量、减少总体药物负荷以及选择对认知有利的合适的 AEDs。药物的个性化治疗要求发作和不良作用达到一个平衡状态。另外重要的是,应当考虑到有效控制发作同时也能够改善患者的认知和行为功能。

各种抗癫痫药物对认知的影响也不尽相同。根据其历史和发展,第一代AEDs 具有镇静作用,更确切地说影响全脑功能;第二代 AEDs 主要影响精神运动速度和记忆功能;最新一代的 AEDs 则更多见的是精神方面的不良作用。在经典的 AEDs 中,溴化物、苯二氮䓬类和苯巴比妥(PB)对认知的副作用要比苯妥英钠(PHT)、丙戊酸(VPA)或卡马西平(CBZ)更常见(Loring 等,2007;Meador,1994;Ortinski 和 Meador,2004)。除了托吡酯(TPM)(Aldenkamp 等,2003)可能还有唑尼沙胺(ZNS)(Park 等,2008),新的 AED 似乎比早期的药物具有更好的认知效应(French 等,2004)。根据最近的一些综述,表 1 列出了目前应用的 AEDs 的认知作用,以及其可能影响的功能,反映了前一章所描述的新旧AEDs 的认知作用。根据最近的综述进一步显示,在可能受累的功能中几乎均包括注意力和精神运动速度。

表 1 不同的抗癫痫药物影响领域的概况

抗癫痫药物	影响的认知域		
	注意力	记忆	语言
左乙拉西坦(LEV)	0	0	
拉莫三嗪(LTG)	0	0	0
噻加宾(TGB)	0	0	0
氨己烯酸(VGB)	0	0	0
非氨酯(FBM)	(↓)		
唑尼沙胺(ZNS)	(↓)		(↓)
奥卡西平(OXC)	↓ / ↑	0	
加巴喷丁(GBP)	↓	0	0
氯巴占(CLB)	↓	0	↓
丙戊酸(VPA)	↓	↓	0
卡马西平(CBZ)	↓	↓	
苯妥英钠(PHT)	↓	↓	
苯巴比妥(PB)	↓	↓	↓
托吡酯(TPM)	↓	↓	↓

↓:负性作用;↑:正性作用;( ):可能的作用;0:没有缺损

就目前来看,AEDs 的认知不良作用在药物减量或停药后通常可以好转,但是氨己烯酸(VGB)治疗引起的视野缺损(Krauss,2009)和 AEDs 的致畸作用是重要的例外。在子宫内和儿童早期接受抗癫痫药物会对成熟期和发育期大脑造成慢性损害(Harden 等,2009;Holmes 等,2007;Meador 等,2009)。

■ 何时评估 AEDs 的认知不良作用

在临床实践中,以下两种情况,内科医生希望对患者进行 AED 认知不良作用的监测。

第一种是患者已接受第一种药物治疗,需要予以辅助治疗或更换 AEDs 时。这种情况下需要有一个基础评估与日后的检查作比较,从而客观评价医生对药物认知不良作用的判断以及患者在这方面的主诉,或者基础评估仅仅是用于观察随发作控制认知功能是否得到改善。最近对新诊断为癫痫但尚未治疗的患者进行的研究显示,患者在癫痫病开始时即已出现了相当明显的认知功能损害。Taylor 等(2010)发现,155 名新诊断癫痫患者中有 53.5% 的人在开始抗癫痫治疗前就可出现至少一项测验评分受损。与之相似,在最近一项比较 LEV 和 CBZ 单药治疗对认知影响的研究中(Helmstaedter 和 Witt,2010),我们发现 52%~53% 的受试患者在抗癫痫治疗之前已有执行功能受损。

由于 AEDs 逐渐加量引起的短时认知不良作用会在患者适应用药后逐渐消失,因此应当在稳定状态下对患者的神经心理功能进行再次评估。例如,Salinsky 及其同事(2010)对他们的受试者在达到目标剂量稳定 4 周后再次进行认知试验。

当其他可能影响认知功能的情况保持不变时,AED 治疗所致的认知改变能够得到最好的诠释。而在药物变换时则很难解释认知变化的结果(这一问题和其他缺陷将在后面讨论)。

第二种需要监测认知功能的情况比较困难,即发作已得到很好的控制,但是患者本人或更主要的是其他人抱怨有不良作用存在,不幸的是之前还没有进行过基础期评估。在这种情况下需要进行神经心理评估,以明确认知损害是否与目前治疗有关。因此,了解所用药物对认知的影响及多药治疗可能存在相互作用是很有必要的。然而,由于在癫痫患者中认知缺陷的病因学很复杂(Elger 等,2004;Meador 等,2001),很难明确所观察到的功能缺损仅与药物治疗有关。要确定 AED 引起的认知不良作用至少需要进行两项用于测验主观和客观神经心理的评估。

主观测评

患者很明确地描述出抗癫痫治疗开始或改变时引起的不良作用。其他不太严重的不良作用可能只在直接询问患者时才能发现。为何不只向患者询问认知不良作用的问题？关于这一点有一些重要问题需要考虑。首先，所有内科医生、神经心理学家和患者对认知功能及其范围的概念可能各不相同（Helmstaedter和Kurthen，2001）。这种情况在要求患者详细清楚地描述事先列出的认知问题时尤为明显。另外要考虑的一个问题是，患者对认知功能缺损的自我觉察能力下降，这可以由认知要求降低（例如在失业的情况下）或者是认知受损及不良作用的一个结果。例如，研究显示，由于TPM治疗引起的精神方面的作用，患者对TPM引起的认知不良作用不太敏感或漠不关心（Fritz等，2005；Kockelmann等，2003）。对于使用多药治疗的患者，很难将认知不良作用归咎于治疗方案中的某一种药物。在更换AEDs时，正在撤出的某一药物的作用可能会被错误地归咎于新添加的药物。

另一个复杂的因素是，患者的主诉经常与客观的神经心理检查结果不符。除了认知损害的存在与否，患者的主诉与情绪（抑郁）的关系似乎比与认知状态的关系更为密切（Hoppe等，2007；Marino等，2009）。那么只依靠主观报道来评估药物认知不良作用是远远不够的。因此在改变治疗方案前必须进行客观地心理测验评估（见下一章节）。此外，患者的主诉以及如果能获得第三方或最接近者的描述，都是对信息的重要补充。还必须要控制抑郁症状。

可使用的量表如Aldenkamp和Baker神经心理测评量表（ABNAS；Aldenkamp等，2002b；Brooks等，2001）、不良作用和生活满意度量表（SEALS；Gillham等，1996；Gillham等，2000）、不良反应简况（AEP；Baker等，1994），以及Portland神经毒性量表（PNS；Salinsky和Storzbach，2005）都已有效地用于评估抗癫痫药物的不良作用。多重能力自我评估问卷（MASQ；Seidenberg等，1994）尚不成熟，但已被用于癫痫患者，它为确定个体显著的变化提供了基于标准化的回归规范模式和可靠的变化指标（Martin等，2006）。这些量表能够为临床医生首先提示应筛查的患者，但并不能取代与患者的当面交流。一个评定量表的简单应用是否足以提示出AED的不良认知效应还存在疑问。

最后，QOL代表了一种药物治疗除疗效外最终结果的评判标准。QOL是一个多方面的概念。在医疗或健康相关的情况下，QOL主要是评价疾病和治疗对生理、心理和社会功能的影响。1991年QOLIE（Quality of Life in Epilepsy，癫痫患者生活质量）用于评估癫痫患者的生活质量。最后发展为 QOLIE-89 自评问卷，包括 17 个方面，共 89 个项目，其简易版本 QOLIE-31 和 QOLIE-10 也已被证实可靠，并被翻译成多种语言使用（Cramer 等，1998；Cramer 等，1996；Devinsky 等，1995）。但是 Tracy 等（2007）认为，情绪对 QOLIE-31 评分的影响要比发作控制的影响更大，因此需要了解在健康相关 QOL 测评中"哪种情绪不会发挥如此明显的作用"。

心理测评

由于要权衡测评的简捷性和敏感性，选择及联合使用神经心理测验来监测 AEDs 的认知影响是具有挑战性的。因为进行多项测验会出现缺乏方法、时间受限以及理解问题，最为重要的是给患者带来负担，所以找到一个能涵盖多领域内容，包括智能在内的综合性神经心理测验来检测认知不良作用似乎是难以置信且是不可行的。一个可行的方法是根据药物对认知影响的特性或基于患者主诉对各项测验进行个体化选择及联合应用。然而，不同的 AEDs 其认知作用并非各具特色，各个药物的特点在多药治疗中很容易消失。

个体化裁剪式选择测验方法评估认知不良作用在经济方面较为合适，但在癫痫中心的研究中更适合选用一个标准的诊断方法，以便更好地评估（如果需要）和修订成套测验。此外，只有一个统一、标准的方法才能帮助我们了解全体患者，科学地积累可用的结果，并且回答神经心理诊断的循证要求。因此更合适而非折中的方法是使用一个统一、简明的成套核心测验，或者对 AED 治疗效果敏感的筛选步骤。但是哪个认知领域需要关注，各种现存的神经心理测验中哪一个适合用于评估 AED 认知不良作用？这个问题并不好回答，特别是以往就存在某种 AED 认知不良作用被轻易过度解释或忽略的例子（Aldenkamp 2000；Dodrill 和 Temkin 1989；Dodrill 和 Troupin 1991）。

如表 1 提供的概况所示，AED 引起的认知不良作用中几乎总是包括注意力过程和执行功能受累。因此目的在于特殊观察 AED 认知作用可以着重关注这些功能。

选择神经心理检查方法应符合经典的测验标准要求，如客观性、可靠性（稳定性）和有效性是必不可少的。其他选择标准包括规范化数据的质量和范围、可行的版本，以及关于重复操作效应的信息。在神经心理检测手段的常见概述中提供了有关经常使用的神经心理测验的全面信息（Baron，2004；Lezak 等，2004；Strauss 等，2006），但是根据文献这些常用的测验对于评估癫痫患者的 AEDs 疗效却并不一定敏感、适用。

三个文献复习了关于评估 AEDs 认知和（或）行为影响的临床试验（Baker 等，2000；Baker 和 Marson，2001；Cochrane 等，1998）明确表示出了神经心理测验方法过多。绝大多数测验的选择没有考虑其在癫痫领域的适用性，只有很少几项测验对认知变化敏感。1993 年的一项关于常用测验的国际调查显示，用于癫痫患者神经心理测验的选择具有很大的不一致性（Jones-Gotman 等，1993），最近一项在德语国家共 14 个癫痫中心进行的关于循证诊断问题的研究也提出了这一问题（Witt 和 Helmstaedter，2009）。然而，Cochrane 等（1998）发现，在 40 项随机对照试验（RCTs）中，所用的 87 个神经心理测验中有 20 个对认知影响具有显著性意义。因此作者建议："1. 成立一个委员会为不同试验中使用何种神经心理测验提供建议；2. 神经心理测验选择的一致性，使用最少的测验项目评估运动速度、注意力和专注力、学习、记忆和较高级的执行功能；3. 发展癫痫特有的神经心理测验方法；4. 随机对照试验中规范神经心理测验结果的报告。"

几年之后 Baker 和 Marson（2001）对 43 项 RCT 进行回顾分析，发现在所有应用的 98 个神经心理测验中只有 5 个测验既对认知变化敏感又被用于多个试验。这些测验包括 Stroop 测验、手指敲击测验、Benton 视觉翻转测验、韦氏成人智力量表修订版（WAIS-R）和连线测验。他们的建议与 Cochrane 等（1998）之前提出的建议相符。最后该文作者建议使用一组神经心理测量方法来评估 AEDs 效应，见表 2。值得强调的是，这只是关于临床试验常规使用的建议，由于可用的方法明显不同，因而不能在日常临床工作中对患者进行明确的个体化评估。癫痫研究基金会于 2000 年 9 月在牛津伍斯特大学组织国际专家召开了一个研讨会，Baker 和 Marson 的这篇论文是该会议对抗癫痫药物试验探讨的结果。Gillham（2001）提出"应当在将来的研究中使用成套测验方法，但其中一些测验可能收效甚微"。

表 2　推荐临床试验使用的神经心理测验集（Baker 和 Marson，2001）

认知领域	推荐的测验
精神运动速度	二元选择反应时间
注意力	持续操作任务（电脑版）
记忆	模式识别试验（来自 FePsy）故事（来自 Rivermead 组）配对联想学习试验

认知领域	推荐的测验
心理灵活性	颜色和颜色—文字任务—均来自 Stroop
追踪任务	任何追踪任务
情绪	情绪评价量表（POMS）Cornell 量表
患者感知到的认知效应	Aldenkamp 和 Baker 神经心理评估量表
语言	分级命名测验

隶属于美国国立神经病与中风研究所（NINDS）的癫痫 CED 工作组负责癫痫患者的神经心理评估（http://www.commondataelements.ninds.nih.gov/Epilepsy.aspx），其神经心理小组（主席：David Loring）对常用资料基础提出了详细的建议，但尚无对 AED 认知作用监测的具体建议。

由于没有为癫痫患者设计的纸笔记录相关的认知筛查工具，Helmstaedter 和 Lutz 研发出 EpiTrack®，一个 12~15 分钟的筛查工具用以追踪认知的不良反应（Helmstaedter 和 Lutz，2005；Lutz 和 Helmstaedter，2005）。有六项分测验（音素、流畅性、反应抑制、工作记忆、预期、速度、灵活性）集中于注意力和执行功能评定，由于它们对 AEDs 的认知作用敏感，现已将其从综合性术前测验组中挑选出来。可靠变化指数（RCIs）有助于确定个体明显的认知变化。EpiTrack 对总体用药情况敏感，如 AEDs 数量、特殊的 AEDs 和复杂部分性发作的频率（Lutz 和 Helmstaedter，2005；Witt 和 Helmstaedter，2010）。两项非介入性的 AEDs 认知相关测验报道了显著的个体变化（图 1），也证实了 EpiTrack 的有效性（Helmstaedter 和 Witt 2008，2010）。其中一项研究发现，在应用 CBZ 或 LEV 单药治疗后 EpiTrack 的评分变化与生活质量变化相关（图 2）。最近一个 EpiTrack 的初级版本批准用于儿童和青少年（6~18 岁）的评估（Helmstaedter 和 Witt，2010），其测验构成与成人版本一致，但内容不同，更适合于儿童。EpiTrack 只测验注意力和执行控制，这与常用的筛查测验原理不同，后者可为广泛认知领域提供一个总体评分。

为了获得认知功能资料，计算机化的神经心理评估可以为不同认知领域的评估提供一个简易方法。计算机测验具有较高的客观性（管理和评分），通常易于操作，对于评估毫秒级的反应时间是很必要的。后者很重要，因为一些研究显示高度定时测验能提高检出 AEDs 不良反应的可能性（Dodrill，1988）。

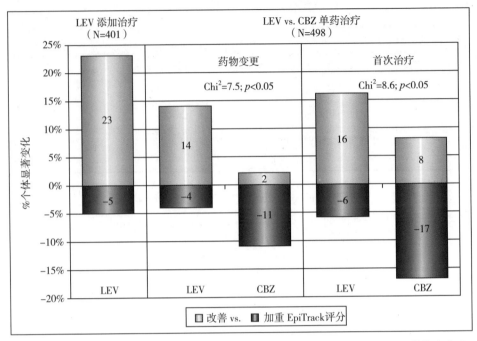

图 1　两项 AEDs 认知相关测验报道了在 LEV 辅助治疗以及应用 CBZ 或 LEV 单药治疗后，EpiTrack 评分具有显著的个体变化

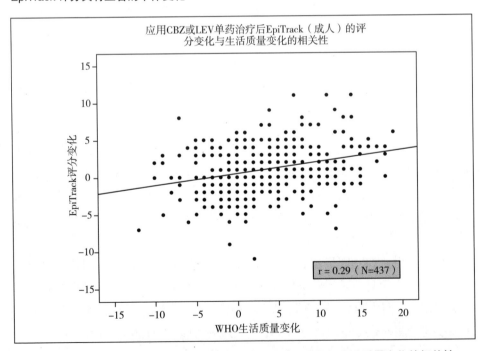

图 2　应用 LEV 或 CBZ 单药治疗后 EpiTrack 的评分变化与生活质量变化的相关性

对评估 AEDs 认知不良作用敏感的一组计算机化神经心理测验是 FePsy 测验系统（Aldenkamp 等，2002a）（http://www.fepsy.com），它包括以下分测验：听觉反应时间，二元选择反应时间、敲击任务、计算机化视觉搜索任务、识别任务、警觉任务、节律任务、分类任务、半侧视野任务，以及 Corsi 积木模块任务。FePsy 的特殊功能是：①与 EEG 融合；②支持多语言任务；③大约 250 名正常对照和超过 1000 名癫痫患者的规范化数据。已计划重测标准（如 RCIs）但尚未对外提供。

NeuroCog FX 是一个可靠、有效的计算机化神经心理筛查工具，它所提供的 RCI 可以用于癫痫和其他神经科疾病患者的重复测验（Fliessbach 等，2006；Hoppe 等，2009）。在 30 分钟之内进行包括注意力、工作记忆、言语和图像记忆、语言在内的八项分测验。加利福尼亚计算机化评估程序包（CALCAP®；http://www.calcaprt.com）并非为癫痫患者设计，但是也被用于至少一项 AED 认知研究（Hessen 等，2006）。这组测验评估的是反应时间、信息处理速度、视觉快速扫描、形象分辨、短暂记忆和分散注意，专为包括最多 6 次重复测验常模资料的长期研究设计。

据我们所知，只有几项神经心理工具：①专为评估癫痫患者抗癫痫治疗的认知不良作用设计；②为明确个体的显著变化提供测验 - 再测验标准。因此，关于 AED 治疗导致的个体认知变化的研究不多（Helmstaedter 和 Witt，2008；2010；Salinsky 等，2010；2005）。

图 3 对用于抗癫痫治疗的各种测验评分和方法的敏感性进行了全面的估计。该表显示了所用抗癫痫药物的数量，总药物负荷的 EpiTrack 评分（成人，儿童）、语言单词学习列表（学习和记忆评分组合）以及源于 NeuroCog FX 的速度和处理功能评分的影响。很明显，AEDs 数量对记忆或精神运动速度的影响要比对执行和处理功能的影响小，另外也提示，EpiTrack 对成人和儿童具有不同的敏感性。然而必须注意的是，这些测验数据来源于不同的病人样本，除了语言记忆和 EpiTrack（成人），这些测验未同时应用。

■ 统计学和临床的显著变化

通过可靠变化指数（RCIs）或基于回归重测规范的可信区间（CI），可以明确是否具有统计学方面的显著变化。

RCIs 需要以重复测验引起的临界差值和实践效果为基础的 CI 计算（Jacobson 和 Truax，1991）。Hermann 及其同事（1996）对 40 名复杂部分性发作患者在治疗 9 个月后进行再次评估，根据这些数据公布了常用神经心理测验的 RCIs。

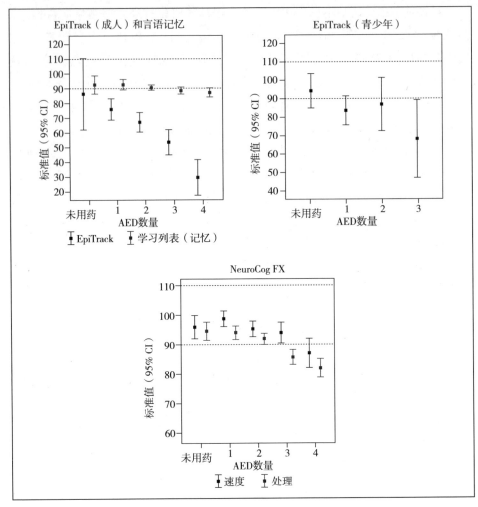

图 3　总药物负荷对成人和青少年的 EpiTrack 评分、言语单词学习列表以及源于 NeuroCog FX 的速度和处理功能评分的影响

EpiTrack 的 90% RCI 是在 100 名健康对照初次评估 5 个月后的重测结果的基础上产生的，而 Neurocog FX 的 90% RCIs 是对 44 名健康受试者在 2 个月后再次评估得出的。

　　以回归分析为基础的标准提供基于基础期成绩以及可能提供的其他变量（如年龄、教育）预期的再测验得分。可以从回归线周围的 CI 获得个体得分和预期再测验得分的显著偏差。超出 CI 限值提示显著偏离预期分值。通过这一方法，Salinsky 等（2005；2010）进行了一项研究来评估 AEDs 对健康受试者的神经心理学影响，并报道了个体的认知变化。他们使用了一组神经心理测验，为此他们收集（联合规范化）基于再测验标准的 90 名健康对照组（基础 - 重测间隔：12 周）回归资料。

RCIs 和基于测验再测验标准回归的可信区间（CI）均为能够确定个体变化合适的方法，但仍存在问题，即显著的认知变化是否有意义。这个问题涉及统计学显著变化的生态学效应。

一种方法，可以通过计算个体效应值，如标准差评分，来确定变化程度（Grawe 和 Braun，1994），但是对效应值的解释还是要依靠惯例（Cohen，1988）。

另一种方法是观察在分类层面的变化。如果出现了从未受损到受损范围的分类变化或反之，则这种变化是有临床意义的。

最后，最能说明问题的方法应该是证明认知变化具有显著性统计学意义，并伴随出现相关外在标准，如日常功能或生活质量有意义的改善。因此，这就涉及所评估的认知变化的生态学效应问题。关于这点，有些作者建议应用行为学功能测验，如使用计步器来指示活动程度，需要完成常规任务及记日记等来进行时间评估（Gillham，2001）。

生态学效应的证据会成为一个重要的证明在药物抗癫痫治疗中常规神经心理监测的外在效应和代价是正确的。据我们所知这类证据极为少见。关于主观测量，Gilliam 等（2004）已经证实使用 AEP 量表的系统性筛查可以使抗癫痫药物的不良反应减少。

■ 误区

在选择和联用敏感、可靠、有效的神经心理测验工具来评估 AEDs 的认知影响时，神经心理学家可能会进入一些误区。

首先，成功控制发作的 AED 治疗对认知和行为也具有积极的影响，这就使得不良的认知副作用有可能被掩盖或低估。因此对于一个患者，不大可能分清是发作控制对认知的影响还是 AED 所致的认知影响。

由于 AEDs 也有精神障碍的适应证（Spina é Perugi，2004），因此也可以帮助治疗癫痫的精神共病（Hermann 等，2008），AEDs 对精神共病（正性或负性）的影响也会影响患者的认知评分并调整其认知变化。

这些问题会使对个体认知变化的理解复杂化，但是一个实际的问题是认知和行为变化本身对患者很重要，而其中间过程则更多属于学术兴趣问题。

还有其他易混淆的相关因素。正如前面提到的，当更换药物时，某种被撤换药物的不良作用可能会被错误地归因于新添加的药物。在多药治疗时，正在使用的 AEDs 的协同负性作用或药物间可能的相互作用都会影响认知功能。最后,使用一种抗癫痫药物后出现的认知退步可能会被误判为药物的认知不良作用,虽然它也可能是由基础的进行性病理改变所引起。

当基础期评估已经出现地板或天花板效应时即显现出方法学问题,并且无法在随访中进一步说明的功能恶化或改善。此外,神经心理测验应用的 RCIs 只可用于一次随访,并且严格要求有一个特定的再测验间隔,但是一些患者由于反复改变药物治疗方案需要进行多次重新评估。重复使用相同的 RCIs 忽视了累积的实践作用和对测验过程逐渐增加的熟悉度。

■ 展望

建立一个 AED 治疗的常规认知监测有望能够改进对癫痫患者的医学监护,但这方面的证据仍然很少。今后的研究必须证明这种神经心理质量控制形式会影响医生的治疗决策,从而使患者受益。

对于患者评估的神经心理测验工具的选择及联合应用,目前尚无统一意见。在已制定的量表中很少设计用于监测癫痫患者认知不良作用的筛查工具。但是对监测认知的具体测验要求是明确的。将来应当制定基于实证的推荐指南。最后要强调的重点是认知功能筛查永远无法替代一个综合性的神经心理评估。

■ 关于临床治疗的建议

1. 选择适宜的主观和客观测验方法在重大治疗改变时进行常规认知功能监测。

2. 制定对个体患者 AED 认知作用的评估指南,促进循证神经心理学发展。

■ 关于进一步研究的建议

1. 一种常规的认知监测作为评估癫痫患者的治疗结果和质量管理的工具,并对此作出评估。

—患者的认知状态和变化信息如何影响医师的治疗决策?

—对患者日常功能、生活质量、药物保留、用药依从性和坚持性有何影响?

2. 明确所用测验方法的生态学有效性。

3. 报道临床试验中个体的认知改变。

(孙伟　张夏婷　刘晓云 译　吴逊 校)

参考文献

- Aldenkamp AP. Cognitive effects of topiramate, gabapentin, and lamotrigine in healthy young adults. *Neurology* 2000; 54: 271-2.

- Aldenkamp AP, Alpherts WC, Diepman L, van't Slot B, Overweg J, Vermeulen J. Cognitive side-effects of phenytoin compared with carbamazepine in patients with localization-related epilepsy. *Epilepsy Research* 1994; 19: 37-43.

- Aldenkamp AP, Arends J, Bootsma HP, Diepman L, Hulsman J, Lambrechts D, *et al.* Randomized double-blind parallel-group study comparing cognitive effects of a low-dose lamotrigine with valproate and placebo in healthy volunteers. *Epilepsia* 2002a; 43: 19-26.

- Aldenkamp AP, De Krom M, Reijs R. Newer antiepileptic drugs and cognitive issues. *Epilepsia* 2003; 44 (Suppl 4): 21-9.

- Aldenkamp AP, van Meel HF, Baker GA, Brooks J, Hendriks MP. The A-B neuropsychological assessment schedule (ABNAS): the relationship between patient-perceived drug related cognitive impairment and results of neuropsychological tests. *Seizure* 2002b; 11: 231-7.

- Baker G, Frances P, Middleton E. Initial development, reliability, and validity of a patient-based adverse events scale. *Epilepsia* 1994; 35: 80.

- Baker GA, Hesdon B, Marson AG. Quality-of-life and behavioral outcome measures in randomized controlled trials of antiepileptic drugs: a systematic review of methodology and reporting standards. *Epilepsia* 2000; 41: 1357-63.

- Baker GA, Marson AG. Cognitive and behavioural assessments in clinical trials: what type of measure? *Epilepsy Res* 2001; 45: 163-7; discussion 9-70.

- Baron IS. *Neuropsychological Evaluation of the Child.* Oxford: Oxford University Press, 2004.

- Bootsma HP, Ricker L, Hekster YA, Hulsman J, Lambrechts D, Majoie M, *et al.* The impact of side effects on long-term retention in three new antiepileptic drugs. *Seizure* 2009; 18: 327-31.

- Brooks J, Baker GA, Aldenkamp AP. The A-B neuropsychological assessment schedule (ABNAS): the further refinement of a patient-based scale of patient-perceived cognitive functioning. *Epilepsy Res* 2001; 43: 227-37.

- Cochrane HC, Marson AG, Baker GA, Chadwick DW. Neuropsychological outcomes in randomized controlled trials of antiepileptic drugs: a systematic review of methodology and reporting standards. *Epilepsia* 1998; 39: 1088-97.

- Cohen J. *Statistical Power Analysis for the Behavioral Sciences.* New York: Academic, 1988.

- Cramer JA, Perrine K, Devinsky O, Bryant-Comstock L, Meador K, Hermann B. Development and cross-cultural translations of a 31-item quality of life in epilepsy inventory. *Epilepsia* 1998; 39: 81-8.

- Cramer JA, Perrine K, Devinsky O, Meador K. A brief questionnaire to screen for quality of life in epilepsy: the QOLIE-10. *Epilepsia* 1996; 37: 577-82.

- Devinsky O, Vickrey BG, Cramer J, Perrine K, Hermann B, Meador K, *et al.* Development of the quality of life in epilepsy inventory. *Epilepsia* 1995; 36: 1089-104.

- Dodrill CB. Effects of antiepileptic drugs on abilities. *J Clin Psychiatry* 1988; 49 Suppl: 31-4.

- Dodrill CB, Temkin NR. Motor speed is a contaminating factor in evaluating the "cognitive" effects of phenytoin. *Epilepsia* 1989; 30: 453-7.

- Dodrill CB, Troupin AS. Neuropsychological effects of carbamazepine and phenytoin: a reanalysis. *Neurology* 1991; 41: 141-3.

- Elger CE, Helmstaedter C, Kurthen M. Chronic epilepsy and cognition. *Lancet Neurology* 2004; 3: 663-72.

- Fliessbach K, Hoppe C, Schlegel U, Elger CE, Helmstaedter C. NeuroCogFX - A computer-based neuropsychological assessment battery for the follow-up examination of neurological patients. *Fortschr Neurol Psyc* 2006; 74: 643-50.

- French JA, Kanner AM, Bautista J, Abou-Khalil B, Browne T, Harden CL, *et al.* Efficacy and tolerability of the new antiepileptic drugs, I: Treatment of new-onset epilepsy: report of the TTA and QSS Subcommittees of the American Academy of Neurology and the American Epilepsy Society. *Epilepsia* 2004; 45: 401-9.

- Fritz N, Glogau S, Hoffmann J, Rademacher M, Elger CE, Helmstaedter C. Efficacy and cognitive side effects of tiagabine and topiramate in patients with epilepsy. *Epilepsy Behav* 2005; 6: 373-81.

- Gillham R. Discussion: Cognitive and behavioural assessments in clinical trials: what type of study? - what type of measure? *Epilepsy Research* 2001; 45: 169-70.

- Gillham R, Baker G, Thompson P, Birbeck K, McGuire A, Tomlinson L, *et al*. Standardisation of a self-report questionnaire for use in evaluating cognitive, affective and behavioural side-effects of anti-epileptic drug treatments. *Epilepsy Res* 1996; 24: 47-55.

- Gillham R, Bryant-Comstock L, Kane K. Validation of the side effect and life satisfaction (SEALS) inventory. *Seizure* 2000; 9: 458-63.

- Gilliam FG, Fessler AJ, Baker G, Vahle V, Carter J, Attarian H. Systematic screening allows reduction of adverse antiepileptic drug effects: a randomized trial. *Neurology* 2004; 62: 23-7.

- Grawe K, Braun U. Qualitätskontrolle in der Psychotherapiepraxis. *Zeitschrift für klinische Psychologie* 1994; 23: 242–67.

- Harden CL, Meador KJ, Pennell PB, Hauser WA, Gronseth GS, French JA, *et al*. Management issues for women with epilepsy-Focus on pregnancy (an evidence-based review): II. Teratogenesis and perinatal outcomes: Report of the Quality Standards Subcommittee and Therapeutics and Technology Subcommittee of the American Academy of Neurology and the American Epilepsy Society. *Epilepsia* 2009; 50: 1237-46.

- Helmstaedter C, Kurthen M. Memory and epilepsy: characteristics, course, and influence of drugs and surgery. *Curr Opin Neurol* 2001; 14: 211-6.

- Helmstaedter C, Lutz M. *EpiTrack, Veränderungssensitives kognitives Screening zur Qualitäts- und Outcomekontrolle der Epilepsiebehandlung*. Kerpen: UCB GmbH, 2005.

- Helmstaedter C, Schoof K, Rossmann T, Reuner G, Karlmeier A, Kurkemann G. Introduction and first validation of Epitrack Junior, a screening tool for the assessment of cognitive side effects of antiepileptic medication on attention and executive functions in children and adolescents with epilepsy. *Epilepsy Behav* 2010; 19: 55-64.

- Helmstaedter C, Witt JA. The effects of levetiracetam on cognition: a non-interventional surveillance study. *Epilepsy Behav* 2008; 13: 642-9.

- Helmstaedter C, Witt JA. Cognitive outcome of antiepileptic treatment with levetiracetam *versus* carbamazepine monotherapy: a non-interventional surveillance trial. *Epilepsy Behav* 2010; 18: 74-80.

- Hermann B, Seidenberg M, Jones J. The neurobehavioural comorbidities of epilepsy: can a natural history be developed? *Lancet Neurol* 2008; 7: 151-60.

- Hermann BP, Seidenberg M, Schoenfeld J, Peterson J, Leveroni C, Wyler AR. Empirical techniques for determining the reliability, magnitude, and pattern of neuropsychological change after epilepsy surgery. *Epilepsia* 1996; 37: 942-50.

- Hessen E, Lossius MI, Reinvang I, Gjerstad L. Influence of major antiepileptic drugs on attention, reaction time, and speed of information processing: results from a randomized, double-blind, placebo-controlled withdrawal study of seizure-free epilepsy patients receiving monotherapy. *Epilepsia* 2006; 47: 2038-45.

- Holmes GL, Harden C, Liporace J, Gordon J. Postnatal concerns in children born to women with epilepsy. *Epilepsy Behav* 2007; 11: 270-6.

- Hoppe C, Elger CE, Helmstaedter C. Long-term memory impairment in patients with focal epilepsy. *Epilepsia* 2007; 48 Suppl 9: 26-9.

- Hoppe C, Fliessbach K, Schlegel U, Elger CE, Helmstaedter C. NeuroCog FX: computerized screening of cognitive functions in patients with epilepsy. *Epilepsy Behav* 2009; 16: 298-310.

- Jacobson NS, Truax P. Clinical significance: a statistical approach to defining meaningful change in psychotherapy research. *J Consult Clin Psychol* 1991; 59: 12-9.

- Jones-Gotman M, Smith ML, Zatorre RJ. Neuropsychological testing for localizing and lateralizing the epileptogenic region. In: J E. *Surgical treatment of the epilepsies*. New York: Raven Press, 1993: 245-62.

- Kockelmann E, Elger CE, Helmstaedter C. Significant improvement in frontal lobe associated neuropsychological functions after withdrawal of topiramate in epilepsy patients. *Epilepsy Res* 2003; 54: 171-8.
- Krauss GL. Evaluating risks for vigabatrin treatment. *Epilepsy Curr* 2009; 9: 125-9.
- Kwan P, Sills GJ, Brodie MJ. The mechanisms of action of commonly used antiepileptic drugs. *Pharmacol Ther* 2001; 90: 21-34.
- Lezak MD, Howieson DB, Loring DW, Hannay HJ, Fischer JS. *Neuropsychological Assessment* Oxford: Oxford University Press, 2004.
- Loring DW, Marino S, Meador KJ. Neuropsychological and behavioral effects of antiepilepsy drugs. *Neuropsychol Rev* 2007; 17: 413-25.
- Lutz MT, Helmstaedter C. EpiTrack: tracking cognitive side effects of medication on attention and executive functions in patients with epilepsy. *Epilepsy Behav* 2005; 7: 708-14.
- Marino SE, Meador KJ, Loring DW, Okun MS, Fernandez HH, Fessler AJ, *et al.* Subjective perception of cognition is related to mood and not performance. *Epilepsy Behav* 2009; 14: 459-64.
- Martin R, Griffith HR, Sawrie S, Knowlton R, Faught E. Determining empirically based self-reported cognitive change: development of reliable change indices and standardized regression-based change norms for the multiple abilities self-report questionnaire in an epilepsy sample. *Epilepsy Behav* 2006; 8: 239-45.
- Meador KJ. Cognitive side effects of antiepileptic drugs. *Can J Neurol Sci* 1994; 21: S12-6.
- Meador KJ, Baker GA, Browning N, Clayton-Smith J, Combs-Cantrell DT, Cohen M, *et al.* Cognitive function at 3 years of age after fetal exposure to antiepileptic drugs. *N Engl J Med* 2009; 360: 1597-605.
- Meador KJ, Gilliam FG, Kanner AM, Pellock JM. Cognitive and behavioral effects of antiepileptic drugs. *Epilepsy Behav* 2001; 2: SS1-SS17.
- Ortinski P, Meador KJ. Cognitive side effects of antiepileptic drugs. *Epilepsy Behav* 2004; 5 Suppl 1: S60-5.
- Park SP, Hwang YH, Lee HW, Suh CK, Kwon SH, Lee BI. Long-term cognitive and mood effects of zonisamide monotherapy in epilepsy patients. *Epilepsy Behav* 2008; 12: 102-8.
- Salinsky M, Storzbach D, Munoz S. Cognitive effects of pregabalin in healthy volunteers: a double-blind, placebo-controlled trial. *Neurology* 2010; 74: 755-61.
- Salinsky MC, Storzbach D. The Portland Neurotoxicity Scale: validation of a brief self-report measure of antiepileptic-drug-related neurotoxicity. *Assessment* 2005; 12: 107-17.
- Salinsky MC, Storzbach D, Spencer DC, Oken BS, Landry T, Dodrill CB. Effects of topiramate and gabapentin on cognitive abilities in healthy volunteers. *Neurology* 2005; 64: 792-8.
- Sankar R, Holmes GL. Mechanisms of action for the commonly used antiepileptic drugs: relevance to antiepileptic drug-associated neurobehavioral adverse effects. *J Child Neurol* 2004; 19 Suppl 1: S6-14.
- Seidenberg M, Haltiner A, Taylor MA, Hermann BB, Wyler A. Development and validation of a Multiple Ability Self-Report Questionnaire. *J Clin Exp Neuropsychol* 1994; 16: 93-104.
- Spina E, Perugi G. Antiepileptic drugs: indications other than epilepsy. *Epileptic Disord* 2004; 6: 57-75.
- Strauss E, Sherman EM, Spreen O. A *Compendium of Neuropsychological Tests: Administration, Norms, and Commentary*. Oxford: Oxford University Press, 2006.
- Taylor J, Kolamunnage-Dona R, Marson AG, Smith PE, Aldenkamp AP, Baker GA. Patients with epilepsy: cognitively compromised before the start of antiepileptic drug treatment? *Epilepsia* 2010; 51: 48-56.
- Tracy JI, Dechant V, Sperling MR, Cho R, Glosser D. The association of mood with quality of life ratings in epilepsy. *Neurology* 2007; 68: 1101-7.
- Witt JA, Helmstaedter C. Neuropsychology in Epilepsy Part II: Towards an Establishment of

Diagnostic Guidelines. *Fortschr Neurol Psyc* 2009; 77: 691-8.
- Witt JA, Helmstaedter C. The impact of antiepileptic drug treatment on attention and executive functions. *Epilepsia* 2010; 51: 20.

抗癫痫药物对神经发育的影响

Kimford J.Meador

美国,亚特兰大,埃默里大学

■ 动物实验

抗癫痫药物对胎儿行为的影响

胎儿发育时暴露于抗癫痫药物的环境中可能导致行为以及解剖的缺陷,即使该剂量低于可导致躯体畸形的剂量(Adams 等,1990;Fisher 和 Vorhees,1992)。胎儿于妊娠期或新生儿期暴露于抗癫痫药物(AEDs)可以使脑的化学环境发生改变,使脑重量减低,神经发育延迟,导致过度活动,并对行为、运动协调以及记忆产生损伤(Meador 等,2005)。

AED 诱发神经发育缺陷的可能机制

致畸因素与遗传学易感性相互作用产生的缺陷可能涉及多重功能基因(Finnell 和 Chernoff)。AED 相关的致畸机制包括叶酸、缺血、神经元抑制、活性中间体(例如环氧化物或自由基)以及 AED 诱导的神经元凋亡(Meador,2007)。解剖和行为的致畸因素可能不同,因为高风险的解剖缺陷源于在妊娠期的第一个三个月暴露于 AED,而高风险的行为缺陷多发生于妊娠期的第三个三个月。最近研究指出 AED 诱导的神经元凋亡可能是行为缺陷的主要原因,当然其他机制(如自由基)也可能触发凋亡。

很多损伤,如外伤、发作、过氧化物及某些药物,都可使未发育成熟的大脑发生神经元凋亡(Bittigau 等,1999,Olney 等,2002)。乙醇可以使未发育成熟的大脑产生广泛的神经元凋亡,从而导致神经行为方面的缺陷(Ikonomidou 等,2000)。由于乙醇的作用是由 NMDA 受体阻断和 GABA$_A$ 受体活化联合介导的(Ikonomidou 等,2000;2001),而 AEDs 也可作用于这些受体,由此我们猜想 AEDs 可能诱导神经元凋亡。事实上,在对新生小鼠的研究中,已经证实一些 AEDs 具有诱导新生鼠的神经元凋亡的作用(如氯硝西泮、地西泮、苯巴比妥、苯妥英钠、氨己烯酸或丙戊酸)(Bittigau 等,2002;2003;Asimiado 等 2005,Stefovska 等,2008;Ikonomidou 和 Turski,2010)。这种效应与剂量相关,并且发生于有效血浓度范围。AED 诱导凋亡的基本机制可能是神经营养因子表达减少及蛋白激酶浓度下降,而这些因子对神经元的生长及生存是很重要的。另一方面,这种作用具有协同性,如两种联用的 AED 即使各个药物的剂量低于治疗剂量也会触发完全凋亡。进一步研究表明,一些 AEDs(例如卡马西平、拉莫三嗪或托吡酯)在单药治疗时并不会促进凋亡,但可增强其他 AEDs 的诱导凋亡的作用(Glier 等,2004;Manthey 等,2005;Katz 等,2007;Kim 等,2007)。这就可以解释为什么多药治疗时神经元凋亡的风险就会增高。至今对 AEDs 研究表明,左乙拉西坦在单药治疗时并不产生诱导凋亡的作用,在多药联合应用时也不增强其他药物诱导凋亡的作用。然而很多 AEDs 并未应用该模型进行试验,因此暴露于 AED 中对胎儿长期认知功能的损害不仅源于神经元的丢失,还可能与残留神经元功能障碍有关(Medina 等,2003)。

动物试验结论

动物实验明确显示 AEDs 对行为与解剖的致畸性均具有一定风险。行为发育不正常的机制可能与 AED 对未成熟大脑诱导的神经元凋亡有关,这些结果引起我们深思,对于妊娠期妇女而言,药物对于宫内或新生儿期暴露于 AEDs 的胎儿产生的不良作用可能是相似的。

■ 人类研究

妊娠期间母亲癫痫发作对认知功能的影响

在对两项以人口为基础的前瞻性研究中,148 例中有 37%(Gaily 等,1988)和 189 例中 14%(Gaily 等,2004)儿童的母亲在孕期患有自限性的全面性强直阵挛发作(GTCS),不包括癫痫持续状态。一项回顾性研究(Adab 等,2004)表明,249 例儿童中 35% 的母亲在孕期患有 GTCS,共有 17% 儿童的言语 IQ

显著下降,而他们的母亲在孕期发生次数大于 4 次的 GTCS。尽管关于母亲孕期短时间发作的 GTCS 的群体研究结果仍存有争议,个案报道明确提示发作时间延长及癫痫持续状态对孕妇和胎儿来说具有严重的危害(Hiilesman, 1996)。

癫痫母亲孕期未用 AED 治疗对认知功能的影响

一项前瞻性单盲和观察性研究(Gaily 等,2004)发现未予治疗的女性癫痫患者(WWE)(n=64)与正常对照(n=121)相比,两组子女的 IQ 没有显著差异。一个回顾性单盲分析显示,将未予治疗的 WWE 的 57 个子女和正常对照的 57 个子女按照年龄、种族以及社会经济基础匹配后,两组儿童的 IQ 没有显著差异(Holmes 等,2000)。

多药治疗

一项以人口为基础的前瞻性研究显示,母亲经过多药治疗(苯巴比妥 + 苯妥英)共 107 个儿童与其他 WWE 的子女相比,两组子女的 IQ 没有显著性差异(Shapiro 等,1976)。一项前瞻性长期研究显示,孕期经过多药治疗后,其子女的认知功能评分低于对照组及单药治疗的孕妇子女的智商(Losche 等,1994)。一项基于临床的前瞻性研究发现,与孕期单药治疗的子女(n=31)相比,孕期多药治疗的子女的言语和非言语 IQ 均有受损(n=23)(Koch 等,1999)。一项以人口为基础的前瞻性研究显示,控制孕妇的文化程度后,多药治疗孕妇的子女(n=30)与单药治疗者的子女(n=107)相比,言语 IQ 受到损害(Gailey 等,2004)。

抗癫痫药物的研究

卡马西平

一项前瞻性单盲观察的配对研究显示,孕妇在孕期使用卡马西平没有对胎儿的智力造成影响(Scolnik 等,1994)。一项以人口为基础的对学龄前儿童的长期随访研究显示,孕期暴露于卡马西平中不会对胎儿产生不良作用(Wide 等,2002)。一个控制孕妇 IQ 的回顾性单盲研究发现,孕期使用卡马西平的 WWE 的子女(n=52)与未使用卡马西平的 WWE 的子女(n=80)相比,其智力无显著性差异(Adab 等,2004)。一项以人口为基础的前瞻性单盲观察研究显示,控制孕妇教育程度以后,孕期使用卡马西平单药治疗的 WWE 的子女(n=86)、未予

AED 治疗的 WWE 的子女（n=45）以及正常对照者的子女（n=141）三者相比，IQ 无显著性差异（Gailey 等，2004）。同一中心的此项与另一项以人口为基础的前瞻性研究显示，孕期暴露于多药治疗的 84 名儿童中，只有 1 人（1.2%）有智力障碍（Gailey 等，1988，2004）。一项以人口为基础的、对研究者单盲的试验发现孕期使用卡马西平的 WWE 与未使用 AED 的 WWE 相比，两组子女的 IQ 无显著性差异（Erikson，2005）。一项以人口为基础的、回顾性研究显示，孕期使用卡马西平单药治疗的孕妇的 80 例子女患有孤独症障碍的概率与普通人群没有差别（Rasalam 等，2005）。

拉莫三嗪

一项正在进行的多中心前瞻观察性研究显示，孕期使用常见的四种 AEDs（卡马西平、拉莫三嗪、苯妥英钠及丙戊酸）之一的 WWE，其中服用拉莫三嗪的孕妇的子女与服用卡马西平或苯妥英钠的孕妇的子女相比，使用特异能力评分测试 3 岁时的 IQ 无显著性差异，但预后好于使用丙戊酸的孕妇的子女（Meador 等，2009）。

苯巴比妥

一项以人口为基础的前瞻性研究显示，在孕期于子宫内暴露于苯巴比妥的 WWE 单药治疗的子女 35 例与母亲无癫痫 4705 例子女相比，两组子女在 4 岁时的 IQ 无显著性差异（Shapiro 等，1976）。一个丹麦的调查做了两项研究，研究中的 114 名成年男性曾在宫内暴露于苯巴比妥，而其母亲并非癫痫患者（Reinishch 等，1995）。基于人口学、社会经济学和医学等变量的前瞻性研究，与匹配的各类人的对照相比，这些暴露于药物中的男性的言语 IQ 评分大约降低 0.5SD。在孕期后三个月暴露于药物者这种损害更为严重。另一项针对苯巴比妥的研究尽管没有对暴露胎儿进行研究，却研究了苯巴比妥对大脑尚未发育成熟的幼儿的影响。一项对 217 例热性惊厥的学前期儿童进行随机安慰剂对照的单盲研究随机给予苯巴比妥 4~5mg/kg/d 或安慰剂，研究 2 年后 IQ 的损害（Farwell 等，1990）。根据数字广度测验，当停用苯巴比妥 3~5 年后重新测试时，苯巴比妥组的 IQ 更低于安慰剂组（Sulzbacher 等，1999）。

苯妥英钠

两项较早以人口为基础的前瞻性单盲研究，并控制社会经济水平或母亲受教育程度，结果显示孕期胎儿暴露于苯妥英钠不影响 IQ（Gailey 等，1988；Shapiro 等，1976）。另一项使用相同数据库的不同群体的研究显示，控制社会经济阶层的因素以后，在孕期使用苯妥英钠的 WWE，其子女在 7 岁时的智力低于无癫痫母亲的子女（Hanson 等，1976）。一项以人口为基础的长期随访研究显示，宫内暴露于苯妥英钠的学龄前儿童与暴露于卡马西平的学龄前儿童相比，其运动发育有微细的但有显著意义的下降（Wide 等，2002）。一项单盲的病例对照研究显示，宫内暴露于苯妥英钠的胎儿，其 IQ 评分显著降低（Vanoverloop 等，1992）。一项单盲的观察匹配对照的研究显示胎儿期暴露于苯妥英钠的儿童 IQ 较低（Scolnik 等，1994），但这一结果需要慎重考虑，因为考虑母亲的 IQ 时，未显示其结果（Loring 等，1994）。一项正在进行的多中心前瞻性观察研究显示，宫内暴露于苯妥英的儿童与暴露于卡马西平或拉莫三嗪的儿童相比无显著性差异，在 3 岁时比宫内暴露于丙戊酸儿童的 IQ 较好（Meador 等，2009）。

丙戊酸

两项以人口为基础的前瞻性的对评估者单盲的研究显示，孕期使用丙戊酸单药治疗的 WWE 的子女与卡马西平单药治疗的 WWE 或未使用 AED 的孕妇子女相比，言语 IQ 或 IQ 的总体得分较低（Gailey 等，2004；Erikson 等，2005）。然而，这两项研究中一共只有 26 名儿童在宫内暴露于丙戊酸单药治疗，而且这些 WWE 的教育程度或 IQ 水平均低于其他组的 WWE。一项以人口为基础的回顾性调查问卷研究报道，与正常对照组和使用其他 AED 单药治疗组相比，宫内暴露于丙戊酸的儿童有增强教育的需要（Adab 等，2001）。在同一中心大组回顾性研究控制了孕妇 IQ 后，丙戊酸暴露组儿童（n=41）的言语 IQ 低于未使用 AED 组和其他 AED 单药治疗组的儿童（Adab 等，2004）。言语 IQ 最大可减少大约 10 点，这与上述前瞻性研究结果相近。这种效应是与剂量相关的。正如前面所述，一项正在进行的多中心前瞻性观察研究选择妊娠期 WWE 为研究对象，将她们分为四组，分别使用四种 AEDs 的一种（卡马西平、拉莫三嗪、苯妥英及丙戊酸），使用差异能力量表进行评估，丙戊酸组儿童的 3 岁 IQ 比其他单药治疗组低（7~9 点）（Meador 等，2009）。丙戊酸的不良作用是与剂量相关的。两项回顾性和一项前瞻性研究也报道了宫内暴露于丙戊酸的儿童患有孤独症系列疾病或行为异常的风险更高（Rasalam 等，2005；Bromley 等，2008；Vinten 等，2009）。

其他 AEDs

其他 AEDs 的资料尚不充分。

母乳喂养与 AEDs

众所周知，母乳喂养使母亲和婴儿均受益（Ip 等，2009），但母乳喂养期间若继续使用 AEDs 治疗可能会损害婴儿认知功能的发育。唯一对该问题进行的研究也无法证明在 AED 治疗期间(卡马西平、拉莫三嗪、苯妥英或丙戊酸单药治疗),母乳喂养是否对已有宫内暴露 AED 史的 3 岁儿童的认知功能有损害(Meador 等,2010)。然而,我们还需要进一步研究证实这个发现。

人类研究结论

在人类文献中主要的信号是在胎儿期暴露于丙戊酸对儿童认知功能的发育有特殊的风险。丙戊酸的影响是与剂量相关的。丙戊酸的风险不仅在行为,也可导致解剖上的畸形。现有研究显示卡马西平和拉莫三嗪的风险较低。由于资料不完整或者尚无资料,其他 AEDs 的风险尚不清楚。基于有限的研究,多药治疗对认知功能发育有较大风险,而对特定 AEDs 组合的风险不清楚。

■ 人类研究的设计问题

无论就临床还是伦理方面而言,妊娠前的 AED 随机双盲临床试验均不可行。理想的是,未来的研究可以建立一个有适当样本量的前瞻性长期观察试验,孕妇在妊娠前即入组,这样可以控制一些潜在的混淆因素(表 1)(Meador 等,2007)。应该应用客观的对认知或行为的双盲试验。以前的研究将智力功能(如 IQ)作为首选变量,因为它们可以进行标准化测验,还可预测这些儿童在学校的成绩。同样需要对高级皮层功能的其他领域的评估,表 2 描绘了由癫痫治疗发展规划的 HOPE 工作组推荐的神经心理量表评估(Meador 等,2007)。我们需要对 AED 暴露组与非暴露组的多种混淆因素进行匹配,或使其基础特征相似,这样我们就可以控制差异或者对差异进行统计学分析,保证不产生或掩盖差异。为了完全了解 AED 暴露对胎儿的影响,还需要非暴露的对照组(例如正常女性的子女或妊娠期间未使用 AEDs 的 WWE 的子女)。

表 1　宫内暴露于 AED 胎儿影响认知功能的重要因素

母亲因素

年龄、IQ、教育程度、种族、孕前和孕期叶酸使用情况、社会经济状态、饮酒、吸烟、其他药物(娱乐或医用)、癫痫的病因和类型、发作类型及频率、AED 类型、剂量和血药浓度、其他内科和精神疾病及治疗方法

儿童因素

孕龄、出生体重、围产期并发症、听力损害、儿童期疾病

表 2　HOPE 工作组对癫痫治疗发展规划推荐的神经心理学量表

智力	差异能力量表,韦氏智力量表
执行功能	威斯康辛卡片分类试验,神经心理学测验(塔、语言流利、视觉注意),执行功能的行为评级目录 - 简略
语言功能	表达单词图片词汇测试,Peabody 图片词汇测验 -Ⅳ,神经心理学测验(语音处理,教育的理解和句子重复),学龄前语言量表 -4,语言基础综合评估 -4
视觉空间 / 运动功能	神经心理学测验(箭头),视觉运动协调发展试验 - 第 5 版
学习和记忆	儿童记忆量表 -CMS,广泛性记忆与学习测验 -2
精细运动功能	沟槽钉板测验,食指摆动频率测试
学术功能	Bracken 基本概念量表 - 修订后的广泛成就测验 -4,韦氏个人成就测验 -Ⅱ,Grey 口语测试 -4
适应功能	适应行为评估系统 -Ⅱ,Vineland 适应行为量表 -Ⅱ
行为评级	儿童行为评估系统 -2(家长和教师评级),家长压力指数

■ 结论

AEDs 可以对发育过程中动物的大脑产生诱导神经元凋亡并导致行为异常。对人类的研究尚不充分,但现有研究使人们对丙戊酸产生高度警惕。还有很多问题悬而未决,我们需要进一步的研究。

■ 如何提高临床关怀

1. 在妊娠前即讨论 AEDs 的风险并选择抗癫痫药物。孕前使用叶酸,尽量单药治疗并使用最低有效剂量。

2. 若有妊娠的可能性,需尽量避免使用丙戊酸,若无法避免应用丙戊酸,应用可能的最低剂量。

3. 妊娠期间避免使用苯巴比妥。

4. 妊娠期间监测 AEDs 浓度,纠正代谢变化和避免抽搐。

■ 未来研究的改进建议

1. 大多数 AEDs 需要更多有关人类的资料,我们需要具有合适样本量和适合对照的前瞻性单盲长期预后观察研究。

2. 使用药理遗传学研究来揭示遗传因素对 AEDs 的相互作用的影响。

3. 我们需要充分描述 AED 引起认知或行为损害的基本机制。需要进一步研究其他 AEDs 对新生鼠凋亡模型的影响，以及这种机制是否会发生在人类身上。

4. 我们还需要研究孕妇以及临床医生对于妊娠期间使用 AEDs 的风险的认识程度，并评估为什么治疗实践落后于研究的结果。

（孙伟　李哲　刘晓云 译　吴逊 校）

参考文献

- Adab N, Kini U, Vinten J, et al. The longer term outcome of children born to mothers with epilepsy. *J Neurol Neurosurg Psychiatry* 2004; 75: 1575-83.
- Adab N. Jacoby A, Smith D, Chadwick D. Additional educational needs in children born to mothers with epilepsy. *J Neurol Neurosurg Psychiatry* 2001; 70: 15-21.
- Adams J, Vorhees CV, Middaugh LD. Developmental neurotoxicity of anticonvulsants: human and animal evidence on phenytoin. *Neurotoxicol Teratol* 1990; 12: 203-14.
- Asimiadou S, Bittigau P, Felderhoff-Mueser U, et al. Protection with estradiol in developmental models of apoptotic neurodegeneration. *Ann Neurol* 2005; 58: 266-76.
- Bittigau P, Sifringer M, Genz K, et al. Antiepileptic drugs and apoptotic neurodegeneration in the developing brain. *Proc Natl Acad Sci USA* 2002; 99: 15089-94.
- Bittigau P, Sifringer M, Ikonomidou C. Antiepileptic drugs and apoptosis in the developing brain. *Ann NY Acad Sci* 2003; 993: 103-14.
- Bromley RL, Mawer G, Clayton-Smith J, et al. Autism spectrum disorders following in utero exposure to antiepileptic drugs. *Neurology* 2008; 71: 1923-4.
- Dean J, Hailey H, Moore S, et al. Long term health and neurodevelopment in children exposed to antiepileptic drugs before birth. *J Med Genet* 2002; 39: 252-9.
- Eriksson K, Viinikainen K, Mönkkönen A, Äikiä M, Nieminen P, Heinonen S, Kälviäinen R. Children exposed to valproate in utero – Population based evaluation of risks and confounding factors for long-term neurocognitive development. *Epilepsy Res* 2005; 65: 189-200.
- Farwell JR, Young JL, Hirtz DG, Sulzbacher SI, Ellenberg JH, Nelson KB. Phenobarbital for febrile seizures – effects on intelligence and on seizure recurrence. *N Engl J Med* 1990; 322: 364-9.
- Finnell RH, Chernoff GF. Gene-teratogen interactions. An approach to understanding the metabolic basis of birth defects. In: Nau H, Scott WJ, eds. *Pharmacokinetics in Teratogenesis*. Boca Raton, FL: CRC Press, 1987, 97-109.
- Fisher JE, Vorhees C. Developmental toxicity of antiepileptic drugs: relationship to postnatal dysfunction. *Pharmacol Res* 1992; 26: 207-21.
- Gaily E, Kantola-Sorsa E, Granstrom ML. Intelligence of children of epileptic mothers. *J Pediatr* 1988; 113: 677-84.
- Gaily E, Kantola-Sorsa E, Hiilesmaa V, et al. Normal intelligence in children with prenatal exposure to carbamazepine. *Neurology* 2004; 62: 28-32.
- Glier C, Dzietko M, Bittigau P, et al. Therapeutic doses of topiramate are not toxic to the developing rat brain. *Exp Neurology* 2004; 187: 403-9.
- Hanson JW, Myrianthopoulos NC, Harvey MA, Smith DW. Risks to the offspring of women treated with hydantoin anticonvulsants, with emphasis on the fetal hydantoin syndrome. *J Pediatr* 1976; 89: 662-8.
- Hiilesmaa V. Effects of maternal seizures on the fetus. In: Tomson T, Gram L, Sillanpää M, Johannesen S, eds. *Epilepsy and Pregnancy*. Peterfield, UK and Bristol: Wrightson Biomedical

Publishing Ltd, 1996, 135-41.

- Holmes LB, Rosenberger PB, Harvey EA, Khoshbin S, Ryan L. Intelligence and physical features of children of women with epilepsy. *Teratology* 2000; 61: 196-202.
- Ikonomidou C, Turski L. Antiepileptic drugs and brain development. *Epilepsy Res* 2010; 88: 11-22.
- Ikonomidou C, Bittigau P, Ishimaru MJ, *et al.* Ethanol-induced apoptotic neurodegeneration in fetal alcohol syndrome. *Science* 2000; 287: 1056-60.
- Ikonomidou C, Bittigau P, Koch C, *et al.* Neurotransmitters and apoptosis in the developing brain. *Biochem Pharmacol* 2001; 62: 401-5.
- Ip S, Chung M, Raman G, *et al.* A summary of the Agency for Healthcare Research and Quality's evidence report on breast-feeding in developed countries. *Breastfeed Med* 2009; 4 (Suppl 1): S17-30.
- Katz I, Kim J, Gale K, *et al.* Effects of lamotrigine alone and in combination with MK-801, phenobarbital or phenytoin on cell death in the neonatal rat brain. *JPET* 2007; 322: 494-500.
- Kim J, Kondratyev A, Gale K. Antiepileptic drug-induced neuronal cell death in the immature brain: Effects of carbamazepine, topiramate, and levetiracetam as monotherapy *versus* polytherapy. *JPET* 2007; 323: 165-73.
- Koch S, Titze K, Zimmermann RB, Schröder M, Lehmkuhl U, Rauh H. Long-term neuropsychological consequences of maternal epilepsy and anticonvulsant treatment during pregnancy for school-age children and adolescents. *Epilepsia* 1999; 40: 1237-43.
- Loring DW, Meador KJ, Thompson WO. Neurodevelopment effects of phenytoin and carbamazepine. *JAMA* 1994; 272: 850-1.
- Lösche G, Steinhausen HC, Koch S, Helge H. The psychological development of children of epileptic parents. II. The differential impact of intrauterine exposure to anticonvulsant drugs and further influential factors. *Acta Paediatr* 1994; 83: 961-6.
- Manthey D, Asimiadou S, Stefovska V, *et al.* Sulthiame but not levetiracetam exerts neurotoxic effect in the developing rat brain. *Exp Neurol* 2005; 193: 497-503.
- Meador KJ. Cognitive effects of epilepsy and of antiepileptic medications. In: Wyllie E, ed. The *Treatment of Epilepsy. Principles and Practices, 4th Edition.* Philadelphia: Lippincott Williams & Wilkins, 2005, 1185-95.
- Meador KJ, Baker G, Cohen MJ, Gaily E, Westerveld M. Cognitive/behavioral teratogenetic effects of antiepileptic drugs. *Epilepsy Behav* 2007; 11: 292-302.
- Meador KJ, Baker GA, Browning N, Clayton-Smith J, Coombs-Cantrell DT, Cohen M, *et al.* Fetal antiepileptic drug exposure and cognitive function at age 3. *New Eng J Med* 2009; 360: 1597-605.
- Meador KJ, Baker GA, Browning N, Clayton-Smith J, Combs-Cantrell DT, Cohen M, *et al.* Effects of breast-feeding in children of women on antiepileptic drugs. *Neurology* 2010; 75: 1954-60.
- Medina AE, Krahe TE, Coppola DM, Ramoa AS. Neonatal alcohol exposure induces long-lasting impairment of visual cortical plasticity in ferrets. *J Neurosci* 2003; 23: 10002-12.
- Olney JW, Wozniak DF, Jevtovic-Todorovic V, Farber NB, Bittigau P, Ikonomidou C. Drug-induced apoptotic neurodegeneration in the developing brain. *Brain Pathol* 2002; 12: 488-98.
- Rasalam AD, Hailey H, Williams LHG, *et al.* Characteristics of fetal anticonvulsant syndrome associated autistic disorder. *Dev Med Child Neurol* 2005; 47: 551-5.
- Reinisch JM, Sanders SA, Mortensen EL, Rubin DB. In utero exposure to phenobarbital and intelligence deficits in adult men. *JAMA* 1995; 274: 1518-25.
- Scolnik D, Nulman I, Rovet J, Gladstone D, Czuchta D, Gardner HA, *et al.* Neurodevelopment of children exposed *in utero* to phenytoin and carbamazepine monotherapy. *JAMA* 1994; 271: 767-70.
- Shapiro S, Hartz SC, Siskind V, *et al.* Anticonvulsants and parental epilepsy in the development of birth defects. *Lancet* 1976; 1: 272-5.
- Stefovska VG, Uckermann O, Czuczwar M, *et al.* Sedative and Anticonvulsant Drugs Suppress

Postnatal Neurogenesis. *Ann Neurol* 2008; 64: 434-45.

- Sulzbacher S, Farwell JR, Temkin N, Lu AS, Hirtz DG. Late cognitive effects of early treatment with phenobarbital. *Clin Pediatrics* 1999; 38: 387-94.
- Vinten J, Bromley RL, Taylor J, *et al*. The behavioral consequences of exposure to antiepileptic drugs in utero. *Epilepsy Behav* 2009; 14: 197-201.
- Vanoverloop D, Schnell RR, Harvey EA, Holmes LB. The effects of prenatal exposure to phenytoin and other anticonvulsants on intellectual function at 4 to 8 years of age. *Neurotoxicol Teratol* 1992; 14: 329-35.
- Wide K, Hening E, Tomson T, Winbladh B. Psychomotor development in preschool children exposed to antiepileptic drugs in utero. *Acta Paediatr* 2002; 91: 409-14.

第四章

神经心理学用于理解外科治疗

术前诊断

Michael M.Sailing, Sarah J.Wilson

澳大利亚维多利亚海德堡　澳大利亚和奥斯汀健康组织

维多利亚　墨尔本大学心理科学系

　　本章将主要讨论颞叶癫痫的术前诊断。神经心理学在颞叶癫痫术前决策中的应用研究,最早始于 Scoville 和 Milner 的开拓性研究,至今已进行了半个多世纪。由于在病理、定位及神经认知的共病方面的研究较为一致,所以对神经心理学领域的进一步研究更为有利,并产生了一些公认的理论模型,如记忆的海马模型,实验材料特异性,海马充分性及储备观点。这些观念为颞叶癫痫神经认知的性质和构成、术前诊断、术后预后、神经心理学工具设计奠定了基础。

　　长期以来实验材料特异性被认为是颞叶癫痫术前诊断的基石。它提供了一种对不良记忆预后风险评估的基本原则,但缺点是过度保守:当患者可能从颞叶切除术中受益时,却因为目标病灶与实验材料特异性理论预测的记忆缺损缺乏"一致性",而不建议行手术治疗。这个问题根源在于实验材料特异性概念的过度宽泛。

■ 实验材料特异性和一致性

　　确定癫痫发作区或明确其基础的病理变化,长期以来作为认知试验的确认标准,并以此为基础,形成了制定神经心理学决策的通用手段,即神经认知受损区和癫痫病灶定位区之间的一致性观点。一致性意味着手术后认知受损的风险更低,而偏离一致性则提示可能出现未预期的癫痫源区以外的功能障碍或损害。在颞叶癫痫中最常见的风险是双侧颞叶内侧硬化术后的记忆力丧失。

　　一致性观念衍生于实验材料特异性理论。这个理论认为,言语性记忆或非言语性记忆方式足以确定侧别,左侧或右侧颞叶病变对这些任务的范围有负面影响。这个概念在简化中过于完美了,该理论基于两条尚存在争议的假设:i. 言语或非言语记忆是一元化的且是内在同源的建构;ii. 左侧和右侧记忆系统是独立的、自包含模块(Saling,2009)。

第一个假设在术前诊断试验方面尤其得以体现。Djordjevic(20111,本卷)在其国际神经心理学调查中提到,言语或视觉记忆评估存在多种方式。言语记忆的试验包括列表学习[如瑞式听觉言语学习测验(RAVLT)或加州言语学习测验(CVLT)]、言语回忆[韦氏记忆量表(WMS)-Ⅲ逻辑记忆]、口语配对联想测验(WMS 口语配对联想)。多年来逻辑记忆一直被作为选用的检查。而视觉记忆试验包括瑞氏复杂图形测验(RCFT)、WMS-Ⅲ视觉重建、Jones-Gotman 抽象设计列表学习、WMS-Ⅲ面孔记忆测试等。测验言语或视空间记忆有一个简单前提:假设它们对右或左侧单侧颞叶内侧病变或功能障碍具有等效的敏感性。但在实践中该前提缺乏证据。在言语领域、背单词表(CVLT 和 RAVLT 德语改良版),或故事回忆法(WMS-R 逻辑记忆)测验反映语义记忆的不同方面,对偏侧癫痫源性病变的敏感性不同(Helmstaedter 等,2009)。在非言语记忆领域,这种不等效性更加明显。最常用的视空间功能测试工具——瑞氏复杂图形测试(RCFT)不能鉴别右侧或左侧颞叶内侧病灶(Lee 等,2002;McConley 等,2008)。最近的综述指出,不仅是 RCFT,其他如航道测量、迷宫学习、面孔记忆、场景识别以及多种回忆任务都缺乏定侧价值。

最近的神经功能影像学进展对空间记忆的定侧做出贡献(Kennepohl 等,2007)。例如,在物体定位学习中,当需要确定物体内容变化时依赖左侧颞叶内侧,在强调物体位置时,更依赖右侧颞叶内侧结构及右侧颞叶下部皮质以及右侧顶叶皮质(Treyer 等,2005)。而一些复杂的情况如通过实际情况导航、图像信息编码,更可能是双侧支配。有争论认为,左侧海马可能参与了"一些事件相互关系的实际处理过程,如导航"(Maguire,2001)。甚至空间记忆可能受双侧支配的观点仍过于保守,其具有跨种系谱的适应意义。因此,在仅有左侧颞叶内侧硬化的疾病中,出现言语和空间记忆共同受损并不奇怪(Glikmann-Johnston 等,2008),也并非必然提示对侧颞叶内侧存在隐匿性病变。

■ 神经认知架构和多种决定因素

我们现在已经明确,一些记忆方式对偏侧颞叶内侧病变具有确定的敏感性,但是另外一些方式则没有。在言语领域,我们发现配对联想学习受损更常见于左侧而非右侧颞叶内侧硬化,其中项目 - 项目配对(在 Wechsler 的术语中称为"困难"配对,但更恰当的名称是任意或松散的配对联想)反映语义记忆的概率很低(Saling 等,1993;Saling 等,2002;Weintrob 等,2002)。Hermann 团队的研究证实,列表学习任务中的逆向干扰效应受损见于左侧颞叶内侧病变;Bonn 的研究显示,RAVLT 德语改良版测试中的单词学习障碍主要见于选择性左侧颞叶内侧切除术后(Hermann 等,1992;Hermann 等,1988)。重要的是无论是任意配对联想(Saling 等,2002),还是逆向干扰效应(Hermann 等,1992)都不能用言语能力变异解释。由此,任意配对联想和逆向干扰模式可以作为颞叶癫痫中左侧颞叶内侧损害的神经认知标志物。有趣的是,这些任务的定侧特殊意义具有年龄相关性(Helmstaedter 等,2009),仅在青春期后期及成人早期至中期有定侧价值,而在儿童期、青春期前期或成人晚期则没有。Gonzalez 等(2007)研究左或右侧颞叶内侧癫痫的儿童发现,多种言语和视空间记忆任务都缺乏实验材料特异性效应,从而证实了这种年龄相关性。这种随年龄发育产生的差异目前还缺乏解释,但是对超出年龄范围以外的术前决策制定具有广泛的影响,尤其是在成人考虑手术切除时。

具有显著语义结构的言语记忆任务,无论其语义关联是建立在任务本身〔例如加州听觉语言学习测验(CAVLT)采集试验,故事回忆如逻辑记忆、"简易"配对联想〕,或是由测试对象的影响(如 RAVLT 采集试验中的语义群),均不能用于左侧颞叶内侧损害的试验。这组任务不能有效鉴别左侧或右侧颞叶内侧损害。在皮层切除术累及新皮层如前颞叶切除术时(Helmstaedter 等,1996),左侧切除术比右侧的影响更大(Saling 等,2002)。这与语义功能涉及广泛皮层具有一致性(Swanson 等,2007;Vigneau 等,2011)。因此,如具有定侧意义的受损面积较小时,受言语认知协变量的干扰,这种差异可能会消失(Saling 等,2002)。

列举的多种言语记忆方式提出神经认知的等级问题,其中基础水平的例如"傻瓜"(Moscovitch,2008)或随意的(Saling,2009)言语接触,更可能是由左侧颞叶内侧结构介导(Lillywhite 等,2007;Weintrob 等,2002),而高水平的语义结构任务(典型例子是逻辑记忆)更可能与双侧广泛结构有关。语义结构实验材料更可能与非记忆任务相关(Helmstaedter 等,2009),因此很可能受到非癫痫因素例如教育、性别等的影响。简而言之,高水平的语义结构任务并非可靠的定侧试验。其意义及在癫痫患者中的应用将会在"推荐"段落详述。

不考虑空间功能神经认知的复杂性(Burgess,2008),以及其他非言语领域如音乐知识(Wilson 等,2009)的话,有证据表明右侧颞叶内侧癫痫源性损害也存在一些标志物。许多基础性任务已证明是右侧支配,如寻路和路径整合(Philbeck等,2004)、Morris水迷宫的人类模拟试验(Bohbot等,1998)以及非常不明确的(Glikmann-Johnston等,2008),物体位置联想(Abrahams等,1999;Bohbot等,1998),色调配对联想过程也主要位于右侧颞叶内侧(Wilson等,2007)。

■ 模型的有效性及总和指数

过去在术前评估中应用的传统记忆任务有复杂的效能,使其仅能区分侧别或表现颞叶内侧功能,这些效能合并在一起,因此同侧受损的程度可能被低估(如WMS-Ⅲ听觉指数评分正常有时也见于左侧颞叶内侧硬化者),对侧代偿功能可能被高估(基于同样的理由),过度估计可能偏离一致性原则(言语和视空间记忆受损有时也可在左侧颞叶内侧硬化共同出现)。

术前诊断主要基于传统的心理测验工具。这些测量手段具有较好的精确性,另一方面由于这些标准建立在关联思考方面,而非认知的架构方面,从而导致了潜在的陷阱。例如WMS-Ⅲ听觉标准(立即或延迟)包括了从随意相关配对联想到复杂论述的多个项目。没有考虑到任务的实际重要性,因此当出现有重要意义的颅内病变对两个与正常实例相关任务的评分不同时,是不应接受的。这种缺陷可以用下面这个物理例子来说明(Borsboom等,2004):"一般人群中身高数值是体重的0.8,但这并不意味着可以通过一个人的体重读数推算其身高,如果不作此声明,就是滥用测量和效度的概念。"在25~29岁的正常人中,WMS-Ⅲ逻辑记忆分测验Ⅰ与言语配对联想分测验Ⅰ具有高相关性(0.66)(1997)。但经验性证据发现,左侧颞叶内侧病变可以导致两个分测验结果相背离,因为它们的定侧意义以及颅内代表区不同。这些分测试在术前诊断过程中不可互换,把它们简单相加得出一个言语记忆指数也只能降低其诊断价值。

■ 术前诊断的推荐

行为认知研究在术前诊断中并不多余,过去对此曾有争论,但如能与结构性和功能性神经影像学新技术巧妙的结合,将能发挥其最大的作用(Baxendale等,2010;Hoppe等,2010;Loring等,2004)。在过去的半个多世纪中,实验材料特异性模型支撑了癫痫病学中的神经心理学实践。现在我们需要一个更为精细的理论,一个不同的认知功能评估手段及相应的方法学。最后,我们还需要根据不同的目标开发相应的评估手段,而不是依赖那些最初是为了完全不同目标而开发的测验手段。

实验材料特异性模型

作为未接受手术的大脑代表区原则,实验材料特异性模型缺乏足够的证据基础(Saling,2009):并非所有言语记忆任务均对左侧颞叶内侧病变敏感,也不是所有的视觉或空间记忆任务均对右侧颞叶内侧病变敏感(Chapin 等,2009)。我曾经提过(Saling,2009),目前已有的证据更倾向于支持任务的特异性(Saling 等,1993),换句话说,在已有的每个领域的任务及范例中,只有一部分对颞叶内侧病变具有定侧的敏感性。它们源自该领域的基础层面。虽然这些任务对颞叶内侧病变的定侧敏感性有发育的影响(Gonzalez 等,2007;Helmstaedter 等,2009),在认知功能的更复杂和非记忆的层面这些任务相对地不受影响。但我们也不能认为实验材料特异性作为认知的准则是无效的。最能清楚证实真正的实验材料特异性损害的例子见于基础的和局部的病变引起广泛的继发性改变。如纹状体内囊梗死时的缺血半暗带(Donnan 等,1991)。病变在左侧时神经心理损害为言语障碍,在急性期后扩散为言语功能广泛受损;病灶在右侧时出现偏侧忽视,随时间进展还可出现高级空间功能受损。在语义性痴呆病例中语义分布图有相关的表现,前颞叶作为语义通路的"交换器",在语义性痴呆中逐渐受到损害(Mion 等,2010)。海马旁水平的实验材料特异性效应可以被"轮辐"概念解释:在语义交换器中依靠实验材料特异性代表区与基础说话/语言或视觉功能有关的侧向性输入和输出机制相互作用。这与 Helmstaedter 团队从 Wada 试验中的发现一致,也与 Binder 团队功能磁共振成像的研究结果一致,提示语言的定侧与术后言语记忆预后基本相关(Binder 等,2011;Binder 等,2010;Helmstaedter 等,2004)。

术前诊断的神经认知特异性

术前评估的关键目标是评估术后神经认知损害的风险。传统方式中,大脑和认知之间隔阂太大,以至于经常混淆病灶导致的认知损害和其他非癫痫性变化的干扰。这是因为我们几乎单纯依靠测验,而这些测验中过度强调语义和一般智力功能。WMS 指数与智力测验有关。高水平的测定值在确定术前基础以及术后对实验材料变量的评价起重要作用(Baxendale 等,2010),但是并不能准确评价癫痫灶对认知的直接影响,所以也不能评价同侧适应性和脑储备之间的相互影响。建议选择术前诊断标志物时,应基于它们是否能恰当反映易于产生癫痫源结构的基本功能。换句话说,任务开发的动力应该是在强调因果关系理论的有效框架内（Borsboom 等，2004），而非信赖相互关系的有效性。应集中注意于任务的认知结构及其在脑结构中的分布，而非任务的表面实验材料（如词语、图片），或测验性质（如测验的可靠性）作为是否在术前诊断中应用该任务的唯一或主要决定因素。神经认知领域是癫痫手术风险的最主要方面，术前诊断标志物应对此有所反映。例如，随意相关学习反映嗅皮层 - 海马相邻面的基本功能（Mayes 等，2007），并且左侧颞叶内侧硬化病例的研究中归之于此区（Lillywhite 等，2007；Weintrob 等，2002；Weintrob 等，2007），而干预后回忆直接反映左侧海马的功能（Lillywhite 等，2007）。联合这些测验手段或许能对左侧颞叶内侧充分率进行更为深入的评估。一个相似的病例可能会出现回忆和熟悉间以及海马和嗅皮层周围间分离（Bowles 等，2007；2010）。

　　对外科手术的认知风险评估和手术预后的预测需要使用不同的策略。前者诊断是首要目的，这需要依靠神经认知的特异性。后者的具有更有意义的目的，已在自愿的和生态学的恰当评分方面做了很多工作。Baxendale 和 Thompson（2010）曾指出通过实验材料特异性判断手术的认知预后缺乏根据。在手术后，对当前事件的回忆能力比回忆单词表构成更为重要的适应性指标，通过城市环境对路径进行回忆比回忆复杂几何图形能更好地反映日常生活能力。考虑到这些能力的复杂性，它们都超越了单侧支配的特殊性，因此也超出了实验材料特异性概念，但却为真实生活能力提供了更为丰富的重要性。尽管如此，这些记忆评估试验仍有存在价值，它们可以评估手术前后记忆力变化的情况，从而改善外科手段，并有助于了解外科对高龄记忆潜在的风险（见 Helmstaedter，本卷）。

（陈佳 译　吴逊 校）

参考文献

- Abrahams S, Morris RG, *et al*. Hippocampal involvement in spatial and working memory: a structural MRI analysis of patients with unilateral mesial temporal lobe sclerosis. *Brain Cogn* 1999; 41: 39-65.

- Baxendale S, Thompson P. Beyond localization: The role of traditional neuropsychological tests in an age of imaging. *Epilepsia* 2010; 51: 2225-30.

- Binder JR, Gross WL, *et al*. Mapping anterior temporal lobe language areas with fMRI: A multicenter normative study. *NeuroImage* 2011; 54: 1465-75.

- Binder JR, Swanson SJ, *et al*. A comparison of two fMRI methods for predicting verbal memory decline after left temporal lobectomy: Language lateralization *versus* hippocampal activation asymmetry. *Epilepsia* 2010; 51: 618-26.

- Bohbot VD, Kalina M, *et al*. Spatial memory deficits in patients with lesions to the right hippocampus and to the right parahippocampal cortex. *Neuropsychologia* 1998; 36: 1217-38.

- Boorsboom D, Mellenbergh GJ, et al. The concept of validity. *Psychol Rev* 2004; 111: 1061-71.
- Bowles B, Crupi C, et al. Impaired familiarity with preserved recollection after anterior temporal-lobe resection that spares the hippocampus. *Proc Natl Acad Sci USA* 2007; 104: 16382-7.
- Bowles B, Crupi C, et al. Double dissociation of selective recollection and familiarity impairments following two different surgical treatments for temporal-lobe epilepsy. *Neuropsychologia* 2010; 48: 2640-7.
- Burgess N. Spatial cognition and the brain. *Ann N Y Acad Sci* 2008; 1124: 77-97.
- Chapin JS, Busch RM, et al. The Family Pictures subtest of the WMS-III: Relationship to verbal and visual memory following temporal lobectomy for intractable epilepsy. *J Clin Exp Neuropsychol* 2009; 31: 498-504.
- Donnan GA, Bladin PF, et al. The stroke syndrome of striatocapsular infarction. *Brain* 1991; 114: 51-70.
- Glikmann-Johnston Y, Saling MM, et al. Structural and functional correlates of unilateral mesial temporal spatial memory impairment. *Brain* 2008; 131: 3006-18.
- Gonzalez LM, Anderson V, et al. The localization and lateralization of memory deficits in children with temporal lobe epilepsy. *Epilepsia* 2007; 48: 124-32.
- Helmstaedter C, Brosch T, et al. The impact of sex and language dominance on material-specific memory before and after left temporal lobe surgery. *Brain* 2004; 127: 1518-25.
- Helmstaedter C, Elger CE. Chronic temporal lobe epilepsy: a neurodevelopmental or progressively dementing disease? *Brain* 2009; 132: 2822-30.
- Helmstaedter C, Elger CE, et al. Different effects of left anterior temporal lobectomy, selective amygdalohippocampectomy, and temporal cortical lesionectomy on verbal learning, memory, and recognition. *J Epilepsy* 1996; 9: 35-45.
- Helmstaedter C, Wietzke J, et al. Unique and shared validity of the "Wechsler logical memory test", the "California verbal learning test", and the "verbal learning and memory test" in patients with epilepsy. *Epilepsy Res* 2009; 87: 203-12.
- Hermann BP, Seidenberg M, et al. Adequacy of language function and verbal memory performance in unilateral temporal lobe epilepsy. *Cortex* 1992; 28: 423-33.
- Hermann BP, Wyler AR, et al. Differential effects of left and right anterior temporal lobectomy on verbal learning and memory performance. *Epilepsia* 1992; 33: 289-97.
- Hermann BP, Wyler AR, et al. The interrelationship between language function and verbal learning/memory performance in patients with complex partial seizures. *Cortex* 1988; 24: 245-53.
- Hoppe C, Helmstaedter C. Sensitive and specific neuropsychological assessments of the behavioral effects of epilepsy and its treatment are essential. *Epilepsia* 2010; 51: 2365-6.
- Kennepohl S, Sziklas V, et al. Memory and the medial temporal lobe: Hemispheric specialization reconsidered. *NeuroImage* 2007; 36: 969-78.
- Lee TMC, Yip JTH, et al. Memory deficits after resection from left or right anterior temporal lobe in humans: A meta-analytic review. *Epilepsia* 2002; 43: 283-91.
- Lillywhite LM, Saling M, et al. Differential contributions of the hippocampus and rhinal cortices to verbal memory in epilepsy. *Epilepsy Behav* 2007; 10: 553-9.
- Loring DW, Meador KJ, et al. Structural *versus* functional prediction of memory change following anterior temporal lobectomy. *Epilepsy Behav* 2004; 5: 264-8.
- Maguire EA. Neuroimaging, memory and the human hippocampus. *Rev Neurol* 2001; 157: 791-4.
- Mayes A, Montaldi D, et al. Associative memory and the medial temporal lobes. *Trends Cogn Sci* 2007; 11: 126-35.
- McConley R, Martin R, et al. Rey Osterrieth complex figure test spatial and figural scoring: Relations to seizure focus and hippocampal pathology in patients with temporal lobe epilepsy. *Epilepsy Behav* 2008; 13: 174-7.
- Mion M, Patterson K, et al. What the left and right anterior fusiform gyri tell us about semantic memory. *Brain* 2010; 133: 3256-68.

- Moscovitch M. The hippocampus as a "stupid", domain-specific module: Implications for theories of recent and remote memory, and of imagination. *Can J Exp Psychol* 2008; 62: 62-79.
- Philbeck JW, Behrmann M, *et al*. Path integration deficits during linear locomotion after human medial temporal lobectomy. *J Cogn Neurosci* 2004; 164: 510-20.
- Saling MM. Verbal memory in mesial temporal lobe epilepsy: beyond material-specificity. *Brain* 2009; 132: 570-82.
- Saling MM, Berkovic SF, *et al*. Lateralization of verbal memory and unilateral hippocampal sclerosis: evidence of task-specific effects. *J Clin Exp Neuropsychol* 1993; 15: 608-18.
- Saling MM, O'Shea MF, *et al*. Medial and lateral contributions to verbal memory: Evidence from temporal lobe epilepsy. In: Yamadori A, Kawashima R, Fujii T, and Suzuki K, eds. *Frontiers of Memory*. Sendai: Tohoku University Press, 2002, 151-8.
- Swanson SJ, Sabsevitz DS, *et al*. Functional magnetic resonance imaging of language in epilepsy. *Neuropsychol Rev* 2007; 17: 491-504.
- Treyer V, Buck A, *et al*. Processing content or location: Distinct brain activation in a memory task. *Hippocampus* 2005; 15: 684-9.
- Vigneau M, Beaucousin V, *et al*. What is right-hemisphere contribution to phonological, lexico-semantic, and sentence processing? Insights from a meta-analysis. *NeuroImage* 2011; 54: 577-93.
- *Wechsler Memory Scale-Third Edition*. San Antonio: The Psychological Corporation, 1997.
- Weintrob DL, Saling M, *et al*. Verbal memory in left temporal lobe epilepsy: Evidence for task-related localization. *Ann Neurol* 2002; 51: 442-7.
- Weintrob DL, Saling M, *et al*. Impaired verbal associative learning after resection of left perirhinal cortex. *Brain* 2007; 130: 1423-31.
- Wilson SJ, Lusher D, *et al*. The Neurocognitive Components of Pitch Processing: Insights from Absolute Pitch. *Cereb Cortex* 2009; 19: 724-32.
- Wilson SJ, Saling MM. Contributions of the left and right mesial temporal lobes to music memory: Evidence from melodic learning difficulties. *Music Percept* 2007; 25: 285-96.

术前诊断

Arne Gramstad

挪威卑尔根霍达兰郡大学医院神经科

挪威卑尔根大学心理系

癫痫患者的术前评估需要平衡的选择测试特异性神经认知功能和测试更广泛认知功能的试验。这种观点既基于癫痫是一种网络现象,也基于局灶癫痫有广泛脑功能损害的证据,包括准备外科治疗者也莫不如此(Hermann等,2009)。临床神经心理学的重要目标是对患者个体的大脑做普遍的了解,以及对局部脑功能障碍的了解。因此,为此目的应选用对癫痫具有敏感性的试验。但是如本节中 Djordjevic 所说,即使是对癫痫患者认知改变的敏感性处于边缘的试验,仍然广泛应用于术前评估。这或许是因为通过一个平衡化的成套试验,临床神经心理学家可以继续使用他们熟悉的试验。对效度的进一步研究可以帮助临床神经心理学家选择合适的术前评估成套测验。

另一个方法学问题是神经心理学试验需要充分的协同。但实际上出于多种原因,并非总能做到这一点。缺乏协同可能严重影响试验结果的可靠性。在确定局限性损害之前应充分考虑这个欠缺。应用成套测验有助于解决不充分协同的评估效果(Berry等,2008)。

神经心理学诊断局限性功能障碍的主要问题是实践中所有的神经心理学试验都是复杂的,并可激活广泛的大脑网络。难点在于找到简易的试验可特异性激活或特异性的相关于限局性脑区。从广义神经科学观点来看(1996),神经心理学试验可能具有敏感性,但普遍缺乏对特定神经诊断目的的特异性。在这方面,或许颞叶癫痫言语记忆的研究成就,比其他神经心理学的研究成果,已经足够令人满意了？

（陈佳 译　吴逊 校）

参考文献

- Berry DTR, Schipper LJ. Assessment of feigned cognitive impairment using standard neuropsychological tests. In: Rogers R, ed. *Clinical Assessment of Malingering and Deception.* 3rd edition. New York: The Guilford Press, 2008: 237-52.
- Hermann BP, Lin JJ, Jones JE, Seidenberg M. The emerging architecture of neuropsychological impairment in epilepsy. *Neurol Clin* 2009; 27: 881-907.
- Therapeutics and technology assessment subcommittee of the American Academy of Neurology. Assessment: Neuropsychological testing of adults. Considerations for neurologists. *Neurology* 1996; 47: 592-9.

颞叶癫痫不同外科术式的认知预后

Christoph Helmstaedter

德国波恩大学癫痫病科

■ 颞叶癫痫外科的认知预后

癫痫外科为限局性癫痫患者提供了一个成功的治疗选择。在一项 80 例颞叶癫痫患者的随机研究中,研究者将外科治疗与保守药物治疗做比较,经过十二个月的随访期,58% 的手术治疗患者成功控制了癫痫发作,而药物治疗的患者中仅为 8%(Wiebe 等,2001)。这与我们既往的一项非随机长期研究结果一致:在为时 2~10 年的随访中,102 例药物治疗的颞叶癫痫患者有 12% 无癫痫发作,147 例外科治疗的颞叶癫痫患者 63% 无癫痫发作(Helmstaedter 等,2003)。总之,接受外科治疗的颞叶癫痫患者中三分之二可能实现持续性完全无发作(Sherman 等,2011)。

控制癫痫发作是癫痫外科治疗的主要目的。成功地控制发作可以减少行为和情绪问题,并且改善总体生活质量。然而,虽然可以控制发作,颅脑手术对行为、认知可能产生不良作用,从而导致术后出现在质量上和数量上都超过术前的认知以及行为损害(Helmstaedter,2004;Helmstaedter 等,2007)。

表 1 列举了波恩 1989 年至 2007 年 732 例颞叶癫痫手术患者主要的术前缺陷及术后的主要执行障碍(Helmstaedter 等,2007)。根据分层试验结果(0 为严重损害,4 为高于平均水平,每分表示一个标准差,其中"3"代表平均成绩),在慢性药物难治性颞叶癫痫中 78% 在术前已存在言语记忆、图形记忆或注意力和(或)执行能力受损(得分 <2)。当癫痫源区定位于与记忆传导相关的脑区时,颞叶癫痫最常累及图形记忆,其次为语言、注意力、运动和视觉构成的功能障碍。

与既往文献中侧别有关的资料一致,左侧颞叶癫痫更常出现言语记忆损害,并且在左侧颞叶癫痫更常出现不典型言语优势,右侧颞叶癫痫更常出现图形记忆和注意力损害。除了侧别以外,癫痫起病时间(在大脑成熟之前或以后)、有无基础病变及类型(如肿瘤或发育性异常)、患者年龄、性别、教育程度、最后用药史和发作情况都可能对患者的认知功能有不同程度的影响。外科术后 1 年 732 例患者中 65% 完全无发作。选择 90% 的可信变化指数(RCI),10%~40% 的患者会在所评估领域内出现显著的损益。如表 1 所示,主要的获益在颞叶外的非记忆功能。左侧颞叶患者出现记忆领域明显受损的机会更高于右侧颞叶患者。左侧颞叶癫痫患者术后在语言功能方面更加恶化,而右侧颞叶癫痫患者术后可有功能改善。

表 1　颞叶癫痫术前及术后的认知功能

认知领域	N	术前损害 %[a]		n	术后损害 %(1 年)[b]			
		左侧颞叶癫痫	右侧颞叶癫痫		左侧颞叶癫痫		右侧颞叶癫痫	
		X<m-1.5SD			↓	↑	↓	↑
言语记忆	732	69	46***	732	40	14	27	29
图形记忆	732	49	59**	707	31	27	28	23
注意力	717	21	29*	709	11	36	11	40***
语言	653	39	32	618	21	27	14	32***
运动功能	717	30	40	449	16	34	16	37***
视觉结构	602	19	21	554	10	35	13	31***
词汇 IQ	591	8	11					
Wada 提示不典型优势半球	320	41%	22%					

[a] 卡方分布;[b]Wilcoxon 符号秩检验。
*p<0.05;**p<0.01;***p<0.001。
箭头方向↓损失;↑获益。

　　这个大组研究与最近一个关于颞叶癫痫外科手术认知预后的荟萃分析结果一致(Sherman 等,2011)。将 12 个应用 RCI 或标准化回归(SRB)分值改变的结果相加,在评估的认知领域内,左侧手术患者 44% 出现言语记忆下降,右侧手术者为 20%。左侧或右侧手术患者术后言语记忆提高者均较少,左侧为 7%,右侧为 14%。图形记忆受损者左侧为 15%,右侧为 10%。总体言语功能下降的比例平均为 34%。与波恩的研究一样,左侧外科术后可以有执行能力获益(10% 下降,27% 升高)。右侧手术为 21% 下降,16% 升高。

总结迄今的发现,颞叶癫痫患者,尤其是左侧颞叶癫痫患者,颞叶手术后记忆力受损的风险更高。长期随访中记忆力进程是否是癫痫预后的函数有待讨论。Rausch 等(2003)报告记忆力水平下降与发作预后无关,我们的长期研究表明记忆力下降或恢复与发作控制相关(Helmstaedter 等,2003;Rausch 等,2003)。另外两项长期研究证明外科术后两年记忆力的进程变为平稳(Alpherts 等,2008)。

■ 术后认知预后的确定

有两个主要的因素决定癫痫及其治疗对认知的影响。第一个可能最有预测价值的因素是大脑"功能",例如癫痫病灶累及区域功能,此区域为拟切除部位以及大脑剩余部位的功能(Chelune,1995;Stroup 等,2003)。大脑"功能性质"也可预测以后发作的控制(Helmstaedter,2009)。与"功能性质"密切相关的问题是第二个因素,指未被癫痫或手术累及的大脑区域及功能,也叫患者的"智力储备能力"(Helmstaedter,1999)。与患者的年龄相关,智力储备能力可以代偿外科造成的损害。发作控制可能是认知预后第三个决定因素,但尚无定论。

受影响及拟切除组织的功能完整性以及储备能力两者均可反映于基础成绩。一方面基础成绩较好的患者,预后也会更好(储备);另一方面基础成绩较好的患者在外科术后出现认知损害的可能性更高(功能性质)。功能性质及储备能力都与患者接受外科手术时的年龄有关。大脑功能可塑性的关键时段包括获得言语能力的时间(6 岁之前)、青春期(15 岁之前),随后为 30 岁左右,此时储备能力和代偿能力开始随年龄增长而下降(Helmstaedter,1999)。除了神经心理评估,其他可以评估功能完整性及储备能力的方法有脑电图记录〔颅外和(或)颅内,发作间期和(或)发作期〕(Rosenow 等,2004),结构性和功能性影像学技术(Koepp 等,2005),血管造影伴颈动脉应用异戊巴比妥、美索比妥(methohexital,brevifal)或依托咪酯(etomidate)(Buchtel 等,2002),以及术前或术中皮层电刺激(Wellmer 等,2009)。

■ 选择性外科方法与标准前颞切除术

过去外科手术合逻辑的目标是切除控制发作所必需的部分,保留尽可能多的功能组织,以保存患者的认知功能。根据最近关于寻找颞叶癫痫最佳切除范围的文献复习,目前还没有一种外科术式在癫痫控制方面优于其他术式(Schramm,2008)。8项比较选择性手术切除与颞叶切除术研究中,6项显示两者的发作预后接近,2项大范围切除者预后较好。但是14项研究中11项提示小范围切除比大范围切除的认知预后更好。考虑到颞叶内侧的切除范围,12项研究中5项大范围切除对发作的控制更好,9项研究中8项未发现切除范围与神经心理预后有关。最近Tanriverdi等(2010)的回顾发现21项研究中16项研究证实选择性手术切除认知预后更佳,另外5项研究显示无明显差异。

因此,如果在大部分情况下外科方法与发作预后无关,外科手术的目的应为最大程度地保留功能性组织。

近20年中颞叶癫痫的外科手术越来越具有选择性。由于高分辨率的结构和功能影像学有重大的改进,从而使得检查颞叶内侧癫痫(M-TLE)患者的微小病变如皮质发育障碍、海马硬化等具有更高的可靠性。在选择性外科手术开始时依靠肉眼可见的病变和(或)颅内脑电图记录。1982年Wieser和Yasargil发表了对27例患者的研究(12例有内侧肿瘤、13例通过立体脑电图、2例通过头皮脑电图提示),这些患者发作的控制均较好,与大范围颞叶切除术引起显著功能缺失形成对比的是在选择性杏仁核海马切除术(SAH)后患者有更好的智力,言语记忆无或仅有轻微降低(Wieser等,1982)。1993年Goldstein和Polkey报告两种外科术式在逻辑记忆的延迟回忆减退方面两者相似,但前颞切除术(ATL)对配对联想学习及视空间实验材料的瞬时回忆方面造成的损害大于SAH(Goldstein等,1993)。一年以前这些作者观察到尽管传统的记忆试验在选择性切除和整体切除术中有差异,但与日常行为更为相关的记忆试验(Rivermead行为记忆测试)未发现有显著性差异(Goldstein等,1992)。

长时间以来,选择性外科手术仅在少数中心进行,即使是标准2/3切除,有证据表明应限制外侧面的切除范围(大于或小于3cm)(Helmstaedter等,1996),应考虑语言或记忆的皮层部位(Ojemann等,1985)、病理状态(存在或不存在海马病变),这两者对外科术后的记忆力下降有决定意义(Hermann等,1992)。在更早期的一项由Wolf等在1993年开展的回顾性研究中发现,切除范围不同的两组即内侧(大于或小于2cm)或外侧(大于或小于4cm)在RAVLT及WMS测验中未发现记忆预后有差异(Wolf等,1993)。

早期研究标准ATL患者,有线索显示在颞叶外新皮质语言优势侧由外科的术式变化影响学习能力而非延迟回忆,并且还应考虑用记忆测验(主要是 RAVLT、CVLT、WMS)患者的语言能力以了解颞叶癫痫(TLE)的记忆损害 (Hermann 等,1988)(见"在不同的试验环境中生活"章节中的讨论)。1985 年 Ojemann 和 Dodrill 等人的研究中,通过 WMS 得出结论,80% 的记忆预后可以由 切除范围与负责命名、编码、记忆储存功能皮层区的相关性加以预测。这种词 语记忆和语言的密切关联提示术前明确语言区有助于避免这两种功能的损害 (Hamberger,2007;Hamberger 等,2010)。

一项研究比较皮质颞叶病变切除术与单纯杏仁核海马硬化患者行 SAH 及 ATL,发现颞叶内侧和颞叶外侧手术分别影响语言学习和记忆的不同认知方面 (Helmstaedter 等,1996b)(图 1)。在波恩选择性外科治疗作为内侧颞叶癫痫的一 个新的治疗方法。回顾性研究比较颞叶内侧癫痫患者根据新的治疗指南接受左 侧 SAH 的病例,以及根据旧的治疗指南接受左侧 ATL 包括杏仁核海马切除的 病例。第三组是新皮质颞叶病变行限局性病变切除术,但不损害颞叶内侧结构 的患者,该组用以比较作为无病变的癫痫在 ATL 中作皮质切除术者。与左侧颞 叶癫痫表现一致的是,所有各组的患者在术前都有言语记忆损害,但在术后的

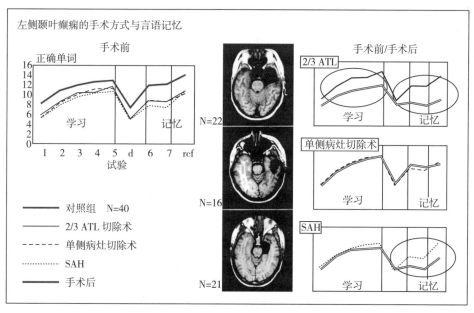

图 1 左侧颞叶癫痫患者术前和术后语言学习和记忆功能(VLMT/ 德语 AVLT 测验)。研究 分为三组:海马病变的患者接受 ATL 与 SAH 比较,及外侧皮质病变的患者接受皮质病变切 除术组。手术前,三组患者的记忆功能受损程度接近(如左图所示)。术后皮质病变切除的预 后最佳,而 ATL 和 SAH 后均出现长期记忆减退,且 ATL 后学习能力下降
VLMT:语言学习记忆测验;AVLT:听觉言语学习测验

记忆预后有很大差别。从平均值看,皮质病变切除组术后无明显变化,SAH 主要导致言语学习和长期记忆受损,将未受侵犯的新皮质组织一并切除的 ATL 导致言语学习、短期记忆和工作记忆显著受损。我们在 1996 年和 1997 年描述左侧 SAH 和 ATL 对言语学习及记忆的不同影响,这一点在 2003 年随访 2~10 年包括早期研究患者的长期研究中也得到证实(Helmstaedter 等,2003)。此后在 2005 年 LoGalbo 等明确 ATL 治疗单纯 Ammon 角硬化患者对记忆力的不良影响(LoGalbo 等,2005)。

此后有数个其他的研究将 SAH 或个体化的颞叶剪裁式手术与 ATL 进行比较。通常选择性手术更为有利,但这并非是一致的发现。Renowden 等连续的对照研究发现 SAH 及 ATL 术后记忆力下降,但是全 ATL 后下降的范围更广。此外,SAH 后非记忆功能增加的范围更广(Renowden 等,1995)。有趣的是,研究者注意到在选择途径(经外侧裂、经颞叶)中伴随的损伤比预期的高,这个结论今后将深入讨论。

1997 年开始的多中心研究(Jones-Gotman 等,1997),对 71 例成功手术并获得无发作的患者进行评估。研究分为三组:ATL 组(加拿大蒙特利尔),新皮质病变切除术(保留杏仁核及海马)(爱尔兰都柏林),保留新皮质的 SAH(瑞士苏黎世),对此三组患者的记忆预后进行比较。不幸的是只考虑术后的言语和图形列表学习能力,此外外科程序与计划比较缺乏区别性。结果显示与对照组比,患者的损害与切除方式、半球侧向性影响(语言比图像素材更明显)并无相关性,没有一种手术方式优于其他方式。颞叶内切除范围对术后记忆的影响无差异。结果出乎意料,但应意识到,这项研究没有把基础期的差别以及随时间的变化考虑在内。在非颞叶内侧病变的患者可能更常出现手术所致的功能缺失,且推测其术前的记忆损害可能较少。

Pauli 等(1999)比较左侧 ATL、剪裁式颞叶外侧切除术及 SAH,发现 SAH 与 ATL 比较,由于保留了新皮质其记忆预后较好。剪裁式颞外侧手术与 SAH 或 ATL 比较,由于保留杏仁核也能改善记忆的预后。

对波恩 321 例患者的回顾中,Clusmann 等(2002)基于明确的测试总认知功能,得出结论与标准 ATL 比局限性切除可使注意力、言语记忆、认知表现综合测试的预后更佳。

Morino 等(2006)也认为经外侧裂 SAH 术后比 ATL 记忆功能的保留较好。Paglioli 等报告左侧 SAH 术后改善优于左侧 ATL。Alpherts 等发现剪裁式切除术导致注意力和工作记忆的其他问题,而 ATL 导致言语智力和言语理解力更大的问题,这与颞上回切除的范围有关。

最近一项来自蒙特利尔组的研究(Tanriverdi 等,2010)对大样本患者分别接受左或右侧皮质切除术包括杏仁核海马(ATL,n=123),与选择性杏仁核海马切除术(SAH,n=133)进行分组比较。结果显示在癫痫外科术后智力普遍有所提升,但言语智商在左侧 SAH 后下降。左侧手术后有言语记忆力下降而非改善。右侧 ATL 后非言语记忆下降。此外手术时间越晚,记忆功能越差,发作消失伴有较好的记忆预后。有趣的是,左侧 ATL 后即刻逻辑记忆回想明显下降,而左侧两种手术对延迟逻辑记忆回想有相似的影响。与之前的讨论一致即左侧新皮质切除术与左侧颞内侧切除术比,更多地影响学习功能;左侧颞叶内侧切除的两种术式对迟发记忆的影响相似。

■ 切除与保留未受累组织

总结选择性外科手术与 ATL 的所见,外科手术应更加个体化。从神经心理学观点出发,即将切除的脑组织的功能完整性以及牺牲或保留有功能的组织,对外科术后认知功能受损有重要意义(Chelune,1995;Helmstaedter,1999;Stern,2003)。

评估切除非病变组织对认知的影响并不简单。在 2/3 的标准颞叶切除手术中,甚至在选择性外科手术中,分离功能性、病变性或癫痫源性组织的相当困难。对非病变组织切除的潜在影响需要经过临床和伦理学确认,但事实上很难实现。之前的章节已描述了单纯杏仁核海马硬化患者 ATL 术中切除未受累皮质所造成的负面影响(Helmstaedter 等,1996b;LoGalbo 等,2005)。相反,颞叶新皮质手术的患者在术后有非常好的认知预后。

最近,Hamberger 证实切除结构完整的海马可导致视觉命名能力的缺失,即使术前已明确皮质命名的部位(Hamberger 等,2010)。

作为切除未受累脑组织会使颞叶癫痫的认知预后恶化这一理论的证据,我们最近在 MRI 和组织病理学阴性的患者与 MRI 和组织病理学发现病变的患者做成对比较,研究颞叶手术后的记忆预后。除了考虑记忆因素(智商、注意力),还考虑临床和神经病理学变量进行配对。结果提示记忆预后的术前差异可能反映病变对记忆的影响,而术后差异反映切除非病变组织对记忆的影响。这个结论深刻提示,真实的无病变的颞叶癫痫患者在术前大部分不累及记忆功能,有病变的患者术后可出现记忆力下降(Helmstaedter 等,2010)(图 2)。

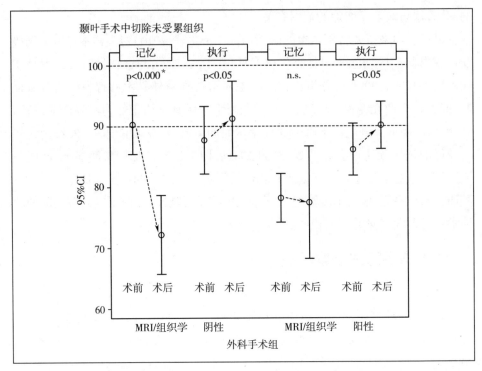

图2 有病变的颞叶癫痫与无病变的颞叶癫痫,接受外科手术后相对于术前的综合记忆功能变化(言语或非言语:VLMT 德语 AVLT,DCS–R)和执行评分的变化(字母取消或言语流畅)。注意基础水平两组记忆的差异,无病变组术后记忆力显著下降,术后两组患者记忆力水平相近。两组患者的非记忆功能都有改善的倾向,这可能部分由于练习实践所致(Helmstaedter 等,2010)

■ 如何挑选选择性外科术?

选择性杏仁核海马切除术的目标是准确切除病理性颞叶内侧脑组织,同时保留未受累的外侧皮质。标准 ATL 对外侧皮质也有不同程度的切除,但是选择性颞叶癫痫手术也有不足,可能因外科操作导致周边新皮质受损。在这方面我们证实,经外侧裂手术可造成邻近的新皮质受损,是术后言语学习和记忆(学习、短期、工作记忆)等新皮质功能下降的决定因素。这种影响与手术侧别无关。手术侧别只对言语长期巩固功能(言语延迟回忆)有影响,左侧手术受累程度更明显。颞叶内侧切除的大小,可以通过测定术后剩余的海马体进行推算,与言语学习或记忆预后没有明显关联(Helmstaedter 等,2004)。根据这项研究我们提出导致文献中比较外科术式对记忆预后影响的研究结论报道不一的可能原因。

另外一个影响预后的因素是切开以及保留纤维束的对比。目前,在 SAH 手术中有三个主要途径到达内侧结构,分别是通过外侧裂,可能影响颞上回及邻近的额叶;经颞叶途径影响颞中回;颞叶下途径影响颞下回。这些途径的其他区别在于连接颞叶和额叶的颞叶主干被切断(经外侧裂途径),还是保留(经颞叶或颞叶下途径)。1978 年 Horel 已经通过比较人类及动物的失忆模型对颞叶干(temporal stem)在失忆中的可能作用进行了讨论(Horel,1978)。

一项对 80 例患者进行随机研究比较经外侧裂和经皮质手术的记忆预后,并未发现有差异,但经颞叶途径的手术术后执行功能恢复得更好。令人惊讶的是在学习和记忆方面无明显差异,以后的讨论认为不能除外所应用的记忆测验(德语 AVLT)未能区分其差异。

有三个关于颞叶下途径的 SAH 手术的研究报告了非常阳性的认知预后,即使无改善,大部分均无记忆力下降(Mikuni 等,2006;Takaya 等,2009)。Takaya 等(2009)于 Brain 杂志上发表了他们的研究,用韦氏记忆量表评估,优势半球侧切除术后患者记忆力的改善比注意力的改善更明显。同时颞叶外侧区葡萄糖代谢增加。但后者仅观察了 7 例患者。遗憾的是,以上都未设对照组(另外一种术式),也没有把颞叶基础病变本身对语言的影响考虑在内。Mikuni 等(2006)考虑到基本语言区的潜在功能的相关性,但将研究关注点只放在记忆方面。最后,这些研究都应用韦氏记忆量表,不能除外额叶功能的改善可能对该任务的实施具备有利的作用。

不仅经皮质或皮质下途径可以保留颞叶干,通过切除颞极顶端到达颞叶内侧的术式也保留颞叶干。一项研究比较了 97 例术后无癫痫发作的患者行左或右侧经外侧裂 SAH 手术和颞极切除术加杏仁核海马(AH)切除术的记忆预后,发现手术侧别与实验材料间有相互作用(Helmstaedter 等,2008)。左侧手术,颞极切除加 AH 切除的言语记忆预后优于经外侧裂 SAH;右侧手术,经外侧裂途径的图形记忆预后优于颞极切除加 AH 切除。讨论认为颞叶干和颞极对言语和图形记忆进程有不同的重要性。

■ 内侧海马切除范围的变化

1995 年 Wyler 及其同事发表了第一篇关于接受 ATL 患者颞叶切除长度的随机变化的研究(Wyler 等,1995)。这项研究中,颞叶内侧切除范围最大可到上丘,癫痫无发作的预后最好(69%),而仅切除到大脑脚前的小范围切除,癫痫无发作的比例是 38%。未发现切除长度与记忆预后(CVLT 实验评估)有关。但是将海马硬化也考虑在内,切除非硬化性左侧海马记忆预后不良。与 Wyler 等人的发现不同,Katz 等在 1989 年的早期研究报告韦氏记忆评分(保留百分比)降低的程度与内侧切除的范围有关。相似的报道,视觉实验材料的保留(%)与右侧颞叶内侧的切除范围有关。这两项研究都没有关注手术侧别的影响。Joo (2005)的一项回归研究发现,言语记忆下降只与颞下回和颞基底回大范围切除具有相关性。前面介绍过的 Wolf 等(1993)的研究既没有发现侧别也没有发现内侧切除范围与记忆预后相关。我们的研究 SAH 的记忆预后为手术间接损伤的函数,记忆力改变与海马残留无关,海马残留为内侧切除范围的负性指标(Helmstaedter 等,2004)。

因此,这些有关颞内侧切除长度的研究,关于保留海马组织能否使记忆预后更佳的问题得出一致的结果。为此,2008 年我们在一个大的多中心随机研究中对颞叶内侧切除长度做了亚组研究(Gross 等,2008;Helmstaedter 等,2011)。这个研究包括 3 个中心的所有癫痫患者,不论病理及术式的不同,海马均被切除。为了评估记忆预后作为切除长度的函数,需要去除可能的干扰因素,如不同的病理、不同的切除侧别、外科术式以及这些变量的组合。在经过筛选的"无干扰"亚组中,颞叶内侧切除长度(2.5cm 比 3.5cm)在术后 1 年既没有对癫痫预后也没有对记忆预后有影响。但是,当考虑了切除的海马容量(MRI 容量分析法),切除左侧较大容量海马组的言语记忆预后更差;任意侧别切除较大容量海马后,图形记忆预后更差。图 3 为左侧颞叶不同切除组的发现。与 Wyler 对 ATL 随机实验相似(Wyler 等,1995),这项对 SAH 研究的主要结论是:如不考虑基础病理因素,切除长度与预后无关。因此对萎缩的海马行大范围切除,会比未萎缩的海马行小范围切除引发更少的不良后果。

这个结论对切除功能性海马组织的情况与手术后海马残留组织皱缩与记忆预后成比例的结论一致(Baxendale 等,2000),并且也与最近功能 MRI 发现记忆预后与海马后部功能有关的结论一致(Baxendale 等,2000;Bonelli 等,2010)。

总之,在海马切除方面,我们面对的是与颞叶新皮质切除相同的情况,即术后学习和记忆力下降主要源于切除或离断未受累的功能性脑组织。

通过放射外科学可能实现一定程度地保留功能性脑组织将成为未来的研究兴趣。放射外科学需要空间高分辨率,目标是改变组织的内源性癫痫特征。第一个关于神经心理预后的报告显示出乐观的结果(Barbaro 等,2009;Bartolomei 等,2008)。同样,深部脑刺激的认知预后在未来是有兴趣的课题,但是还需要确定刺激是否真正保留了功能,或者是否干扰了刺激区域的功能(Benabid 等,2002;Boon 等,2007;Velasco 等,2007)。此外,急性或慢性深部电极植入的可能

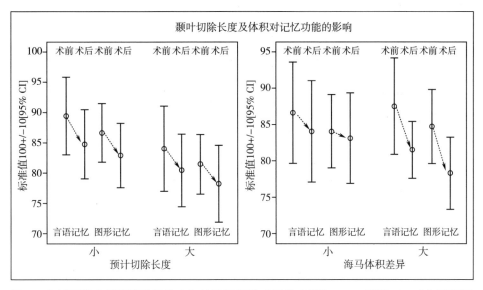

图3 左侧颞叶内侧癫痫选择性杏仁核海马切除术后的言语（VLMT：德语 AVLT）和图形记忆（DCS-R）的预后，是预计切除长度（2.5 比 3.5cm）和体积（正中切开）的函数。将术前病理考虑在内的切除体积，与言语和图形记忆预后有关，而预计切除长度不影响记忆预后（Gross 等，2008；Helmstaedter 等，2011）

效应需要得到系统性评估。例如，我们描述了右侧选择性颞叶癫痫手术后，双侧深部电极植入对言语记忆的负性影响，其影响在术后三个月随访时仍然很明显（Gleissner 等，2002）。图4 的左侧部分展示了一个 30 岁右侧颞叶癫痫和海马硬化女性患者的言语学习和记忆功能。该图展示了基础水平、植入双侧深部电极时（沿海马角后侧植入）以及术后三个时间点的标准学习评估（五个学习试验相加）、30 分钟后的延迟回想和认知记忆。患者术后癫痫发作消失。植入电极之后，言语长时记忆显著降低。手术后，有部分恢复，但未恢复至基础水平。经一年随访期，双侧深部电极植入的效应不再出现（Gleissner 等，2004）。图4 的右侧部分展示了一例患者的言语学习和记忆的表现，此患者在右侧深部电极刺激后癫痫发作消失。图中基础期和刺激后 6 个月的结果，显示有言语学习和认知的损害。此外在学习和记忆中的错误率显著增多（未在图中展示）。这些例子不仅有海马损害对记忆的影响，还包含了术前不同准备工作（应用深部电极或否）对术后认知预后的影响。

Bowles 等（2010）的一项关于保留与切除海马比较其不同影响的文章中，一组接受立体定位的杏仁核海马切除术与接受剪裁式手术（包括内嗅皮层而非海马）做比较，发现海马切除术的患者无论手术的侧别均有回忆受损，而内嗅皮层

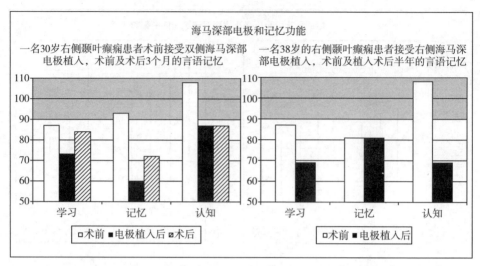

图4 左图:右侧颞叶内侧癫痫患者在术前、双侧海马植入深部电极及选择性右侧杏仁核海马切除术后的言语学习、记忆、认知水平（VLMT：德语 AVLT：标准值 100 ± 10）。在 90 至 100 分之间的点状区为标准值。右图:右侧颞叶内侧癫痫患者长期植入深部电极对言语学习、记忆和认知的影响（标准值 100 ± 10）

切除的患者有熟悉度的损害。遗憾的是缺乏术前和术后的数据，也没有健康个体作为对照。如果这种术式想要成为常规外科术式的替代术式，还需要对照组研究以便得到详细神经心理的预后资料。

■ 右侧非优势半球内手术

直到目前，本文主要描述了言语学习和记忆，因为这是有关颞叶癫痫记忆方面文献的关注重点。这个倾向很好解释，在累及优势侧颞叶和下部结构时，言语学习比图形记忆更加经常受到影响。表面上，左、右半球的区别好像是常识，但事实上像左侧颞叶癫痫对应语义及情景言语记忆或语言功能一样明确右侧颞叶结构的功能是很困难的。右侧颞叶功能不全相应的图形、视空间记忆、物体加工、非自我中心的物体定位、面孔记忆、节律和音乐学习方面的文献资料比较匮乏（Saling，2009）。在右侧颞叶癫痫特殊性的物体定位功能方面（Abrahams 等，1997），很多实验方法要么缺乏详细描述，要么过于复杂不能用于临床实践。一些研究者证实在已手术的颞叶癫痫患者中视空间记忆的损害与侧别有关（Smith 等，1989）。但因为没考虑术前病变情况，对确认手术后研究结果价值有很大困难。类似的情况还见于右侧颞叶癫痫患者与健康个体的对比研究，由于没有左侧颞叶癫痫患者作为对照很难评价研究结果的价值（Saling，2009）。

图形和视空间记忆的标准试验只能部分显示左和右侧颞叶癫痫之间的预期差别（Hampstead 等，2010；Helmstaedter 等，1991；Piguet 等，1994）。更常见的是，它们不能反映差别（Barr 等，2004；Barr 等，1997；McConley 等，2008）或需要不同的评估以获得特异性（Helmstaedter 等，1995；McConley 等，2008）。即使术前可能成功鉴别右侧颞叶功能不全，这些测试也不能成功地检测右侧颞叶癫痫术后效果（表 1）（Gleissner 等，1998a）。仅有两项同时研究两种不同的外科预后（左侧或右侧，言语或图像）的文献（Helmstaedter 等，2008；Katz 等，1989）。右侧颞叶癫痫手术时常观察到言语和图形记忆力下降。总和言语或图形记忆的缺失，本组 365 名右侧切除患者中 45% 显示有记忆力损害，8% 表现为两种功能均有缺失（表 1）。在 351 例左侧颞叶切除患者中 54% 有言语或图形记忆缺失，16% 两者均有缺失。虽然评估的基础为总的实验方式分类，这些数字与我们以前的长期随访研究的结果相似（Helmstaedter 等，2003）。与左侧手术不同，右侧手术的损害时常被平衡或被收益所掩盖（表 1），从而导致错误的结论，即该组的损害可以忽略不计。

总之，准确地将图形和空间记忆成绩与右侧颞叶或右侧颞叶内侧联系在一起非常困难，而证明右侧手术的特殊损害更为困难。对左侧和右侧颞叶在言语记忆方面的不同，我们最近发现应将大脑发育的因素考虑在内（Helmstaedter 等，2009）。图形记忆的起源不同于言语记忆。这可以通过观察男性或女性癫痫侧别对实验材料特异性记忆的不同影响，以及在不典型语言优势图形视觉记忆的"聚集"或"抑制"得到证明。语言功能方面尚无类似作用的描述。1994 年讨论"聚集"效应时，我们提到两侧半球特异性的信息处理过程要比实验材料特异性的意见更为贴切（Helmstaedter 等，1994；Helmstaedter 等，2004；Helmstaedter，1999）。实验材料特异性任务不能反映信息处理过程的不同类型。在这方面 Salin 于 2009 年发表文章称半球定侧是任务特异性的而非实验材料特异性的。

将非左侧语言优势的大量左和右侧颞叶癫痫患者考虑在内（图 1），通过实验材料特殊的记忆定侧时常失败。尤其在左侧颞叶癫痫中不典型的语言优势患者中实际存在，由于其"可塑性"常常表现为言语记忆未受损，而有"意外"的图形记忆受损。右侧颞叶癫痫患者之所以不表现出预期损害的另外一个解释是，非言语实验材料获得了言语功能。多数情况下，言语功能与图形和视空间记忆是相互联系的。可以通过选择抽象和难以言语化的实验材料进行研究，增加实验材料的复杂性使得言语记忆不能弥补其损失，从而控制这种干扰（Helmstaedter 等，1995）。

表2　言语记忆测验和IQ、执行、语言功能测验的相关性（仅列出具有统计学显著性的结果）

测验		词汇	WAIS-R	数学	速度	适应性	相似性	理解力	流畅性	命名
VLMT 总体学习	r	0.444**	0.417**	-0.268*		0.316*	-0.419*	0.493**		
	Sig.		0.002	0.001		0.040	0.041	0.002		
VLMT 延迟自由回忆	r		0.348*					-0.402**		0.299*
	Sig.		0.015					0.003	0.000	0.035
VLMT 随时间的损失	r									
	Sig.									
VLMT 再认	r	0.295*	0.534**				0.347*	-0.534**	0.306*	0.352*
	Sig.	0.044	0.000				0.024	0.000	0.018	0.012
CVLT 总体学习	r		0.424**	0.391**	-0.342**	-0.388**	0.431**	-0.407**	0.516**	0.410**
	Sig.		0.003	0.002	0.008	0.003	0.004	0.003	0.000	0.003
CVLT 延迟自由回忆	r	0.317*	0.474**	0.324*	-0.470**	-0.423**	0.393**	-0.562**	0.554**	0.463**
	Sig.	0.030	0.001	0.011	0.000	0.001	0.010	0.000	0.000	0.001
CVLT 随时间的损失	r				0.372**			0.400**	-0.340**	-0.292*
	Sig.				0.004			0.004	0.009	0.040

续表

		词汇	WAIS-R	数学	速度	适应性	相似性	理解力	流畅性	命名
CVLT 再认	r					−0.296*				
	Sig.					0.026				
逻辑记忆 I	r	0.329*	0.331*			−0.376**	0.404**		0.268*	0.369**
	Sig.	0.024	0.022			0.004	0.008		0.040	0.008
逻辑记忆 II	r	0.298*	0.356*	0.371**		−0.307*	0.387*	−0.299*	0.258*	0.503**
	Sig.	0.042	0.013	0.003		0.020	0.011	0.033	0.049	0.000

* 相关性显著水平为 0.05（双侧检验）

** 相关性显著水平为 0.01（双侧检验）

VLMT：AVLT 德语版

还应考虑是否试验本身过于左侧半球化,因此造成对右侧半球评估不足,因此确定和评估右侧半球功能仍然是一个挑战。

■ 在不同的试验环境中生活

前面章节的讨论证明神经心理学评估手段可以像其他诊断工具一样,为窥视癫痫患者和术后认知损害的性质打开一扇窗口。但是,神经心理学预后主要依赖于实际应用中的测验。如 1993 年 Jones-Gotman 所说,不同的癫痫中心应用不用的测验或测验组合(Jones-Gotman 等,1993)。而最近的综述表明直到目前这种情况仍未得到改善。最好能有一个推荐,指出哪些测验应该用于癫痫患者的神经心理学评估。最近有文章评估了德语国家癫痫中心目前应用的测验,结果发现有超过 200 种不同的工具,充其量是大家对需要评估的功能领域有一定的共识(Witt 等,2009;见本书第一章)。

因此,如果讨论癫痫手术和不同术式的预后,需要先讨论用哪些测试方法及其心理学测试特性。在颞叶癫痫的记忆测试中,不同的测试对颞叶病变和癫痫的定侧及定位有不同的敏感性和特异性(Loring 等,2008)。比较 WMS-R 中逻辑记忆分测验、加利福尼亚言语学习测验、言语学习及记忆测验显示尽管三种测验提供互相叠加的有关颞叶癫痫或内侧病变的指标,但它们之间却很难互换(Helmstaedter 等,2009)。这些测验分别体现了语义进程和记忆组建的不同方面,因此对执行以及非记忆领域的表现和损害具有不同的敏感性。根据要求语言、注意力、智力、结构或语义记忆的混合记忆测验的所见很易使其意义偏离而忽略特殊的颞叶或颞叶内侧记忆损害或误认为是颞叶以外执行功能、语义记忆及语言功能(理解、流畅)的损害。在术后,执行功能的改善可以支持短期记忆和工作记忆,从而对长期保存产生代偿。因此用不同测验得到的结果必须谨慎加以比较。

中心之间的差别不只在于应用的神经心理学试验方法上,例如我比较了不同外科中心(苏黎世、福雷堡、柏林)应用同一试验的基础和预后的数据,发现每一例均有非常显著的中心效应(Helmstaedter,2004)。多种因素导致出现中心效应,在比较或合并不同中心的数据时可以控制中心效应。纳入的患者可能有所不同(选择偏倚);术前诊断可能不同(停药、诱发发作、硬膜下或深部电极);患者术后是否服用术前药物也有所不同。其他精确的且目的性明确的神经心理学评估手段(例如功能磁共振或脑电图事件相关电位研究),可能干扰常规的神经心理学测验。此外,目前对影像学和神经病理资料还没有完全一致的解释,神经病学家可能对手术的风险有不同的认知,术者可能倾向于自己的术式。神经心理学家很可能被他们自己的观点和程序所影响产生偏倚。确定每个药物难治性癫痫患者个体最好的治疗手段还需要更多地交流及共同语言。

■ 记忆损害重要吗?

在以前的章节,我们发现接受癫痫手术的患者记忆力损害的风险增高,在这篇文献复习中集中讨论是否不同个体以及选择性外科术式比标准的广泛切除更能保护病人的认知功能。答案是肯定的,但是对神经心理学家还有一个合理的问题,这种实验室通过复杂的测试发现记忆力预后细微的差异,对首要目的是无癫痫发作的患者来说是否具有价值?

关于这方面,已经证明患者在面对癫痫无发作的前景时,部分程度上愿意承担一些认知功能下降的风险(Helmstaedter,2008;Langfitt 等,2007)。在我们的长期研究中,也有所谓双重损失的患者,即长期随访中患者并未实现癫痫无发作,不但如此还有明显的记忆下降(Helmstaedter 等,2003)。表 1 中 732 例颞叶癫痫患者中约 15% 属于这一组(言语记忆下降 >2 个标准差)。如果也包括较轻的认知功能下降(下降 >1 个标准差)并且未达到无发作的患者,比例上升至 37%。Langfitt 等通过长期随访认为双重损失者(仅 8%)随时间流逝,生活质量下降。

根据病因,慢性癫痫不一定会导致智力下降。但是颞叶癫痫常可引起智力下降,而合理的忧虑是每个附加的损失随着正常老龄化或甚至病态老龄化,智力或记忆力的下降均会加速(Helmstaedter 等,2002)。

可能会考虑,具有长期持续癫痫病史的患者,尤其是早期起病的患者已经适应了相应的损害,以至于因损害引起的障碍不那么明显尤其在已受损的领域,但是这并不意味患者的能力明显低于健康人群,进一步说,也不意味着患者不了解他们的损害,也不意味他们不受这些损害之苦。与人们的期望相反,一个研究成绩与抱怨之间的关系发现,更低的需求并不与个体更少的抱怨有关,相反,往往伴随更强的个人抱怨(Gleissner 等,1998b)。其他研究提示在个体抱怨和记忆成绩方面没有稳固的相关性,关于术后记忆问题抱怨较大可能是抑郁的指征(Baxendale 等,2005;Sawrie 等,1999)。生态效度的不同发现和见解提示需要更多的研究和更可靠的手段,以评估颞叶癫痫的患者记忆损害和日常功能损害的后果。无论如何仅仅生活质量问卷是不够的。

对我们使用的记忆测验,已经证实不只有临床还有生态效度(Helmstaedter 等,1998)。我们反复证实在记忆预后和心理社会经济预后之间存在相关性

（Helmstaedter 等，2003）。因此记忆损害和记忆改变的确重要。

■ 结论

对药物难治性癫痫患者来说，手术是十分成功的治疗选项，但是 30% 到 50% 的患者手术后面临记忆受损害的风险。患者基础的智力储备能力、发作的预后、最重要的是待切除脑组织的功能完整性是外科治疗认知预后的主要决定因素。大量证据表明，个体化和剪裁式手术以及标准选择性手术比扩大的标准前颞切除术（包括颞叶内侧结构），具有更好的功能预后。但是，即使是选择性手术也必须考虑邻近灰白质的损害。高度选择性治疗手段例如放射外科或深部脑刺激是否能进一步减轻认知损害，是未来的研究方向。

目前为止，神经心理学对手术预后的改善做出了相当大的贡献。但手术质量和预后的控制依赖于能真正反映患者基础功能的测试手段以及与功能改变相关的干预措施。需要对神经心理学评估手段达成一致意见，以便更好地做中心之间的比较和交流。此外，我们还需要比生活质量问卷更为有效地评估日常功能的测试手段。最后，应详细确定伴随脑发育和大脑老化的认知损害的长期结果，以及发作未控制、癫痫性活动、抗癫痫治疗对认知预后的影响也需要进一步研究。

（陈佳 译　吴逊 校）

参考文献

- Abrahams S, Pickering A, Polkey CE, Morris RG. Spatial memory deficits in patients with unilateral damage to the right hippocampal formation. *Neuropsychologia* 1997; 35: 11-24.

- Alpherts WC, Vermeulen J, van Rijen PC, da Silva FH, van Veelen CW. Standard *versus* tailored left temporal lobe resections: Differences in cognitive outcome? *Neuropsychologia* 2008; 46: 455-60.

- Barbaro NM, Quigg M, Broshek DK, Ward MM, Lamborn KR, Laxer KD, et al. A multicenter, prospective pilot study of gamma knife radiosurgery for mesial temporal lobe epilepsy: seizure response, adverse events, and verbal memory. *Ann Neurol* 2009; 65: 167-75.

- Barr W, Morrison C, Zaroff C, Devinsky O. Use of the Brief Visuospatial Memory Test-Revised (BVMT-R) in neuropsychological evaluation of epilepsy surgery candidates. *Epilepsy Behav* 2004; 5: 175-9.

- Barr WB, Chelune GJ, Hermann BP, Loring DW, Perrine K, Strauss E, et al. The use of figural reproduction tests as measures of nonverbal memory in epilepsy surgery candidates. *J Int Neuropsychol Soc* 1997; 3: 435-43.

- Bartolomei F, Hayashi M, Tamura M, Rey M, Fischer C, Chauvel P, et al. Long-term efficacy of gamma knife radiosurgery in mesial temporal lobe epilepsy. *Neurology* 2008; 70: 1658-63.

- Baxendale S, Thompson P. Defining meaningful postoperative change in epilepsy surgery patients: measuring the unmeasurable? *Epilepsy Behav* 2005; 6: 207-11.

- Baxendale SA, Thompson PJ, Kitchen ND. Postoperative hippocampal remnant shrinkage and memory decline: a dynamic process. *Neurology* 2000; 55: 243-9.

- Benabid AL, Minotti L, Koudsie A, de Saint Martin A, Hirsch E. Antiepileptic effect of high-frequency stimulation of the subthalamic nucleus (corpus luysi) in a case of medically intractable epilepsy caused by focal dysplasia: a 30-month follow-up: technical case report. *Neurosurgery* 2002; 50: 1385-91; discussion 91-2.

- Bonelli SB, Powell RH, Yogarajah M, Samson RS, Symms MR, Thompson PJ, *et al.* Imaging memory in temporal lobe epilepsy: predicting the effects of temporal lobe resection. *Brain* 2010; 133: 1186-99.

- Boon P, Vonck K, De Herdt V, Van Dycke A, Goethals M, Goossens L, *et al.* Deep brain stimulation in patients with refractory temporal lobe epilepsy. *Epilepsia* 2007; 48: 1551-60.

- Bowles B, Crupi C, Pigott S, Parrent A, Wiebe S, Janzen L, *et al.* Double dissociation of selective recollection and familiarity impairments following two different surgical treatments for temporal-lobe epilepsy. *Neuropsychologia* 2010; 48: 2640-7.

- Buchtel HA, Passaro EA, Selwa LM, Deveikis J, Gomez-Hassan D. Sodium methohexital (brevital) as an anesthetic in the Wada test. *Epilepsia* 2002; 43: 1056-61.

- Chelune GJ. Hippocampal adequacy *versus* functional reserve: Predicting memory functions following temporal lobectomy. *Arch Clin Neuropsychol* 1995; 10: 413-32.

- Clusmann H, Schramm J, Kral T, Helmstaedter C, Ostertun B, Fimmers R, *et al.* Prognostic factors and outcome after different types of resection for temporal lobe epilepsy. *J Neurosurg* 2002; 97: 1131-41.

- Gleissner U, Helmstaedter C, Elger CE. Right hippocampal contribution to visual memory: a presurgical and postsurgical study in patients with temporal lobe epilepsy. *J Neurol Neurosurg Psychiatry* 1998a; 65: 665-9.

- Gleissner U, Helmstaedter C, Quiske A, Elger CE. The performance-complaint relationship in patients with epilepsy: a matter of daily demands? *Epilepsy Res* 1998b; 32: 401-9.

- Gleissner U, Helmstaedter C, Schramm J, Elger CE. Memory outcome after selective amygdalohippocampectomy: a study in 140 patients with temporal lobe epilepsy. *Epilepsia* 2002; 43: 87-95.

- Gleissner U, Helmstaedter C, Schramm T, Elger CE. Memory outcome after selective amygdalohippocampectomy in patients with temporal lobe epilepsy: One-year follow-up. *Epilepsia* 2004; 45: 960-2.

- Goldstein LH, Polkey CE. Behavioural memory after temporal lobectomy or amygdalo-hippocampectomy. *Br J Clin Psychol* 1992; 31: 75-81.

- Goldstein LH, Polkey CE. Short-term cognitive changes after unilateral temporal lobectomy or unilateral amygdalo-hippocampectomy for the relief of temporal lobe epilepsy. *J Neurol Neurosurg Psychiatry* 1993; 56: 135-40.

- Gross RE, Loring DW, Langfitt JT, Ojemann GA, Olivier A, Helmstaedter C. Surgical Controversies in the Treatment of Mesial Temporal Lobe Epilepsy: How to Get There and What to Do When You Get There. *Epilepsia* 2008; 49: 497.

- Hamberger MJ. Cortical language mapping in epilepsy: a critical review. *Neuropsychol Rev* 2007; 17: 477-89.

- Hamberger MJ, Seidel WT, Goodman RR, McKhann GM, 2nd. Does cortical mapping protect naming if surgery includes hippocampal resection? *Ann Neurol* 2010; 67: 345-52.

- Hampstead BM, Lacey S, Ali S, Phillips PA, Stringer AY, Sathian K. Use of complex three-dimensional objects to assess visuospatial memory in healthy individuals and patients with unilateral amygdalohippocampectomy. *Epilepsy Behav* 2010; 18: 54-60.

- Helmstaedter C. Neuropsychological aspects of epilepsy surgery. *Epilepsy Behav* 2004; 5: S45-55.

- Helmstaedter C. Temporal lobe resection-does the prospect of seizure freedom outweigh the cognitive risks? *Nat Clin Pract Neurol* 2008; 4: 66-7.

- Helmstaedter C. Assessment of cognitive function - does it reveal the patients at risk? *Epilepsia* 2009; 50: 34-.

- Helmstaedter C, Bien CG. The cognitive consequences of resecting non-lesional tissues in temporal lobe epilepsy surgery: evidence from MRI and histopathologically negative patients. *Epilepsia* 2010; 51: 257.

- Helmstaedter C, Elger CE. Cognitive consequences of two-thirds anterior temporal lobectomy on verbal memory in 144 patients: a three-month follow-up study. *Epilepsia* 1996; 37: 171-80.

- Helmstaedter C, Elger CE. Chronic temporal lobe epilepsy: a neurodevelopmental or progressively dementing disease? *Brain* 2009; 132: 2822-30.

- Helmstaedter C, Elger CE, Hufnagel A, Zentner J, Schramm J. Different effects of left anterior temporal lobectomy, selective amygdalohippocampectomy, and temporal cortical lesionectomy on verbal learning, memory, and recognition. *J Epilepsy* 1996; 9: 39-45.

- Helmstaedter C, Hauff M, Elger CE. Ecological validity of list-learning tests and self-reported memory in healthy individuals and those with temporal lobe epilepsy. *J Clin Exp Neuropsychol* 1998; 20: 365-75.

- Helmstaedter C, Kurthen M, Linke DB, Elger CE. Right hemisphere restitution of language and memory functions in right hemisphere language-dominant patients with left temporal lobe epilepsy. *Brain* 1994; 117: 729-37.

- Helmstaedter C, Kurthen M, Lux S, Reuber M, Elger CE. Chronic epilepsy and cognition: A longitudinal study in temporal lobe epilepsy. *Ann Neurol* 2003; 54: 425-32.

- Helmstaedter C, Pohl C, Elger CE. Relations between verbal and nonverbal memory performance: evidence of confounding effects particularly in patients with right temporal lobe epilepsy. *Cortex* 1995; 31: 345-55.

- Helmstaedter C, Pohl C, Hufnagel A, Elger CE. Visual learning deficits in nonresected patients with right temporal lobe epilepsy. *Cortex* 1991; 27: 547-55.

- Helmstaedter C, Reuber M, Elger CC. Interaction of cognitive aging and memory deficits related to epilepsy surgery. *Ann Neurol* 2002; 52: 89-94.

- Helmstaedter C, Richter S, Roske S, Oltmanns F, Schramm J, Lehmann TN. Differential effects of temporal pole resection with amygdalohippocampectomy *versus* selective amygdalohippocampectomy on material-specific memory in patients with mesial temporal lobe epilepsy. *Epilepsia* 2008; 49: 88-97.

- Helmstaedter C, Roeske S, Kadden S, Elger CE, Schramm J. Hippocampal resection and memory outcome in selective epilepsy surgery. *J Neurol Neurosurg Psychiatry* 2011 [Epub ahead of print].

- Helmstaedter C, Schramm J, Elger CE. 15 years epilepsy surgery in Bonn: cognitive and seizure outcome. *Epilepsia* 2007; 48: 14.

- Helmstaedter C, Van Roost D, Clusmann H, Urbach H, Elger CE, Schramm J. Collateral brain damage, a potential source of cognitive impairment after selective surgery for control of mesial temporal lobe epilepsy. *J Neurol Neurosurg Psychiatry* 2004; 75: 323-6.

- Helmstaedter C, Wietzke J, Lutz MT. Unique and shared validity of the "Wechsler logical memory test", the "California verbal learning test", and the "verbal learning and memory test" in patients with epilepsy. *Epilepsy Res* 2009; 87: 203-12.

- Helmstaedter CA. Prediction of memory reserve capacity. *Adv Neurol* 1999; 81: 271-9.

- Hermann BP, Wyler AR, Somes G, Berry AD, 3rd, Dohan FC, Jr. Pathological status of the mesial temporal lobe predicts memory outcome from left anterior temporal lobectomy. *Neurosurgery* 1992; 31: 652-6; discussion 6-7.

- Hermann BP, Wyler AR, Steenman H, Richey ET. The interrelationship between language function and verbal learning/memory performance in patients with complex partial seizures. *Cortex* 1988; 24: 245-53.

- Horel JA. The neuroanatomy of amnesia. A critique of the hippocampal memory hypothesis. *Brain* 1978; 101: 403-45.

- Jones-Gotman M, Smith ML, Zatorre RJ. Neuropsychological testing for localizing and lateralizing the epileptogenic region. In: Engel J, ed. *Surgical Treatment of the Epilepsies*. New York: Raven Press, 1993, 245-62.

- Jones-Gotman M, Zatorre RJ, Olivier A, Andermann F, Cendes F, Staunton H, *et al.* Learning and retention of words and designs following excision from medial or lateral temporal-lobe structures. *Neuropsychologia* 1997; 35: 963-73.

- Joo EY, Han HJ, Lee EK, Choi S, Jin JH, Kim JH, *et al.* Resection extent *versus* postoperative outcomes of seizure and memory in mesial temporal lobe epilepsy. *Seizure* 2005; 14: 541-51.

- Katz A, Awad IA, Kong AK, Chelune GJ, Naugle RI, Wyllie E, *et al.* Extent of resection in temporal lobectomy for epilepsy. II. Memory changes and neurologic complications. *Epilepsia* 1989; 30: 763-71.

- Koepp MJ, Woermann FG. Imaging structure and function in refractory focal epilepsy. *Lancet Neurol* 2005; 4: 42-53.

- Langfitt JT, Westerveld M, Hamberger MJ, Walczak TS, Cicchetti DV, Berg AT, *et al.* Worsening of quality of life after epilepsy surgery: effect of seizures and memory decline. *Neurology* 2007; 68: 1988-94.

- LoGalbo A, Sawrie S, Roth DL, Kuzniecky R, Knowlton R, Faught E, *et al.* Verbal memory outcome in patients with normal preoperative verbal memory and left mesial temporal sclerosis. *Epilepsy Behav* 2005; 6: 337-41.

- Loring DW, Strauss E, Hermann BP, Barr WB, Perrine K, Trenerry MR, *et al.* Differential neuropsychological test sensitivity to left temporal lobe epilepsy. *J Int Neuropsychol Soc* 2008; 14: 394-400.

- McConley R, Martin R, Palmer CA, Kuzniecky R, Knowlton R, Faught E. Rey Osterrieth complex figure test spatial and figural scoring: relations to seizure focus and hippocampal pathology in patients with temporal lobe epilepsy. *Epilepsy Behav* 2008; 13: 174-7.

- Mikuni N, Miyamoto S, Ikeda A, Satow T, Taki J, Takahashi J, *et al.* Subtemporal hippocampectomy preserving the basal temporal language area for intractable mesial temporal lobe epilepsy: preliminary results. *Epilepsia* 2006; 47: 1347-53.

- Morino M, Uda T, Naito K, Yoshimura M, Ishibashi K, Goto T, *et al.* Comparison of neuropsychological outcomes after selective amygdalohippocampectomy *versus* anterior temporal lobectomy. *Epilepsy Behav* 2006; 9: 95-100.

- Ojemann GA, Dodrill CB. Verbal memory deficits after left temporal lobectomy for epilepsy. Mechanism and intraoperative prediction. *J Neurosurg* 1985; 62: 101-7.

- Paglioli E, Palmini A, Portuguez M, Paglioli E, Azambuja N, Da Costa JC, *et al.* Seizure and memory outcome following temporal lobe surgery: Selective compared with nonselective approaches for hippocampal sclerosis. *J Neurosurg* 2006; 104: 70-8.

- Pauli E, Pickel S, Schulemann H, Buchfelder M, Stefan H. Neuropsychologic findings depending on the type of the resection in temporal lobe epilepsy. *Adv Neurol* 1999; 81: 371-7.

- Piguet O, Saling MM, O'Shea MF, Berkovic SF, Bladin PF. Rey figure distortions reflect nonverbal recall differences between right and left foci in unilateral temporal lobe epilepsy. *Arch Clin Neuropsychol* 1994; 9: 451-60.

- Rausch R, Kraemer S, Pietras CJ, Le M, Vickrey BG, Passaro EA. Early and late cognitive changes following temporal lobe surgery for epilepsy. *Neurology* 2003; 60: 951-9.

- Renowden SA, Matkovic Z, Adams CB, Carpenter K, Oxbury S, Molyneux AJ, *et al.* Selective amygdalohippocampectomy for hippocampal sclerosis: postoperative MR appearance. *Am J Neuroradiol* 1995; 16: 1855-61.

- Rosenow F, Lüders H, eds. *Presurgical Assessment of the Epilepsies with Clinical Neurophysiology and Functional Imaging.* Amsterdam: Elsevier, 2004.

- Saling MM. Verbal memory in mesial temporal lobe epilepsy: beyond material specificity. *Brain* 2009; 132: 570-82.

- Sawrie SM, Martin RC, Kuzniecky R, Faught E, Morawetz R, Jamil F, *et al.* Subjective *versus* objective memory change after temporal lobe epilepsy surgery. *Neurology* 1999; 53: 1511-7.

- Schramm J. Temporal lobe epilepsy surgery and the quest for optimal extent of resection: A review. *Epilepsia* 2008; 49: 1296-307.

- Sherman E, Wiebe S, Fay-McClymont TB, Tellez-Zenteno J, Metcalf A, Hernandez-Ronquillo L, *et al.* Neuropsychological outcomes after epilepsy surgery: systematic review and pooled estimates. *Epilepsia* 2011; 52:857-69.

- Smith ML, Milner B. Right hippocampal impairment in the recall of spatial location: encoding deficit or rapid forgetting? *Neuropsychologia* 1989; 27: 71-81.
- Stern Y. The concept of cognitive reserve: a catalyst for research. *J Clin Exp Neuropsychol* 2003; 25: 589-93.
- Stroup E, Langfitt J, Berg M, McDermott M, Pilcher W, Como P. Predicting verbal memory decline following anterior temporal lobectomy (ATL). *Neurology* 2003; 60: 1266-73.
- Takaya S, Mikuni N, Mitsueda T, Satow T, Taki J, Kinoshita M, *et al.* Improved cerebral function in mesial temporal lobe epilepsy after subtemporal amygdalohippocampectomy. *Brain* 2009; 132: 185-94.
- Tanriverdi T, Dudley RW, Hasan A, Jishi AA, Hinai QA, Poulin N, *et al.* Memory outcome after temporal lobe epilepsy surgery: corticoamygdalohippocampectomy *versus* selective amygdalohippocampectomy. *J Neurosurg* 2010; 113: 1164-759.
- Velasco AL, Velasco F, Velasco M, Trejo D, Castro G, Carrillo-Ruiz JD. Electrical stimulation of the hippocampal epileptic foci for seizure control: a double-blind, long-term follow-up study. *Epilepsia* 2007; 48: 1895-903.
- Wellmer J, Weber C, Mende M, von der Groeben F, Urbach H, Clusmann H, *et al.* Multitask electrical stimulation for cortical language mapping: hints for necessity and economic mode of application. *Epilepsia* 2009; 50: 2267-75.
- Wiebe S, Blume WT, Girvin JP, Eliasziw M. A randomized, controlled trial of surgery for temporal-lobe epilepsy. *N Engl J Med* 2001; 345: 311-8.
- Wieser HG, Yasargil MG. Selective amygdalohippocampectomy as a surgical treatment of mesiobasal limbic epilepsy. *Surg Neurol* 1982; 17: 445-57.
- Witt JA, Helmstaedter C. Neuropsychology in epilepsy. *Fortschr Neurol Psychiatr* 2009; 77: 691-8.
- Wolf RL, Ivnik RJ, Hirschorn KA, Sharbrough FW, Cascino GD, Marsh WR. Neurocognitive efficiency following left temporal lobectomy: standard *versus* limited resection. *J Neurosurg* 1993; 79: 76-83.
- Wyler AR, Hermann BP, Somes G. Extent of medial temporal resection on outcome from anterior temporal lobectomy: a randomized prospective study. *Neurosurgery* 1995; 37: 982-90; discussion 90-1.

颞叶外科手术的神经心理学预后

Robyn M.Busch

美国克里夫兰临床癫痫中心

颞叶外发作大约占部分性癫痫患者的 20%（Cascino 等，1993）。鉴于相对比颞叶发作少见，关于颞叶外癫痫的神经心理学文献中对认知的研究落后于颞叶癫痫。对颞叶外区域切除术后认知功能风险的认识就更为缺乏。尽管如此，过去 20 年的研究方向逐渐地转向填补颞叶外癫痫患者及术后认知预后的神经心理学知识的空白。

■ 额叶癫痫

额叶癫痫（FLE）是颞叶外癫痫最常见的类型，约占限局性癫痫的 20%~30%（Manford 等，1992）。尽管 FLE 患病率较高，对其认知特征的研究很少。已有的研究显示 FLE 患者经常在许多神经心理学测验中低于健康对照组，包括任务评估智力功能、注意力、工作记忆、视运动和视感知速度、工作流畅性、图形流畅性、干扰/反应抑制、概念形成和转移、参与和计划、谚语解释、运动协调和排序（Exner 等，2002；Helmstaedter 等，1996；Hernandez 等，2002；Igarashi 等，2002；Lassonde 等，2000；McDonald 等，2008；Riva 等，2005）。一些研究发现 FLE 患者的记忆功能下降，尽管并未能在全部患者中观察到（Delaney 等，1980；Exner 等，2002）。最后，最近关于社会认知的研究提示 FLE 患者在下列任务上的成绩比健康对照组差，包括失礼的程度、幽默欣赏、面部表情识别、眼注视知觉（Exner 等，2002；Farrant 等，2005）。

大多数已知的研究中比较 FLE 和颞叶癫痫（TLE）患者认知成绩的差异。FLE 患者比 TLE 患者的 IQ 得分高，记忆障碍较不明显（Patrikelis 等，2009）。

相反,与 TLE 患者比,FLE 患者在视运动和视感知速度、运动规划和排序和协调、语音加工、计划、复杂视空间结构能力、反应维持和抑制、成本估算、概念形成、冲动控制、流畅性、谚语解释和记忆成绩方面的表现更差(Culhane-Shelburne 等,2002;Drane 等,2006;Helmstaedter 等,1996;Hernandez 等,2002;2003;Kemper 等,1993;Lendt 等,2002;McDonald 等,2008;Suchy 等,2003;Upton 等,1996b;Vanasse 等,2005)。大部分研究认为 FLE 患者比 TLE 患者注意力得分更低(Exner 等,2002;Hernandez 等,2003;Kemper 等,1993),尽管这个发现尚未得到公认(Helmstaedter 等,1996)。在区别 FLE 和 TLE 最显著的是运动敏捷性,FLE 患者在这方面的表现比 TLE 患者更差(Patrikelis 等,2009)。

有些文献认为,右侧 FLE 在心智理论测验中表现更差(Corcoran,2000),而左侧 FLE 患者在谚语解释(McDonald 等,2008)以及二十个问题任务(Upton 等,1996a)方面更差,但是绝大多数神经心理学测验手段在额叶内发作的定侧或定位方面并不成功(Helmstaedter 等,1996;Kemper 等,1993;Risse,2006;Risse 等,1996;Suchy 等,2003;Upton 等,1996a)。这与早期的研究结论一致,提示额叶病变患者比其他脑区病变患者具有更低的偏侧效应(Milner,1971)。考虑到额叶的范围广泛,额叶认知功能的多样化和局部化,额叶发作快速和时常向双侧扩散(Helmstaedter 等,1996;Hosking,2003),定侧困难可想而知。总之,运动损害是协助 FLE 患者定侧和定位最可靠的方法(Helmstaedter 等,1998)。

目前还没有大量关于 FLE 患者术后认知预后的研究。大部分早期研究是由 Brenda Milner 及其同事在蒙特利尔神经病学研究所进行的。这些最初的研究发现运动技巧、概念形成、解决问题、新近性和次数判断、学习、流畅性在 FLE 手术后下降(Jones-Gotman 等,1977;Milner,1982;Milner 等,1991;Smith 等,1988)。此后很少有关于 FLE 术后认知预后的研究。事实上,只有八个已知的研究试图探索额叶切除术后的认知功能,其中四个是研究成人的,四个研究儿童的。

第一个成人的研究是由 Risse 及其同事(1996)开展的,包括 22 例患者,分别在额叶切除术前及术后约 6 个月进行神经心理学测试。13 例行 FLE 手术,9 例接受额叶肿瘤切除。术后 IQ 评分无明显变化,但是在运动和语言区前方的左侧凸面皮质小面积切除的患者证实在解决问题能力方面有所下降,在左侧半球背外侧切除范围较大的患者言语和非言语流畅性功能下降。在癫痫手术患者和肿瘤切除患者间预后无明显差别。Risse(2006)以后又发表文章描述 FLE 的一般预后,更详细描述以前的研究,增加至 41 例(23 例为癫痫患者,18 例为肿瘤患者),按照切除侧别和区域分为两组:前额叶皮质大面积切除组(包括额极、眶额回),外侧额叶皮质小范围切除组(包括背外侧及中央外侧皮质)。结果发现大面积右侧额叶切除术的患者在术前、术后所有 IQ 指数均低,而左侧大面积额叶切除术的患者仅言语 IQ 低。左侧额叶外侧和背外侧病变较小的患者在词语流畅性方面下降,而左侧前额叶切除范围较大的患者没有发现类似的降低。右侧额叶患者在设计流畅任务方面最差,尤其是大面积切除术后。术后的认知灵活性下降根据威斯康星卡片分类测验判断,大面积额极和前额叶切除的患者最明显,而持续性语言反应明显增高,以及完成分类明显下降。

第二个成人研究,由 Helmstaedter 及其同事(1998)实施,33 例难治性癫痫接受额叶切除术,部分患者还接受了多处软脑膜下横切术(平均年龄 30 岁)并测验了认知预后。45 例颞叶切除术和 22 例健康成人作为对照组。成套神经心理测验在术前及术后 3 个月各进行一次,包括测验速度和注意力,运动连续性和协调性,反应维持和抑制,短时记忆和语言。术前,FLE 患者在所有的认知领域除了短时记忆外都比 TLE 患者差。术后,TLE 患者在反应维持和抑制方面获益,而 FLE 患者评分无变化。同样,TLE 患者术后在运动协调和速度及注意力方面有所改善,而 FLE 患者在这些领域显示下降。如之前关于颞叶切除术的文献结果一样,在额叶切除术后的认知预后被认为与术前认知能力负性相关,也就是说,最高的术前得分患者是最可能在术后出现认知下降的。FLE 患者在短时记忆方面与发作预后呈显著性相关,即无发作的患者在短时记忆方面有改善,仍有发作的患者短时记忆力下降。审视手术部位发现,在运动前区与辅助运动区(SMA)或中央前区与中央区切除的患者术后出现认知功能下降的风险最高。特别是接受运动前区与 SMA 癫痫手术患者,左侧切除者术后时常有一过性失语,任一侧切除者的反应维持和抑制方面的水平下降。做中央前区和中央区软脑膜下横切术的患者经常在术后出现运动协调能力下降。

2001 年 Engman 及其同事(2001)测试了 12 例成人患者(平均年龄 32.6 岁)在额叶切除术前及术后两年测试其智力和记忆功能的改变。对照组为颞叶切除术患者和健康成人。唯一值得注意的发现是 FLE 患者术后有明显的操作智商改善。

最后一个成人的研究是于 2003 年由 Suchy 及其同事(2003)完成的。检测成人患者(年龄 16~55 岁)术后约 7 个月的流畅性(言语和非言语),这些患者接受额叶或颞叶切除术。没有发现两组在流畅性方面有任何显著的组间改变,但他们注意到,在额叶切除组未发现显著性差异可能因为样本数相对于观测效应来说偏小(图形或言语流畅性分别为 d=0.33 和 0.39)。表 1 是成人研究的小结。

表 1　FLE:成人研究

例数	年龄	手术	病因 / 病理	术后时间	测验领域	术后所见
Risse(1996)摘要						
22	成人	13 例额叶切除 9 例额叶肿瘤切除	未报告	6 个月	智力 流畅性 执行能力	左侧 ↓解决问题,W 外侧凸面小面积切除 ↓言语和非言语流畅性,背外侧切除后 右侧 ↓解决问题 ↓非言语流畅性,较大面积额叶皮质局部切除术后 FLE 和额叶肿瘤间无差异
Helmstaedter(1998)						
33	平均 30 岁	3 例右侧脑叶切除 —2 例 +MST 30 例局部额叶切除 —7 例 +MST	12 例肿瘤 19 例其他	3 个月	速度和注意力 反应维持和抑制 短时记忆 运动排序 / 协调 语言	↓速度和注意力 ↓运动协调 ↓ STM 如无发作 SMA/ 运动前区切除 ↓反应维持和抑制 ↓语言左侧切除 —理解
45	平均 30 岁	2/3ATL	10 例肿瘤 14 例其他 21 例 MTS			—言语流畅性(趋势) —推理(趋势) MST
22	平均 29 岁	健康成人				↓运动排序和协调
Engman(2001)						
12	平均 33 岁	额叶切除	NR	2 年	智力 记忆	↑操作智商
54	平均 36 岁	颞叶切除				
30	未报告	健康成人				

续表

例数	年龄	手术	病因/病理	术后时间	测验领域	术后所见
Suchy（2003）						
22	16~55	额叶切除	NR	7个月	流畅性	无显著改变
174	16~55	颞叶切除				

NR：无报告；MST：多处软膜下横切术；ATL：前颞切除术；MTS：内侧颞叶硬化；STM：短时记忆；SMA：辅助运动区

关于儿童额叶术后认知功能的研究有四个。第一个研究是由 Hempel 等（2001）开展的，摘要介绍 8 例优势侧额叶癫痫手术的儿童和青少年（年龄在 7~16 岁）。分别在术前和术后 4~13 月测试患者的对证命名、言语流畅性、言语智力、解决问题能力。行局部肿瘤切除术的患者（2 例）除一例在命名方面有轻微下降外，认知功能稳定或有改善。其余六例中一例患者在切除的脑区附近曾有梗死，这些患者在言语流畅性方面有所下降，其中两例在解决问题方面下降，两例对证命名方面下降，两例言语 IQ 下降。

第二个儿童研究是由 Blanchette 和 Smith（2002）进行，对 9 例 FLE 患儿（年龄 5~15 岁）术前和术后做语言功能测验。语言成套测验包括言语智力、阅读、拼写、音韵流畅性、分类流畅性、接受性词汇和接受性语法。患儿术前和术后这些功能普遍完整，只有分类流畅性和理解力有偏侧效应，即左侧病变的患儿比右侧病变者成绩较差。在 FLE 患儿及配对的 TLE 患儿间术前及术后均未发现差异。作者因此得出癫痫手术并不显著影响语言功能的结论。

2002 年 Lendt 及其同事对 12 例做 FLE 手术的患儿（年龄 6~15 岁）测验其手术后约 1 年的神经心理学预后。外科式包括病灶切除术（n=6），多处软脑膜下横切术（n=2），以及联合病灶切除术加多处软脑膜下横切术（n=4）。在术前和术后对以下认知功能做了评估：注意力、记忆、执行能力、运动及语言。总之，术后患儿在注意力、短时记忆、长时记忆方面有明显改善，手运动协调方面也有改善趋势。术后改善与发作消失无关，也未发现手术侧别对认知功能的影响。对个体改变的分析基本与整体发现一致，仅有部分患者在语言功能（n=2），执行能力（n=1），或运动功能（n=1）等方面有所下降。

最后，2011 年 Chieffo 等检测了 12 例（1~17 岁）患儿（年龄 1~17 岁）额叶切除术后的认知预后，12 例颞叶切除术的患儿作对照（Chieffo 等，2011）。手术前两组智力得分接近,但 FLE 组与 TLE 组比执行能力受到损害,尤其是言语流畅性和运动协调性。在术后 1~7 年做第二次评估。所有 FLE 组患儿在术后保持同样的智商类别,虽然应注意的是 5 例患儿下降超过 10 个标准评分点。部分 FLE 患儿术后有轻度执行能力下降,而 TLE 患儿可能出现命名和言语记忆力下降。术后通过儿童行为量表证实两组患儿都表现了行为的改善。因样本量偏小妨碍对病变部位、起病年龄、手术年龄和发作频率的分析。表 2 为儿童研究的总结。

表 2　FLE:儿童研究

例数	年龄	手术	病因 / 病理	术后时间	测验领域	术后所见
Hempel（2002）[摘要]						
8	7~16	6 例切除术 —4 例前部（2 例 CC） —2 例保留额回 / 极 （1 例 CC）； 1 例病变切除 1 例病变切除术 + MST+EZ	6 例原发性 2 例肿瘤	4~13 个月	言语智商 命名 言语流畅性 解决问题	轻度或较重 ↓言语流畅性 某种程度 ↓解决问题 ↓单词恢复 ↓言语智商 肿瘤预后更好
Blanchette（2002）						
9 10	5~15 平均 12	多种额叶切除术 2/3ATL	NR	12 个月	语言	全组 左:↓分类流畅性 ↓符号 个体 语言部分↑或↓
Lendt（2002）						
12	6~15	6 例病变 2 例 MST 4 例病变切除 +MST	4 例 MCD 3 例肿瘤 2 例海绵状血管瘤 1 例胶质瘢痕	12 个月	注意力 语言 执行能力 记忆 运动	全组 ↑注意力 ↑ STM ↑ LTM ↑运动协调（趋势）
12	6~15	8 例杏仁核海马切除 3 例 2/3ATL 1 例病变切除	NR	12 个月		个体 ↑比↓更常见 2 例 FLE ↓语言

续表

例数	年龄	手术	病因/病理	术后时间	测验领域	术后所见
Chieffo（2011）						
12	1~17	12 例额叶切除	NR	1~7 年	智力	↓ IQ
12	1~17	12 例颞叶切除			语言	↓ 轻度，执行能力
					工作记忆	在某些方面
					执行能力	FLE
					记忆	↑ 行为，两组
					运动	
					行为	

CC：2/3 胼胝体切开术；MST：多处软膜下横切术；EZ：癫痫源区；ALT：前颞叶切除术；NR：未报告；MCD：皮质发育畸形；STM：短时记忆；LTM：长时记忆；FLE：额叶癫痫

■ 顶叶癫痫

顶叶癫痫（PLE）约占限局性癫痫的 5%（Gibbs 等，1952；Rasmussen，1975；1987），但是由于顶叶癫痫发作常于发作开始时无临床表现以及多种发作表现，可能其发病率被低估（Kim 等，2004；Siegel，2003）。考虑到顶叶癫痫极为少见，对起源于此脑区发作患者的神经心理特征以及顶叶切除术后的认知预后评估均基于少量患者（Luerding 等，2004）。

PLE 的认知缺陷类型多种多样，与发作的侧别、部位和其他变量（如第一个危险因素的年龄、首次发作年龄、癫痫持续时间）有关（Jokeit 等，2004）。尽管如此，PLE 患者最常见的神经心理学障碍是失认、失用、视知觉及结构障碍，左右混淆、半身忽视（Jokeit 等，2004；Salanova 等，1995a；Siegel 等，2000）。语言障碍（Jokeit 等，2004）及解决问题障碍（Salanova 等，1995a）也见于部分患者。

应用神经心理学方法对源于顶叶发作的定侧和定位价值尚不清楚，至少一项研究证实神经心理学有良好的定侧价值（Kasowski 等，2003），其他研究未能发现认知测验作为发作定侧方法的有效性（Gleissner 等，2008；Luerding 等，2004；Williamson 等，1992a）。一个小样本对认知测验定位价值的研究未发现有意义的结果（Williamson 等，1992a）。可惜，在这个研究中未介绍所用的神经心理成套测验，所以不了解是否该认知成套测验的设计具有最大化的偏侧优势。

在文献中有很多病例组报告及文献复习关于顶叶切除治疗癫痫预后的报告（Sinclair 等，2005）。这些研究报告了许多顶叶手术后的功能缺陷，包括视觉、语言、阅读、运用、注意力、左右定向功能及更高级的皮层功能以及运动和感觉障碍(Kasowski 等,2003;Kim 等,2004;Olivier 等,2000;Salanova 等,1995a;1995b;Siegel 等,2000;Sveinbjornsdottir 等,1993)。尽管许多研究都提到神经心理测验为日常临床实用的一部分,但大部分很少描述应用的神经心理学方法及特定测验分值变化的幅度。

尽管缺乏专门评估 PLE 手术后认知预后的测验,但有两个蒙特利尔神经病学研究所发表的手术报告将神经心理学测验作为一种预后的指标(Salanova 等,1995a;1995b)。虽然没有报告具体的认知测验得分,作者对术前和术后的认知功能进行了描述。第一个研究包括 82 例非肿瘤的 PLE 患者,在 1929 年至 1988 年接受顶叶切除术(Salanova 等,1995a),其中 27 例完成了术前和术后的神经心理学测验。术前 9 例空间能力受损包括视结构障碍和不能辨别左右。其中 2 例术后空间能力进一步下降。另外 7 例术前没有空间能力障碍,术后出现至少一种测验成绩下降。其中 1 例表现为注意力、集中注意和言语记忆下降,另 1 例显示失算、命名障碍、书写不能和部分听觉和言语失认,1 例视空间测验评分下降。另有 1 例显示"优势侧顶叶微小损害征象",但未进一步描述。最后,其余 3 例出现体象障碍、穿衣失用、左侧忽视、视结构障碍、空间定向力障碍、面孔识别障碍。值得注意的是后面这些患者接受手术治疗较早(早于 1959 年),非优势侧顶叶皮质切除范围向下扩展到顶枕交界区。一部分患者还出现了一过性神经系统损害的表现:对侧无力(n=10)、构音障碍(n=6)、感觉障碍(n=7)、下部视野缺损(n=4)。

蒙特利尔神经病学研究所的第二个外科研究包括 34 例顶叶肿瘤及相关发作的患者,在 1934 年至 1988 年间行肿瘤切除术(Salanova 等,1995b)。术前神经心理学试验只在 3 例患者中进行。一例有"轻微空间功能不全",不能复制 Rey-Osterrieth 复杂图形,一例解读图形有障碍;第三例有失算及左右辨认不清(Salanova 等,1995b)。虽然未描述术后神经心理学测验资料,作者报告一例术前存在感觉性失语和失读、失算、左右辨认不清、右侧忽视,在左侧顶盖肿瘤切除术后进一步下降。另一例术后左右辨认不清。7 例出现一过性感觉运动障碍或轻度失语,4 例有持久的神经运动损害或术前障碍加重。4 例出现下部象限视野缺损。作者注意到所有肿瘤累及中央后回的患者在术后均出现感觉缺损。

既往文献中只有 3 个研究专门用于检测基本同类病人组的顶叶切除后的认知预后。Gleissner 及其同事(2008)对 15 例 PLE 患儿(年龄 6~15 岁)做神经心理学测验。分别在术前和术后 1 年进行认知成套测验,包括注意力、语言、视空间技巧、记忆力、运动功能和行为。总之,术后认知改善表现在行为和注意力方面,全组作为整体没有显著性的其他认知功能改变。就个体而言,在语言和记忆方面典型的认知功能下降,没有观察到显著性的定侧效应。尽管作者注意到左侧 PLE 患儿出现视觉记忆及视空间功能分值下降的比例更高,而右侧 PLE 患儿出现语言功能和词语记忆受损的比例更高,这显然为意外的发现。

Witt 等(2008)对癫痫在顶叶皮质内手术后 12 个月的认知功能变化进行了研究,对象是 39 例成人患者(年龄 17~58 岁),应用成套神经心理学测验包括注意力、工作记忆、执行能力、视空间能力、记忆和运动功能。术前 PLE 患者的注意力、执行能力、记忆和视结构水平下降。术前最一致的损害为言语流畅性受损。术后图形记忆显著改善,尤其是左侧半球切除的患者。

最后,Lam 等(2007)对 4 例顶叶切除的患儿进行了 4~11 年的认知预后随访。术前 2 例患儿有结构性失用,1 例在计算方面有障碍。无一例患儿术后有认知功能下降,尽管 2 例患儿的发作预后不佳。

其他三个研究报告后头部区手术后的神经心理预后,兼有顶叶和枕叶癫痫。Sinclair(2005)的研究包括 12 例儿童患者(年龄 5~16 岁)后部皮质切除术(8 例顶叶,4 例枕叶)术前和术后 1 年做完全的神经心理学评估。成套认知测验包括智力、语言、记忆、学习功能和行为。枕叶患儿与顶叶患儿比视空间智商有下降趋势。术前没有观察到其他认知差异。唯一值得注意的是家属测验的自我报告"思维问题"减少。

Luerding 等(2004)检查 28 例患者(年龄 13~53 岁)行后部皮质切除治疗癫痫的患者,于术前及术后约 6 个月测验认知功能(5 例顶叶、5 例枕叶、2 例顶枕叶、14 例颞枕叶、2 例颞顶枕叶)。发现操作智商及言语智商术前术后没有显著性差异。但是,言语智商在术后有增高趋势,而操作智商呈下降趋势。在连线测试 A 部分呈下降趋势,B 部分及瑞氏复杂图形试验呈上升趋势,但这些变化都未表现出显著的统计学意义。病变侧别、术后发作及视野预后对认知测验得分均无影响。

最后,Lippé 及其同事(2010)研究 5 例接受枕叶切除术(包括颞或顶联合区)的患儿,手术时小于或等于 5 岁。研究其认知预后,主要关注视空间能力和学习技能。术前和术后对智力功能进行评估。在术后 3~7 年随访中进行针对后头部功能的附加测验。所有接受手术前后评估的患儿(n=4)都有术后智力功能改善,主要是言语 IQ。所有患儿术后非言语 IQ 得分均下降(≤1.5 个标准差),表现在物体识别、视运动实践和规则单词阅读速度。5 例患儿中 4 例还有视觉注意力、视知觉整合、嵌入图形辨别、面孔识别、视空间定位、视结构实践、视运动准确性和不规则单词阅读测验均下降。视觉辨别的表现在意料之中。对后头部切除术后的认知预后,包括成人及儿童总结于表 3 中。

表 3 后头部癫痫:成人和儿童的研究

例数	年龄	手术	病因/病理	术后时间	测验领域	术后所见
Leurding(2004)						
28	13~53	5 例顶叶 5 例枕叶 2 例顶枕叶 14 例颞枕叶 2 例颞顶枕叶	5 例血管畸形 9 例肿瘤 2 例 MCD 12 例胶质增生	6 个月	智力 注意力 语言 执行能力 记忆力	↑ VIQ(趋势) ↑ TMT-B(趋势) ↑ RCFT(趋势) ↓ PIQ(趋势) ↓ TMT-A(趋势)
Sinclair(2005)						
12	5~16	8 例顶叶 4 例枕叶	MCD 肿瘤 结节或 TSC CVA 囊肿 正常	12 个月	智力 注意力 语言 运动协调 记忆力 学习 行为	↑行为
Lam(2007)[摘要]						
4	"儿童"	3 例顶叶切除 1 例 MST	2 例低分化星形细胞瘤 1 例脑穿通性囊肿 1 例无病变	4~11 年	"非心理性评估"	无认知改变
Gleissner(2008)						
15	6~15	均为顶叶: 8 例病变切除术 6 例病变切除术 + 多软膜下横切术 1 例部分性切除	2 例血管畸形 4 例低分化肿瘤 5 例 MCD 3 例胶质细胞增生 或胶质瘢痕 1 例其他	12 个月	注意力 语言 视空间 记忆力 运动 行为	↑注意力 如↓常为语言或记忆力 ↑行为(n=10)
Witt(2008)[摘要]						
39	17~58	均为顶叶	16 例肿瘤 10 例发育障碍 8 例血管畸形 5 例其他病理	12 个月	注意力 工作记忆 执行能力 视空间记忆 运动	↑图形记忆(尤其是左侧半球切除者)

例数	年龄	手术	病因/病理	术后时间	测验领域	术后所见
Lippe（2010）						
5	0.7~5（术后3~9）	枕叶+颞或顶结合区	5例MCD	3~7年	智力 注意力 工作记忆 视觉识别 空间知觉 实践 执行能力 学习 行为	↑ IQ（尤其是VIQ） ↓ PIQ 全体：正常视觉辨认 ↓ 物体识别 ↓ 实践 ↓ 单词阅读速度 4/5： ↓ 视觉注意力 ↓ 视知觉整合 ↓ 嵌入图形辨别 ↓ 面孔识别 ↓ 视空间定位 ↓ 视运动准确性 ↓ 不规则单词阅读 4/5： 未损害听力、注意力及计划、计数能力、言语和视觉评价

MCD：皮质发育畸形；VIQ：言语IQ；PIQ：图形智商；TMT：连线测试；RCFT：瑞氏复杂图形测验；CVA：脑血管意外；TSC：结节硬化性复合体；MST：多软膜下横切术

■ 枕叶癫痫

枕叶癫痫（OLE）极为少见，仅占限局性癫痫的8%（Gibbs等，1952），而癫痫外科手术切除患者中仅有1%在枕叶范围内（Rasmussen，1975；Salanova等，1993）。视野缺损常见于枕叶切除术。但是，缺乏对枕叶切除术前和术后认知预后的相关研究。和前述顶叶癫痫的研究一样，有一些外科研究报告了枕叶癫痫患者常规应用的神经心理学测验，但是这些研究均未提供详细的神经心理学预后结果（Aykut-Bingol等，1998；Blume等，1991；Boesebeck等，2002；Jobst等，2010；Kuzniecky等，1997；Salanova等，1992；Sinclair等，2005；Williamson等，1992b）。

文献中仅有一个研究描述相对一致性的OLE组的认知功能。Gulgonen等（2000）报告21例特发性OLE患儿（年龄6~14岁）的神经心理学测验结果，发现这些患儿在注意力、记忆和智力活动方面均低于在年龄性别和社会经济方面相匹配的健康对照组。在统计学方面控制智力后,两组间仍存在注意力和记忆力的差异,提示枕叶发作比预期有更为广泛的影响。

目前尚无单独研究 OLE 患者术后的认知预后。所有可获得的术后研究,已在顶叶癫痫中描述,对起源于大脑后部癫痫患者的术后认知变化做了联合研究(Lippé 等,2010;Luerding 等,2004;Sinclair 等,2005),因为各个外科组混合在一起,所以对枕叶切除后认知的预后难以得出特异性结论。

■ 改善临床监护和进一步研究

过去两个世纪取得的成就刻画了颞叶外癫痫患者的认知功能及颞叶以外区术后的神经心理预后特点,有许多因素限制了目前的研究发现。首先,考虑到颞叶外侧癫痫和手术相对少见,大部分关于认知预后的研究都是基于小样本。事实上,迄今最大的成人术后认知功能的研究仅包括 39 例(Witt,2008),最大的儿童研究仅为 15 例(Gleissner 等,2008)。这些研究中许多是包含了多种患者类型,包括宽泛的年龄范围、不同的发作特点、有时甚至是不同的外科术式(例如皮质切除术、病变切除术、多软膜下横切术)。即使将患者限制在皮质切除术范围内,手术部位和范围也经常有很大的不同。这些小的、不一致的样本明显限制了用于判断定侧、定位、切除范围及大量其他变量(如发作类型、频率、严重性、发作起病年龄、癫痫病程、病理、药物疗效)影响效果的结论,这些因素在 TLE 中已证实是影响认知功能的重要因素。

因为大部分对颞叶外癫痫患者的心理学研究都是回顾性研究,认知成套测验的应用常受到限制并且在有限的间隔内完成。因此,许多研究并没有选用对认知功能仅有轻微改变足够敏感的试验(例如对额叶侧别和定位具特异性的测验),或特别用于测验癫痫亚组患者最相关的认知功能(例如 PLE 患者失认、失用的测验)。而且许多研究把用不同版本的认知测验结果混在一起,这些版本随时间的变化在测验步骤上有所改变(例如 WAIS-R 对 WAIS-Ⅲ),或是针对不同年龄的患者(例如 WISC-Ⅲ 对 WAIS-Ⅲ)。为了解释这些已知测验数据的差异,许多研究将测验结果分类(例如受损相对于未受损),而不是应用原始测验数据得出结论,这样显著降低了患者之间认知测验表现的多样性。

尽管本章的很多研究试图在群组差异之外检测个体水平的认知改变,但没有研究在解释可能的混杂因素时,应用方法学严格的技术评估随时间变化的认知功能改变。可信变化指数(RCIs)和基于标准化回归的变化得分(SRBs)已用于评估癫痫术后的认知改变(Hermann 等,1996;Martin 等,2002;Martin 等,

1998；Sawrie 等，1996）。这些方法欠精确，且受实践的影响，这都导致术后测验成绩受到影响。SRBs 对基础成绩和均数回归也负有责任，个体因素（例如年龄、教育）和癫痫特征（例如发作起始年龄、癫痫病程）也能影响随时间变化的测验成绩。这些方法常规用于评估颞叶切除术患者的认知变化，没有研究将这些方法用于评估颞叶外脑区切除术后的认知预后。很明显，用这些方法在未来的研究中对癫痫手术合并的个体认知风险的临床实践是很重要的。

为了弥补已有研究的局限性，进一步的研究应有更大的样本、更为一致的群体样本。这些研究应为前瞻性的，有清楚明确的实验间隔和和设计良好的复杂的成套测验，包括颞叶外脑区功能最敏感的测验方法。为了能够评估颞叶外脑区定侧和定位的作用，需要大样本研究。对人口学和癫痫变量这些可能混淆测验成绩的因素需要进行充分的对照，因此需要多中心的合作。

（陈佳 译　吴逊 校）

参考文献

- Aykut-Bingol C, Bronen RA, Kim JH, Spencer DD, Spencer SS. Surgical outcome in occipital lobe epilepsy: implications for pathophysiology. *Ann Neurol* 1998; 44: 60-9.

- Blanchette N, Smith ML. Language after temporal or frontal lobe surgery in children with epilepsy. *Brain Cogn* 2002; 48: 280-4.

- Blume WT, Whiting SE, Girvin JP. Epilepsy surgery in the posterior cortex. *Ann Neurol* 1991; 29: 638-45.

- Boesebeck F, Schulz R, May T, Ebner A. Lateralizing semiology predicts the seizure outcome after epilepsy surgery in the posterior cortex. *Brain* 2002; 125: 2320-31.

- Cascino GD, Hulihan JF, Sharbrough FW, Kelly PJ. Parietal lobe lesional epilepsy: electroclinical correlation and operative outcome. *Epilepsia* 1993; 34: 522-7.

- Chieffo D, Lettori D, Contaldo I, Perrino F, Graziano A, Palermo, C., et al. Surgery of children with frontal lobe lesional epilepsy: Neuropsychological study. *Brain and Development* 2011; 33 (4): 310-5.

- Corcoran R. Theory of mind in other clinical conditions: is a selective theory of mind deficit exclusive to autism. In: Baron-Cohen S, Tager-Flusberg H, Cohen DJ, eds. *Understanding other Minds: Perspectives from Developmental Cognitive Neuroscience*, New York: Oxford University Press, 2000.

- Culhane-Shelburne K, Chapieski L, Hiscock M, Glaze D. Executive functions in children with frontal and temporal lobe epilepsy. *J Int Neuropsychol Soc* 2002; 8: 623-32.

- Delaney RC, Rosen AJ, Mattson RH, Novelly RA. Memory function in focal epilepsy: a comparison of non-surgical, unilateral temporal lobe and frontal lobe samples. *Cortex* 1980; 16: 103-17.

- Drane DL, Lee GP, Cech H, Huthwaite JS, Ojemann GA, Ojemann JG, et al. Structured cueing on a semantic fluency task differentiates patients with temporal *versus* frontal lobe seizure onset. *Epilepsy Behav* 2006; 9: 339-44.

- Engman E, Andersson-Roswall L, Malmgren K. Pre- and postoperative general neurocognitive status and memory in 70 epilepsy surgery patients. *Acta Neurol Scand* 2001; 103: 351-9.

- Exner C, Boucsein K, Lange C, Winter H, Weniger G, Steinhoff BJ, et al. Neuropsychological performance in frontal lobe epilepsy. *Seizure* 2002; 11: 20-32.

- Farrant A, Morris RG, Russell T, Elwes R, Akanuma N, Alarcon G, *et al*. Social cognition in frontal lobe epilepsy. *Epilepsy Behav* 2005; 7: 506-16.
- Gibbs FA, Gibbs EL, eds. *Atlas of Electroencephalography*. Cambridge: Addison-Wesley, 1952.
- Gleissner U, Kuczaty S, Clusmann H, Elger CE, Helmstaedter C. Neuropsychological results in pediatric patients with epilepsy surgery in the parietal cortex. *Epilepsia* 2008; 49: 700-04.
- Gulgonen S, Demirbilek V, Korkmaz B, Dervent A, Townes BD. Neuropsychological functions in idiopathic occipital lobe epilepsy. *Epilepsia* 2000; 41: 405-11.
- Helmstaedter C, Gleissner U, Zentner J, Elger CE. Neuropsychological consequences of epilepsy surgery in frontal lobe epilepsy. *Neuropsychologia* 1998; 36: 681-9.
- Helmstaedter C, Kemper B, Elger CE. Neuropsychological aspects of frontal lobe epilepsy. *Neuropsychologia* 1996; 34: 399-406.
- Hempel A, Risse GL, Frost MD, Ritter FJ. Neuropsychological outcome of dominant frontal topectomy in children and adolescents [abstract]. *Epilepsia* 2001; 42: 160-61.
- Hermann BP, Seidenberg M, Schoenfeld J, Peterson J, Leveroni C, Wyler AR. Empirical techniques for determining the reliability, magnitude, and pattern of neuropsychological change after epilepsy surgery. *Epilepsia* 1996; 37: 942-50.
- Hernandez MT, Sauerwein HC, Jambaque I, de Guise E, Lussier F, Lortie A, *et al*. Attention, memory, and behavioral adjustment in children with frontal lobe epilepsy. *Epilepsy Behav* 2003; 4: 522-36.
- Hernandez MT, Sauerwein HC, Jambaque I, De Guise E, Lussier F, Lortie A, *et al*. Deficits in executive functions and motor coordination in children with frontal lobe epilepsy. *Neuropsychologia* 2002; 40: 384-400.
- Hosking PG, Hosking PG. Surgery for frontal lobe epilepsy. *Seizure* 2003; 12: 160-6.
- Igarashi K, Oguni H, Osawa M, Awaya Y, Kato M, Mimura M, *et al*. Wisconsin card sorting test in children with temporal lobe epilepsy. *Brain Dev* 2002; 24: 174-8.
- Jobst BC, Williamson PD, Thadani VM, Gilbert KL, Holmes GL, Morse RP, *et al*. Intractable occipital lobe epilepsy: Clinical characteristics and surgical treatment. *Epilepsia* 2010; Epub ahead of print.
- Jokeit H, Schacher M. Neuropsychological aspects of type of epilepsy and etiological factors in adults. *Epilepsy Behav* 2004; 5: S14-20.
- Jones-Gotman M, Milner B, Jones-Gotman M, Milner B. Design fluency: the invention of nonsense drawings after focal cortical lesions. *Neuropsychologia* 1977; 15: 653-74.
- Kasowski HJ, Stoffman MR, Spencer SS, Spencer DD. Surgical management of parietal lobe epilepsy. *Adv Neurol* 2003; 93: 347-56.
- Kemper B, Helmstaedter C, Elger C. Neuropsychological assessment in patients with frontal lobe epilepsy. *Epilepsia* 1993; 34: 170.
- Kim DW, Lee SK, Yun CH, Kim, KK, Lee DS, Chung CK, *et al*. Parietal lobe epilepsy: the semiology, yield of diagnostic workup, and surgical outcome. *Epilepsia* 2004; 45: 641-9.
- Kuzniecky R, Gilliam F, Morawetz R, Faught E, Palmer C, Black L, Occipital lobe developmental malformations and epilepsy: clinical spectrum, treatment, and outcome. *Epilepsia* 1997; 38: 175-81.
- Lam FW, Weiss SK, Kerr E, Rutka J, Smith ML. Analysis of neuropsychological function in parietal lobe epilepsy surgery patients: is this surgery well tolerated in children? *Epilepsia* [Abstract] 2007; 48: 233.
- Lassonde M, Sauerwein HC, Jambaque I, Smith ML, Helmstaedter C. Neuropsychology of childhood epilepsy: pre- and postsurgical assessment. *Epileptic Disord* 2000; 2: 3-13.
- Lendt M, Gleissner U, Helmstaedter C, Sassen R, Clusmann H, Elger C. Neuropsychological outcome in children after frontal lobe epilepsy surgery. *Epilepsy Behav* 2002; 3: 51-9.
- Lippé S, Bulteau C, Dorfmuller G, Audren F, Delalande O, Jambaqué I. Cognitive outcome of parietooccipital resection in children with epilepsy. *Epilepsia* 2010; Epub ahead of print.
- Luerding R, Boesebeck F, Ebner A. Cognitive changes after epilepsy surgery in the posterior

cortex. *J Neurol Neurosurg Psychiatry* 2004; 75: 583-7.

- Manford M, Hart YM, Sander JW, Shorvon SD. National General Practice Study of Epilepsy (NGPSE): partial seizure patterns in a general population. *Neurology* 1992; 42: 1911-7.
- Martin R, Sawrie S, Gilliam F. Determining reliable cognitive change after epilepsy surgery: development of reliable change indices and standardized regression-based change norms for the WMS-III and WAIS-III. *Epilepsia* 2002; 43: 1551-8.
- Martin RC, Sawrie SM, Roth DL. Individual memory change after anterior temporal lobectomy: A base rate analysis using regression-based outcome methodology. *Epilepsia* 1998; 39: 1075-82.
- McDonald CR, Delis DC, Kramer JH, Tecoma ES, Iragui VJ. A componential analysis of proverb interpretation in patients with frontal lobe epilepsy and temporal lobe epilepsy: relationships with disease-related factors. *Clin Neuropsychol* 2008; 22: 480-96.
- Milner B. Interhemispheric differences in the localization of psychological processes in man. *Br Med Bull* 1971; 27: 272-7.
- Milner B, Corsi P, Leonard G, Milner B, Corsi P, Leonard G. Frontal-lobe contribution to recency judgements. *Neuropsychologia* 1991; 29: 601-18.
- Milner B. Some cognitive effects of frontal-lobe lesions in man. *Philos Trans R Soc Lond B Biol Sci* 1982; 298: 211-26.
- Olivier A, Boling WJ. Surgery of parietal and occipital lobe epilepsy. *Adv Neurol* 2000; 84: 533-75.
- Patrikelis P, Angelakis E, Gatzonis S. Neurocognitive and behavioral functioning in frontal lobe epilepsy: a review. *Epilepsy Behav* 2009; 14: 19-26.
- Rasmussen T. Focal epilepsies of nontemporal and non-frontal origin. In: Wieser HG, Elger CE, eds. *Presurgical Evaluation of Epilepsies: Basics, Techniques, Implications.* Berlin: Springer-Verlag, 1987, 301-5.
- Rasmussen T. Surgery for epilepsy arising in regions other than the temporal and frontal lobes. In: Purpura DP, Penry JK, Walter RD, eds. *Neurosurgical Management of the Epilepsies.* New York: Raven Press, 1975, 207-26.
- Risse GL. Cognitive outcomes in patients with frontal lobe epilepsy. *Epilepsia* 2006; 47: 87-9.
- Risse GL, Mercer DK, Penovich PE. Cognitive outcome in patients undergoing surgical resection of the frontal lobe. *Neurology* 1996; 46: A213.
- Riva D, Avanzini G, Franceschetti S, Nichelli F, Saletti V, Vago C, *et al.* Unilateral frontal lobe epilepsy affects executive functions in children. *Neurol Sci* 2005; 26: 263-70.
- Salanova V, Andermann F, Olivier A, Rasmussen T, Quesney LF. Occipital lobe epilepsy: electroclinical manifestations, electrocorticography, cortical stimulation and outcome in 42 patients treated between 1930 and 1991. Surgery of occipital lobe epilepsy. *Brain* 1992; 115: 1655-80.
- Salanova V, Andermann F, Rasmussen T. Occipital lobe epilepsy, In: Wyllie E, ed. *The Treatment of Epilepsy: Principles and Practice.* Philadelphia: Lea & Febiger, 1993: 533-40.
- Salanova V, Andermann F, Rasmussen T, Olivier A, Quesney LF. Parietal lobe epilepsy. Clinical manifestations and outcome in 82 patients treated surgically between 1929 and 1988. *Brain* 1995a; 118: 607-27.
- Salanova V, Andermann F, Rasmussen T, Olivier A, Quesney LF. Tumoural parietal lobe epilepsy. Clinical manifestations and outcome in 34 patients treated between 1934 and 1988. *Brain* 1995b; 118: 1289-304.
- Sawrie SM, Chelune GJ, Naugle RI, Luders HO. Empirical methods for assessing meaningful neuoropsychological change following epilepsy surgery. *J Int Neuropsychol Soc* 1996; 2: 556-64.
- Siegel AM. Parietal lobe epilepsy. *Adv Neurol* 2003; 93: 335-45.
- Siegel AM, Williamson PD. Parietal lobe epilepsy. *Adv Neurol* 2000; 84: 189-99.
- Sinclair DB, Wheatley M, Snyder T, Gross D, Ahmed N. Posterior resection for childhood epilepsy. *Pediatr Neurol* 2005; 32: 257-63.
- Smith ML, Milner B, Smith ML, Milner B. Estimation of frequency of occurrence of abstract designs after frontal or temporal lobectomy. *Neuropsychologia* 1988; 26: 297-306.
- Suchy Y, Sands K, Chelune GJ. Verbal and nonverbal fluency performance before and after

seizure surgery. *J Clin Exp Neuropsychol* 2003; 25: 190-200.

- Sveinbjornsdottir S, Duncan JS. Parietal and occipital lobe epilepsy: a review. *Epilepsia* 1993; 34: 493-521.
- Upton D, Thompson PJ. Epilepsy in the frontal lobes: Neuropsychological characteristics. *J Epilepsy* 1996a; 9: 215-22.
- Upton D, Thompson PJ. General neuropsychological characteristics of frontal lobe epilepsy. *Epilepsy Res* 1996b; 23: 169-77.
- Vanasse CM, Beland R, Carmant L, Lassonde M. Impact of childhood epilepsy on reading and phonological processing abilities. *Epilepsy Behav* 2005; 7: 288-96.
- Williamson PD, Boon PA, Thadani VM, Darcey TM, Spencer DD, Spencer SS, *et al*. Parietal lobe epilepsy: diagnostic considerations and results of surgery. *Ann Neurol* 1992; 31: 193-201.
- Williamson PD, Thadani VM, Darcey TM, Spencer DD, Spencer SS, Mattson RH. Occipital lobe epilepsy: clinical characteristics, seizure spread patterns, and results of surgery. *Ann Neurol* 1992; 31: 3-13.
- Witt JA, Elger C, Helmstaedter C. Preoperative cognitive profile and postoperative change in patients with epilepsy surgery in the parietal cortex. [Unpublished Abstract] 2008.

儿童癫痫外科：神经心理学预后

Mary Lou Smith[1], Suncica Lah[2], Irene M.Elliott[3]

[1] 加拿大多伦多儿童医院及多伦多大学

[2] 澳大利亚悉尼大学

[3] 加拿大多伦多儿童医院

癫痫外科对儿童认知和行为发育的影响有三种可能（Smith 等，2006）。第一种是外科和发作消失对儿童功能和后续的发育没有影响；儿童会继续术前的水平及发育速度。第二种可能是如果不做手术，儿童可能丧失技能或由于持续有发作而进一步减慢发育速度；外科手术及发作消失可能或不可能改善，但是无论何种情况都可能阻止放慢或损失。第三种可能是外科可能会切除功能完整的脑组织而导致负面影响，如接受优势侧颞叶切除术的成人言语记忆力下降一样，出现认知功能下降（Hamberger 等，2006）。因此，在评估外科预后时，最重要的问题是外科是否已经改变了发育进程，患儿仍有发作者将出现发育进程的改变。解决这个问题最好的设计是有术前的基础水平及非手术对照组，这两者正如本篇综述即将展现的一样，但这方面的研究很少。

在这一章节，我们将回顾切除性癫痫外科手术的认知和行为预后。重点放在近期的研究上，因为它们较更早的研究更可能应用标准化或客观的测验手段，从而对外科手术的影响能做出更为严谨的评价。我们没有包括半球切除术的文章，在这些研究中许多患儿在术前有明显的发育延迟。他们严重的损害和频繁的癫痫发作常常限制能接受的认知测验种类及数量。

■ 认知预后

颞叶切除

一项国际性的儿科癫痫外科中心调查显示颞叶切除大约占 23%（Harvey 等，2008）。一个对 2004 年以前关于儿童颞叶切除（TL）前后功能研究的综合性回顾发现 16 项研究中仅 3 项发现在术后有显著性 IQ 增加（Lah，2004）。这些研究中许多没有说明发作的预后，这提示可能术后智力进展的比例被低估了，因为持续有发作的患儿也被纳入其中。在综述中有两个研究发现发作预后好常伴有 IQ 增加（Miranda 等，2001；Robinson 等，2000），但是随后发表的两个研究没有报道这种相关性（Jambaque 等，2007；Smith 等，2004）。

尽管手术年龄范围有限（主要在 6~18 岁），一些研究发现手术时的年龄小与 IQ 改善具有显著相关性（Lah，2004），从而引发一个问题：是否在更早期（学龄前）行颞叶切除术并达到无发作时，发育速度会增加。Freitag 和 Tuxhorn（2005）首次系统性报告一组 50 例手术治疗癫痫的患儿发育（DQ）和智力（IQ）的预后，其中颞叶手术 16 例，颞叶外和（或）多脑叶手术 34 例，年龄为 3~7 岁。所有患儿在术前和术后 6~12 个月进行随访（短期随访）。40 例患儿在术后 2~3 年再次随访（长程随访）。只有在比较术前与长程随访的数据时发现 DQ 和 IQ 显著增加。癫痫病程短的患儿在术后出现发育明显增长的可能性大，而且这种增长见于无发作的患儿（但并非所有无发作的患儿术后都出现发育增长，有些会出现发育倒退）。手术部位是否对术后 DQ 和 IQ 变化及 DQ 和 IQ 术后变化方向有很大作用，该研究未做报告。

在少数研究中报告个体水平的预后。对确定评分变化是否有临床意义尚有不同意见。研究颞叶切除术后患儿的 IQ，有代表性的观点是 IQ 显著升高的患儿数比 IQ 显著下降的患儿数多（Lah，2004）。但是其他研究发现长期比较难治性癫痫患儿与不同时间手术治疗的患儿，两组出现 IQ 变化的可能性并无不同（Bjornaes 等，2002；Smith 等，2004），提示或许外科或发作改善与获利无关。

Lah（2004）对 13 个有关颞叶切除术患儿言语记忆预后研究的文献做了综述。4 项研究有证据表明有显著性记忆力下降，6 项研究未发现显著性改变，3 项研究报告术后记忆力明显改善。左侧术后比右侧更可能出现记忆力下降，1 项研究发现记忆力下降与手术侧别无关（Szabo 等，1998）。在记忆里有明显改善的研究中，1 项研究在右侧颞叶切除术后言语记忆有好转（Robinson 等，2000）。

1 项研究发现右或左侧颞叶切除术后面孔记忆均有改善(Mabbott 等,2003),在另一项研究右侧颞叶切除后有改善(Beardsworth 等,1994)。

在 Lah 的综述(2004)后有一些后续的研究对记忆力进行进一步探讨。在比较儿童和成人接受左侧颞叶切除术后记忆预后的研究发现术后 3 个月言语记忆显著下降,这不受接受手术时年龄的影响(Gleissner 等,2005)。在 12 个月的随访中儿童言语记忆得分可媲美术前的基础水平,但成人则不是。这提示儿童比成人具有更好的功能预后。Smith 等(2006)对颞叶或颞叶以外切除术的患儿进行 2 年的术后随访,未发现记忆力有显著改变(回归分析表明切除部位对记忆力预后并无显著性影响)。在这个研究中,第一次随访是术后 1 年,也就是Gleissner 等(2005)的研究中长程随访的时间,在此时间点,患儿已有很大改善,接近术前记忆评分分值。总之,这些研究提示在颞叶切除术后患儿很快出现记忆重组,主要在术后 1 年内。

现在只有极少数研究术后记忆力改变的预测因素。有 3 个研究认为术前具有良好表现的癫痫患儿在术后要面临言语记忆力下降的风险(Sinclair 等,2003;Szabo 等,1998;Williams 等,1998),尽管研究者已发现部分患儿言语记忆有所改善,但不是所有的言语测验,也不是关于视觉记忆力,这些预后与切除术侧别并不相关(Jambaque 等,2007;Sinclair 等,2003)。Clusmann 及其同事(2004)研究了 25 例左侧颞叶切除术对言语记忆的影响,术式包括:病变切除术联合海马切除术、外侧颞叶病变切除术和杏仁核海马切除术。发现杏仁核海马切除术的患儿比其他两种术式的患儿术后记忆力损害程度更严重。

迄今很少研究其他认知功能,如注意力、语言和视空间能力。无论是左侧或右侧颞叶切除术后注意力均有改善(Clusmann 等,2004;Gleissner 等,2005;Lendt 等,1999)。Clusman 等(2004)发现注意力与发作预后无显著相关性,虽然在其样本中 80% 发作消失。

在儿童中,Dlugos 等(1999)首先报告左侧颞叶切除术后与语言相关的认知功能下降,但他们的结论是依据语言成分(例如言语学习)以外的其他认知能力评估的。两个研究显示术后病人组层面分类流畅性、词汇领会、语言理解等方面无变化(Blanchette 等,2002;Williams 等,1998),而另有研究发现命名(Jambaque 等,2007)和理解(Lendt 等,1999)方面有改善,与侧别无关,一项研究显示接受右侧颞叶切除术的患儿多种语言任务的总和得分有改善(Clusmann 等,2004)。术后对语言发育速度的观察未发现语言发育加快,手术侧别对语言学习速度的影响不存在差异(De Koning 等,2009)。当研究颞叶切除术后个体评分的改变,不同研究的结果有矛盾。Blanchette 和 Smith（2002）研究发现音韵流畅性在术后下降，与手术侧别无关，但 Gleissner 等（2005）发现小部分患儿术后语言评分升高，与预期值比并无明显偶然增高（Gleissner 等，2005）。

尽管许多研究包括非言语智力，却很少测验其他特殊的视空间技能。一项研究发现左侧颞叶切除术 1 年后视空间技能有显著提高（Clusmann 等，2004）。另有研究显示右侧颞叶切除术后 3 个月视空间技能缺失的患儿数显著高于预期（Gleissner 等，2005），尽管如此，只有少数患儿在术后 12 个月仍有缺失（相对于术前评分值）。

额叶切除术

额叶手术约占儿科切除手术的 17.5%（Harvey 等，2008）。额叶切除术后的神经心理学预后的文献少于颞叶切除术，只有三个相关研究。

一项研究比较 12 例额叶癫痫（6 例左侧、6 例右侧）患儿术前及术后的神经心理学，对照组为 12 例颞叶切除术的患儿（Lendt 等，2002）。结果显示额叶切除术后注意力及记忆力均有改善，与切除部位及侧别无关；而执行能力和语言无变化。对个体的分析显示大部分患者未随着时间延长出现显著性改变，如出现改变更可能为改善而非恶化。术后改善与术后发作完全控制并不相关，而矛盾的是，注意力及长程记忆力改善更多见于仍有发作的患儿。

另一项研究比较额叶或颞叶切除的患儿，额叶切除组术后常有 IQ 下降，并有部分患儿执行能力轻度恶化，术后未发现显著性认知改善（Chieffo 等，2011）。

在语言优势半球做额叶切除时需要关注语言能力的风险。在已介绍过的一项研究中（Lendt 等，2002），2 例手术范围包括左侧半球 Brodmann44 区；2 例均应用颈动脉内注射异戊巴比妥评估语言优势侧。一例为双侧语言支配，对 44 区非手术时皮质电刺激对其语言功能没有影响。患儿术前语言功能处于平均水平，术后出现言语流畅性和理解力下降；第二例患儿为右侧语言优势，但是对左额叶一个小范围做电刺激导致语言中断，手术并未包括该区。术后患儿语言流畅性和命名有所改善。

另一项研究语言优势在左侧的患儿做多种语言功能的测验，包括言语流畅性、阅读、拼写、词汇、理解（Blanchette 等，2002）。术前或术后均未发现部位相关的差异（额叶比颞叶），无论是额叶组或颞叶组在手术前后组内平均值均无变化。在个体水平相当的患儿出现音韵流畅性下降，但与切除侧别无相关性。

顶叶或枕叶切除术

在儿科手术中顶叶切除术所占比例小于3%，枕叶切除术仅占1.7%（Harvey等，2008）。因此可以理解患儿顶叶或枕叶术前和术后认知功能研究的数量非常少。

对15例顶叶切除术患儿的研究发现术前有高百分比的患儿在智力、记忆力、语言、视空间进程、注意力、执行能力、运动功能方面存在缺陷（Gleissner等，2008）。未观察到侧别差异；大部分患儿存在与病变侧别不一致的功能缺陷。术后唯一的变化是注意力改善。相反在仅有3例的小样本中央后回切除术中，认知障碍并不普遍，在随访中一般无变化（Lam等，2007）。还有一项研究评估了2例患儿手部精细动作的灵巧性，术后双侧灵巧性均下降。在这两个研究中，切除部位不一致，这或许可以解释出现不同结果的原因。

一项（Sinclair等，2005）对儿童顶叶（n=8）或枕叶（n=4）切除前及术后约16个月进行的研究，未发现与部位相关的术前差异，但枕叶患儿组有视空间智力低下的趋势。术后两组均未发现IQ、注意力、精细运动协调性或记忆力的变化。另一项枕叶切除术后3~7年的小样本（n=5）研究发现IQ与上述研究不同（Lippe等，2010）。这些患儿言语IQ提高；操作IQ明显低于言语IQ，并且术后基本上无变化。

多脑叶切除术

约13%儿科手术切除部位包括两个或更多脑叶（Harvey等，2008）。对这些患儿的研究常合为一组，或不与颞叶切除术、半球切除术的患儿区分开分析。这些研究中，测验与特殊脑区手术相关的任何特异性效应基本上都是不可能的。比较单脑叶切除术的患儿和多脑叶切除术的患儿，Smith等（2004）发现术后多脑叶切除术组在感知结构方面有所下降，在智力、记忆力、学习能力或注意力方面则不是这样的。将颞叶外区切除术与多脑叶切除术的小样本患者混为一组的研究术后IQ无变化（Korkman等，2005；Kuehn等，2002）。

■ 行为预后

大部分早期关于患儿术后行为功能的研究对象都是颞叶切除的患儿，在术前对患儿行为、社会和学习障碍进行评估，并结合发作改善和行为改善之间的关系。Hermann（1990）对文献进行了回顾，注意到早期研究的局限点，包括随访时间不同,回顾性分析,以及非标准化测验手段。因此本书主要强调回避了这些方法学缺陷的近期研究证据。

有 7 项研究包括术前和术后资料,应用标准化儿童行为量表(CBCL)评估术后的社会心理预后(Chieffo 等,2011;Elliott 等,2008;Lendt 等,2002;Sinclair 等,2003;Sinclair 等,2005;Smith 等,2004;Williams 等,1998)。其中 3 项包括了对照组(Elliott 等,2008;Lendt 等,2002;Smith 等,2004)。

5 个研究报告在术后第一年未发现 CBCL 的社会评分有改变(Elliott 等,2008;Lendt 等,2002;Sinclair 等,2005;Smith 等,2004;Williams 等,1998)。一个随访时间更长(2 年)的研究发现在术后第一年和第二年间,外科手术组社会子量表有显著性正向改变,而对照组难治性癫痫下降(Elliott 等,2008)。

这些相似的研究在其他行为方面的结论非常不同。在仅对外科患者进行随访的研究中,3 个报告有改善(Chieffo 等,2011;Sinclair 等,2005;Williams 等,1998),1 个报告未发现改善(Sinclair 等,2003)。一项研究发现颞叶切除后 1 年内内化行为、思考问题、攻击性等评分有明显改善(Williams 等,1998),另外的研究发现顶叶或枕叶切除的患儿思考问题能力有改善(Sinclair 等,2005)。Chieffo 等(2011)报告额叶和颞叶组行为问题从 50% 下降至 17%,但是对划分行为问题和改善的具体标准未做详细说明。

一项术后 3 个月的行为研究发现手术组内化行为、外化行为、思维问题和注意力方面的指数均有改善,而难治性癫痫对照组则不是(Lendt 等,2002)。CBCL 总体行为得分异常患儿的百分比在手术组显著性下降,而对照组无此变化。另有两项研究术后 1 年或 2 年均无特异性改善(Elliott 等,2008;Smith 等,2004)。当观察行为变化时,外科及非外科组均有变化,应强调设对照组的重要性。与 Lendt 等(2002)研究的发现不同,CBCL 总体行为评分异常的患儿比例在两组任何时间点均较高(Elliott 等,2008;Smith 等,2004)。

■ 测验工具

在这个研究领域值得关注的问题在于测验的目的。

1. 确定和开发对儿童皮质功能障碍有特异性并具有敏感性的测验。

2. 确定对外科切除术和癫痫发作频率变化具有敏感性的测验手段。

3. 为了可以追踪随时间的变化,应发展包括广泛能力的以及年龄范围大的测验方法。

4. 开发可以准确评估发育迟滞儿童多种认知功能的测验方法。

5. 应在如何确定这种测验方法的可靠性以及在跨越时间变化方面具有临床意义达成共识。这可能相当耗时，因为这些界定必须能做到跨年龄段应用，而且需将不同年龄测验方法的可靠性指数考虑在内。

■ 结论和未来方向

文献综述证明手术及其对发作的影响能否使患儿的认知和行为获益或受损，不同的研究得出不同的结论。因此，在介绍中发现所有可能的预后类型。

有很多途径可以改善接受癫痫手术患儿的临床监护。教育父母、儿童以及健康护理专家有关可能的外科预后，以及允许家庭对癫痫手术知情而后下决定，我们需要关于外科术后发育的风险和保护因素的进一步信息。考虑到目前大多数研究都是关于颞叶切除术，我们需要对其他脑区手术的更多预后研究。我们还特别需要术后更长随访时间以及关注特殊发育时期的研究。关于患儿手术时年龄、癫痫病程对手术影响方面的研究，对我们选择最佳时间具有重要意义。预后可能不仅因接受手术时年龄不同而有变化，当患儿长大还可能随时间而改变。评估可能认知功能下降的风险 - 获益比时，必须考虑到无发作以外的其他可能影响，例如耻辱感减少或有能力获得驾驶证。

优先考虑的研究目标应该是什么样的教育、康复和治疗干预对增强癫痫术后患儿的认知、学习、行为发育最为有效。我们需要对如何测验个体水平的预后方面有统一标准，以预测哪个患儿可能出现认知和行为不良结果的风险，哪些可能在神经心理功能方面有好转。

各研究之间的结论不同，可能是由于方法学的差异。未来的研究非常需要前瞻性设计，并有术前测验作为基础，以及样本量应足够大，可以探讨多种可能的重要变量对预后的影响。为实现这个目标，可能需要多中心研究。另外一个设计方面的关键是设置恰当的对照组。没有对照组，就不能明确哪种改变是神经发育成熟或手术和（或）发作的影响。这方面在最近的一个癫痫外科长期预后的荟萃分析中也有阐述，在没有对照组的研究通常报告心理社会状态有改善，但是在有对照组的研究中这种改善并不明显（Téllez-Zenteno 等，2007）。

（陈佳 译　吴逊 校）

参考文献

- Beardsworth ED, Zadel DW. Memory for faces in epileptic children before and after brain surgery. *J Clin Experim Psychol* 1994; 16: 589-96.

- Bjørnæs H, Stabell KE, Henriksen O, Røste G, Diep LM. Surgical *versus* medical treatment for severe epilepsy: consequences for intellectual functioning in children and adults. A follow-up study. *Seizure* 2002; 11: 473-82.
- Blanchette N, Smith ML. Language after temporal or frontal lobe surgery in children with epilepsy. *Brain Cogn* 2002; 48: 280-4.
- Chieffo D, Lettori D, Contaldo I, Perrino F, Graziano A, Palermo C, *et al*. Surgery of children with frontal lobe lesional epilepsy: Neuropsychological study. *Brain Dev* 2011; 33: 310-5.
- Clusmann H, Kral T, Gleissner U, *et al*. Analysis of different types of resection for paediatric patients with temporal lobe epilepsy. *Neurosurgery* 2004; 54: 847-60.
- De Koning Versnel H, Jennekens-Schinkel A, van Schooneveld MMJ, Dejonckere PH, van Rijen PC, van Nieuwenhuizen O. Language development before and after temporal surgery in children with intractable epilepsy. *Epilepsia* 2009; 50: 2408-19.
- Dlugos DJ, Moss EM, Duhaime A-C, Brooks-Kayal AR. Language-related cognitive declines after left temporal lobectomy in children. *Pediatr Neurol* 1999; 21: 444-9.
- Elliott IM, Lach L, Kadis DS, Smith ML. Psychosocial outcomes in children two years after epilepsy surgery: Has anything changed? *Epilepsia* 2008; 49: 634-41.
- Freitag H, Tuxhorn I. Cognitive function in preschool children after epilepsy surgery: rationale for early intervention. *Epilepsia* 2005; 46: 561-7.
- Gleissner U, Kuczaty S, Clusmann H, Elger CE, Helmstaedter C. Neuropsychological results in pediatric patients with epilepsy surgery in the parietal cortex. *Epilepsia* 2008; 2: 1-5
- Gleissner U, Sassen R, Schramm J, Elger CE, Helmstaedter C. Greater functional recovery after temporal lobe epilepsy surgery in children. *Brain* 2005; 128: 2822-9.
- Hamberger MJ, Drake EB. Cognitive functioning following epilepsy surgery. *Curr Neurol Neurosci Rep* 2006; 6: 319-26.
- Harvey AS, Cross JH, Shinnar S, Mathern BW, ILAE Pediatric Epilepsy Surgery Survey Taskforce. Defining the spectrum of international practice in pediatric epilepsy surgery patients. *Epilepsia* 2008; 49: 146-55.
- Herman BP. Psychosocial outcome following focal resections in childhood. *J Epilepsy* 1990; 3 (Suppl): 243-52.
- Jambaqué I, Dellatolas G, Fohlen M, *et al*. Memory functions following surgery for temporal lobe epilepsy in children. *Neuropsychologia* 2007; 45: 2850-62.
- Korkman M, Granström M-L, Kantola-Sorsa E, *et al*. Two-year follow-up of intelligence after pediatric epilepsy surgery. *Pediatr Neurol* 2005; 33: 173-8.
- Kuehn SM, Keene DL, Richards PMP, Ventureyra ECG. Are there changes in intelligence and memory functioning following surgery for the treatment of refractory epilepsy in childhood? *Childs Nerv Syst* 2002; 18: 306-10.
- Lah S. Neuropsychological outcome following focal cortical removal for intractable epilepsy in children. *Epilepsy Behav* 2004; 5: 804-17.
- Lam FW, Weiss SK, Kerr E, Rutka J, Smith ML. Analysis of neuropsychological function in parietal lobe epilepsy surgery patients: Is this surgery well tolerated in children? *Epilepsia* 2007; 48 (Suppl. 6): 233.
- Lendt M, Glessner U, Helmstaedter C, Sassen R, Clusmann H, Elger CE. Neuropsychological outcome in children after frontal lobe epilepsy surgery. *Epilepsy Behav* 2002; 3: 51-9.
- Lendt M, Helmstaedter C, Elger CE. Pre- and postoperative neuropsychological profiles in children and adolescents with temporal lobe epilepsy. *Epilepsia* 1999; 40: 1543-50.
- Lendt M, Helmstaedter C, Kuczaty S, Schramm J, Elger CE. Behavioural disorders in children with epilepsy: Early improvement after surgery. *J Neurol Neurosurg Psychiatry* 2000; 69: 739-44.
- Lippé S, Bulteau C, Dorfmuller G, Audren F, Delalande O, Jambaqué I. Cognitive outcome of parietooccipital resection in children with epilepsy. *Epilepsia* 2010; 51: 2047-57.
- Mabbott DJ, Smith ML. Memory in children with temporal or extra-temporal excisions. *Neuropsychologia* 2003; 41: 995-1007.

- Miranda C, Smith ML. Predictors of intelligence after temporal lobectomy in children with epilepsy. *Epilepsy Behav* 2001; 2: 13-9.
- Robinson S, Park TS, Blackburn LB, Bourgeois BFD, Arnold ST, Dodson WE. Transparahippocampal selective amygdalohippocampectomy in children and adolescents: efficacy of the procedure and cognitive morbidity in patients. *J Neurosurg* 2000; 93: 402-9.
- Sinclair DB, Aronyk K, Snyder T, McKean J, Wheatley M, Bhargava R, *et al.* Pediatric temporal lobectomy for epilepsy. *Pediatr Neurosurg* 2003; 38: 195-205.
- Sinclair DB, Wheatley M, Snyder T, Gross D, Ahmed N. Posterior resection for childhood epilepsy. *Pediatr Neurol* 2005; 32: 257-63.
- Smith ML, Elliott IM, Lach L. Cognitive, psychosocial, and family function one year after pediatric epilepsy surgery. *Epilepsia* 2004; 45: 650-60.
- Smith ML, Elliott IM, Lach L. Memory outcome after pediatric epilepsy surgery: Objective and subjective perspective. *Child Neuropsychol* 2006; 12: 151-64.
- Szabo CA, Wylie E, Stanford LD, *et al.* Neuropsychological effects of temporal lobe resection in preadolescent children with epilepsy. *Epilepsia* 1998; 39: 814-9.
- Téllez-Zenteno JF, Dhar R, Hernandez-Ronquillo L, Wiebe S. Long-term outcomes in epilepsy surgery: antiepileptic drugs, mortality, cognitive and psychosocial aspects. *Brain* 2007; 130: 334-45.
- Williams J, Griebel ML, Sharp GB, Boop FA. Cognition and behavior after temporal lobectomy in pediatric patients with intractable epilepsy. *Pediatr Neurol* 1998; 19: 189-94.

第五章

癫痫的情绪和认知障碍

癫痫患者抑郁、焦虑和认知:临床及神经生物学特征

Frank G.Gillian, Brenda Albertson, Michael Driscoll

美国丹维尔区杰辛格医疗中心神经科

尽管癫痫应用的定义为两次或两次以上非诱发性的发作,最近提出一个更全面的定义,合理地包括了持续的心理损害(Fisher等,2005)。多层面的癫痫定义包括了癫痫诊断中常见的残障问题,这些障碍大部分是认知和精神的共病带来的。临床和流行病学的研究表明和其他慢性致残性疾病相比,癫痫患者的情绪和认知损害发生率高(Gilliam等,2004)。对癫痫患者个体来说,其情绪和认知损害是否有关联,如果有的话,可能的神经机制是什么,这些问题没有得到广泛关注(Hermann等,2008)。本章将集中于现有的癫痫患者合并抑郁、焦虑和认知改变问题的文献。

■ 癫痫患者抑郁、焦虑和认知的相关性

尽管人们在几十年前(即使没有几个世纪)就认识到抑郁是癫痫的一种常见共病,但直到过去十年,随着各种各样方法学在研究中的应用,萌发出很多新的发现(Kanner等,2003)。有几项以社区为基础的研究证实了癫痫患者重度抑郁症状的发生率高(Kobau等,2006),例如Ettinger等(2004)把一项大的通过邮件形式得到的健康问卷调查结果与抑郁流行病学中心(CESD)评分数据进行对比,发现与哮喘和无慢性病者相比,抑郁的发生率更高,症状更严重。调查发现社区样本中有显著抑郁症状的为37%,而哮喘和无慢性病者分别为28%和12%。这些发现表明癫痫患者的抑郁较其他内科慢性疾病更普遍和严重。

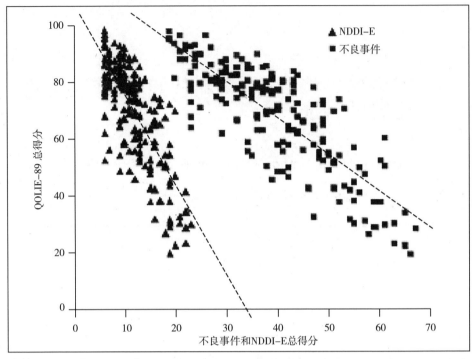

图 1　癫痫患者生活质量问卷（QOLIE-89）和不良事件测验（Adverse events profile）及神经性疾病抑郁目录（NDDI-E）之间独立合并的强度散点图（摘自 Gilliam 等，2006）

NDDI-E：▲ partial r=-0.39，p<0.0001

AEP：■ partial r=-0.60，p<0.0001

与癫痫患者其他的精神疾患诊断相比，抑郁和焦虑更为普遍。Jones 等（2005）对来自 5 个大的医疗中心大样本的癫痫患者通过结构化、标准临床访谈形式确定 DSM-Ⅳ诊断。结果显示：严重抑郁的占 17%（近 20% 的患者也按照抑郁症治疗，但症状趋于缓解）、焦虑的为 52%、双相情感障碍和精神分裂症分别是 3% 和 0.6%。

鉴于癫痫患者共患抑郁和焦虑的高发生率，自杀已明显成为一个紧急的重要问题。已经有不止 15 个研究发现癫痫患者的自杀率高于普通人（Jones 等，2003），而且最近丹麦的研究也表明：情感障碍是实施自杀的最重要的危险因素（Christensen 等，2007）。癫痫患者的自杀风险较一般人群增加 2.4 倍（p<0.0001），如果共患情感障碍这种发生率比会飙升到 32。共患焦虑和精神分裂症自杀的发生率比分别是 11.4 和 12.5。有效治疗癫痫患者精神症状特别是抑郁是阻止自杀最重要的手段。显然，在癫痫患者中需要进一步的研究以便更好地了解自杀及如何预防。

　　生活质量是近数十年出现的可以用可靠有效方法测试的重要预后评价指标（Baker，1995；Baker 等，1997；Hermann 等，1996；Vickrey 等，1994，1992，1995；Devinsky 等，1995；Devinsky，2000）。多项研究已经反复证实癫痫患者生活质量和抑郁的严重程度强相关（Loring 等，2004）。一项在第三级医疗中心的癫痫诊所进行的早期研究发现相关系数是 0.66（Gilliam，2002）。耐人寻味的是发作频率和生活质量之间的相关性并不显著。这些结果在后续的多项研究中以显著的相似性得到验证（Johnson 等，2004；Boylan 等，2004）。对于情绪和生活质量的联系，药物副作用被认定是一项重要的潜在混杂因素，特别是考虑到抑郁的一些常见症状和几种不良药物反应非常相似（Baker 等，1997）。然而，最近的一项研究表明，针对癫痫患者设计的方法能精确地从抑郁症中将药物不良反应区分出来，并且是一个客观的相关方法（Gilliam 等，2006）。事实上，不良事件量表和癫痫患者神经疾患抑郁量表与癫痫患者生活质量量表（QOLIE-89）呈独立强相关，在反复发作癫痫的大样本人群中，两者相加可以解释 72% 的生活质量的变化。

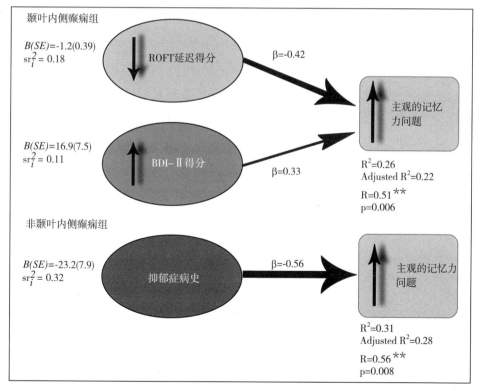

图 2　主观记忆力问题的预测研究结果：颞叶内侧癫痫抑郁的严重程度和记忆测试得分两者均与患者记忆力问题的增加相关

最近一项对焦虑的研究有相似发现：焦虑和癫痫患者的生活质量强相关，在抑郁被控制后仍有显著性（Johnson 等，2004）。焦虑可以解释大约 30% 患者生活质量的变化，而抑郁可以单独解释的比率是 35%。焦虑和抑郁作为两个较强的独立指标，在预示患者生活质量方面，比癫痫或人口因素更强。在为数不多的文章中有一个将研究特殊集中在癫痫患者焦虑和幸福及社会功能之间的联系上。

尽管认知功能是癫痫患者功能和幸福感非常重要的一方面，认知问题和癫痫患者生活质量间的关系并不是很确切。一项针对 QOLIE-89 进行的原始验证研究包括 300 多例被试者，结果发现神经心理学的测验序列解释了大约 8% 的 QOLIE-89 变化（Devinsly 等，1995）。然而，在其他临床领域，癫痫患者认知障碍的额外关联是明显的。例如：A-B 神经心理学评估程序，是一项可靠有效地评估癫痫患者认知问题的方法，对服用抗癫痫药物的患者能预测其远期发作控制情况（你是否更倾向于它们有关联？）（Petrovski 等，2010）。这些研究表明更充分地了解癫痫患者的神经心理状况可能对临床管理的各个方面起作用，甚至可能在癫痫神经生物学研究中提出独特的见地。

精神病学状况也有可能预测临床转归的其他方面。最近的研究表明，现有的或既往的精神疾病病史，特别是抑郁，可预测在首次应用抗癫痫药物后发作获得完全控制的概率较低（Hitiris 等，2007）。甚至发现精神疾病病史与癫痫术后发作完全得到控制的概率较低相关（kanner 等，2009）。

■ 癫痫患者认知和精神病学之间的相关性

虽然在癫痫的很多方面中抑郁、焦虑和认知损害是重要的，并且抑郁和认知损害的联系由来已久（Gotlib 和 Joorman，2010），但很少有研究阐明其与反复发作患者之间可能的联系。在对发作频率进行控制之后，Paradiso 等（2001）发现在神经精神心理评估时有抑郁共患病的癫痫患者在智力、语言、视知觉能力、记忆和执行功能方面成绩差。在颞叶癫痫外科治疗后生活质量的一项自我报告的研究发现对功能状态下记忆力改变的影响是中度的、不显著的，并且抑郁症状恶化与自我报告的记忆力恶化相关（Sawrie 等，1999）。神经心理测试得分的变化和自我报告的记忆力下降之间没有关联。

最近一项来自澳大利亚的新研究评估了限局性癫痫患者的主诉记忆力，以确定患者对其记忆功能的预测价值（Rayner 等，2010）。他们将样本分为颞叶内侧癫痫组和非颞叶内侧癫痫组。两组在记忆抱怨问卷中得分相似。有趣的是，

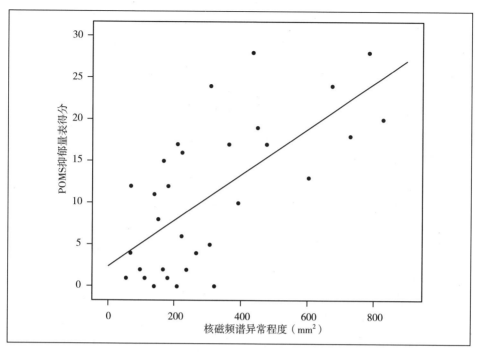

图 3 抑郁症状和磁共振波谱分析中以 N- 乙酰天门冬氨酸（一种超敏的标识物）标识的海马硬化程度相关性散点图（选自 Gilliam 等，2007）

Spearman rho=0.65；p<0.001

在非颞叶内侧癫痫组，其认知测试成绩和主观抱怨的记忆损害并不相关。而抑郁疾病史确实可以预测主观记忆力恶化。在颞叶内侧组 Re-Osterreith 复杂连线测试成绩下降，Beck- 抑郁量表得分升高并且与主诉记忆力下降相关。对主诉情绪变化进行校正后，仅有少于 30% 的主观情绪抱怨能被两组的预测模型解释。作者的结论：这一结果凸显了大多数限局性癫痫患者主诉记忆障碍的"痛苦"，并且在癫痫中多因素的复杂性影响患者记忆障碍的主观报告。

■ 癫痫患者情绪和认知障碍的神经生物学基础

尽管对记忆和情绪的神经生物学尚未完全了解，不断改进的模型包括相互重叠的网络，认定两者有相似的解剖部位，例如海马、前额叶和岛叶皮质。最初尝试系统描述情绪网络的是 Papez（Papez，1937），他把重点放在海马上，因为发现海马在狂犬病中是尼氏小体所在的主要区域。Papez 结论的基础是狂犬病的首发症状经常是"情绪紧张、抽搐和瘫痪"，这些可能"为情绪机制可能的定位提供重要的线索"。在过去的几十年中，海马在临床抑郁症中的重要作用已经为大量的临床和影像学的研究所证实（Sheline 等，1996；Sheline，2003）。Papez 也讨论了和海马密切联系的区域，他认为其中膝下扣带回是最重要的。这一区域经常标注为 Brodmann25 区，在抑郁症的影像学研究中一直是被关注的主要区域（Seminowicz，2004）。事实上，这些观察已经引起人们运用深部脑刺激来治疗顽固的重度抑郁症，并已有初步成功的报道（Mayberg 等，2005）。

后来 MacLean 在 1952 年创造了"边缘系统"一词以阐述 Papez 提出的情绪网络，同时也重新提起 Broca 更早描述的大脑内侧结构特点（MacLean，1952）。过去十多年，从海马到 Brodmann25 区的极其重要联系已经得到量化（Insanti 和 Muñoz，2001），并有详实的图示（Schmahmann 等，2007）。事实上，通过钩束和扣带束（Insanti 和 Muñoz，2001；Schmahmann 等，2007）到达 Brodmann25 区的纤维主要来自下托和海马前部的 CA1 区（Insauti 和 Muñoz，2001）。尽管如此，我们对颞叶癫痫、边缘系统功能障碍以及抑郁和焦虑之间的神经生物联系还知之甚少。内侧颞叶癫痫患者情绪障碍的一种可能模型源于我们对超敏现象影像学标志物的理解。发作间期尖波和发作起始时磁共振波谱分析记录到明确的 N-乙酰天门冬氨酸（NAA）含量降低（Guye 等，2002；Serles 等，1999）。一项来自 31 个颞叶癫痫患者的数据表明，海马组织 NAA 明显降低的范围与抑郁症状严重程度相关（Gilliam 等，2007）。值得指出的是：在这次小样本的研究中，由患者自己报告的社会和职业能力损害程度和癫痫因素与患者抑郁的严重程度并不相关，这也支持这样一种可能性：颞叶癫痫患者的抑郁更多地由海马过度兴奋以及由此引起的边缘系统功能调节障碍引起而非环境因素造成的。

用 MRS 也发现 NAA 下降和特定的认知损害相联系。Martin 等（1999）报告颞叶癫痫患者情景记忆障碍和视觉对抗命名的成绩下降和左侧海马 NAA 降低相联系；而右侧海马 NAA 的降低和面孔识别测验评分下降相联系。

患者 H.M. 的手术促进了人类记忆神经解剖研究的巨大进步（Scoville 和 Milner，1957）。为了控制他的发作，切除他的双侧颞叶后，他出现了近乎完全的顺行性记忆缺失。切除双侧边缘系统的关键成分有可能导致情感障碍比如严重的抑郁可能是有道理的。然而实际情况是照顾 H.M. 的人员和研究者并没有提到他的情感障碍。事实上，在术后几年的神经心理测验中，研究人员描述说"他令人愉悦的平静的性格和术后并无不同"（Scoville 和 Milner，1957），这种现象表明单纯切除海马并不足以导致抑郁的发生，在颞叶癫痫患者中，可能的情况是一种更加活跃的过程比如边缘系统网络的过度兴奋性激活对抑郁的发生是必不可少的一环。

（刘春艳 译 吴逊 校）

参考文献

- Baker GA, Jacoby A, Buck D, *et al.* Quality of life of people with epilepsy: A European study. *Epilepsia* 1997; 38: 353-62.

- Baker GA. Health-related quality-of-life issues: Optimizing patient outcomes. *Neurology* 1995; 45 (3 Suppl 2): S29-34.

- Boylan LS, Flint LA, Labovitz DL, *et al.* Depression but not seizure frequency predicts quality of life in treatment-resistant epilepsy. *Neurology* 2004; 62: 258-61.

- Christensen J, Vestergaard M, Mortensen PB, *et al.* Epilepsy and risk of suicide: A population-based case-control study. *Lancet Neurol* 2007; 6: 693-8.

- Devinsky O, Vickrey BG, Cramer J, *et al.* Development of the quality of life in epilepsy inventory. *Epilepsia* 1995; 36: 1089-104.

- Devinsky O. Quality of life in epilepsy: Time to practice what we preach. *Epilepsy Behav* 2000; 1: 89-90.

- Ettinger A, Reed M, Cramer J. Depression and comorbidity in community-based patients with epilepsy or asthma. *Neurology* 2004; 63: 1008-14.

- Fisher RS, van Emde Boas W, Blume W, *et al.* Epileptic seizures and epilepsy: Definitions proposed by the international league against epilepsy (ILAE) and the international bureau for epilepsy (IBE). *Epilepsia* 2005; 46: 470-2.

- Gilliam F. Optimizing health outcomes in active epilepsy. *Neurology* 2002; 58 (Suppl 5): S9-S19.

- Gilliam FG, Barry JJ, Hermann BP, *et al.* Rapid detection of major depression in epilepsy: A multicentre study. *Lancet Neurology* 2006; 5: 399-405.

- Gilliam FG, Maton BM, Martin RC, *et al.* Hippocampal 1H-MRSI correlates with severity of depression symptoms in temporal lobe epilepsy. *Neurology* 2007; 68: 364-8.

- Gilliam FG, Santos J, Vahle V, *et al.* Depression in epilepsy: Ignoring clinical expression of neuronal network dysfunction? *Epilepsia* 2004; 45 (Suppl 2): 28-33.

- Gotlib IH, Joormann J. Cognition and depression: Current status and future directions. *Annu Rev Clin Psychol* 2010; 6: 285-312.

- Guye M, Le Fur Y, Confort-Gouny S, *et al.* Metabolic and electrophysiological alterations in subtypes of temporal lobe epilepsy: A combined proton magnetic resonance spectroscopic imaging and depth electrodes study. *Epilepsia* 2002; 43: 1197-209.

- Hermann B, Seidenberg M, Jones J. The neurobehavioural comorbidities of epilepsy: Can a natural history be developed? *Lancet Neurol* 2008; 7: 151-60.

- Hermann BP, Vickrey B, Hays RD, *et al.* A comparison of health-related quality of life in patients with epilepsy, diabetes and multiple sclerosis. *Epilepsy Res* 1996; 25: 113-8.

- Hitiris N, Mohanraj R, Norrie J, Sills GJ, Brodie MJ. Predictors of pharmacoresistant epilepsy. *Epilepsy Research* 2007; 75: 192-6.

- Insausti R, Muñoz M. Cortical projections of the non-entorhinal hippocampal formation in the cynomolgus monkey (macaca fascicularis). *Eur J Neurosci* 2001; 14: 435-51.

- Johnson EK, Jones JE, Seidenberg M, Hermann BP. The relative impact of anxiety, depression, and clinical seizure features on health-related quality of life in epilepsy. *Epilepsia* 2004; 45: 544-50.

- Jones JE, Hermann BP, Barry JJ, *et al.* Clinical assessment of axis I psychiatric morbidity in chronic epilepsy: A multicenter investigation *J Neuropsychiatry Clin Neurosci* 2005; 17: 172-9.

- Jones JE, Hermann BP, Barry JJ, *et al.* Rates and risk factors for suicide, suicidal ideation, and suicide attempts in chronic epilepsy. *Epilepsy Behav* 2003; 4 (Suppl 3): S31-8.

- Kanner AM, Byrne R, Chicharro A, *et al.* A lifetime psychiatric history predicts a worse seizure outcome following temporal lobectomy. *Neurology* 2009; 72: 793-9.

- Kanner AM. Depression in epilepsy: Prevalence, clinical semiology, pathogenic mechanisms, and treatment. *Biological Psychiatry* 2003; 54: 388-98.
- Kobau R, Gilliam F, Thurman DJ. Prevalence of self-reported epilepsy or seizure disorder and its associations with self-reported depression and anxiety: Results from the 2004 HealthStyles survey. *Epilepsia* 2006; 47: 1915-21.
- Loring DW, Meador KJ, Lee GP. Determinants of quality of life in epilepsy. *Epilepsy Behav* 2004; 5: 976-80.
- MacLean PD. Some psychiatric implications of physiological studies on frontotemporal portion of limbic system (visceral brain). *Electroencephalogr Clin Neurophysiol* 1952; 4: 407-16.
- Martin R, Sawrie S, Hugg J, *et al.* Cognitive correlates of 1H-detected hippocampal abnormalities in temporal lobe epilepsy. *Neurology* 1999; 53: 2052-8.
- Mayberg HS, Lozano AM, Voon V, *et al.* Deep brain stimulation for treatment-resistant depression. *Neuron* 2005; 45: 651-60.
- Papez JW. A proposed circuit of emotion. *Archives of Neuro and Psych* 1937; 38: 725-34.
- Paradiso S, Hermann BP, Blumer D, *et al.* Impact of depressed mood on neuropsychological status in temporal lobe epilepsy. *J Neurol Neurosurg Psychiatry* 2001; 70: 180-5.
- Petrovski S, Szoeke CEI, Jones NC, *et al.* Neuropsychiatric symptomatology predicts seizure recurrence in newly treated patients. *Neurology* 2010; 75: 1015-21.
- Rayner G, Wrench JM, Wilson SJ. Differential contributions of objective memory and mood to subjective memory complaints in refractory focal epilepsy. *Epilepsy Behav* 2010; 19: 359-64.
- Sawrie SM, Martin RC, Kuzniecky R, *et al.* Subjective *versus* objective memory change after temporal lobe epilepsy surgery. *Neurology* 1999; 53: 1511-7.
- Schmahmann JD, Pandya DN, Wang R, *et al.* Association fibre pathways of the brain: Parallel observations from diffusion spectrum imaging and autoradiography. *Brain* 2007; 130: 630-53.
- Scoville WB, Milner B. Loss of recent memory after bilateral hippocampal lesions. *J Neurol Neurosurg Psychiatry* 1957; 20: 11-21.
- Seminowicz DA, Mayberg HS, McIntosh AR, *et al.* Limbic-frontal circuitry in major depression: A path modeling metanalysis. *NeuroImage* 2004; 22: 409-18.
- Serles W, Li LM, Caramanos Z, *et al.* Relation of interictal spike frequency to 1H-MRSI-measured NAA/Cr. *Epilepsia* 1999; 40: 1821-7.
- Sheline YI, Wang PW, Gado MH, *et al.* Hippocampal atrophy in recurrent major depression. *Proc Natl Acad Sci USA* 1996; 93: 3908-13.
- Sheline YI. Neuroimaging studies of mood disorder effects on the brain. *Biological Psychiatry* 2003; 54: 338-52.
- Vickrey BG, Hays RD, Graber J, *et al.* A health-related quality of life instrument for patients evaluated for epilepsy surgery. *Med Care* 1992; 30: 299-319.
- Vickrey BG, Hays RD, Rausch R, *et al.* Outcomes in 248 patients who had diagnostic evaluations for epilepsy surgery. *Lancet* 1995; 346: 1445-9.
- Vickrey BG, Hays RD, Rausch R, *et al.* Quality of life of epilepsy surgery patients as compared with outpatients with hypertension, diabetes, heart disease, and/or depressive symptoms. *Epilepsia* 1994; 35: 597-607.

讨论

癫痫患者抑郁、焦虑和认知：临床及神经生物特征

Sarah J.wilson

澳大利亚维多利亚州帕克维尔市墨尔本大学心理科学

Gilliam（2011）在文章中很专业地指出：最近对癫痫患者情绪紊乱的理解已经有很大进展。随着 Papez 环路在抑郁症状和颞叶内侧发作间可能的共同致病性作用得到详实的描述，这一结论对抑郁症尤其没错。尽管如此，他也提出了一个关键问题就是"HM 怎么没有抑郁？"Wrench 提到在切除一侧颞叶后，假想的边缘叶回路受到破坏，新发生抑郁的发病增加（Wrench 等，准备刊登），但为什么HM 在双侧颞叶都被切除的情况下却没有抑郁？

为了得到答案，考虑到如下方面可能会获益：抑郁症症状群范围广但成系统，包括和焦虑症高度共患（Kanner 等，2010）。可能的情况是根据边缘系统损害的部位和程度不同，抑郁的表现形式和程度也随之不同，而完全切除可能去除了抑郁表达的一个必须的自我参照成分：叫作内省力和自知力。最近，Sheline 和他的同事们（2010）已经提出了一种理论：抑郁症是由三个关键的神经网络联系出现功能障碍导致的。这个网络系统的异常导致自我参照能力的下降，并同时和情绪及行为症状之间有复杂的联系。这三个网络包括认知控制网络（CCN）、缺省模式网络（DMN）和情感网络（AN）。

CCN 包括背外侧前额叶皮质、背侧扣带回和顶区，这些结构可以对有目标导向的行为进行自上而下的调控。遭到破坏可引起抑郁症的认知症状，例如注意力受损和工作记忆的功能障碍。DMN 被认为是自我参照行为的中心，包括自传式记忆和情绪调节。功能核磁研究显示其"在休息时"被激活，包括内侧前额叶、颞叶内侧和扣带回后部、楔前叶和顶区。抑郁症患者的这一网络过度活动，

导致正常下调式的自我参照行为失控,这可能解释患者过度地自我关注和反思。最后,AN包括扣带前皮质(膝下部和膝前部)及其和边缘系统相联系的结构例如杏仁核、内嗅皮层、丘脑下部、伏隔核。构成情绪过程、自主神经及内脏调节活动的中心(味觉、睡眠及性功能),是和重度抑郁强烈相关的结构。

Sheline及其同事(2010)的工作显示:和正常对照组相比,抑郁症患者的每个上述网络成分和背内侧前额叶皮质的联系都异常地增加。他们认为这可以解释重度抑郁患者症状共存的现象,包括强化的躯体的、情感的和认知功能的自我参照式处理进程,在正常情况下部分起源于这些不同的网络。这个作用可能扩展至癫痫是很清楚的,某一网络内有病损和(或)癫痫发作改变了神经网络的可塑性,可能导致网络间异常的适应联系。可以论证,这可能构成抑郁、焦虑和认知损害三者高度共患而且症状密切相关的原因,特别是在颞叶内侧癫痫。

Gilliam(2011)提出的问题也指出了其他非神经病学因素的作用,人们熟知,在谈到情绪紊乱问题时这些因素是重要的,包括癫痫手术术后情况。这些因素主要涉及社会心理范畴并和癫痫患者的生活负担相联系,例如由此带来的羞辱感和对他人的经济依赖、破裂的家庭关系和癫痫术后的调整(Wrench等,准备刊登)。例如,最近一项多变量研究表明:癫痫术后不良的家庭动力是术后抑郁最强的预测因素。人格的特质也有关系,特别是高度神经质,与抑郁及焦虑均有明显的相关性(Wrench等,准备刊登)。

重要的是:最近的一项研究调查了癫痫患者健康相关的生活质量(HRQOL),结果发现,抑郁和焦虑的共患对患者所感受到的HRQOL下降影响最大(Kanner等,2010)。而且,癫痫术后早期出现的焦虑预示其长期预后不良,包括在12个月内发生的抑郁。癫痫复发、认知损害和抑郁均严重影响术后HRQOL,其中抑郁还引起自杀带来的死亡率升高并且增加医疗资源的消耗(Wrench等,准备刊登)。如果考虑到一个人的主观幸福感和生活满意度共同对于自身的认知偏好或者是"幻觉性信仰"以及对生活事件的控制力密切相关,HRQOL和情绪紊乱之间存在上述联系不足为奇。这些信仰通常起到一种心理保护作用,在抑郁患者中显示上述功能受到损害(Velissaris等,2007),这可能部分解释伴随的HRQOL下降。特别是术后HRQOL的改善与自我改变感相关并且也与发作消失带来的社会心理调整过程相关(Wrench等,准备刊登)。

正如Gilliam(2011)强调的那样,需要进行非常多的研究以探讨癫痫和其共患病的复杂性,包括认知和情绪紊乱。很明显,要理解这些复杂性,不能抛开癫痫对情感或行为的影响空谈其认知后遗症。目前的挑战是设计囊括这些复杂性的研究。这需要仔细地评估情绪紊乱的不同成分及其所依附的神经网络。对癫痫患者网络间联系的进一步理解能为发作及共患病的有效治疗提供有前景的见解。最后，像 Gilliam（2011）提出的那样，需要进一步了解癫痫术后抑郁特别是新发抑郁的发生机制。这需要阐明神经生物学（边缘环路的破坏）和心理因素之间的相互作用并因此提供一个有用的模型以理解癫痫患者抑郁、焦虑和认知损害之间的联系。

（刘春艳 译　吴逊 校）

参考文献

- Gilliam F. Depression, anxiety and cognition in epilepsy. *Epileptic Disord* 2011; 13.
- Kanner AM, Barry JJ, Gilliam F, Hermann B, Meador KJ. Anxiety disorders, subsyndromic depressive episodes, and major depressive episodes: do they differ on their impact on the quality of life of patients with epilepsy? *Epilepsia* 2010; 51: 1152-8.
- Sheline YI, Price JL, Yan Z, Mintun MA. Resting-state functional MRI in depression unmasks increased connectivity between networks via the dorsal nexus. *PNAS* 2010; 107: 11020-5.
- Velissaris SL, Wilson SJ, Saling MM, Newton MR, Berkovic SF. The psychological impact of a newly diagnosed seizure: losing and restoring perceived control. *Epilepsy Behav* 2007; 10: 223-33.
- Wrench JM, Matsumoto R, Inoue Y, Wilson SJ. Current challenges in the practice of epilepsy surgery. *Epilepsy Behav*, doi:10.1016/j.yeben.2011.02.011.

癫痫患者心智理论及对行为的影响

Anna Rita Giovagnoli

意大利米兰"Carlo Besta"（IRCCS）神经研究所基金会临床神经病学系认知和行为
神经病学研究组

■ 简介

据报道，局灶性癫痫患者 20%~88% 合并致残性精神健康症状（Butterbaugh
等，2005）。这些患者通常罹患抑郁、焦虑，甚至可能有自杀倾向或者精神症状
（Gilliam，2005；Jones 等，2003）。1990 年修订的症状目录中窘困 - 强迫、精神病、
抑郁及焦虑评分（SCL-90-R）体现了和癫痫相关的主要精神症状（Butterbaugh
等，2005）。颞叶癫痫患者（TLE）在 SCL-90-R 量表评分中，除了没有偏执观念外
所有 SCL-90-R 得分均为病态的，这些症状通常和癫痫的持续时间有关，并对患
者的生活质量（QOL）有显著影响（Hermann 等，2000）。即使没有精神方面的共
患病，癫痫患者仍可能提出自己有社会适应力下降的问题，而且这些问题并不
能完全由癫痫相关因素来解释（例如驾驶和工种限制）。认知能力的改变（5%）
（Perrine 等，1995）、情感（24%）、癫痫的主观感受、羞辱感、生活满足感、孤独、较
低的自我评价、领导能力下降、竞争困难、困顿（20%~35%）（Surmeijer 等，2001；
Gramstad 等，2001）以及精神方面（19%）（Giovagnoli 等，2006），这些能解释一定
比例的而不是所有癫痫患者总体幸福感和 QOL 的下降。因此，可能是社会认知
机制的改变导致这些患者社会不适应和 QOL 降低。

社会认知指的是这样一种能力：通过创建社会关系的心理表征并在社会环
境中合理运用以获得个体灵活生存的能力（Adolphs，2001），包括一个人的观点
取得、对习俗规章的理解、移情和心智理论（ToM）。心智理论指的是：在心理上

能精准洞悉并能够表达认知和情感状态的能力（例如知识、情绪、观念、欲望、需求和动机），这种能力使得一个人能够区分是建立在事实基础上的心理状态而不是信仰、隐喻、反语、谎言或错觉。因此，心智理论有助于个体预测别人的行为进而调整自己的社会行为（Shamay-Premack 和 Woodroof，1978；Tsoory 和 Aharon-Peretz，2007）。

记忆、语言和执行功能长时间以来已经代表了癫痫患者神经心理测验的目标，但社会认知的任务并没有常规应用，可能是由于这些任务最近才在神经和精神领域凸显。本章对现有的癫痫患者心智测验数据进行回顾，目的是强调心智的病理生理联系、其心理-行为学意义及神经心理面貌。

■ 癫痫患者的心智研究

基于功能影像，有两条主要的神经环路和 ToM 相关。第一条环路包括杏仁核、颞上沟和眶额部皮质（Baron-Cohen，1995；Baron-Cohen 等，1999）。第二条环路包括颞上沟、额下皮质和前额叶内侧皮质以及颞顶交界处（Frith 和 Frith，1999；Gallagher 等，2000；Völlm 等，2006）。功能的研究能勾勒出 ToM 活动的大脑网络但不能明确哪一个区域对认知过程是必要的或充分的。由于任务内容和方式的不同，所应用的任务包括了 ToM 前体或是非预期脑区的激活，所以这些研究结果的可比性难以确定。最近的来自于人类病损的功能影像已经证实不同脑区所起的作用。已有证明在额颞叶痴呆（Gregory 等，2002）、额叶外伤性损害（Bibby 和 Mcdonald，2005）、杏仁核肿瘤（Shaw 等，2004）或血管损伤（Channon 和 Crawford，2000）、边缘叶脑炎（Stone 等，2003）、前额叶内侧或下部皮质的损伤及手术切除（Rowe 等，2001；Stuss 等，2001）、眶额部皮质（Stone 等，1998；Stuss 等，2001）以及颞顶交界区病变的患者有 ToM 缺陷（Saxe 和 Wexler，2005）。然而，其他研究报告额叶或颞叶病变的患者其操作正常，这就提出了有关特定脑区或神经联系的精确作用以及神经心理任务要求的准确性问题（Bird 等，2004；Shaw 等，2007）。

TLE 和 FLE 由于破坏了与 ToM 有关的颞叶边缘系统及额叶区域，在这些情况下出现不同 ToM 能力损害（Baron-Cohen，1995；Frith 和 Frith，1999）。对于颞叶癫痫，一些结果相互矛盾的证据：颞叶内侧损害的成人，其高级 ToM 成绩损害严重，特别是颞叶内侧硬化（MTLS）（Giovagnoli 等，2010；Schacher 等，2006；Stone 等，2003）、隐源性 TLE 的损害较轻（Giovagnoli，2009），先天性或者早期杏仁核的受损（胚胎发育不良性神经上皮瘤，DNET）导致选择性的 ToM 损害

(Shaw 等,2004),颞叶手术后导致高级能力的损害(Schacher 等,2006),但是也有些患者虽然因为药物难治性癫痫做了前颞叶切除的手术,但其测试成绩正常(Shaw 等,2007),这种情况还见于 TLE 发作较晚的患者或颞叶外侧病损的患者(Giovagnoli 等,2011)。

一项研究发现在一些智力和记忆能力正常的 FLE 患者,用 Faux pas 任务(FPT)检测其 ToM 成绩正常,但从眼睛中读出他人意图测验能力明显受损(Farrant 等,2005)。近期一项用 FPT 任务进行的测试(Giovagnoli 等,2011)表明FLE 患者的损害比 TLE 患者严重,并显著影响患者学业。对于全面性和特发性癫痫没有进行系统的研究,但已有报告发现 Unverricht-Lundborg 病的 ToM 成绩正常(Giovagnoli 等,2009)。表 1 总结了这些研究的结果。

表 1　癫痫患者心智研究

参考文献	研究的样本	神经心理测验	发现
Stone 等,2003	1 例双侧杏仁核切除的颞叶癫痫患者	Faux pas 任务 从眼睛中读出他人意图的任务	严重缺陷
Shaw 等,2004	26 例早期(15 例为胚胎发育不良性神经上皮瘤)或晚期杏仁核损害(11 例前颞叶切除患者)的颞叶癫痫患者	错误信念任务 喜剧、隐喻和反语任务 Faux pas 任务	早期杏仁核受损患者有损害
Schacher 等,2006	27 例颞叶内侧癫痫患者(11 例为术后患者),27 例为非颞叶内侧癫痫(不包括额叶癫痫)	Faux pas 任务缩减版	颞叶内侧癫痫无论在术前还是术后均有损害
Farrant 等,2005	14 例额叶癫痫患者	喜剧任务 Faux pas 任务 卡通幽默任务 从眼睛中读出他人意图的任务	正常
Shaw 等,2007	19 例颞叶癫痫患者(前颞叶切除术前或术后)	情绪再认 喜剧任务 Faux pas 任务	术前和术后均正常
Giovagnoli 等,2009	21 例颞叶癫痫患者,21 例 Unverricht-Lundborg 病	Faux pas 任务	隐源性颞叶癫痫有缺陷,Unverricht-Lundborg 病患者正常
Giovagnoli 等,2011	109 例颞叶内侧癫痫患者,29 例额叶癫痫患者	Faux pas 任务	两种癫痫患者均有缺陷

总而言之,最近关于 FLE 和 TLE 的研究描述了一些高级 ToM 能力的特异性损害。这些损害有不同的机制。在 FLE 的患者,尽管高学历、高智商并且及时治疗发作可能与慢性 ToM 下降形成鲜明对比,但和癫痫相关的前额叶损害的直接或主要影响可能和 ToM 损害之间有因果关系。在 TLE 有确切的证据表明颞叶内侧病灶(MTLS,DNET)和 ToM 降低之间存在因果联系,而且癫痫发作首发年龄对其有重要影响(Giovagnoli 等,2011;Shaw 等,2004,2007;Schacher 等,2006;Stone 等,2003)。颞叶内侧硬化的患者病理生理变化可能涉及在 ToM 中起关键作用的眶额叶皮质结构,进而引起相关的缺陷(Baron-Cohen,1995;Meletti 等,2009)。选择性的 ToM 损害可能反映了杏仁核或它和前额叶皮质之间的联系遭到损害,这种联系是在正常发育中会涉及的结构(Shaw 等,2007)。或者说,对杏仁核的损害能干扰 ToM 前体发展和储备,例如情绪的识别(Shaw 等,2007)。还有一种不同的观点认为:如果不考虑成长的因素,单侧(Schacher 等,2006)或双侧(Stone 等,2003)内侧颞叶病变可能影响毕生的 ToM 在线功能。值得一提的是,在 TLE 或者 FLE 的患者其 ToM 损害和癫痫发作频率及抗癫痫药物(AED)的使用无关(Schacher 等,2006;Giovagnoli 等,2011)。

▓ 心智损害理论的行为学影响

在不同的神经或精神状况下,ToM 损害和精神病理症状有关。在额颞叶痴呆的患者,ToM 缺欠和神经精神量表得分异常相关(Gregory 等,2002)。另一些不断增加的大量资料表明 ToM 损害和下述因素相关:强迫症(Grisham 等,2010)、精神分裂症阳性症状(Koelkebeck 等,2010)、与精神分裂相关的社会适应能力下降(Mehl 等,2010),但和抑郁症没有关系(Wilbertz 等,2010)。

由于损害了和谐的社会关系,ToM 损害可能是引起诸多情绪 - 行为困扰的原因并能解释癫痫患者 QOL 改变。在有 ToM 损害的不同患者组中(Giovagnoli 等,2009;2011;Schacher 等,2006;Shaw 等,2007),没有精神方面共病的报道,这提示 ToM 损害和明显的精神病理学损害并不相关。然而,至今尚没有文章详尽阐明癫痫患者 ToM 损害的精神病理学联系及对行为学的影响。一些针对部分性癫痫的初步资料(Giovagnoli 等,准备投稿)表明:ToM 能力(由 FPT 测试得出)和患者建立的社会关系数相关(由社会关系问卷获得)(Lubben,1988),但和 QOL(由通用的 WHOQOL100 问卷获得)或情绪(通过 Beck 抑郁量表测得)无关。总而言之,这些研究表明 ToM 损害在确定患者建立社会关系方面的困难作用较小,但这并不足以排除它和患者的精神 - 行为之间存在联系,比如可能在癫痫患者中观察到的强迫症和精神分裂症。

■ 神经心理学检验标准

尽管有许多神经心理学测验可以用来确定癫痫患者的认知功能，但特定地对 ToM 进行评估的测验尚没有成为一种常规。神经心理评估包括三个方面：区分 ToM 和 ToM 前期、获得成绩的年龄以及区分 ToM 和其他的认知功能。不同的 ToM 前期（例如自传体式记忆、面孔情绪识别、个体或他人动作的呈现、眼动追踪和注视运动、随他注意）能描述正常发育及成年人精神状态的基本信息。尽管不是所有的任务都能完全区分 ToM 和其前期（例如情绪识别）（Gregory 等，2002；Saxe 和 Wexler，2005；Völlm 等，2006），但这些评估可能有助于解决 ToM 损害的一些机制（例如凝视或注意方向概念的改变可以导致损害的发生）。

在 3~13 岁之间，正常地发展得以系列地获得 ToM 初级和高级能力特征，比如认识一级和二级错误信念、对过失的理解以及从眼中读出用意的能力（Baron-Cohen 等，1999；Stone 等，1998）。已证明这些能力会在青少年和青年时期进一步得到提高，而且到了中年甚至老年，ToM 可能会相对地被强化为社会刺激和获得性技能（Happè 等，1998）。一个人如果有解决错误观念的能力，能够区分出其他人没有事实基础的心境并且认识到别人想的可能和自己想的不一样，我们可以认定他心智正常。有脑功能退化或者局灶性损害的成年人，尽管基础能力例如解决一级错误观念的能力没有损害，其通常丧失解决二级错误观念或者更高级的 ToM 任务的能力（Gregory 等，2002；Schacher 等，2006）。

就认知的特异性来说，ToM 和其他功能并没有截然的区分。精确的个体发育轨迹在不同文化中保持稳定支持 ToM 是一种模块特定功能概念（Saxe 和 Vexler，2005）。然而，ToM 受可变智力和固化智力、自传体式记忆、语言和总体元表征的影响（Stone 和 Gerrans，2006）。执行功能例如工作记忆抗干扰能力可能决定 ToM 的能力（Bibby 和 Mcdonald，2005）。对儿童执行功能和 ToM 之间存在严谨的相互作用已经有广泛的认识（Hughes 和 russel，1993），但在成人两者的关系有不一致的结果（Bird 等，2007；Channon 和 Crawford，2000；Fine 等，2001；Gregory 等，2002；Mckinnon 和 Moscovitch，2007；Rowe 等，2001；Shaw 等，2004；Stone 等，1998）。特别是在健康成年人（Mckinnon 和 Moscovitch，2007）、脑血管病患者（Channon 和 Crawford，2000）或额颞叶痴呆的患者（Gregory 等，2002），其 ToM 成绩随着控制和执行任务要求的不同而发生变化。

对成年患者中用于评估 ToM 能力的神经心理检验涉及正常发育的时相，应考虑到认知困难的不同水平(Gregory 等,2002)。一个经典的 ToM 范式需要认识错误信念,正常情况下 7~8 岁可以完成。它评估一个人猜想在未预期的变化状态时另外一个人心境的能力,评估识别他人信念并与现实做比较的能力(Baron-Cohen 等,1999)。在这些常用的任务中,FPT(Stone 等,1998)不仅仅要求读懂别人的心境还要区分出错误的信念、无意义行为和情感等,这些任务 9~11 岁孩子通常能完成。正常情况下 13 岁能完成的是通过盯着眼睛看出某人的意图试验(Baron-Cohen 等,1999)。还有的任务用不同的故事或图片序列来评估对反语、隐喻或者虚幻的东西的认识和理解(Gallagher 等,2000;Happè 等,1994)。不同的研究中采纳的诸多神经心理学任务不具有同质性,这影响了对 ToM 成分的全面评估,也不能很好地分辨认知和情感心理状态的精致所在(Shamay-Tsoory 和 Aharon-Peretz,2007;Stone 等,1998)。

还没有标准化的评估癫痫 ToM 或其他社会认知能力的神经心理学系列测试。在不同的癫痫群体中,复杂的测试任务已经能够将 ToM 和患者的执行功能、语言、记忆和智力方面区分开来(Giovagnoli 等,2011;Schacher 等,2006;Stone 等,1998)。过去在 Asperger 综合征的成年患者(Baron-Cohen 等,1999)、杏仁核的限局性病理(Fine 等,2001;Shaw 等,2004)、额叶病变(Bird 等,2007;Rowe 等,2001;Stone 等,1998)中报告了 ToM 及执行功能的分离。这些研究将 ToM 在成人和孩子中的功能区分开来,并支持应急储备理论(例如,执行功能仅在 ToM 形成中起作用)(Leslie 等,2004)而不是支持绩效储备理论(例如,执行功能在一生中 ToM 在线功能是必需的)(Carlson 和 Moses,2001)。据此,神经心理学对于癫痫病人 ToM 测试系统的构建应该纳入不同的标准,例如不同的神经心理学机制、社会文化背景、慢性病病程、ToM 和执行功能之间的相互影响以及测试所能达到的发展地区分高级能力的功能。

■ 结论

有理由预见癫痫患者存在 ToM 损害。由于破坏了复杂的神经网络中的关键结构,颞叶癫痫和额叶癫痫可能导致特定的 ToM 缺陷。在全面性癫痫,ToM 通常保持良好。然而,该类研究不多而且结果有时相互矛盾。需要进一步研究扩展现有资料并且理解 ToM 损害的认知和神经机制及其对患者日常生活的影响。ToM 缺陷是多样的,现有的任务范式及对认知的要求不一致,这些表明:需要新的神经心理学测验以发现年轻的或者年长的癫痫患者临床相关的损害。

悬而未决的主要问题包括：对不同病理损害的癫痫疾患中，ToM 损害的严重性及其特征、ToM 损害对行为和 QOL 的影响、发作或癫痫相关病理治疗后 ToM 的变化。

对临床监护和科研的建议

神经心理层面

1. 针对癫痫患者，构建一个敏感的测试任务序列，包括逐级的评估（例如筛查任务以及对有明显认知和行为损害的患者进行全面测验的任务序列）。

2. 决定 ToM 损害的性质特征（例如误差分析、测试时精神状况的验证、与缺失相关错误的确定）。

3. 排除和癫痫相关的其他认知缺陷引起的 ToM 缺陷（例如记忆、语言和定势转换）。

精神 - 行为层面

1. 确定 ToM 损害对患者人格类型及与病理心理学状况之间的因果联系。

2. 确定 ToM 对情绪 - 行为健康、社会关系、应对策略和 QOL 的影响。

临床层面

1. 对新诊断癫痫患者确定 ToM 损害的严重程度。

2. 对经过治疗后，临床状况有改善的患者，评估其 ToM 变化。

3. 在认知康复训练或心理支持时考虑到 ToM 损害。

进一步研究的建议

1. 分析选择性 ToM 能力（认知的、情感的、基本的、高级的）和限局性癫痫相关的脑病理之间的关系。

2. 确定选择性颞叶或额叶外科切除术（例如眶额皮质、颞极）和抗癫痫药物治疗后 ToM 的变化。

3. 研究 ToM 的神经生理相关性（如脑连接）。

（刘春艳 译　吴逊 校）

参考文献

- Adolphs R. The neurobiology of social cognition. *Curr Opin Neurobiol* 2001; 11: 231-9.
- Baron-Cohen S. *Mindblindness: An Essay on Autism and Theory of Mind*. Cambridge: MIT Press, 1995.
- Baron-Cohen S, O'Riordan M, Stone, V, Jones R, Plaisted K. Recognition of faux pas by normally developing children and children with Asperger syndrome or high-functioning autism. *J Autism Dev Disord* 1999; 29: 407-18.
- Bibby H, McDonald S. Theory of mind after traumatic brain injury. *Neuropsychologia* 2005; 43: 99-114.
- Bird CM, Castelli F, Malik O, Frith U, Husain M. The impact of extensive medial frontal lobe damage on "theory of mind" and cognition. *Brain* 2004; 127: 914-28.
- Carlson SM, Moses LJ. Individual differences in inhibitory control and children's theory of mind. *Child Develop* 2001; 72: 1032-53.
- Butterbaugh G, Rose M, Thompson J, Roques B, Costa R, Brinkmeyer M, Olejniczak P, Fisch B, Carey M. Mental health symptoms in partial epilepsy. *Arch Clin Neuropsychol* 2005; 20: 647-54.
- Channon S, Crawford S. The effects of anterior lesions on performance on a story comprehension test: Left anterior impairment on a theory of mind-type task. *Neuropsychologia* 2002; 38: 1006-17.
- Corcoran R, Cahill C, Frith CD. The appreciation of visual jokes in people with schizophrenia: a study of "mentalizing" ability. *Schizophr Res* 1997; 24: 319-27.
- Farrant A, Morris RG, Russel T, Elwes R, Akanuma N, Alarcon G, Koutroumanidis M. Social cognition in frontal lobe epilepsy. *Epilepsy Behav* 2005; 7: 506-16.
- Fine C, Lumsden J, Blair RJR. Dissociation between "theory of mind" and executive functions in a patient with early left amygdala damage. *Brain* 2001; 124; 287-98.
- Frith CD, Frith U. Interacting minds: a biological basis. *Science* 1999; 286: 1692-5.
- Gallagher HL, Happè F, Brunswick N, Fletcher PC, Frith U, Frith CD. Reading the mind in cartoons and stories: an fMRI study of "theory of mind" in verbal and nonverbal tasks. *Neuropsychologia* 2000; 38: 11-21.
- Gilliam FG. Diagnosis and treatment of mood disorders in persons with epilepsy. *Curr Opin Neurol* 2005; 18: 129-33.
- Giovagnoli AR. Relation of sorting impairment to hippocampal damage in temporal lobe epilepsy. *Neuropsychologia* 2001; 39: 140-50.
- Giovagnoli AR, Canafoglia L, Reati F, Raviglione F, Franceschetti S. The neuropsychological pattern of Unverricht-Lundborg disease. *Epilepsy Res* 2009; 84: 217-23.
- Giovagnoli AR, Meneses RF, Martins da Silva AM. The contribution of spirituality to quality of life in focal epilepsy. *Epilepsy Behav* 2006; 9: 133-9.
- Giovagnoli AR, Riva A, Villani F, D'Incerti L, Avanzini G. *Understanding others' mental states and epilepsy*. International Congress on Epilepsy, Brain and Mind. Prague, March 18–20, 2010.
- Giovagnoli AR, Franceschetti S, Reati F, Riva A, Maccagnano C, Villani F, Spreafico R. Theory of mind in frontal and temporal lobe epilepsy: cognitive and neural aspects. *Epilepsia* 2011, in press.
- Gramstad A, Iversen E, Rngelsen BA. The impact of affectivity disposition, self-efficac and locus of control on psychosocial adjustment in patients with epilepsy. *Epilepsy Res* 2001; 46: 53-61.
- Gregory C, Lough S, Stone V, Erzinclioglu S, Martin L, Baron-Cohen S, Hodges JR. Theory of mind in patients with frontal variant frontotemporal dementia and Alzheimer's disease: theoretical and practical implications. *Brain* 2002; 125: 752-64.
- Grisham JR, Henry JD, Williams AD, Bailey PE. Socioemotional deficits associated with obsessive-compulsive symptomatology. *Psychiat Res* 2010; 175: 256-259.
- Happè FG. An advanced test of theory of mind: understanding of story characters' thoughts and

feelings by able autistic, mentally handicapped, and normal children and adults. *J Autism Dev Disord* 1994; 24: 129-54.

- Happè FG, Winner E, Brownell H. The getting of winsdom: Theory of mind in old age. *Dev Psychol* 1998; 34: 358-362.
- Hermann BP, Seidenberg M, Bell B, Woodward A, Rutecki P, Sheth R. Comorbid
- psychiatric symptoms in temporal lobe epilepsy: association with chronicity of epilepsy and impact on quality of life. *Epilepsy Behav* 2000; 1: 184-90.
- Hughes C, Russell J. autistic children's difficulty with mental disengagement from an object: its implications for theories of autism. *Dev Psychol* 1993; 29: 498-510.
- Jones JE, Hermann BP, Barry JJ, Gillam FG, Kanner AM, Meador KJ. Rates and risk factors for suicide, suicidal ideation, and suicide attempts in chronic epilepsy. *Epilepsy Behav* 2003; 4: 31-8.
- Koelkebeck K, Pederson A, Suslow T, Kueppers KA, Arolt V, Ohrmann P. Theory of mind in first-episode schizophrenia patients: correlations with cognition and personality traits. *Schizop Res* 2010; 119: 115-23.
- Leslie AM, Friedman O, German TP. Core mechanisms in "theory of mind". *Trends Cogn Sci* 2004; 8: 528-33.
- Lubben JE. Social network scale. *FACH* 1988; 11: 42-52.
- McKinnon MC, Moscovitch M. Domain-general contributions to social reasoning: theory of mind and deontic reasoning re-explored. *Cognition* 2007; 102: 179-218.
- Mehl S, Rief W, Mink K, Lullmann E, Lincoln TM. Social performance is more closely associated with theory of mind and autobiographical memory than psychopathological symptoms in clinically stable patients with schizophrenia-spectrum disorders. *Psychiat Res* 2010; 178: 276-83.
- Meletti S, Benuzzi F, Cantalupo G, Rubboli G, Tassinari CA, Nichelli P. facial emotion recognition impairment in chronic temporal lobe epilepsy. *Epilepsia* 2009; 50: 1547-59.
- Premack D, Woodruff G. Does the chimpazeee have a theory of mind? *Behavior Sci* 1978; 4: 515-26.
- Rowe AD, Bullock PR, Polkey CE, Morris RG. "Theory of mind" impairments and their relationship to executive functioning following frontal lobe excisions. *Brain* 2001; 124: 600-16.
- Saxe R, Wexler A. Making sense of another mind. *Neuropsychologia* 2005; 43: 1391-9.
- Schacher M, Winkler R, Grunwald T, Kraemer G, Kurthen M, Reed V, Jokeit H. Mesial temporal lobe epilepsy impairs advanced social cognition. *Epilepsia* 2006; 47: 2141-6.
- Shamay-Tsoory SG, Aharon-Peretz J. Dissociable prefrontal networks for cognitive and affective theory of mind: a lesion study. *Neuropsychologia* 2007; 45: 3054-67.
- Shaw P, Lawrence EJ, Radbourne C, Bramham J, Polkey CE, David AS. The impact of early and late damage to the human amygdala on "theory of mind" reasoning. *Brain* 2004; 127: 1535-48.
- Shaw P, Lawrence E, Bramaham J, Brierley B, Radbourne C, David AS. A prospective study of the effects of anterior temporal lobectomy on emotion recognition and theory of mind. *Neuropsychologia* 2007; 45: 2783-90.
- Stone VE, Baron-Cohen S, Knight RT. Frontal lobe contributions to theory of mind. *J Cogn Neurosci* 1998; 10: 640-56.
- Stone VE, Baron-Cohen S, Keane J, Young A. Acquired theory of mind impairments in individuals with bilateral amygdala lesions. *Neuropsychologia* 2003; 41: 209-20.
- Stone VE, Gerrans P. What's domain-specific about theory of mind? *Soc Neurosci* 2006; 1: 309-19.
- Stuss DT, Gallup GG Jr, Alexander MP. The frontal lobes are accessory for "Theory of mind". *Brain* 2001; 124: 279-86.
- Völlm BA, Taylor ANW, Richardson P, Corcoran R, Stirling J, McKie S, et al. Neuronal correlates of theory of mind and empathy: A functional magnetic resonance imaging study in a nonverbal task. *Neuroimage* 2006; 29: 90-8.
- Wilbertz G, Brakemeier E-L, Zobel I, Harter M, Schramm E. Exploring preoperational features in chronic depression. *J Affect Dis* 2010; 124:362-9.

癫痫儿童孤独症谱系障碍和注意缺陷多动障碍的研究

David W.Dunn[1], William G.Kronenberger[2], Elisabeth M.S.Sherman[3]

[1] 美国印第安纳印第安纳大学医学院精神神经科

[2] 美国印第安纳印第安纳大学医学院精神科学系精神科学部

[3] 加拿大亚伯塔省卡尔加里大学医学系亚伯塔儿童医院儿科学和临床神经科学科

■ 简介

癫痫儿童患行为和情感障碍的风险增加。在这些共病中,孤独性障碍和注意缺陷多动障碍(ADHD)最常合并智力残疾及学习困难。尽管对此已有充分认识,但仍有许多问题亟待解决。这两种疾病的流行病学调查数据范围很大,其诊断或者样本具有不一致性。尤其是在孤独性障碍患者,其脑电图癫痫样放电的出现率很高,ADHD 患者则相对要少一些。这种现象是不是反映出两者存在共同的中枢神经系统功能障碍? 或者这两种疾患是临床下癫痫样异常的结果? 与之类似,某些易感性儿童在癫痫中孤独性的和 ADHD 样的问题与发作或 AED 不良反应有关? 癫痫中的孤独症是否部分反映了癫痫患者智力残疾的高发生率? 是不是应该对所有癫痫患儿进行这些高发症状的筛查? 治疗同样存在问题。对没有发作证据的脑电图异常需不需要应用抗癫痫药物或癫痫合并孤独症或 ADHD 的孩子的治疗是不是应该不同于仅仅患孤独症或仅仅患 ADHD 的孩子? 这些问题将在下面的文献回顾中加以阐述。

■ 孤独症谱系障碍

孤独症谱系障碍或弥漫性发育疾患的特征为:交流障碍、社会交往异常以及刻板和重复的行为。在这个疾病组中,Rett综合征儿童和儿童期崩解症 (childhood disintegrative disorder)的患儿其癫痫患病率最高。Mouridsen等(1999)发现77%的患者儿童期统合失调的孩子有癫痫。最近报告Rett综合征的孩子癫痫的患病率在60%~72%(Glaze,2010;Nissenkorn,2010)。患Rett综合征的孩子大多从1岁开始发作。一个研究发现,平均年龄4岁发病的患者其青少年期癫痫发作的严重程度减轻(Steffenburg等,2001)。患Rett综合征的患儿发作开始早者发作更严重。关于甲基CpG结合蛋白2(MECP2)变异风险资料以及发作对Rett综合征严重性的影响,目前尚有争论(Glaze等,2010;Nissenkorn,2010)。

弥漫性发育疾患(PDD)NOS发作风险和孤独性障碍相似。Parmeggiani (2007)发现PDD NOS患儿33%有发作,并注意到:和孤独性障碍儿童比,PDD NOS发作初发年龄更早而且控制欠佳。相反,Asperger病的发作风险较低 (Cederlund和Gillberg,2004)。

研究已报告,孤独性障碍儿童合并癫痫的发生率范围很大。Kagan-Kushnir 等(2005)回顾了1996年1月到2003年10月间的文献发现发生率在0~44.5%,大多数为20%~30%。以人口为基础的研究报告是5%~38%。目前,已经达到共识的是:有两个发作开始的高峰,第一个是儿童早期,第二个为青少年期。大体上均同意有智力残疾的儿童癫痫患病率更高。

荟萃分析研究也发现:与孤独症的男孩相比,发作更常见于孤独症女孩 (Amier等,2008)。孤独症女孩较男孩往往有更多的认知损害,并且孤独症女孩发作风险增加可能由于智力残疾发生率更高。

对癫痫患儿的研究发现孤独症谱系疾患的发生率低。在一个以人口为基础的调查中,Davies等(2003)发现:在无合并症癫痫儿童无弥漫性发育疾患,在患癫痫和其他神经缺陷的儿童为16%。在临床样本研究中Thome-Souza等(2004)报告:孤独性障碍占9%,其IQ值均小于70%。Dune等(2009)针对7~12岁的癫痫患儿进行研究发现孤独性障碍占2.1%,6.4%有Asperger综合征或高功能孤独症。Clarke等(2005)采用给孩子父母发问卷的方式进行研究,发现孤独性障碍症状占32%。由于没有确认其损害或评估其他诊断,32%发病率可能包含了不一致的患者群。经过严格的神经和精神评估后,可能仅有一定比例的患者存在孤独症。总之,针对癫痫患儿的文献说明:除了合并其他神经系统缺陷或者是智力残疾者,癫痫患儿孤独症共病的发生率并不高。

据报告,患病率的范围较大,可能有多种原因。以较小的儿童孤独症患者为样本进行研究可能遗漏青少年时期发作起始的第二高峰。患病率变化可能部分归因于纳入标准。有几种遗传疾患如结节性硬化、脆性 X 综合征均可以同时有癫痫和孤独性障碍两者的表现（Brooks-Kayal，2010）。单一地评估原发性孤独症的研究与包括复杂的或症状性的孤独性障碍研究相比，前者的癫痫患病率低于后者。接受癫痫临床诊断的患病率可能高于需要脑电图证实的。孤独症的刻板样行为可能容易被误认为是发作。Kim 等（2006）用视频脑电图对 32 例患有孤独症的儿童进行研究，其中 22 例是由于有明确的发作性症状需要监测。结果发现有 59% 脑电图异常，但是有 15 例患儿由于临床症状比较典型被认为是发作的患者没有发现能确诊癫痫的脑电图证据。另一个相似的研究是针对 Rett 综合征患儿的，Glaze 等（1998）发现在视频监测中 42% 被父母认为是发作的事件同步脑电图没有记录到脑电图放电。

从临床的观点，对癫痫儿童要区分中至重度智力残疾相关的行为和孤独症具有挑战性。中至重度智力残疾通常包括语言受损、执行功能缺欠（某些患儿反复的或者是自我诱发行为很像孤独症的刻板行为）和社会适应困难，而这些特征也是孤独症的核心特征。癫痫儿童智力残疾发生率高，这可能也是样本间癫痫患儿孤独症患病率不同的原因。

报告一致认为，在孤独症合并癫痫的患儿没有固定的发作类型或综合征。尽管一些报告已经发现主要以部分性发作为主，其他研究发现有全面性和部分性发作两者。首次发病年龄可能是一个重要的危险因素。一项以人口学为基础的儿童研究发现：初次发作年龄小于 12 个月的患儿以后发生孤独性障碍为7.1%，所有患者均伴有智力残疾，一半有中枢神经系统畸形（Saemundsen，2007）。Clark 等（2005）注意到在父母完成的问卷中发作起病早的儿童在风险范围内的孤独症症状非常明显。出现婴儿痉挛和继发孤独性障碍的风险增加有关联，但这种联系看起来是由共同的中枢神经系统异常导致。Saemundsen（2008）在冰岛的以人口学为基础的研究发现婴儿痉挛和孤独症有关，这种相关的概率在症状性婴儿痉挛（OR=8.75）较特发性婴儿痉挛更为明显（OR=1.55）。Landau-Kleffner 综合征以显著的语言倒退为特点，但并不引起像典型孤独症患者那样社会能力的异常或者出现刻板样行为（Mantovani 2000）。伴有中央中颞区棘波的变异型良性癫痫患者中极少数出现像弥漫性发育疾患那样的语言和社会能力的倒退（Deonna 和 Roulet-Perez，2005）。

孤独性障碍儿童脑电图癫痫样异常的意义尚有争议。Kagan-Kushnir 等（2005）在综述孤独症合并癫痫的文献时发现癫痫样异常在 10.3%~72.4%。即使病史中没有发作样行为的患者,6.1%~31%出现脑电图癫痫样异常。如果能获取整夜的脑电图,与常规脑电图相比,前者癫痫样异常的发生率更高。

一种理论指出:和临床下癫痫样放电相关的一过性认知损害可能导致孤独性障碍儿童退步。尽管大部分孤独性障碍的孩子症状缓慢、逐渐进展,但大约1/3的患儿在经过一个正常或基本正常的时期后会出现语言的倒退,社会功能较少退步。在一项早期的研究中,Tuchman和Rapin(1997)发现,对于孤独症的儿童,有孤独症样倒退的比没有倒退者脑电图更容易出现癫痫样放电。约一半的儿童患者癫痫样放电出现在中央颞区。然而,他们发现孤独症儿童无论有或没有退步,发作的发生率没有差异。单个的病例研究显示癫痫样放电初始和退步之间有确切联系,但大样本中并没有发现临床下放电和孤独症性倒退有关联。而且,在一项整夜视频脑电图的研究发现仅有语言倒退没有孤独症特征的患儿比同时有语言减退和孤独症的患儿更易出现癫痫样放电(两者分别为60%和31%)(McVicar等,2005)。最近的调查研究和实践参数得出的结论:尚没有充分的证据推荐对孤独症样倒退儿童做脑电图(Tharp,2004;Spence和Schneider,2008;Filipek等,1999)。

没有临床发作的孤独症患儿的癫痫样放电的意义尚不完全了解,对确定合理的治疗有困难。轶事性报道描述说:抑制癫痫样放电后患者的孤独症样行为得到改善(Nass和Petrucha 1990;Plioplys,1994;Deonna和Roulet-Perez,2005)。但一个随机对照的研究发现:仅有癫痫样放电而无确切发作的孤独症患儿拉莫三嗪无效(Belsito等,2001)。对同时罹患孤独症和癫痫的患儿,治疗因癫痫发作类型和综合征而定。双丙戊酸研究由于可以有效降低患儿的攻击性行为,大概应在加巴喷丁和巴比妥之前应用,因为后两者可能加重智力残疾患儿的易激惹。利培酮和阿立哌唑已被批准用于治疗孤独症患儿的行为问题。小样本开放试验发现用利培酮治疗后患儿的癫痫发作没有增加。然而,一项大型的关于精神药物的文献综述发现:接受抗精神症状治疗的患者癫痫发作频率增加,其中风险最高的是氯氮平,中等风险的是奥氮平和喹硫平,风险较低的是利培酮、阿立哌唑和齐拉西酮(Alper等,2007)。

■ 注意缺陷多动障碍

与有孤独性障碍和癫痫儿童的研究类似:同时罹患癫痫和注意缺陷多动障碍(ADHD)患病率的范围也很大。另外,ADHD亚型(注意缺陷为主型和混合型)在癫痫的报告不一致。癫痫和ADHD之间可能联系的病因尚未确定。

ADHD 和癫痫两者由于共同的中枢神经障碍机制还是一种疾病导致了另一种疾病的发生？治疗也很棘手。标准的 ADHD 治疗方案也能用于伴有癫痫的患儿以及用于治疗癫痫的药物是导致患儿注意缺陷和多动的原因？

对癫痫患儿包括智力正常者，主要的关注点是学习困难。大约一半的癫痫患儿有学业问题（Fastenau 等，2008）。注意困难可能是学习困难的一个主要原因。对智力因素进行控制后，Williams 等（2001）发现注意在预测学业问题方面，比记忆、自尊心或社会经济状况等更敏感。Fastenau 等（2008）注意到将测试成绩低于正常 1 个标准差作为学习障碍的定义，ADHD 是导致癫痫患儿阅读障碍和数学学习障碍的一个主要高危因素。Hermann 等（2008）对近期有新发癫痫的患儿进行认知发展评估，结果发现仅有癫痫没有合并症的患儿其认知水平无论在初测还是在 2 年后的随访中都和正常对照组相似，而同时罹患癫痫和 ADHD 的患儿比仅有癫痫没有合并症者无论初测还是在 2 年后的随访中均出现更严重的认知损伤。

和整个人群儿童相比，癫痫儿童的 ADHD 患病率更高。以人口学为基础的调查发现，儿童患病率是总体人群的 3 倍。在一项针对 5~15 岁儿童的代表性样本研究中，Davies 等（2003）发现：ADHD 患病率在总人口中占 2.2%，在糖尿病人群中占 2.1%，即便是该组研究中患有无合并症的 42 个癫痫患儿均没有出现 ADHD 的症状，但在有合并症的癫痫患儿中其患病率达 12%。Turky 等（2008）评估了 4~17 岁的儿童，注意到癫痫患儿罹患多动和注意缺陷的比例是 44.2%，是一般人群的 3 倍。大于 11 岁的青少年的患病率稍有下降，为 37.1%。与之相似，挪威的人口调查发现癫痫患者罹患 ADHD 的比率明显高于健康人群（p=0.04）（Lossius 等，2006）。

ADHD 的症状可能在癫痫尚未诊断前出现。Hesdorrfer 等（2004）在以小于 16 岁的人群为基础的调查中发现：新发生发作的患儿和已控制发作的儿童比，其病史中有 ADHD 特别是注意缺陷为主型的现象更为常见（OR 值为 3.7）。他们发现 ADHD 混合型和新发生的发作没有联系。Austin 等（2001）通过父母询问首次确认发作之前 6 个月患儿的症状，结果发现与同胞对照组相比，有癫痫的孩子 10.7% 有 ADHD 症状，而同胞对照组是 3%（p<0.0001）。在对既往史进行回顾时他们注意到：以前有未意识到发作的患儿 15.8% 有 ADHD 症状，而第一次发作就确诊是发作的患儿仅有 8.1%。

癫痫的临床研究也发现癫痫患儿患 ADHD 的风险增加。Jones 等（2007）和 Hermann（2007）对 8~18 岁首次发作一年内的患儿运用半结构化诊断性面谈进行评估。两个研究均以患者的一级兄弟姐妹作为对照组。Jones 等（2007）发现癫痫组和对照组有 ADHD 症状的比例分别是 14% 和 5%，Hermann 等（2007）发现的比例分别是 31.5% 和 6.4%。在后者的研究中，在临床样本中 ADHD 注意缺陷为主型较 ADHD 混合型或多动冲动型更为常见。对患病时间更长的癫痫病患儿进行研究，发现 ADHD 患病率为 11%~71%。有 4 个研究报告的患病率为 11%~20%（Williams 等，1998；Freilinger 等，2006；Berg 等，2007；Hanssen-Bauer 等，2007）另外 4 项研究报告是 20%~40%（Semrud-Clikeman 和 Wical，1999；Dunn 等，2003；Thome-Souza 等，2004；Caplan 等，2008）。Sherman 等（2007）评估更为严重的癫痫患者，大多数患者在发作前或发作后的短时间内进行评估，因此可能说明患病率高达 71% 的原因。

几项研究针对 ADHD 的特殊亚型进行评论。在一般精神疾病门诊的患儿中，ADHD 以混合型（ADHD-CT）最为常见，其次是 ADHD 注意缺陷为主型（ADHD-I），ADHD 多动冲动为主型（ADHD-HI）并不多见。相反，在癫痫患儿中，注意缺陷为主型（ADHD-I）可能更常见。Dune 等（2003）发现，在癫痫合并 ADHD 的患儿中，63% 为注意缺陷为主型、混合型为 30% 以及多动（冲动）型为 6%。Herman 等（2007）在一项新发生发作且诊断为 ADHD 的研究中发现注意缺陷亚型为 52.1%、混合型为 13.1%、多动（冲动）型为 17.4%，这组样本中 17.4% 为 ADHD NOS。Sherman 等（2007）系列研究中，有更严重癫痫的患儿中 70 例有 ADHD-I、ADHD-CT 69 例，ADHD-HI 5 例。与之相反，Gonzalez-Heydrich 等（2007）发现癫痫合并 ADHD 的病儿中，ADHD-CT 占 58%，ADHD-I 占 42%。

癫痫患儿出现注意问题的危险因素包括中枢神经结构性异常、发作、治疗发作的药物。有其他神经系统障碍和发作严重的孩子患注意问题的风险增加。Davies 等（2003）发现有并发症的癫痫孩子出现 ADHD 是 12% 而无并发症的癫痫儿童为 0。Sherman（2007）报告更严重的癫痫 ADHD 患病率为 71%。相反，伴有中央中颞区棘波的儿童良性癫痫（BCECTS）患儿其 ADHD 的症状较轻微，而且会随着发作的缓解而消失。Hermann 等（2007）发现同时罹患癫痫和 ADHD 的患儿同仅有癫痫不合并 ADHD 的对照组比，其额叶灰质成分增加，患儿的发作类型、发作的时间或抗癫痫药物的应用没有差异。Berg 等（2007）随访一组8~9 岁的癫痫患儿，结果发现发作持续存在的患儿 ADHD 的患病率要明显高于同胞对照组。仍有发作需要抗癫痫药物（AEDs）治疗的患儿较发作缓解和停用药物的患儿其 ADHD 的发生率高。

发作类型好像并不是 ADHD 患病率的一个危险因素。之前一篇对癫痫患儿 ADHD 的文献综述中，Dunn 和 Kronenberger（2007）注意到一个偶然的征兆：注意问题在额叶癫痫中更常见，但大部分文献发现癫痫发作类型、发作综合征或癫痫样活动间无不同。Jones 等（2007）和 Herman 等（2007）近期的研究也发现注意问题的发生率和癫痫类型或部位无关。有争议的问题是临床下 EEG 放电引起短暂认知损伤的概念。Aldenkamp 和 Arends（2004）的研究表明在认知测试时脑电图的 EEG 放电导致短暂的处理速度减慢。稳定的、持续的认知损害和癫痫综合征相关联。

抗癫痫药物可能也会引起注意问题，尽管这种影响和发作的不良作用比起来明显较轻（Dodrill 和 Ojemann，2007）。苯巴比妥和苯二氮䓬类对注意和认知功能的不良影响最大（Kwan 和 Brodie，2001；Loring 和 Meador，2004；Lagae 2006）。在一项近期的治疗失神癫痫的试验中发现：丙戊酸钠较乙琥胺和拉莫三嗪对注意的不良影响更大（Glauser，2010）。在新一代的抗癫痫药中，托吡酯更常引起集中注意困难和认知变慢（Loring 和 Meador，2004；Lagae 2006）。偶有研究发现多药较单药治疗对注意的不良影响更大（Freilinger 等，2006）。

由于定义和测验方法的不同使得各项研究的比较有困难。很多研究集中在 ADHD 方面，这是一类明确的疾病：必须出现最低限度的注意缺陷和（或）多动（冲动）症状、7 岁前起病、出现损害、没有广泛性发育障碍或者精神病。诊断通常是基于问卷或者是半结构化的访谈所得分值。其他研究集中在有不同的神经心理学定义的注意方面。Sánchez-Carpintero 和 Neville（2003）已对癫痫患儿存在注意问题的情况进行综述，他们采用的模型把注意分成持续性注意、选择性注意和分散性注意。结果发现对于持续性记忆问题的报告最多，尤其是在评估有复杂部分性发作或者 BCECTS 患儿的研究中。Kavros 等（2008）采用的模型将注意分为警觉网络、导向网络和执行网络。回顾 BCECTS 患儿注意障碍的研究时他们发现：在活动性棘波出现时这三个系统均受损但损害会随棘波终止而恢复。

不仅仅是注意问题，神经心理学也对其他相关的认知功能损害进行了描述。几个报告发现在癫痫患儿样本中心理加工速度较慢。Fastenau 等（2004）发现和同胞对照组比，癫痫患儿的加工速度减慢。Bailet 和 Turk（2000）发现最近出现发作的患儿其基础期和随访一年时的加工速度减慢，但随访 2 年则否。Aldenkamp 和 Arends（2004）描述速度的减慢和频繁的癫痫样放电及发作次数有关，而记忆损害和癫痫发作的时间长短有关。Berg 等（2008）对无合并症的原发或特发性癫痫患儿和其同胞对照组进行 8~9 年的随访发现加工速度的减慢是两者仅有的差异。处理速度减慢和白质体积减小（Dow 等，2004）及颞叶内侧硬化有关（Palmese 和 Hamburger，2004），而和发作类型无关（Fastenau 等，2004；Bailet 和 Turk，2000）。重要的是有 ADHD 但没有发作性疾患的患儿在加工速度的测验评分也比健康对照组低（Wechsler 等，2004）。

执行功能障碍是 ADHD 的一个主要组成部分，尽管两者在临床或概念上有许多重叠之处，执行功能问题和 ADHD 并非同义词。对癫痫患儿进行执行功能的评估发现和 ADHD 的患病率大致相当。Høie 等（2008）发现在 6~12 岁癫痫患儿中 31% 有执行功能障碍，而年龄和性别相匹配的对照组是 11%。Parrish 等（2007）评估了最近出现发作的 8~18 岁患儿和一级同胞对照组的执行功能情况，结果发现前者执行功能困难占 48%，后者为 8%。他们还发现针对父母的问卷和测定执行功能的心理学测试序列之间存在明显的相关性，这表明实验室测验和患者在真实世界中的行为是相对应的。执行功能受损和发作发生早、频繁发作和抗癫痫药物应用、认知问题及抑郁有关。没有证据表明在 BCECTS 患儿中有执行功能问题。总之，筛查执行功能损害和 ADHD 是临床监护一个重要的方面，因为两者均和癫痫患儿生活质量下降相关（Sherman 等，2006；Sherman 等，2007）。

无共病的 ADHD 患儿精神类药物治疗包括：兴奋剂、哌甲酯（methylphenidate）或者安非他明（amphetamine）、托莫西汀（atomoxetine）、抗抑郁的苯丙酮（bupropion）和三环类抗抑郁药、α肾上腺素能药物或可能应用的莫达非尼（modafinil）。由于癫痫合并 ADHD 的药物试验研究并不多，这使得临床治疗决策较困难。大部分安全有效的结果来自一些小型研究和开放性实验。对癫痫合并 ADHD 治疗研究的回顾分析为哌甲酯的有效性和安全性提供了最好的证据（Dunn 和 Kronenberger，2007；Torres 等，2008）。几项研究表明哌甲酯安全有效几乎没有增加患者发作频率（Feldman 等，1989；Gross-Tsur 等，1997；Gucuyener 等，2003）。最近的一项双盲、安慰剂对照预试验 Gonzallez-Heydrich 等（2010）对 33 例合并 ADHD 的癫痫患儿进行 OROS 哌甲酯的观察，初步的证据表明，与对照组相比 OROS 哌甲酯有效。尽管他们没有发现发作频率增加，但表明较高 mg/kg 剂量的 OROS 哌甲酯有增加发作的风险。合并 ADHD 的癫痫患儿应用哌甲酯后的反应可能并不像单纯 ADHD 患儿那样好。Semrud-Clikeman 和 Wical（1999）用计算机连续实施的任务进行测定患儿对哌甲酯的反应。结果发现应用哌甲酯后癫痫合并 ADHD 患儿成绩提高到较正常低一个标准差的水平而仅患 ADHD 的儿童可以达正常水平。托莫西汀已被证明应用于癫痫患儿是安全的

（Wernicke 等，2007），但仅在一项开放性实验摘要中显示其对癫痫合并 ADHD 患儿有效（Hernandez 和 Barrigan，2005）。莫达非尼和 α 肾上腺素能药物可能是安全有效的，尽管前者治疗 ADHD 没有得到 FDA 的批准。苯丙酮和三环类抗抑郁药可能降低发作的阈值且在癫痫患儿中是相对禁忌的（Alldredge，1999）。

■ 总结和临床监护的建议

研究均显示癫痫是孤独症系列疾患常见的共病，而且癫痫和 ADHD 常常共患。

1. 第一，提高癫痫患儿临床监护效果的首要问题是提高孤独性障碍患儿癫痫诊断的准确性。对有智力障碍或其他神经障碍的癫痫患儿进行孤独症筛查也是有价值的，因为这组患儿往往比其他癫痫患儿孤独症发生率更高，有几项检测项目可以应用。改良的幼儿孤独症测试量表（M-CHAT）针对 16~48 个月的孩子设计，由父母回答问卷，可以在 5~10 分钟内完成，答题者不用交费即可下载（详细的筛查说明在 2007 年 Johnson 和 Myers 的文献中可以找到）。

2. 其次，提高对癫痫患儿注意问题的认识和检测很重要。建议对癫痫患儿进行常规的 ADHD 筛查，不仅因为 ADHD 对癫痫患儿的生活质量有不良影响，更是由于存在能改善行为的药物治疗。可以用专门针对 ADHD 的分级评分以及更宽泛的覆盖 ADHD 和其共患病的评分。SNAP-Ⅳ（ADHD+ODD 版本）和 Vanderbilt ADHD 分级评分可以在 5~15 分钟内完成。有父母和老师两个版本，能在线免费获得。Vanderbilt 有西班牙和德语两种译本（详细的分级评分说明在 2003 年 Collett、Ohan 和 Myers 的文献中可以找到）。

3. 改善监护的第三个步骤是界定更好的治疗选择。对同时有癫痫和孤独症谱系障碍的患儿，是不是有特异的抗癫痫药物能更有效地阻断并减轻行为异常？尽管哌甲酯和托莫西汀在癫痫合并 ADHD 患儿的治疗中是安全有效的，对不同的因素进行对照实验设计将有助于提高患儿的治疗水平。

■ 对科学研究的建议

1. 首先，需要进一步研究癫痫合并 ADHD 的问题以确定注意问题是不是癫痫的一个核心症状，或者尽管 ADHD 在癫痫中是一种高发的共病，它会不会就是一个独立的疾病。需要建立以癫痫注意障碍为核心症状的针对癫痫的理论模型，并且对癫痫患者 ADHD 的发生、发展轨迹的溯源对研究很有帮助。特别是，要是有这么多的癫痫患儿罹患 ADHD，那么是不是在成人癫痫中有 ADHD，是尚未认识的情况需要我们证实和治疗吗？

2. 研究也需要回答临床下癫痫样放电对孤独症谱系障碍的患儿作用。是不是这些放电影响到行为问题，可否对其进行抗癫痫药物治疗？也需要了解：在孤独症谱系障碍和 ADHD 患儿中，癫痫样放电、发作和行为导致的睡眠紊乱扮演什么样的角色。

3. 基因研究的进展也可能有助于改善监护。对孤独症或 ADHD 患儿家族的遗传研究应评估有共病癫痫儿童的亚组。药理遗传学的研究已经提供了 ADHD 治疗的初步信息。进一步研究可能有助于对有癫痫和行为障碍共病的患儿确定更好的治疗方案。

（刘春艳 译　吴逊 校）

参考文献

- Aldenkamp A, Arends J. The relative influence of epileptic EEG discharges, short nonconvulsive seizures, and type of epilepsy on cognitive function. *Epilepsia* 2004; 45: 54-63.
- Alper K, Schwartz KA, Kolts RL, Khan A. Seizure incidence in psychopharmacological clinical trials: an analysis of Food and Drug Administration (FDA) summary basis of approval reports. *Biol Psychiatry* 2007; 62: 345-54.
- Amiet C, Gourfinkel-An I, Bouzamondo A, *et al*. Epilepsy in autism is associated with intellectual disability and gender: evidence from a meta-analysis. *Biol Psychiatry* 2008; 64: 577-82.
- Austin JK, Harezlak J, Dunn DW, Huster GA, Rose DF, Ambrosius WT. Behavior problems in children before first recognized seizures. *Pediatrics* 2001; 107: 115-22.
- Bailet LL, Turk WR. The impact of childhood epilepsy on neurocognitive and behavioral performance: a prospective longitudinal study. *Epilepsia* 2000; 41: 426-31.
- Baird G, Charman T, Pickles A, *et al*. Regression, developmental trajectory and associated problems in disorders in the autism spectrum: the SNAP study. *J Autism Dev Disord* 2008; 38: 1827-36.
- Baird G, Robinson RO, Boyd S, Charman T. Sleep electroencephalograms in young children with autism with and without regression. *Dev med Child Neurol* 2006; 48: 604-8.
- Belsito KM, Law PA, Kirk KS, *et al*. Lamotrigine therapy for autistic disorder: a randomized, double-blind, placebo-controlled trial. *J Autism Dev Disord* 2001; 31: 175-81.
- Berg AT, Vickery BG, Testa FM, Levy SR, Shinnar S, DiMario F. Behavior and social competency in idiopathic and cryptogenic childhood epilepsy. *Dev Med Child Neurol* 2007; 49: 487-92.
- Berg AT, Langfitt JT, Testa FM, *et al*. Residual cognitive effects of uncomplicated idiopathic and cryptogenic epilepsy. *Epilepsy Behav* 2008; 13: 614-9.
- Brooks-Kayal A. Epilepsy and autism spectrum disorders: are there common developmental mechanisms? *Brain Dev* 2010; 32: 731-8.
- Caplan R, Siddarth P, Stahl, *et al*. Childhood absence epilepsy: behavioral, cognitive, and linguistic cormorbidities. *Epilepsia* 2008; 49: 1838-46.
- Cederlund M, Gillberg C. One hundred males with Asperger syndrome: a clinical study of background and associated factors. *Dev Med Child Neurol* 2004; 46: 652-60.
- Clarke DF, Roberts W, Daraksan M, *et al*. The prevalence of autistic spectrum disorder in children surveyed in a tertiary care epilepsy clinic. *Epilepsia* 2005; 46: 1970-7.

- Collett BR, Ohan JL, Myers KM. Ten-year review of rating scales. V: scales assessing attention-deficit/hyperactivity disorder. *J Am Acad Child Adolesc Psychiatry* 2003; 42: 1015-37.

- Danielsson S, Gillberg IC, Billstedt E, Gillberg C, Olsson I. Epilepsy in young adults with autism: a prospective population-based follow-up study of 120 individuals diagnoses in childhood. *Epilepsia* 2005; 46: 918-23.

- Davies S, Heyman I Goodman R. A population survey of mental health problems in children with epilepsy. *Dev Med Child Neurol* 2003; 45: 292-5.

- Deonna T, Roulet-Perez E, eds. *Cognitive and Behavioural Disorders of Epileptic Origin in Children.* London: MacKeith Press, 2005.

- Dodrill CB, Ojemann GA. Do recent seizures and recent changes in antiepileptic drugs impact performance on neuropsychological tests in subtle ways that might easily be missed? *Epilepsia* 2007; 48: 1833-41.

- Dow C, Seidenberg M, Hermann B. Relationship between information processing speed in temporal lobe epilepsy and white matter volume. *Epilepsy Behav* 2004; 5: 919-25.

- Dunn DW, Austin JK, Harezlak J, Ambrosius WT. ADHD and epilepsy in childhood. *Dev Med Child Neurol* 2003; 45: 50-4.

- Dunn DW, Kronenberger WG. Attention-deficit hyperactivity disorder, attention problems, and epilepsy. In: Ettinger AB, Kanner AM, eds. *Psychiatric Issues in Epilepsy.* Philadelphia: Wolters Kluwer Lippincott Williams & Wilkins, 2007, 272-85.

- Dunn DW, Austin JK, Perkins SM. Prevalence of psychopathology in childhood epilepsy: categorical and dimensional measures. *Dev Med Child Neurol* 2009; 51: 364-72.

- Fastenau PS, Shen J, Dunn DW, Austin JK. Academic underachievement among children with epilepsy: proportion exceeding psychometric criteria for learning disability and associated risk factors. *J Learn Disabil* 2008; 41: 195-207.

- Filipek PA, Accardo PJ, Baranek GT, *et al.* The screening and diagnosis of autistic spectrum disorders. *J Autism Dev Disord* 1999; 29: 439-84.

- Freilinger M, Reisel B, Reiter E, Zelenko M, Hauser E, Seidl R. Behavioral and emotional problems in children with epilepsy. *J Child Neurol* 2006; 21: 939-45.

- Glauser T, Cnaan A, Shinnar S, *et al.* Ethosuximide, valproic acid, and lamotrigine in childhood absence epilepsy. *N Engl J Med* 2010; 362: 790-9.

- Glaze DG, Schultz RJ, Frost JD. Rett syndrome: characterization of seizures *versus* non-seizures. *Electroencephal Clin Electrophysiol* 1998; 106: 79-83.

- Glaze DG, Percy AK, Skinner S, *et al.* Epilepsy and the natural history of Rett syndrome. *Neurology* 2010; 74: 909-12.

- Gonzalez-Heydrich J, Dodds A, Whitney J, *et al.* Psychiatric disorders and behavioral characteristics of pediatric patients with both epilepsy and attention-deficit hyperactivity disorder. *Epilepsy Behav* 2007; 10: 384-8.

- Gonzalez-Heydrich J, Whitney J, Waber D, *et al.* Adaptive phase I study of OROS methylphenidate treatment of attention deficit hyperactivity disorder with epilepsy. *Epilepsy Behav* 2010 18: 229-37.

- Hanssen-Bauer K, Heyerdahl S, Eriksson A-S. Mental health problems in children and adolescents referred to a national epilepsy center. *Epilepsy Behav* 2007; 10: 255-62.

- Hermann B, Jones J, Dabbs K, *et al.* The frequency, complications and aetiology of ADHD in new onset paediatric epilepsy. *Brain* 2007; 130: 3135-48.

- Hermann BP, Jones JE, Sheth R, *et al.* Growing up with epilepsy: a two-year investigation of cognitive development in children with new-onset epilepsy. *Epilepsia* 2008; 49: 1847-58.

- Hesdorffer DC, Ludvigsson P, Olafsson E, Gudmundsson G, Kjartansson O, Hauser WA. ADHD as a risk factor for incident unprovoked seizures and epilepsy in children *Arch Gen Psychiatry* 2004; 61: 731-6.

- Høie B, Mykletun A, Waaler PE, Skeidsvoll H, Sommerfelt K. Executive functions and seizure-related factors in children with epilepsy in Norway. *Dev Med Child Neurol* 2006; 48: 519-25.

- Høie B, Sommerfelt K, Waaler PE, Alsaker FD, Skeidsvoll H, Mykletun A. The combined burden of cognitive, executive function, and psychosocial problems in children with epilepsy: a population-based study. *Dev Med Child Neurol* 2008; 50: 530-6.
- Johnson CP, Myers SM. Identification and evaluation of children with autism spectrum disorders. *Pediatrics* 2007; 120: 1183-215.
- Jones JE, Watson R, Sheth R, *et al.* Psychiatric comorbidity in children with new onset epilepsy. *Dev Med Child Neurol* 2007; 49: 493-7.
- Kagan-Kushnir T, Roberts SW, Snead OC. Screening electroencephalograms in autism spectrum disorders: evidence-based guidelines. *J Child Neurol* 2005; 20: 197-206.
- Kavros PM, Clarke T, Strug LJ, Halperin JM, Dorta NJ, Pal DK. Attention impairment in rolandic epilepsy: systematic review. *Epilepsia* 2008; 49: 1570-80.
- Kim HL, Donnelly JH, Tournay AE, Book TM, Filipek P. Absence of seizures despite high prevalence of epileptiform EEG abnormalities in children with autism monitored in a tertiary care center. *Epilepsia* 2006; 47: 394-8.
- Kwan P, Brodie MJ. Neuropsychological effects of epilepsy and antiepileptic drugs. *Lancet* 2001; 357: 216-22.
- Lagae L. Cognitive side effects of anti-epileptic drugs. The relevance in childhood epilepsy. *Seizure* 2006; 15: 235-41.
- Loring DW, Meador KJ. Cognitive side effects of antiepileptic drugs in children. *Neurology* 2004; 62: 872-7.
- Lossius MI, Clench-Aas J, van Roy B, Mowinckel P, Gjerstad L. Psychiatric symptoms in adolescent with epilepsy in junior high school in Norway: a population survey. *Epilepsy Behav* 2006; 9: 286-92.
- Mantovani JF. Autistic regression and Landau-Kleffner syndrome: progress or confusion? *Dev Med Child Neurol* 2000; 42: 349-53.
- McVicar KA, Ballaban-Gil K, Rapin I, Moshé SL, Shinnar S. Epileptiform EEG abnormalities in children with language regression. *Neurology* 2005; 65: 129-31.
- Mouridsen SE, Rich B, Isager T. Epilepsy in disintegrative psychosis and infantile autism: a long-term validation study. *Dev Med Child Neurol* 1999; 41: 110-4.
- Nass R, Petrucha D. Acquired aphasia with convulsive disorder: a pervasive developmental disorder variant. *Pediatr Neurol* 1990; 5: 327-8.
- Nissenkorn A, Gak E, Vecsler M, Reznik H, Menascu S, Zeev BB. Epilepsy in Rett syndrome-the experience of a National Rett Center. *Epilepsia* 2010; 51: 1252-8.
- Palmese CA, Hamberger MJ. Attention and executive function in temporal lobe epilepsy patients with and without MTS. *Epilepsia* 2004; 45: 181.
- Parmeggiani A, Posar A, Antolini C, Scaduto MC, Santucci M, Giovanardi-Rossi P. Epilepsy in patients with pervasive developmental disorder not otherwise specified. *J Child Neurol* 2007; 22: 1198-203.
- Parrish J, Geary E, Jones J, Sheth R, Hermann B, Seidenberg M. Executive functioning in childhood epilepsy: parent-report and cognitive assessment. *Dev Med Child Neurol* 2007; 49: 412-6.
- Plioplys AV. Autism: electrogram abnormalities and clinical improvement with valproic acid. *Arch Pediatr Adolesc Med* 1994; 148: 220-2.
- Saemundsen E, Ludvigsson P, Rafnsson V. Autism spectrum disorders in children with a history of infantile spasms: a population-based study. *J Child Neurol* 2007; 22: 1102-7.
- Saemundsen E, Ludvigsson P, Rafnsson V. Risk of autism spectrum disorders after infantile spasms: a population-based study nested in a cohort with seizures in the first year of life. *Epilepsia* 2008; 49: 1865-70.
- Sánchez-Carpintero R, Neville BGR. Attentional ability in children with epilepsy. *Epilepsia* 2003; 44: 1340-9.
- Semrud-Clikeman M, Wical B. Components of attention in children with complex partial seizures with and without ADHD. *Epilepsia* 1999; 40: 211-5.
- Sherman EMS, Slick DJ, Eyrl KL. Executive dysfunction is a significant predictor of poor quality

of life in children with epilepsy. *Epilepsia* 2006; 47:1936-42.

- Sherman EMS, Slick DJ, Connolly MB, Eyrl KL. ADHD, neurological correlates and health-related quality of life in severe pediatric epilepsy. *Epilepsia* 2007; 48: 1083-91.
- Spence SJ, Schneider MT. The role of epilepsy and epileptiform EEGs in autism spectrum disorders. *Pediatr Res* 2009; 65: 599-606.
- Stefanatos GA. Regression in autistic spectrum disorders. *Neuropsychol Rev* 2008; 18: 305-19.
- Steffenburg U, Hagberg G, Hagberg B. Epilepsy in a representative series of Rett Syndrome. *Acta Paediatr* 2001; 90: 34-9.
- Tharp BR. Epileptic encephalopathies and their relationship to developmental disorders: do spikes cause autism? *Ment Retard Dev Dis Res Rev* 2004; 10: 132-4.
- Thome-Souza S, Kucynski E, Assumpção F, *et al.* Which factors may play a pivotal role on determining the type of psychiatric disorder in children and adolescents with epilepsy? *Epilepsy Behav* 2004; 5: 988-94.
- Torres AR, Whitney J, Gonzalez-Heydrich J. Attention-deficit/hyperactivity disorder in pediatric patients with epilepsy: review of pharmacological treatments. *Epilepsy Behav* 2008; 12: 217-33.
- Tuchman RF, Rapin I. Regression in pervasive developmental disorders: seizures and epileptiform electroencephalogram correlates. *Pediatrics* 1997; 99: 560-6.
- Turky A, Beavis JM, Thapar AK, Kerr MP. Psychopathology in children and adolescents with epilepsy: an investigation of predictive variables. *Epilepsy Behav* 2008; 12:136-44.
- Wechsler D., Kaplan E, Fein D, Kramer J, Morris R, Delis D, Maerlender A, eds. *Wechsler Intelligence Scale for Children Fourth Edition – Integrated technical and interpretive manual.* San Antonio: Harcourt Assessment, 2004.
- Williams J, Griebel ML, Dykman RA. Neuropsychological patterns in pediatric epilepsy. *Seizure* 1998; 7: 223-8.
- Williams J, Phillips T, Griebel ML, *et al.* Factors associated with academic achievement in children with controlled epilepsy. *Epilepsy Behav* 2001; 2: 217-23.

第六章

通过电生理学及功能影像学技术评价癫痫病人的认知功能

fMRI 和 Wada 试验对确定准备癫痫手术患者的语言优势分布模式和心理储备能力的作用

Sallie Baxendale

英国,伦敦,UCL,神经病学研究所,临床和实验癫痫科

■ 引言

Wada 试验曾经是癫痫外科方案中的"金标准",其作用现在是一个有争议的问题。2008 年进行的一次有关应用的调查,显示 Wada 试验的应用有广泛的地域和临床差异(Baxendale 等,2008b)。一方面,有 36% 的外科中心很少或者从来不使用这一试验,另一方面 12% 癫痫外科中心则无论其他的术前评估结果如何,对所有的术前评估患者都进行这一试验。50% 的被调查中心,对于其他的术前评估研究显示矛盾或者不一致的患者仍然使用 Wada 试验。

Wada 试验最早在癫痫外科使用主要有两个目的:首先是对语言功能进行定侧,其次是甄别术后出现遗忘的风险。同时从 Wada 试验获得的记忆功能半球指标有助于提供与发作起始区侧别一致的资料(Cohen-Gadol 等,2004;Lee 等,2002;Lancman 等,1998),也有助于预测术后记忆功能下降(Jokeit 等,1997;Stroup 等,2003),但是仍然不能仅仅因为这些额外的功能,作为进行这一试验的正当理由。Wada 试验毕竟是一种有创性、昂贵的检查,虽然发生率不高,但仍然有神经系统并发症风险的检查(Loddenkemper 等,2008)。因此,一旦进行了这一检查,就应该充分合理地使用所有的在术前评估过程中获得的数据。但是由于其有创性,也意味着只有这一检查对于术前评估的患者能够提供独特的、无可比拟的、可靠的和恰当的数据时,才予以采用(Baxendale 等,2008a)。另外判断

是否有必要进行 Wada 试验应回答以下问题：如果没有 Wada 试验，人们在 2010 年才发明它，癫痫中心还会在癫痫外科术前评估过程中把它作为急需具备的内容吗？

■ 语言功能定侧

许多无创性的方法也能够提示语言优势的线索。对于拟进行标准前颞叶切除的很多患者，基础的神经心理学测验及发作期症状学，以及结合发作后语言功能恢复的模式就足以提供可能的语言优势半球。一些神经外科医生如果进行优势半球颞叶切除的时候，可能会采用更有限范围的切除，不过无论是优势半球还是非优势半球，标准的前颞叶切除在术后的发作预后并没有显示任何明显的差异。对大多数准备做标准前颞叶切除的患者来说，这些软征象足以成为外科计划的依据。

但是对于那些可能需要更广泛的切除、位置更靠后的剪裁式颞叶切除或者靠近功能区的病灶切除时，情况并非如此。

最近一个非常全面的综述（Binder 等，2011）主题是 fMRI 在癫痫术前评估中语言功能定侧的作用。通过 fMRI 对语言功能进行的研究，提示了对大脑语言代表区理解的变化，脱离了以 Wada 为分类基础的传统左、右、双侧的概念，变为承认存在不同的区域，双侧的网络以及可被任何特定作业所激活的区域。在进行语言作业时，fMRI 的激活模式具有高度特异性，很少或者没有重叠（Binder 等，2008b）。正因为如此，Binder 建议临床应用 fMRI 激活模式对某一具体患者进行"剪裁式"切除时应该谨慎。但是如果把 fMRI 激活模式与其他结构和功能检查结果综合分析，已经使今天的外科医生能够清晰地制定对功能区或者临近功能区皮质的手术切除方案，比以往必须依赖于 Wada 试验更为精确（图 1，Golby，2010）。在 Golby 功能及结构分布的结合中，一侧半球为 Wada 语言定侧表现所掩盖，并且也很清楚这些数据对于制订患者的手术计划并不能提供太多额外的信息。

对于病变位于或者临近功能区的患者，首要任务是最大限度地保留语言功能，目前清醒开颅术仍然是保证理想的术后语言功能的最佳方案。

■ 评估遗忘的风险

尽管罕见，术后遗忘综合征仍然是与颞叶切除相关的最严重的并发症之一（Baxendale，1998）。如果对侧结构功能的完整性不足以支撑有效的记忆功能，患

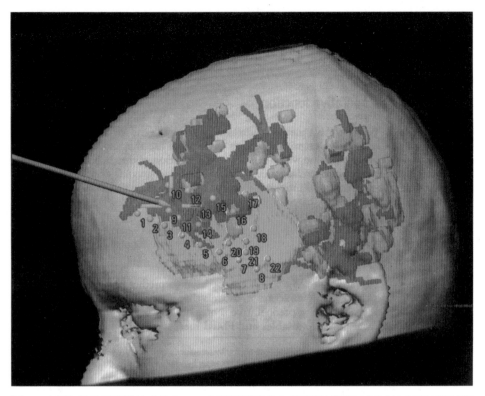

图1 功能和结构影像学技术整合。一个双语的手术患者进行2种语言测试的fMRI图像(橘黄色和粉色),DTI(蓝色),刺激和记录点来自于OR(黄色),绿色为肿瘤。经Golby同意复制,2010.©A.Golby

者将出现严重的遗忘综合征。幸运的是,纯粹的遗忘状态是罕见的。术前现代影像技术检查发现双侧颞叶异常,而术后并没有出现遗忘的患者,都是进行了现代化的术前评估(Baxendale 等,2008a)。由此可见,高分辨率的结构 MRI 检查是评估遗忘风险的基础。这样结合基础的神经心理学评价、发作期和发作间期的脑电图异常、fMRI获得的记忆功能资料,可以勾画出对侧颞叶结构和功能的完整性。如果这些检查提示双侧功能障碍或者对侧异常,则患者术后出现记忆问题的风险增加。这种情况下,即使 Wada 试验通过,也可能给医生和患者同样的不安全感,因为导致记忆功能低下的危险因素仍然存在。值得注意的是这些患者术后遗忘的风险是持续终生的,因为他们术后很少能够无发作,并且术后有持续时间较长的发作或者出现癫痫持续状态可能在术后很多年形成严重的遗忘综合征(Dietl 等,2004;Oxbury 等,1997)。术后遗忘综合征的准确风险很难精确量化,因为患者认为风险很大,极少进行手术。

尽管遗忘综合征有具体明确的特征,连续的观察术后记忆缺陷仍然是有临床价值的,一些患者由于严重的记忆困难不能进行日常的生活功能,但是仍然会有一些有限的残存能力来形成新的记忆。如果连续的观察有记忆困难,并且患者最终出现了遗忘状态,那就可能通过预测术后记忆下降而推断严重记忆丧失的风险。这是我们了解 Wada 试验在术前评估中的价值,即预测术后记忆下降的风险。

■ 预测术后功能

预测术后记忆功能已经成为近年来很多研究的焦点。癫痫术前的认知功能障碍是人口学和临床因素与基础结构异常的性质和位置共同导致的结果。基于 Chelune 的术后功能模型(Chelune,1995),最近的研究集中在预测多变量模型,对切除组织和对侧结构功能保留的结构完整性进行间接测定。这种有代表性的测定方法包括基础期的神经心理学评分、Wada 试验的对侧和同侧记忆评分以及 fMRI 记忆模式的功能资料。(Stroup 等,2003;Binder 等,2008a;Baxendale 等,2006)。

虽然 Wada 试验的记忆评分可以作为术后记忆下降的预测指标,在这些使用无创性研究(包括术前标准化的神经心理学评分、人口学和临床变量以及 fMRI 测试)中获得的预测变量模型中,Wada 评分的"额外价值是可以忽略不计的(Binder 等,2008a;Baxendale 等,2007)。

根据收益递减法则,Wada 评分所带来的任何额外预测价值都可能被 Wada 试验的有创性和昂贵花费所抵消。

到目前为止,使用 fMRI 模式预测术后记忆功能的研究中,检查时间都在 1 年以内,多数的评价时间在术后 3 个月或者 6 个月(Binder 等,2008a;2010;Frings 等,2008;Koylu 等,2008;Powell 等,2008;Rabin 等,2004;Richardson 等,2004;2006;Janszky 等,2005)。长期看来,这些预测的临床价值可能有限,因为许多患者在术后初期的几个月出现记忆力下降之后,其记忆功能常常会逐渐恢复(图 2)。

大多数 fMRI 的研究采用简单的术前评分与术后评分相减的方法来确定"下降"(Binder 等,2008a;2010;Frings 等,2008;Koylu 等,2008;Rabin 等,2004;Richardson 等,2004;2006)。这对方法学,技术的新颖性是一个明显的限制因素,比如术前 - 术后评估的间隔时间短,认知退化的指数粗糙等,这些旨在探索传统神经心理学功能评价方法预测价值的术后记忆功能研究中未被接受。同时,使

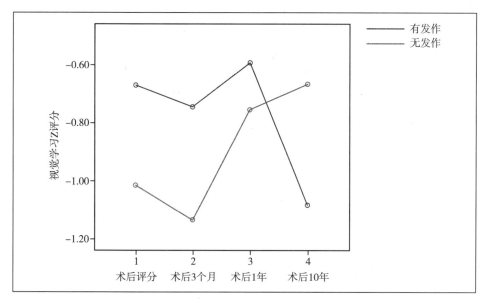

图 2　70 个伴海马硬化癫痫手术患者在视觉学习作业的纵向平均得分。伦敦国立医院神经科和神经外科手术患者的 10 年随访

用可靠的变化指数或基于测量标准化的回归分析确定有临床意义的术后神经心理学变化在的其他研究中已经成为标准(Engman 等,2004;Hermann 等,1996;Mc Donald 等,2004;Stoup 等,2003),它们已经被广泛用于 fMRI 研究中(Powell 等,2008;Bonelli 等,2010)。同样地,在基础的神经心理学测验已经结合很多多变量研究预测预后,fMRI 的变量刚刚开始与其他的已知预测因素相结合应用于术后记忆下降的统计模型中。(Binder 等,2008a)

　　目前仍然有三分之一以上进入外科程序的患者,在很多标准记忆测验中低于两个百分数,并且呈现"底层效应"(图 3)。对这部分患者确定术后"降低"是有问题的。虽然如此,在术后记忆功能的研究中,这些患者与那些测验分数很高但有降低的患者混在一起,例如在记忆测验中为 10 点的患者,对他们日常功能的影响非常不同。

　　另外,也存在这样的情况,通过可靠的参数测定心理学指标降低与患者的主观体验并不一致,患者关于记忆方面的主诉往往与情绪状态和发作控制的关系更为密切,而非记忆测验的评分(Baxendale 和 Thompson,2005)。虽然很多文献都是关于准确预测术后认知功能变化的重要性研究,但是很少数研究者将他们的注意力集中于术前康复策略的发展和评估方面(除了 Helmstaedter 等,2008)。只有少数研究例外(Alpherts 等,2006;Andersson-Roswall 等,2010;Engman 等,

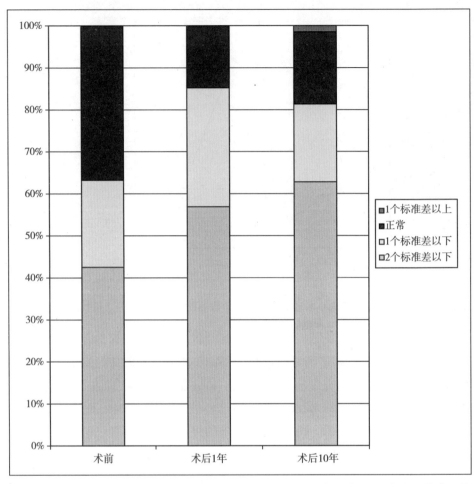

图 3　伦敦国立医院神经科和神经外科手术患者术前、术后 1 年和术后 10 年在语言学习作业中,高于和低于正常 1 和 2 个标准差患者的比例

2006;Helmstaedter 等,2003;Rausch 等,2003),绝大多数文章仍然只是关注术后2 年这样短期的变化。最近,长期的关于发作结果的研究已经指出术后 10 年无发作的患者少于 50%(Mcintosh 等,2004)。对于一个逐渐衰老、手术后的大脑,发作复发对于神经心理学功能的影响仍然是一个重要问题,即必须考虑对患者是否提供可选用的外科术式。

■ 临床实践推荐

　　Wada 试验习惯上用来确定癫痫手术患者的语言优势侧,甄别遗忘风险和预测术后记忆功能。fMRI 并不能在所有患者中都替代 Wada 试验,但是它是一项可以结合其他检查,在以上诸方面为临床提供有用的、正确的、可靠的指导。对于多数病人来讲,这些综合数据可以提供足够的制订手术切除计划的临床信息。Wada 试验在这些患者受递减法则的影响。基于这些讨论,在多伦多神经心理小组已经达成共识,即 Wada 试验不应该对所有外科治疗患者常规使用(2010 年11 月)。

对于有其他线索提示双侧功能障碍的患者,认为 Wada 试验的记忆表现良好,即术后发生遗忘综合征的风险低,对此必须谨慎。对于这些患者,必须考虑术后记忆功能障碍的长期风险。

长期的神经心理学随访应该成为癫痫手术计划的组成部分。只要有可能,所有发生术后遗忘综合征的病例都应该以文献的形式充分报道,包括晚期的并发症,其目的在于建立最广泛的数据库,帮助我们在未来避免出现这样的情况。

■ 未来研究的建议

在癫痫手术患者中使用 Wada 试验,应该在研究和临床合理性之间有一个清晰的区别。

尽管初期的研究结果令人鼓舞,但是因为大多数的研究都是在术后早期进行的,所以 fMRI 在预测术后相关记忆功能变化方面的价值仍然未知。为了使其临床价值最大化,未来 fMRI 预测术后记忆功能的研究应该着眼于术后记忆功能的稳定、使用多变量设计(与其他相关的临床和人口学资料相结合)以及有活力的认知降低的测量方法,如可靠的变化指标或者基于回归的测试。

未来术后预测研究的方法学也应该根据正常的功能来表明术前和术后的记忆能力,通过 Z 评分的报告更佳。

(邵晓秋 译 吴逊 校)

参考文献

• Alpherts WC, Vermeulen J, van Rijen PC, da Silva FH, van Veelen CW. Verbal memory decline after temporal epilepsy surgery?: A 6-year multiple assessments follow-up study. *Neurology* 2006; 67: 626-31.

• Andersson-Roswall L, Engman E, Samuelsson H, Malmgren K. Cognitive outcome 10 years after temporal lobe epilepsy surgery: a prospective controlled study. *Neurology* 2010; 74: 1977-85.

• Baxendale S, Thompson P, Harkness W, Duncan J. The role of the intracarotid amobarbital procedure in predicting verbal memory decline after temporal lobe resection. *Epilepsia* 2007; 48: 546-52.

• Baxendale S, Thompson P, Harkness WF, Duncan JS. Predicting memory decline following epilepsy surgery: a multivariate approach. *Epilepsia* 2006; 47: 1887-94.

- Baxendale S, Thompson P. Defining meaningful postoperative change in epilepsy surgery patients: measuring the unmeasurable? *Epilepsy Behav* 2005; 6: 207-11.

- Baxendale S, Thompson PJ, Duncan JS. The role of the Wada test in the surgical treatment of temporal lobe epilepsy: an international survey. *Epilepsia* 2008a; 49: 715-20.

- Baxendale S. Amnesia in temporal lobectomy patients: Historical perspective and review. *Seizure* 1998; 7: 15-24.

- Baxendale SA, Thompson PJ, Duncan JS. Evidence-based practice: a reevaluation of the intra-carotid amobarbital procedure (Wada test). *Arch Neurol* 2008a; 65: 841-5.

- Binder JR, Sabsevitz DS, Swanson SJ, Hammeke TA, Raghavan M, Mueller WM. Use of preoperative functional MRI to predict verbal memory decline after temporal lobe epilepsy surgery. *Epilepsia* 2008a; 49: 1377-94.

- Binder JR, Swanson SJ, Hammeke TA, Sabsevitz DS. A comparison of five fMRI protocols for mapping speech comprehension systems. *Epilepsia* 2008b; 49: 1980-97.

- Binder JR, Swanson SJ, Sabsevitz DS, Hammeke TA, Raghavan M, Mueller WM. A comparison of two fMRI methods for predicting verbal memory decline after left temporal lobectomy: language lateralization *versus* hippocampal activation asymmetry. *Epilepsia* 2010; 51: 618-26.

- Binder JR. Functional MRI is a valid noninvasive alternative to Wada testing. *Epilepsy Behav* 2011; 20: 214-22.

- Bonelli SB, Powell RH, Yogarajah M, Samson RS, Symms MR, Thompson PJ, et al. Imaging memory in temporal lobe epilepsy: predicting the effects of temporal lobe resection. *Brain* 2010; 133: 1186-99.

- Chelune GJ. Hippocampal adequacy *versus* functional reserve: predicting memory functions following temporal lobectomy. *Arch Clin Neuropsychol* 1995; 10: 413-32.

- Cohen-Gadol AA, Westerveld M, Alvarez-Carilles J, Spencer DD. Intracarotid Amytal memory test and hippocampal magnetic resonance imaging volumetry: validity of the Wada test as an indicator of hippocampal integrity among candidates for epilepsy surgery. *J Neurosurg* 2004; 101: 926-31.

- Dietl T, Urbach H, Helmstaedter C, Staedtgen M, Szentkuti A, Grunwald T, et al. Persistent severe amnesia due to seizure recurrence after unilateral temporal lobectomy. *Epilepsy Behav* 2004; 5: 394-400.

- Engman E, Andersson-Roswall L, Samuelsson H, Malmgren K. Serial cognitive change patterns across time after temporal lobe resection for epilepsy. *Epilepsy Behav* 2006; 8: 765-72.

- Engman E, Andersson-Roswall L, Svensson E, Malmgren K. Non-parametric evaluation of memory changes at group and individual level following temporal lobe resection for pharmacoresistant partial epilepsy. *J Clin Exp Neuropsychol* 2004; 26: 943-54.

- Frings L, Wagner K, Halsband U, Schwarzwald R, Zentner J, Schulze-Bonhage A. Lateralization of hippocampal activation differs between left and right temporal lobe epilepsy patients and correlates with postsurgical verbal learning decrement. *Epilepsy Res* 2008; 78: 161-70.

- Golby A. Image reproduced with permission. Personal Communication, 2010.

- Helmstaedter C, Kurthen M, Lux S, Reuber M, Elger CE. Chronic epilepsy and cognition: a longitudinal study in temporal lobe epilepsy. *Ann Neurol* 2003; 54: 425-32.

- Helmstaedter C, Loer B, Wohlfahrt R, Hammen A, Saar J, Steinhoff BJ, et al. The effects of cognitive rehabilitation on memory outcome after temporal lobe epilepsy surgery. *Epilepsy Behav* 2008; 12: 402-9.

- Hermann BP, Seidenberg M, Schoenfeld J, Peterson J, Leveroni C, Wyler AR. Empirical techniques for determining the reliability, magnitude, and pattern of neuropsychological change after epilepsy surgery. *Epilepsia* 1996; 37: 942-50.

- Janszky J, Jokeit H, Kontopoulou K, Mertens M, Ebner A, Pohlmann-Eden B, Woermann FG. Functional MRI predicts memory performance after right mesiotemporal epilepsy surgery. *Epilepsia* 2005; 46: 244-50.

- Jokeit H, Ebner A, Holthausen H, Markowitsch HJ, Moch A, Pannek H, Schulz R, Tuxhorn I.

Individual prediction of change in delayed recall of prose passages after left-sided anterior temporal lobectomy. *Neurology* 1997; 49: 481-7.

- Koylu B, Walser G, Ischebeck A, Ortler M, Benke T. Functional imaging of semantic memory predicts postoperative episodic memory functions in chronic temporal lobe epilepsy. *Brain Res* 2008; 1223: 73-81.

- Lancman ME, Benbadis S, Geller E, Morris HH. Sensitivity and specificity of asymmetric recall on WADA test to predict outcome after temporal lobectomy. *Neurology* 1998; 50: 455-9.

- Lee GP, Park YD, Hempel A, Westerveld M, Loring DW. Prediction of seizure-onset laterality by using Wada memory asymmetries in pediatric epilepsy surgery candidates. *Epilepsia* 2002; 43: 1049-55.

- Loddenkemper T, Morris HH, Moddel G. Complications during the Wada test. *Epilepsy Behav* 2008; 13: 551-3.

- McDonald CR, Norman MA, Tecoma E, Alksne J, Iragui V. Neuropsychological change following gamma knife surgery in patients with left temporal lobe epilepsy: a review of three cases. *Epilepsy Behav* 2004; 5: 949-57.

- McIntosh AM, Kalnins RM, Mitchell LA, Fabinyi GC, Briellmann RS, Berkovic SF. Temporal lobectomy: long-term seizure outcome, late recurrence and risks for seizure recurrence. *Brain* 2004; 127: 2018-30.

- Oxbury S, Oxbury J, Renowden S, Squier W, Carpenter K. Severe amnesia: an usual late complication after temporal lobectomy. *Neuropsychologia* 1997; 35: 975-88.

- Powell HW, Richardson MP, Symms MR, Boulby PA, Thompson PJ, Duncan JS, Koepp MJ. Preoperative fMRI predicts memory decline following anterior temporal lobe resection. *J Neurol.Neurosurg Psychiatry* 2008; 79: 686-93.

- Rabin ML, Narayan VM, Kimberg DY, Casasanto DJ, Glosser G, Tracy JI, et al. Functional MRI predicts post-surgical memory following temporal lobectomy. *Brain* 2004; 127: 2286-98.

- Rausch R, Kraemer S, Pietras CJ, Le M, Vickrey BG, Passaro EA. Early and late cognitive changes following temporal lobe surgery for epilepsy. *Neurology* 2003; 60: 951-9.

- Richardson MP, Strange BA, Duncan JS, Dolan RJ. Memory fMRI in left hippocampal sclerosis: optimizing the approach to predicting postsurgical memory. *Neurology* 2006; 66: 699-705.

- Richardson MP, Strange BA, Thompson PJ, Baxendale SA, Duncan JS, Dolan RJ. Pre-operative verbal memory fMRI predicts post-operative memory decline after left temporal lobe resection. *Brain* 2004; 127: 2419-26.

- Stroup E, Langfitt J, Berg M, McDermott M, Pilcher W, Como P. Predicting verbal memory decline following anterior temporal lobectomy (ATL). *Neurology* 2003; 60: 1266-73.

- Stroup E, Langfitt J, Berg M, McDermott M, Pilcher W, Como P. Predicting verbal memory decline following anterior temporal lobectomy (ATL). *Neurology* 2003; 60: 1266-73.

讨论

fMRI 和 Wada 试验对确定准备癫痫手术患者的语言优势分布模式和心理储备能力的作用

Arne Gramstad

挪威 Bergen 大学心理学家

挪威 Bergen 大学,Haukeland 大学医院,神经科,心理学家

　　研究颞叶癫痫语言优势侧一个非侵入性的方法是二重听觉实验。这个试验与颞叶功能密切相关,并且已经在正常人和有大脑病变人群中做过很多研究(Hughdahl,2002)。简而言之,在健康右利者给予语言听觉刺激发现右耳比左耳有优势,这种右耳优势(REA)反映左侧半球在言语加工过程中的优势,较早的研究(Strauss 等,1987)发现它与 Wada 试验所证实的语言优势侧一致。以后关于儿童的研究(Hughdahl 等,1997;Fernandes 等,2006)也显示二重听觉实验作为一种非侵入性的方法有希望替代 Wada 试验。然而我们对成人颞叶癫痫的研究并不支持这种应用。一项对 17 例通过 Wada 实验证实的左侧语言优势颞叶癫痫患者的研究中,8 例患者没有表现出预期的右耳优势(REA)(Gramstad 等,2003)。另一个大样本的右利手颞叶癫痫的研究也有同样的结果(Gramstad 等,2006)。关于这些患者未表现出 REA 的主要是因为左侧半球的认知功能障碍。看起来这些患者全面性左侧半球功能障碍使右耳优势消失殆尽。这一点也反过来削弱了二重听觉实验在准备手术的患者中进行语言定侧的实际应用价值。很难区分因左侧半球功能障碍致使 REA 丧失而导致右半球语言优势出现的左耳优势。同时,我们的数据也支持较早的研究发现(Lee 等,1994),二重听觉实验的结果与颞叶癫痫发作起始侧别无明显的相关性。因此,迄今为止二重听觉实验有助于成人颞叶癫痫术前评估的研究结果都是令人失望的。一般来讲,进一

步的研究可能会阐明二重听觉实验在评估癫痫患者认知功能障碍中的作用。

同样,尽管一些有前景的早期结果(Strauss 等,1985;Nilsson 等,1988;Saisa 等,1990;Christiansson 等,1992),如半视野技术还没有成为癫痫患者术前评估中的实用方法。在他们最近对于非侵入性技术的回顾中,Pelletier 等(2007)指出二重听觉实验和快速视野检测器可靠性的一般问题。似乎这些方法在普遍用于数千评估中对不同种类的 "噪声" 非常敏感。

(邵晓秋 译　吴逊 校)

参考文献

- Christiansson SA, Nilsson LG, Säisä J, Silfvenius H. Visual half-field testing of memory functions in patients considered for surgical treatment of intractable complex partial epilepsy. *Acta Neurol Scand* 1992; 86: 545-54.
- Fernandes MA, Smith ML, Logan W, Crawley A, McAndrews MP. Comparing language lateralization determined by dichotic listening and fMRI activation in frontal and temporal lobes in children with epilepsy. *Brain Language* 2006; 96: 106-14.
- Gramstad A, Engelsen BA, Hugdahl K. Left hemisphere dysfunction affects dichotic listening in patients with temporal lobe epilepsy. *Intern J Neuroscience* 2003; 113: 1177-96.
- Gramstad A, Engelsen BA, Hugdahl K. Dichotic listening with forced attention in patients with temporal lobe epilepsy: significance of left hemisphere cognitive dysfunction. *Scand J Psychol* 2006; 47: 163-70.
- Hugdahl, K. Dichotic listening in the study of auditory laterality. In: Hugdahl K, Davidson RJ, eds. *The Asymmetrical Brain*. Cambridge: MIT Press, 2002, 441-76.
- Hugdahl K, Carlsson G, Uvebrant P, Lundervold AJ. Dichotic-listening performance and intracarotid injections of amobarbital in children and adolescents. Preoperative and postoperative comparisons. *Arch Neurol* 1997; 54: 1494-500.
- Lee GP, Loring DW, Varney NR, Roberts RJ, Newell JR, Martin JA, *et al*. Do dichotic word listening asymmetries predict side of temporal lobe seizure onset? *Epilepsy Res* 1994; 19: 153-60.
- Nilsson LG, Christianson SA, Silfvenius H. The accuracy of the dichotic, the visual half-field, and the intracarotid sodium amytal memory tests in preoperative neuropsychological investigation of epileptic patients. *Acta Neurol Scand Suppl* 1988; 117: 73-8.
- Pelletier I, Sauerwein HC, Lepore F, Saint-Amour D, Lassonde M. Non-invasive alternatives to the Wada test in the presurgical evaluation of language and memory functions in epilepsy patients. *Epileptic Disord* 2007; 9: 111-26.
- Strauss E, Wada J, Kosaka B. Visual laterality effects and cerebral speech dominance determined by the carotid Amytal test. *Neuropsychologia* 1985; 23: 567-70.
- Strauss E, Gaddes WH, Wada J. Performance on a free-recall verbal dichotic listening task and cerebral dominance determined by the carotid amytal test. *Neuropsychologia* 1987; 25: 747-53.
- Säisä J, Silfvenius H, Christianson SA. Visual half-field testing for defining cerebral hemisphere speech laterality. *Acta Neurol Scand* 1990; 82: 346-9.

功能性经颅多普勒超声在成人和儿童癫痫患者中语言优势侧的可靠性

Hubertus Lohmann

德国,Münster 大学医院,神经科

■ 概述

无创性神经影像技术作为可靠和有效的确定语言功能手段已经成为计划进行神经外科治疗的难治性癫痫患者术前评估的重要组成部分。与 fMRI 这一主流的神经影像一样,功能性经颅多普勒超声技术(fTCD)在基于血流灌注的语言定侧和其他认知功能的评估中成为一种无创性的补充手段(Abou-Khalil,2007；Pelletier 等,2007)。

经颅多普勒超声技术应用于临床和科研的基础开发是由这一领域的先驱者 Rune Aaslid 建立起来的,他首先在大脑中动脉(MCA)记录了颅骨周围的脑血流速度(CBFV)(Aaslid,1986)。几年后,Droste 和他的同事也成功地证实了在不同的认知刺激时所表现出的与作业相关的 MCA 血流灌注变化(Droste 等,1989)。fTCD 可以作为一种临床定侧工具的标志是可以自动分析与作业相关的 CBFV 数据的特异性软件的出现(Deppe 等,1997),并且在成人和儿童中研究了 fTCD 的有效性和可重复性(Knecht 等,1998a；1998b；Lohmann,2005)。

本文的内容涉及 fTCD 在评价语言定侧有效性和可靠性的技术和生理方面的必备条件。本文也将讨论这一技术的优点、缺点及局限性,尤其是在癫痫患者术前评估中的应用。也将简单介绍该技术目前在临床中的应用状态和可行性。

■ 物理和生理学原理

功能性 TCD 技术是通过多普勒超声设备记录双侧与作业相关的脑底部动脉的 CBFV,在临床实际中是可行的。有一些例外,fTCD 主要是通过颞床接受 MCA(大脑中动脉)的超声信号,而 MCA 供应大脑半球皮质和皮质下的广大区域。在 fTCD 评估中,超声探头固定的放置在所谓"超声窗"的位置,这个位置的颅骨位于耳前,颅骨较薄,更利于超声波束穿透颅骨。为了评价 CBFV,这一技术采用"多普勒频移"(或者多普勒效应,因奥地利物理学家 Christian Dopple 而得名),即超声波被血管内移动的血细胞(绝大多数是红细胞)反射后所观察到的一种频率变化。

与 fMRI 和正电子发射扫描(PET)类似,fTCD 也是一种基于灌注的神经影像学方法。它的原理是基于神经活动和对应的局部脑血流(rCBF)变化之间的密切联系(神经血管耦合)(Villringer,1997)。像语言活动这样的特定的认知过程会引起相应的局部性神经元的点燃,从而导致葡萄糖和和氧气的消耗增加。这种代谢需求的变化会导致局部脑血流(rCBF)的相应调整,又会引起由几种血管活性物质调节的毛细血管床前方小供血血管的舒张和收缩。fMRI 和 fTCD 是测量局部血流变化不同的相关内容。fTCD 测量的是脑底部的供血动脉的 CBFV 的变化,而 fMRI 是采用脱氧和氧合血液比例的局部偏移作为一种内源性的 MRI 信号。截然不同的血流和血管特性(血液黏稠度的稳定性,血流的分层,血管直径的稳定及血管的环形构造)都用来对供血动脉的 rCBF 和 CBFV 比值做数学推导(Deppe 等,2004)。尽管这些必要条件不能完全应用于生理条件下,已经证实局部神经元活动会出现局部脑血流量(rCBF)变化和相应的脑血流速度(CBFV)改变之间有紧密的相关性(Aslid,1987;Sitzer 等,1994)。

■ fTCD 的优势和局限性

在临床实践中,fTCD 记录可以从三方面保证其结果的有效性和可重复性。首先,在 fTCD 检查时,在接受超声部位血管测到的脑血流速度最大值应储存起来以便进一步分析,但是,病理状态下的血管形态可能会导致脑血流特征发生变化,比如,在血管狭窄的附近有非层流(涡流)的风险,主要取决于狭窄的程度和灌注压(图 1)。如果 fTCD 作用于非层流的血管节段,则最大脑血流速度和脑血流的均衡性受到损害。(Stroobant 和 Vingerhoets,2000)。其次,在许多实验设

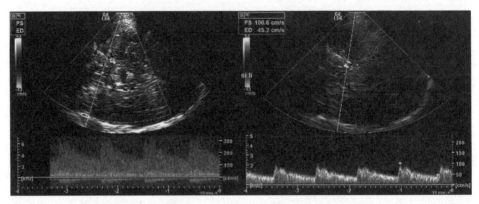

图1 应用经颅双功能彩色多普勒超声(TCCS)评估病理性脑血流：下部显示的是大脑中动脉特定节段的脑血流速度。左侧有一个清晰可见的流速增加，是收缩期达300cm/s，与右侧正常值(正常值？120cm/s)相比较所造成。在这个病例中，由于违背了CBFV和CBF的比例原则而不能进行功能评估(上部楔形图显示的是能够识别血管结构的声纳图)

计中，为了证实作业的依从性，受试者需按照作业的要求讲话。而作为试验依从性条件的讲话可能会改变定侧指数。目前正在研究一种可能的关联是讲话对超声探头有物理影响而引起信号伪差。这在最佳情况下可能会降低信噪比值。更为严重的是，讲话会引起系统性伪差而后影响fTCD测试的可靠性和有效性。因此推荐使用隐匿("安静")作业与此后的作业结合来控制依从性(Knecht等，1996)。第三，使用常规的多普勒超声设备不能提供特定血管节段脑血流速度的绝对值，因为超声束的进入角度是未知的。在生理条件下，超声束的进入角度在0°到30°之间变化(Martin等，1995)。这样就导致了某一血管节段的实际血流速度被低估了，因为多普勒频移是超声进入角度的余弦函数(图2)。因此，在数据分析阶段，脑血流速度的数据转换成相对单位(标准化)是进行定侧指数计算的必需环节。

作业过程中fTCD提供脑血流速度变化最佳的时间信息。使用常规的分析方法，时间分辨率被限制

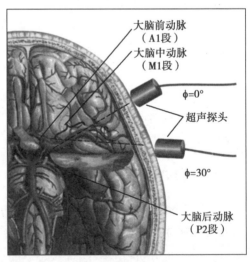

图2 右侧半球大脑基底部血管结构和两个假设的超声探头经颞窗进入位置的轴位图(腹侧)。一个30°的超声进入角度将导致血流向负向偏移15%

在一个心脏周期内。然而，如果使用精密技术如刺激与心脏周期耦合，则反应时间的准确性可以达到 100 毫秒左右（Klingelhofer 等人，1996）。

对不能配合进行 fMRI 检查的患者 fTCD 很易于实行。儿童患者或因为认知损害、焦虑或者幽闭恐惧症等不能很好地配合作业要求的患者，fTCD 是理想的。因此当患者有 fMRI 检查绝对禁忌证时，如植入生物刺激器，可以应用 fTCD 测试。

fTCD 仅提供左右半球相对灌注变化的信息。用这种方式不能提供两个半球间激活的变化。另外，5%~10% 的患者超声波束不能通过颞窗，使血管不能接受超声束（Newell 和 Aaslid，1992）。然而，最近的一个对癫痫患者的可行性研究显示这一主要缺陷在相当程度上可能不存在。在 10 例颞床显示探测不佳的患者中，持续静脉使用超声造影剂 SonoVue®，其中 7 例可以在双侧大脑中动脉检测到稳定和充分的脑血流速度信号。因此，可以确定大脑语言的优势侧（House 等，2011）。

■ 检查和分析

对于功能性的脑血流速度（CBFV）的测定，必须具备 2 兆赫脉冲波探头（脉冲超声波）和所谓的持续血流记录的监测操作方式。与持续超声波检查（CW-超声图）相比，脉冲超声波检查可以调整声波进入的深度及血流测量的采样容积。因此，可以在大脑中动脉内预先设定的节段选择性记录大脑中动脉血流速度（通常是 M1 或者 M2 节段）。更重要的是，脉冲超声波检查可以去除来自颅骨表面反射的信号伪差。

通常使用一个有显示器的标准台式个人电脑或者方便移动的笔记本电脑来显示刺激。刺激顺序可以采用任何可得到的商用刺激程序，能在数据分析阶段输出一个标记信号。双侧的脑血流速度（CBFV）数据和 TCD 设备上的标记信号通常以 ASCII 格式离线存储，以进行数据分析（"平均"）和统计学评价（图 3）。

fTCD 评价以模块的形式进行，通常由重复的静息和激活状态顺序构成，持续时间 40~90 秒。与非特异的血流调节相比，作业相关的脑血流速度的变化较小，所以通常给予 15~20 次重复试验。由于信噪比遵循 $1/\sqrt{n}$ 方程式，因此进一步增加试验次数并不会明显改善信噪比。在语言定侧的标准程序中，受试者在休息 32.5 秒后，进行 15 秒的默念字母流畅性作业。在每一个字母呈现之前 5 秒给予一个声音提示开始。对于儿童，采用半标准化基于视觉刺激的语义语言

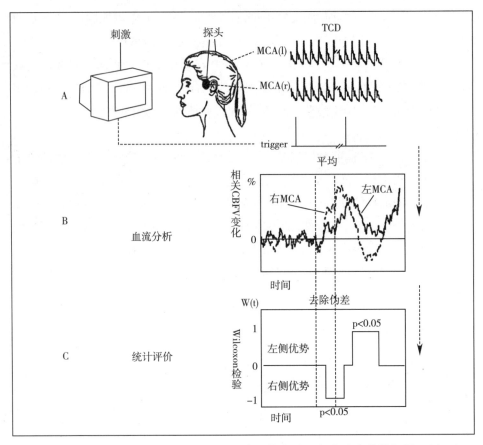

图3　fTCD 评估的典型试验装置：在语言活动和休息时重复实验中持续记录双侧 MCAs 的 CBFV 的标志信号（A）。CBFV 的离线分析包括伪差管理和定侧计算（B）。作业相关的 CBFV 变化的统计计算能够估算 L1 的可信区间，例如纵向评估

作业（图4）。要求儿童小声读出与所呈现的刺激相关的物体（如刺激是"房子"：刺激相关物体是窗户、门、房顶等）。用这种方式，即使文盲和很小的儿童也可以进行检查（Lohmann 等，2005）。

　　在我们实验室，使用平均程序分析脑血流速度数据，该软件是用来自动分析作业相关的血流，可与各种 TCD 设备兼容（Deppe 等，1997）。这个程序提供了几种脑血流速度的预处理转换，包括标准化、心脏周期的整合和伪差的处理。为了对作业相关的血流增加进行定量，可以计算定侧指数，即表示左右半球之间平均灌注差的百分数。脑血流速度变化和定侧指数进行统计学评价，以验证零点的显著性变化。对于纵向的个体间评估，需要确定可信区间。

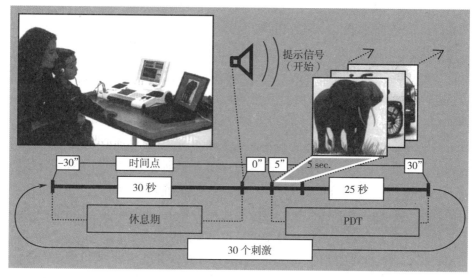

图 4　进行图片描述作业时应用 fTCD 进行语言定侧：在 30 秒的休息期后，给予提示信号。5 秒钟后显示器上出现一个熟悉的物体。鼓励儿童创造一个适合这个物体的单词。通常进行 20 个试验。在这个过程中如果出现干扰就需要额外的试验。因此将呈现 30 个刺激

■ 研究的可重复性和可验证性

与其他任何诊断相同，fTCD 必须充分满足可重复性和可验证性的标准，以证明其在临床中的价值。以此为开端，在 fTCD 的研究中，有相当一部分是为了验证作业相关的脑血流测量的可重复性，并且还有一部分是与已经建立的定侧方法，如 fMRI 或者 Wada 试验进行方法学之间比较。

对于特殊刺激的脑血流速度变化（如语言作业）与安静状态相比总体在 2%~6%。这样的变化与非作业相关的脑血流波动相比是很小的，非作业相关的脑血流变化是由于自主神经过程如唤醒、呼吸、心室收缩和其他缓慢的、周期性振荡所造成的，最高会增加 10 倍的血流（Deppe 等，2000；Lohmann 等，2006）。此外，当进行重复的功能测定时，脑血流速度受习惯和学习过程的影响，在一种疾病过程中可以监测到患者确定的语言侧转移，这是一个很重要的结果（Lohmann 等，2004；Vingerhoets 和 Strrobant，1999）。尽管这些不同来源可能会增加脑血流速度信号的噪声，但是也有例外，fTCD 中可重复性研究也在不同的再验证试验中显示了满意的可重复系数。迄今为止，有三个研究已经使用表达性语言作业在健康人中进行了语言定侧指数可靠性的再验证研究。Knecht 和他的合作者报道

对 10 个健康人可变语音的词变化表（相关系数 r=0.95）的研究，语言定侧有非常高的可重复性。对一个受试者进行的 10 个系列评估中并没有发现熟练或者习惯效应（Knecht 等，1998b）。Lohmann 报告了 fTCD 对于儿童语言定位的可重复性数据（2005 年）。他们开发了基于图片描述的半标准化、表达性语言作业模块（图 4）。在年龄为 2~9 岁 16 例儿童的研究中，成功地进行了语言优势侧的再评价（相关系数 r=0.87）。与上述成人研究结果相似，也已建立了个体间稳定的语言侧别评估。因此，即使是在很小的儿童中使用，fTCD 也具有可行性。相反，最近的一个也使用图片描述作业的 6~11 岁儿童的研究显示了与预期语言优势侧不一致的结果（Haag 等，2001 年）。认为出现这种情况的原因是在该研究中使用的刺激与 Lohmann 的研究中的刺激相比更为复杂（2005 年）。这可能导致非作业相关的脑血流速度增加，这种血流速度的增加是对称性的，与造词反应相关的不对称的血流速度增加不同。Bishop 组曾寻找一种费用少、对儿童有吸引力的任务（Bishop 等，2009 年）。这个作业包括取自儿童卡通的 12 秒的视频，接下来是 10 秒的报告时间，然后是 8 秒的休息时间。Bishop 和他的合作者们报道这种方法在一组成人和一组 4 岁儿童的语言定侧评估中结果可靠，并且花费时间更少。

迄今为止，fTCD 的语言定侧指数已经与术前评估定侧语言和记忆测试的金标准 "Wada 试验" 以及 fMRI 进行了比较。在二分法的标准方面，Knecht 和他的合作者报道 15 例成人癫痫患者采用 fTCD 语言定侧的结果与 Wada 试验的结果完全一致（Knecht 等，1998a）。Knake 等人进行的包括儿童癫痫患者的研究也有相同的结果（Knake 等，2003 年）。而且，使用不同的认知刺激的 fTCD 和 fMRI 的方法之间的比较都显示了较好的一致性结果。Deppe 和他的合作者在一组健康人群中使用相同的语音造词作业比较语言定侧指数，结果显示 fTCD 和 fMRI 在评价半球语言侧向性的定性和定量方面均提供了相同的信息（Deppe 等，2000 年）。fTCD 在难治性癫痫儿童术前评估中的可行性与 Bielefeld-Bethel 癫痫中心合作进行研究（Germany）并且已经进行了 2 年。到目前为止，fTCD 语言定侧指数已经在 34 名 8~18 岁的患者中与 fMRI、Wada 试验或者两者的定侧数据进行比较。在绝大部分病例中，都是用图片描述作业（Lohmann，2005 年）。在这个样本中，32 例的语言优势侧的确定是一致的（4 例是比较 fTCD 和 Wada 试验）这些初步的数据显示 fTCD 在儿童癫痫患者中能够提供有效的语言定侧信息。通过这些比较，fTCD 的实用性能够在适合应用的患者身上得以显现。

■ 改进对患者关注的推荐

fTCD 的最新进展是通过在难治性癫痫的术前评估中提供一种易于使用的无创性方法，使得术前语言定侧的无创性评估得以改进。尤其是技术的简化使小儿童或者因为某些原因不能使用 fMRI 的患者语言定侧成为可能。这些特征使 fTCD 在重复评估中更为理想，比如监测个体本身语言定侧的转移。

■ 继续研究的建议

将来进一步的研究应该集中于解决讲话对定侧指数的影响和提供不需要言语反应的 fTCD 模块，即使用接收性语言作业。在这样的背景下，一种创新的方法可能是在大脑中动脉分布区使用经颅彩色编码的双链声谱描记或选择多通道超声接收器。用这种方法空间选择性可能会增加。这样就使更靠后的语言区域（如 Wernick 区）的检查成为可能。

致谢

感谢 Christine Lohmann 校阅手稿。这个工作得到 Deutsche Forschungsgemeinschaft（DFG；Transregio SFB/TR3，project A10）的赞助。

（邵晓秋 译　吴逊 校）

参考文献

- Aaslid R. The Doppler principle applied to measurements of blood flow velocity in cerebral arteries. In: Aaslid R, ed. *Transcranial Doppler Sonography*. Wien, New York: Springer-Verlag, 1986, 22-38.
- Aaslid R. Visually evoked dynamic blood flow response of the human cerebral circulation. *Stroke* 1987; 18: 771-5.
- Abou-Khalil B. An update on determination of language dominance in screening for epilepsy surgery: the Wada test and newer noninvasive alternatives. *Epilepsia* 2007; 48: 442-55.
- Bishop DV, Watt H, Papadatou-Pastou M. An efficient and reliable method for measuring cerebral lateralization during speech with functional transcranial Doppler ultrasound. *Neuropsychologia* 2009; 47: 587-90.
- Deppe M, Knecht S, Henningsen H, Ringelstein EB. AVERAGE: a Windows program for automated analysis of event related cerebral blood flow. *J Neurosci Methods* 1997; 75: 147-54.
- Deppe M, Knecht S, Papke K, Lohmann H, Fleischer H, Heindel W, *et al*. Assessment of hemispheric language lateralization: a comparison between fMRI and fTCD. *J Cereb Blood Flow Metab* 2000; 20: 263-8.
- Deppe M, Ringelstein EB, Knecht S. The investigation of functional brain lateralization by transcranial Doppler sonography. *Neuroimage* 2004; 21: 1124-46.

- Droste DW, Harders AG, Rastogi E. A transcranial Doppler study of blood flow velocity in the middle cerebral arteries performed at rest and during mental activities. *Stroke* 1989; 20: 1005-11.
- Haag A, Moeller N, Knake S, Hermsen A, Oertel WH, Rosenow F, Hamer HM. Language lateralization in children using functional transcranial Doppler sonography. *Dev Med Child Neurol* 2010; 52: 331-6.
- House PM, Brückner KE, Lohmann HH. Presurgical functional transcranial Doppler sonography (fTCD) with intravenous echo enhancing agent SonoVue® enables determination of language lateralization in epilepsy patients with poor temporal bone windows. *Epilepsia* 2011; (accepted for publication).
- Klingelhofer J, Matzander G, Wittich I, Sander D, Conrad B. Intracranial blood flow parameters in cerebral functional changes and cognitive cerebral performance. *Nervenarzt* 1996; 67: 283-93.
- Knake S, Haag A, Hamer HM, Dittmer C, Bien S, Oertel WH, Rosenow F. Language lateralization in patients with temporal lobe epilepsy: a comparison of functional transcranial Doppler sonography and the Wada test. *Neuroimage* 2003; 19: 1228-32.
- Knecht S, Deppe M, Ebner A, Henningsen H, Huber T, Jokeit H, Ringelstein EB. Noninvasive determination of language lateralization by functional transcranial Doppler sonography: a comparison with the Wada test. *Stroke* 1998a; 29: 82-6.
- Knecht S, Deppe M, Ringelstein EB, Wirtz M, Lohmann H, Drager B, *et al.* Reproducibility of functional transcranial Doppler sonography in determining hemispheric language lateralization. *Stroke* 1998b; 29: 1155-9.
- Knecht S, Henningsen H, Deppe M, Huber T, Ebner A, Ringelstein EB. Successive activation of both cerebral hemispheres during cued word generation. *Neuroreport* 1996; 7: 820-4.
- Lohmann H, Deppe M, Jansen A, Schwindt W, Knecht S. Task repetition can affect functional magnetic resonance imaging-based measures of language lateralization and lead to pseudoincreases in bilaterality. *J Cereb Blood Flow Metab* 2004; 24: 179-87.
- Lohmann H, Drager B, Muller-Ehrenberg S, Deppe M, Knecht S. Language lateralization in young children assessed by functional transcranial Doppler sonography. *Neuroimage* 2005; 24: 780-90.
- Lohmann H, Ringelstein EB, Knecht S. Functional transcranial Doppler sonography. *Front Neurol Neurosci* 2006; 21: 251-60.
- Martin PJ, Evans DH, Naylor AR. Measurement of blood flow velocity in the basal cerebral circulation: advantages of transcranial color-coded sonography over conventional transcranial Doppler. *J Clin Ultrasound* 1995; 23: 21-6.
- Newell DW, Aaslid R. Transcranial Doppler: clinical and experimental uses. *Cerebrovasc Brain Metab Rev* 1992; 4: 122-43.
- Pelletier I, Sauerwein HC, Lepore F, Saint-Amour D, Lassonde M. Non-invasive alternatives to the Wada test in the presurgical evaluation of language and memory functions in epilepsy patients. *Epileptic Disord* 2007; 9: 111-26.
- Sitzer M, Knorr U, Seitz RJ. Cerebral hemodynamics during sensorimotor activation in humans. *J Appl Physiol* 1994; 77: 2804-11.
- Stroobant N, Vingerhoets G. Transcranial Doppler ultrasonography monitoring of cerebral hemodynamics during performance of cognitive tasks: a review. *Neuropsychol Rev* 2000; 10: 213-31.
- Villringer A. Understanding functional neuroimaging methods based on neurovascular coupling. *Adv Exp Med Biol* 1997; 413: 177-93.
- Vingerhoets G, Stroobant N. Between-task habituation in functional transcranial Doppler ultrasonography. *Neuroreport* 1999; 10: 3185-9.

使用颅内 γ 频带的动态反应对癫痫患者的认知功能进行定位

Juan R.Vidal, Carlos M.Hamame1, Karim Jerbi[1], Sarang S.Dalal[1,6], Carolina Ciumas[3,5], Marcela Perrone-Bertolotti[4], Tomas Ossandon[1], Lorella Minitti[2], Philippe Kahane[2,5], Jean-Philippe Lachaux[1]

[1] 法国,里昂,Claude Bernard 大学,脑动力学和认知,法国国家健康与医学研究院 U821

[2] 法国,Grenoble 大学医院,神经科和法国国家健康与医学研究院 U836-UJF-CEA

[3] 法国,里昂,癫痫研究转化和整合小组(TIGER)

[4] 法国,Grnoble,Pierre Mendès France 大学,心理学和神经认知实验室,UMR CNRS 5105

[5] 法国,里昂,儿童和青少年癫痫研究所(IDEE)

[6] 法国,里昂,CERMEP,脑磁图(MEG)室

■ 介绍:功能性神经元标记物对皮质电刺激的补充

药物难治性癫痫患者手术治疗时常常需要术前颅内电极勾绘出癫痫源网络,颅内电极的慢性植入通常可维持至 2 周。电极植入的目的之一是记录发作间期及发作过程中毫秒/亚厘米级的变化,以便确定皮质切除的范围。电极植入的第二个目的是进行皮质电刺激以便诱导出癫痫相关的症状——如先兆—阳性/阴性功能症状——如肢体运动或语言中断(Penfiel 和 Jasper,1954)。前者的特征是电极位于癫痫源的网络中,而后者为功能脑区的标志。皮质电刺激(ECS)可帮助明确重要脑功能区的位置,这些功能区是手术必须避开的区域。

除其优点外,ECS 方法也有其众所周知的局限性——如刺激可激活也可中断皮质网络(参见 David 等,2010 对这一主题的综述)。另外,由于刺激的皮质部位和刺激强度的不同,ECS 并不总能诱发明显的可理解为定性的表现,但极少可以定量。特别是在负责如工作记忆或注意力等高级功能的联络皮质,刺激的效应多变或者难以识别,这与患者注意力集中或记忆的能力有关。而且强电流刺激有诱发出后放电的危险,因此在使用时需要谨慎。基于以上原因,ECS 效应仅仅代表了皮质网络功能检测中的"冰山一角"。

由于 ECS 的这些局限性,分析认知任务诱导的颅内信号正在成为 ECS 的补充。以前的研究表明新皮质信息处理可产生暂时的局部电位的能量调节,其频率较快且频带较宽(40~150Hz),称为 γ 频带。这种 γ 频带反应(GBR)在未经处理的颅内电极脑电记录中是看不到的,但经过包括时间 - 频率分析等技术处理后可清晰地显现出来(Lachaux 等,2005;Jerbi 等,2009b),并最终可实时应用(Lachaux 等,2007c)。本文将对运用 γ 频带反应对颅内功能定位进行简短综述,并讨论在描述涉及复杂认知加工过程如记忆、注意力和语言等激活的神经元网络的研究进展及局限性。

■ 神经元 γ 频带活动的起源

20 世纪 70 年代以后认为我们的精神功能不仅依赖于几个不同脑的模块运作,还依赖于不同脑模块间网络的动态相互交流(Milner,1974;von der Malsburg 和 Schnerder,1986)。然而,直到 80 年代后期 Frankfurt 的研究组才发现支持这一功能组织结构的电生理证据。Wolf Singer 和 Charles Gray 的研究表明在麻醉猫的初级视觉皮质,当单一的连续运动的物体在其视野内进行刺激时,神经元群易于共同点燃并形成 40Hz 节律(Gray,1989;Gray 和 Singer,1989)。而且当许多不相关的物体出现在动物目前时,这一节律被打破,并出现神经元互不依赖独立的点燃。这一研究开启了神经元交流基本机制研究的大门:神经元同步高频振荡。尽管早期在低频带记录脑电图如 α 带(8~10Hz)中就发现了神经元振荡,但低波幅高频振荡也称 γ 频带振荡(>30Hz)一直未予重视。Singer 和 Gray 的研究结果在当时称为"捆绑问题"的主要理论观点提出一种解释(参见 1999 年 Neuron 中对神经元同步化与捆绑问题关系的讨论)。对于研究初级视觉皮质中诸多视觉特征关系(如颜色、对比度、形状等)的神经生理学家来说,捆绑过程表现为基本的"特征整合的短时黏合",这使得动物(甚至人类)能够以连续的整体的方式观察一个物体或图像,与事物的本身一样。现在有一更宽广的观点即捆绑是把神经系统中分散的活动联系到一起的过程。

首次动物实验后不久,许多研究小组通过无创的电生理技术如 EEG 和脑磁图(MEG)或有创的颅内 EEG 等在人类神经系统中拓展了类似的研究(Tallon-Baudry 等,1997;Cron 等,1998;Gruber 等,1999;Lachaux 等,2005;Vidal 等,2006)。这些研究拓展了现在通常称为 γ 频带活动高频反应的功能性作用,即与多种高级认知功能过程有关如视觉选择性注意、短时记忆、长时记忆、听觉、注意力和语言处理等。γ 频带活动的功能调节出现在几乎所有的感觉调节及其皮质区中,并成为神经处理过程、帮助局部神经元和大规模神经元交流的基本标志(Fries 等,2007;Jensen 和 Colgin,2007;Fires,2009)。

■ 与任务相关和行为关联的 γ 频带的电压调节

在神经电生理记录中如何观察 γ 频带活动?这里不讨论获得高频活动的方法学细节,重要的是明确其生理原理。电生理记录依赖于测量电压变化,这种电压变化最终与正在进行的突触活动有关。这些作为结果的信号经过数字化处理,成为数字时间序列。傅立叶分析和相关的频谱分析工具,如子波和 Hilbert 转换分析,把神经元信号分解为具有一定波幅和位相的正弦曲线。简单讲,波幅反映了频率组成的强度,而位相与频率的动态时间变化密切相关。本综述主要阐述后者是因为这是高频活动最可靠的特征(Jensen 和 Colgin,2007)。这些研究明确在大尺度交流和频率间调控中位相信息的重要性。表示频谱活动的波幅成分的方法很多,但最常用的是时间 - 频率法或波幅轮廓法(图 1)。

早期动物实验中 γ 频带活动局限于 40Hz 左右很窄的频段范围(Gray 等,1989)。后来的研究提示在视觉皮质中(V1 至 V4)具有持续的较窄的 60~90Hz 的 γ 频带能量反应,随后在 EEG 和脑磁图(MEG)中发现了这个频带(脑磁图中这一反应可达 200Hz)。在人类的颅内记录中常常记录到较宽频带的 40~200Hz 的 γ 频带活动(图 1)。

尽管 γ 频带能量活动可出现在自发状态记录中,即不是由于刺激所诱发,但功能性 γ 调幅通常见于行为任务中。这些任务包括一般性感觉刺激及受试者对刺激作出特殊的行为反应。在刺激与反应之间,受试者处理、评估并接受刺激信息。通过确定刺激与反应的关系,认知神经科学家已经描述了特定脑区在执行精细认知过程中的作用。例如,视觉刺激在视觉系统有关的皮质区诱导出 γ 频带活动,这些皮质区从初级视觉皮质到颞叶,并且包括在其他前部多个脑区的出现(Vidal 等,2010)。

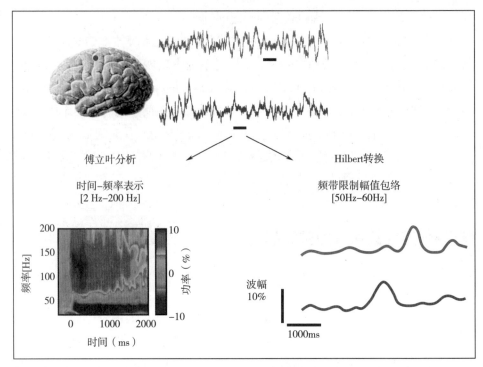

图 1　颅内 EEG（iEEG）的功率谱分析。（上图）不同记录部位的持续信号采用不同的方法分析，目的是获得神经元活动基本的谱特征。（左图）为研究总体功率谱的变化，可能分解每一个频带的信号并且使用子波分析提取位相和功率成分。频谱功率以时间 - 频率图代表。（右图）也可能提取有限带宽频率提取信号的频谱波幅。在这种情况常常使用希尔伯特（Hilbert）转换

　　虽然信息处理在后部脑区和额区间有传播延迟，但人脑对所有刺激诱发的 γ 频带反应（GBR）具有共同的特征。刺激出现后不久（200~300ms），γ 频带活动从刺激前的基础水平中凸显出来。在许多皮质区域，这种高频能量的增加伴随着低频能量的明显减少。这种 γ 频带活动的时间特征很重要，比如起始潜伏期及时程，提示局灶神经元网络的活化或去活化过程（Tallon-Baudry and Bertrand，1999）。根据皮质区域，γ 频带活动可随着任务的需求而瞬时爆发或降低恢复至基础水平。在许多感觉区，这种 γ 频带活动的功能反映刺激处理的结果，并可被刺激的结构特征所调控。而其他皮质区可产生刺激事件之外的持续性 γ 频带反应。如图 3 所示，γ 频带活动持续超过基础水平到出现执行反应（按按钮）。这些不同时间的动态升降影响上游和下游神经元群体，这正是认知过程如记忆和决定的特征。

　　重要的是，目前研究提示 γ 频带活动水平与反应时间有关并能够预测个人

能力（Womelsdorf 等，2006；Hoogenboom 等，2010）。这些证据增强了 γ 频带活动作为神经元标记物与基本行为整体功能密切相关的概念，可作为非常好的局部神经网络生理状态的备选评价指标。通过对人类颅内 EEG（iEEG）、头皮 EEG 或脑磁图（MEG）等检测及在动物的皮质内记录，已经对这一特征进行了广泛空间大尺度的描述（Wyart 和 Tallon-Baudry，2008；2009；Hoogenboom 等，2010）。由于 γ 频带活动在空间上产生于特定的神经元群，其波幅比产生于大网络的（如α，8~12Hz 和 δ 频带反应，4~6Hz）低频活动更低为其特点，因而非侵入性的头皮电极难以确定和证明 γ 频带。下面章节将详细讨论这一现象和颅内功能分布的结果。

γ 频带活动是神经元群体活动的标志

γ 频带活动现象为何对于神经生理学家如此重要，为何引起神经心理学家的兴趣？研究功能性和功能障碍性行为依赖于基本的神经元功能的正确执行与调控。理解神经活动的机制与行为的关系对神经生理学家及神经心理学家来说是主要研究结果。在非侵入性记录中，事件相关电位（ERPs）的研究历史远早于 γ 频带反应（Picton 等，1971；Hillyard 等，1973）。曾进行的颅内 ERPs 研究，尽管在许多方面与颅外研究相似，但也有些不同（Allison 等，1994a；1994b；1996）。这两种对神经元标志物研究的区别可能主要在于对神经信号的采集方法不同。事件相关电位（ERP）主要是由频谱中的低频成分组成（<20Hz），这主要与广泛的神经网络活动有关。ERP 是毫秒级的精度，与 γ 频带活动相比，由更为局限的神经元群所产生。而且，近期人类皮质微电极的记录显示神经元的尖样活动速率与中等范围电场（iEEG）的宽频带高频活动有关。（Manning 等，2009）。这些结果显示，宽频带的 γ 频带活动可能反映了局部神经元群体尖样活动的总和，这是神经活动最基本的计量。

γ 频带反应（GBR）的另一有趣的特点是与 ERP 不同，可能说明单一实验的神经活动。ERP 是多次实验的平均结果，是测量不同情况下 ERP 的差别，反映不同的神经处理过程。ERP 的一种成分，如 N100 或 P300，从不与其基础时期做比较，即刺激前的神经活动。很少关于 ERPs 单次实验的研究报道或分析。相反，γ 频带反应通常为首次报道的比基础期活动增加，因此被认为是单次实验。这种区别有何实际意义呢？为了从少数行为事件及其可能的神经基础中得出结论，人们可能希望有一种神经标志物能捕捉到每次事件发生时的功能信息处理过程，而非多次事件的平均中所取得的信息。临床中神经元活动的实时评价比试验条件更紧迫,如癫痫患者术前颅内 EEG 记录中,单次实验测定的价值尤为重要。

颅内 GBR 不仅与微观现象有关,还与全脑在功能 MRI 血流信号变化同时变化。对猴及人类的研究表明,刺激或静息时表现有阳性或阴性血氧饱和度依赖(BOLD)反应(自发性波动)与 γ 频带反应的波动以及能量增加或者降低呈正相关(Kayser 等,2004;Mukamel 等,2005;Niessing 等,2005;Shmuel 等,2006;Lachaux 等,2007a)。γ 频带活动作为神经标志物可以在中等神经生理学观测水平调和血流动力学大评分(通过更大的时间尺度,数秒)与微小神经评分使之一致,在这种尺度下神经现象与认知引起的大尺度网络的分布,以及神经活动空间的局部增强或者减弱完全一致(Varela 等,2001;Dalal 等,2010;Jerbi 等,2010;Le Van Quyen 等,2010)。

颅内神经元信号识别与功能定位

非侵入性电生理检查如 EEG 或脑磁图(MEG)也可记录到任务相关性 γ 频带反应。但是这种神经活动在脑空间内定位与颅内电极相比欠精确,并需要复杂的起源定位方法来描述表面记录的信号的解剖起源。颅内电极记录的部位因其植入程序可精确定位,这就意味着一旦在特殊记录部位中的一个部位记录到功能性 γ 频带活动,就很可能反映电极植入区周围的局部神经元群体被激活。颅内脑电图与头皮脑电图或脑磁图(MEG)相比另一个区别是记录的信号质量不同。头皮 EEG 和脑磁图(MEG)容易受到非神经活动伪迹信号的干扰。眼、心脏、肌肉伪迹以及运动和电子伪迹均很常见,并且需要应用信号分析策略和先进的方法。尽管这些技术已经充分发展,并可以安装半自动的软件分析工具,但非侵入性电生理检测在任何方面均不如颅内记录精确。

为了从噪声中区分信号,在应用 EEG 及 MEG 时需要实验者通过试用很多信号,然后记录有意义的神经反应。探索在一个个体的很多认知功能是耗时的,并且在大多数研究工具中是不实际的。尽管特殊部位的大脑电极可以识别眼外肌伪差(Jerbi 等,2009a),但颅内电极的重要优势是信噪比较高,并且对上述伪迹的易感性低。这一特点反映在通过少量的试验(约为 20)得到的信号具有较少的变异,并且在以后的分析具有较强的统计能力。这种优势是对探索病人单一功能皮质的多种认知功能具有直接的效果,并且最终能够在有限的时间内研究多种行为任务的神经反应。

目前我们的研究已经形成了一系列试验,我们称之为功能定位器。每一个功能定位器包括平均十分钟或更少时间的任务,在记录后数分钟内从 γ 频带分析中即可得出结果。如图 2 和图 3 为定位器实验的结果。这些定位器引出不同的基本认知和感知过程如视觉、听觉、语言、视觉和言语工作记忆、长时记忆、视觉注意、运动反应、判断及其他。这些实验的创立受到广泛熟知的相关专业文献和已经存在的模式启发。直接来自于这些程序的实验数据最近已经发表,并且对于了解人脑分散网络视觉感知的神经标记提供了启发(Vidal 等,2010)。通过不同的定位器试验,对所有颅内电极的神经反应进行详细审视之后,可能对于电极植入区域所涉及的多种功能性神经加工过程有更准确的理解。这些最初的功能诊断有助于随访试验在精确定位认知和感知加工特定方面的设计和引导能够

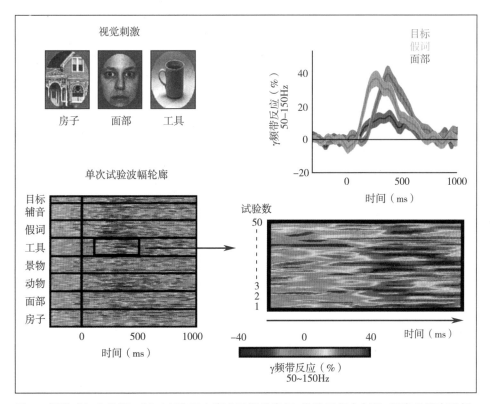

图 2 视觉感知定位器。(左上图)研究高水平视觉表征,常使用复杂刺激,通常是代表面部、房子和工具的图片。(左下图)单次实验波幅的轮廓图代表每次实验特定颅内记录部位对呈现给患者的不同种类刺激的 γ 频带反应。γ 频带反应约始于 250ms,并且持续到 500ms 及更久(工具的不同)。(右下图)如果我们移向一个特殊图像,我们能够观察到高频神经元反应的高度重现本质。(右上图)能够引出 γ 频带反应的图像其在时间动态上是不同的,比如活动开始和退出的潜伏期。这里对假词的 γ 频带反应的开始有早于对人脸和水果的反应的开始(目标)

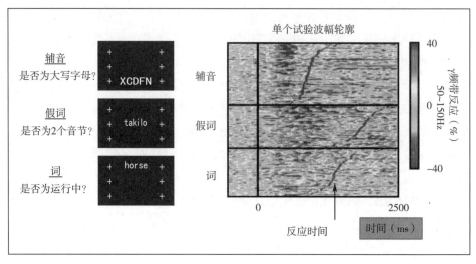

图 3 阅读和语言定位器。为了分离涉及语言加工的三个重要功能模块（语义的、语音的和视觉网络），我们建立了三种不同的刺激。（左图，从上到下）为了引出语义加工过程，患者必须在线或者非在线对单词进行分类；为了引出语音加工过程，患者必须根据音节结构对假词进行分类；为了提取纯粹的与包括辅音字符串的刺激相关的视觉加工活动，患者必须根据字母是否为大写进行分类。（右图）这里显示的是单次实验中从一名患者的内侧颞叶皮质的一个记录部位获得的 γ 频带波幅分布。不依赖于刺激条件，单次实验的 γ 频带波幅轮廓图显示了刺激开始之后引出的一个很强的和重复的阳性反应。对于假词和词的反应是持续的，直到出现按键。每个刺激的反应时间在图中以深蓝色代表，根据增加的反应时间对其进行分类（从底部到顶部分别为每种条件）

的。例如，记录部位对于任何视觉刺激都没有反应，那就几乎不可能去探索更多和视觉注意及视觉记忆有关的深部神经元活动。另外，对于实施颅内电刺激也有一些帮助：例如，一个通过音乐而不是其他的听觉刺激获得 γ 频带反应的听觉部位应该是在病人听音乐的时候进行的刺激。

■ 实时功能研究工具：大脑视频

除了待探索功能的数量和每个单一的试验或者实验得出结论所必需的时间相互正性互换外，还要达到第二个结果，即高信噪比的神经反应。我们小组最近已经实现了对局部性脑内活动实时分析，不久后其他的研究者也已经做到（Lachaux 等，2007c；2007b；Miller 等，2009b；2010b，2010c）。这一技术能够使大脑信号在线可视化，通过机器的耦合和学习能够发挥有益的作用。近年来，几种这样的脑机接口（BCI）已经出现，并且能够读出不同种类的大脑信号。大脑电视（Brain TV）设备是其中之一，它能够实现在线的谱分析和实时提取宽频带的

γ 活动(Lachaux 等,2007c;2007b,Miller 等,2007;2009b;2010a;2010c)。这些设备以 Hilbert 转换估算颅内脑电图信号头皮的波幅,并且通过可视设备,如电视或者显示器反馈正在进行的 γ 频带也包括低频带(α,β,θ,)。

目前,大脑电视被用于探索调节颅内 γ 活动的智力功能,这一研究在于复制"现场",这个现场是环境中基本因素组成的情景辅助下的个体行为决定的。例如,为了研究在特定记录部位 γ 频带活动与空间注意力之间的关系,研究者要求患者的视觉固定在视野中的单个位置,并在研究者给予一个感觉信号后选择性专注左半侧和右半侧视野。这个信号可以是任何感觉形式(听觉、视觉和触觉)。重要的是,在特定记录部位由空间注意调节的 γ 频带活动能够与在后一时刻的即刻监测所带来的混杂因素区别开,例如,没有认知作业时各种类型的眼球活动(扫视、微扫视、眨眼等)。通常根据目前应用的在高度控制的实验室条件的实验设计创作 Brain TV 脚本。应用 Brain TV 进行功能研究的重要和创新点是实验的语境越自然,则人为的限制就越少,这能够给观察增加巨大的价值。

■ 癫痫功能分布图的讨论和未来的方法

尽管颅内 GBR 已经成为一个可靠的神经元活动的标记,但是其神经生理机制仍然是一个有争议的问题。例如,早期我们强调高频率(>60Hz)γ 频带活动能反应局部神经元群尖样活动的总和(Manning 等,2009)。然而,我们不能提出一个统一的 γ 频带活动理论,因为它是指宽频带高频信号(正如在这一章中的大部分)或者指窄频带更像振荡样的现象。两个"γ"在神经元活动和认知现象方面提供相当的信息。因此,在提出独特的机制之前,必须要阐明低频和高频 γ 频带以及宽频和窄频之间的功能性差异(Crone 等,2011)。在这些特征背后有不同的神经元机制在运转,比如,虽然宽频带 γ 频带活动的波幅与小神经元群的尖样活动率的增加相关(Miller 等,2007;Ray 等,2008a;2008b;2008c;Manning 等,2009;Miller 等,2009a;2010c),但是窄频带 γ 振荡的假说认为在通过神经元同步化的细胞集合时间整合中起作用(Fries,2005;2009)。

在这个短综述中,我们特别集中在 γ 频带活动,部分是因为它在描述认知作业调节的神经元加工过程中的高度选择性。这并不意味着其他频带在全脑功能中的作用不重要。无论何时探索颅内神经元反应,研究所有类型和频率都是重要的。

我们充分意识到以癫痫为背景的脑功能研究仅仅因为使用有限的、少量的基本实验而使其不充分。正如 Toronto 研讨会的解释,对患者认知功能损害的诊断应基于大量和复杂的成套测验。虽然绝大部分这些研究可能为一个目的服务,这里的问题是选择在最初的检测中有更多的信息和最能够有效引导下一步实验的测试,而不是减少测验的数量(这也是一个选择,但是需要决定一个先验的复杂的选择标准)。在这个意义上,测验的顺序是非常重要的。这是我们在脑植入电极的患者中探索功能性神经元反应的程序。通过确定功能性的定位器,我们能够快速确定基本的功能性神经元反应,并把它们和已知的行为测试比较,如表现和反应时间联系起来。

这就是说,我们没有鉴别功能性神经元反应和除了出现或者缺乏一个神经元反应以外的功能障碍的标准。一个重要的考虑是功能障碍的神经元活动反映了没有消除其局限性的神经元活动的降低或者增加而带来的变化。单独的颅内记录不能解决这个歧义,因为它缺乏整合局部活动以及与非病理性大脑进行必要比较的"全面的观点"。然而通过 EEG、MEG 和 fMRI 是可以实现大尺度的观察。未来把颅内 EEG 和 MEG、颅内 EEG 和 fMRI 结合起来,将会为患者局部的和全面的神经元反应搭建桥梁并将这些全面性的反应与正常受试者进行比较方面。通过这些技术和比较,有可能理解尺度独立的观察和产生区别功能性与功能障碍性的神经元活动的标准。因为这些结合的跨尺度记录是迫切需要的,一些小组已经透露了他们的初步的结果(Dalal 等,2009;Miller 等,2010b;Vulliemoz 等,2011)。

从以上讨论可知,尽管许多技术上和科学上的进步实现了理解认知过程中神经元活动的功能性质,但是建立癫痫患者大脑的生理性和病理性神经元活动之间联系仍然很重要。例如,所有表达病理性活动的神经组织本身就是非功能性的? 生理性神经反应模式是怎样被癫痫活动所改变的,尤其是在发作间歇期? 绝大多数这些问题仍然没有答案,需要从科学的和医学结合的角度对这些问题进行非常详细的深入研究。

(邵晓秋　崔韬 译　吴逊 校)

参考文献

- Allison T, Ginter H, McCarthy G, Nobre AC, Puce A, Luby M, Spencer DD. Face recognition in human extrastriate cortex. *J Neurophysiol* 1994a; 71: 821-5.
- Allison T, McCarthy G, Luby M, Puce A, Spencer DD. Localization of functional regions of human mesial cortex by somatosensory evoked potential recording and by cortical stimulation. *Electroencephalogr Clin Neurophysiol* 1996; 100: 126-40.
- Allison T, McCarthy G, Nobre A, Puce A, Belger A. Human extrastriate visual cortex and the

perception of faces, words, numbers, and colors. *Cereb Cortex* 1994b; 4: 544-54.

- Crone NE, Korzeniewska A, Franaszczuk PJ. Cortical gamma responses: Searching high and low. *Int J Psychophysiol* 2011; 79: 9-15.

- Crone NE, Miglioretti DL, Gordon B, Sieracki JM, Wilson MT, Uematsu S, Lesser RP. Functional mapping of human sensorimotor cortex with electrocorticographic spectral analysis. I. Alpha and beta event-related desynchronization. *Brain* 1998; 121: 2271-99.

- Dalal SS, Baillet S, Adam C, Ducorps A, Schwartz D, Jerbi K, *et al*. Simultaneous MEG and intracranial EEG recordings during attentive reading. *Neuroimage* 2009; 45: 1289-304.

- Dalal SS, Hamame CM, Eichenlaub JB, Jerbi K. Intrinsic coupling between gamma oscillations, neuronal discharges, and slow cortical oscillations during human slow-wave sleep. *J Neurosci* 2010; 30: 14285-7.

- David O, Bastin J, Chabardes S, Minotti L, Kahane P. Studying network mechanisms using intracranial stimulation in epileptic patients. *Front Syst Neurosci* 2010; 4: 148.

- Fries P. A mechanism for cognitive dynamics: neuronal communication through neuronal coherence. *Trends Cogn Sci* 2005; 9: 474-80.

- Fries P. Neuronal gamma-band synchronization as a fundamental process in cortical computation. *Annu Rev Neurosci* 2009; 32: 209-24.

- Fries P, Nikolic D, Singer W. The gamma cycle. *Trends Neurosci* 2007; 30: 309-16.

- Gray CM, Konig P, Engel AK, Singer W. Oscillatory responses in cat visual cortex exhibit inter-columnar synchronization which reflects global stimulus properties. *Nature* 1989; 338: 334-7.

- Gray CM, Singer W. Stimulus-specific neuronal oscillations in orientation columns of cat visual cortex. *Proc Natl Acad Sci USA* 1989; 86: 1698-702.

- Gruber T, Muller MM, Keil A, Elbert T. Selective visual-spatial attention alters induced gamma band responses in the human EEG. *Clin Neurophysiol* 1999; 110: 2074-85.

- Hillyard SA, Hink RF, Schwent VL, Picton TW. Electrical signs of selective attention in the human brain. *Science* 1973; 182: 177-80.

- Hoogenboom N, Schoffelen JM, Oostenveld R, Fries P. Visually induced gamma-band activity predicts speed of change detection in humans. *Neuroimage* 2010; 51: 1162-7.

- Jensen O, Colgin LL. Cross-frequency coupling between neuronal oscillations. *Trends Cogn Sci* 2007; 11: 267-9.

- Jerbi K, Freyermuth S, Dalal S, Kahane P, Bertrand O, Berthoz A, Lachaux JP. Saccade related gamma-band activity in intracerebral EEG: dissociating neural from ocular muscle activity. *Brain Topogr* 2009a; 22: 18-23.

- Jerbi K, Ossandon T, Hamame CM, Senova S, Dalal SS, Jung J, Minotti L, Bertrand O, Berthoz A, Kahane P, Lachaux JP. Task-related gamma-band dynamics from an intracerebral perspective: review and implications for surface EEG and MEG. *Hum Brain Mapp* 2009b; 30: 1758-71.

- Jerbi K, Vidal JR, Ossandon T, Dalal SS, Jung J, Hoffmann D, *et al*. Exploring the electrophysiological correlates of the default-mode network with intracerebral EEG. *Front Syst Neurosci* 2010; 4: 27.

- Kayser C, Kim M, Ugurbil K, Kim DS, Konig P. A comparison of hemodynamic and neural responses in cat visual cortex using complex stimuli. *Cereb Cortex* 2004; 14: 881-91.

- Lachaux JP, Fonlupt P, Kahane P, Minotti L, Hoffmann D, Bertrand O, Baciu M. Relationship between task-related gamma oscillations and BOLD signal: new insights from combined fMRI and intracranial EEG. *Hum Brain Mapp* 2007a; 28: 1368-75.

- Lachaux JP, George N, Tallon-Baudry C, Martinerie J, Hugueville L, Minotti L, *et al*. The many faces of the gamma band response to complex visual stimuli. *Neuroimage* 2005: 25: 491-501.

- Lachaux JP, Jerbi K, Bertrand O, Minotti L, Hoffmann D, Schoendorff B, Kahane P. A blueprint for real-time functional mapping via human intracranial recordings. *PLoS One* 2007b; 2: e1094.

- Lachaux JP, Jerbi K, Bertrand O, Minotti L, Hoffmann D, Schoendorff B, Kahane P. BrainTV: a novel approach for online mapping of human brain functions. *Biol Res* 2007c; 40: 401-13.

- Le Van Quyen M, Staba R, Bragin A, Dickson C, Valderrama M, Fried I, Engel J. Large-scale microelectrode recordings of high-frequency gamma oscillations in human cortex during sleep. *J Neurosci* 2010; 30: 7770-82.

- Manning JR, Jacobs J, Fried I, Kahana MJ. Broadband shifts in local field potential power spectra are correlated with single-neuron spiking in humans. *J Neurosci* 2009; 29: 13613-20.

- Miller KJ, Hebb AO, Hermes D, den Nijs M, Ojemann JG, Rao RN. Brain surface electrode co-registration using MRI and x-ray. *Conf Proc IEEE Eng Med Biol Soc* 2010a; 1: 6015-8.

- Miller KJ, Hermes D, Honey CJ, Sharma M, Rao RP, den Nijs M, *et al.* Dynamic modulation of local population activity by rhythm phase in human occipital cortex during a visual search task. *Front Hum Neurosci* 2010b; 4: 197.

- Miller KJ, Leuthardt EC, Schalk G, Rao RP, Anderson NR, Moran DW, *et al.* Spectral changes in cortical surface potentials during motor movement. *J Neurosci* 2007; 27: 2424-32.

- Miller KJ, Schalk G, Fetz EE, den Nijs M, Ojemann JG, Rao RP. Cortical activity during motor execution, motor imagery, and imagery-based online feedback. *Proc Natl Acad Sci USA* 2010c; 107: 4430-5.

- Miller KJ, Sorensen LB, Ojemann JG, den Nijs M. Power-law scaling in the brain surface electric potential. *PLoS Comput Biol* 2009a; 5: e1000609.

- Miller KJ, Weaver KE, Ojemann JG. Direct electrophysiological measurement of human default network areas. *Proc Natl Acad Sci USA* 2009b; 106: 12174-7.

- Milner PM. A model for visual shape recognition. *Psychol Rev* 1974; 81: 521-35.

- Mukamel R, Gelbard H, Arieli A, Hasson U, Fried I, Malach R. Coupling between neuronal firing, field potentials, and FMRI in human auditory cortex. *Science* 2005; 309: 951-4.

- Niessing J, Ebisch B, Schmidt KE, Niessing M, Singer W, Galuske RA. Hemodynamic signals correlate tightly with synchronized gamma oscillations. *Science* 2005; 309: 948-51.

- Penfield W, Jasper HH. *Epilepsy and the Functional Anatomy of the Human Brain.* Boston: Little, 1954.

- Picton TW, Hillyard SA, Galambos R, Schiff M. Human auditory attention: a central or peripheral process? *Science* 1971; 173: 351-3.

- Ray S, Crone NE, Niebur E, Franaszczuk PJ, Hsiao SS. Neural correlates of high-gamma oscillations (60-200 Hz) in macaque local field potentials and their potential implications in electrocorticography. *J Neurosci* 2008a; 28: 11526-36.

- Ray S, Hsiao SS, Crone NE, Franaszczuk PJ, Niebur E. Effect of stimulus intensity on the spike-local field potential relationship in the secondary somatosensory cortex. *J Neurosci* 2008b; 28: 7334-43.

- Ray S, Niebur E, Hsiao SS, Sinai A, Crone NE. High-frequency gamma activity (80-150Hz) is increased in human cortex during selective attention. *Clin Neurophysiol* 2008c; 119: 116-33.

- Shmuel A, Augath M, Oeltermann A, Logothetis NK. Negative functional MRI response correlates with decreases in neuronal activity in monkey visual area V1. *Nat Neurosci* 2006; 9: 569-77.

- Tallon-Baudry C, Bertrand O. Oscillatory gamma activity in humans and its role in object representation. *Trends Cogn Sci* 1999; 3: 151-62.

- Tallon-Baudry C, Bertrand O, Delpuech C, Permier J. Oscillatory gamma-band (30-70 Hz) activity induced by a visual search task in humans. *J Neurosci* 1997; 17: 722-34.

- Varela F, Lachaux JP, Rodriguez E, Martinerie J. The brainweb: phase synchronization and large-scale integration. *Nat Rev Neurosci* 2001; 2: 229-39.

- Vidal JR, Chaumon M, O'Regan JK, Tallon-Baudry C. Visual grouping and the focusing of attention induce gamma-band oscillations at different frequencies in human magnetoencephalogram signals. *J Cogn Neurosci* 2006; 18: 1850-62.

- Vidal JR, Ossandon Ts, Jerbi K, Dalal SS, Minotti L, Ryvlin P, *et al.* Category-specific visual responses: an intracranial study comparing gamma, beta, alpha and ERP response selectivity. *Front Hum Neurosci* 2010; 4: 12.

- von der Malsburg C, Schneider W. A neural cocktail-party processor. *Biol Cybern* 1986; 54: 29-40.

- Vulliemoz S, Carmichael DW, Rosenkranz K, Diehl B, Rodionov R, Walker MC, *et al.* Simultaneous intracranial EEG and fMRI of interictal epileptic discharges in humans. *Neuroimage* 2011; 54: 182-90.
- Womelsdorf T, Fries P, Mitra PP, Desimone R. Gamma-band synchronization in visual cortex predicts speed of change detection. *Nature* 2006; 439: 733-6.
- Wyart V, Tallon-Baudry C. Neural dissociation between visual awareness and spatial attention. *J Neurosci* 2008; 28: 2667-79.
- Wyart V, Tallon-Baudry C. How ongoing fluctuations in human visual cortex predict perceptual awareness: baseline shift *versus* decision bias. *J Neurosci* 2009; 29: 8715-25.

癫痫的认知功能的电生理监测技术:事件相关电位、非线性力学和网络理论

Klaus Lehnertz

德国,Bonn 大学,Helmholtz 放射和核物理研究所,复杂系统相互训练中心

■ 癫痫中事件相关电位和电场

认知或内源性事件相关电位和电场(ERP 和 ERF)可由不同的运动、感觉或认知任务引出,并可由脑电图和脑磁图等无创性的技术进行评价(Piction 等,2000)。这些任务可在特定的脑区诱导出同步的神经活动,分别在脑电图和脑磁图中表现为电位及电场的变化。这些 ERPs 和 ERFs 变化表现为在刺激发生后几百毫秒内出现一系列多相峰值波幅的变化。ERPs 和 ERFs 反映脑内信息加工的不同阶段,从分析 ERPs 和 ERFs 的特殊内容,可在时间及空间上洞察基本的神经过程,比如峰值、波幅和潜伏期。偏离正常 ERPs/ERFs 的峰值、波幅和(或)潜伏期时,常伴有中枢神经系统功能障碍,因此,与诊断的目的高度相关(Duncan 等,2009)。

癫痫患者(成人及儿童)的无创性记录反复显示出的特殊的 ERPs 和 ERFs 成分变化,如 P300 和 N400,已经提供了电生理与注意力和行为损害(Naganuma 等,1997;Trinka 等,2001;Taylor 和 Baldeweg,2002;Rotshtein 等,2010;Lopes 等,2011)、工作记忆缺陷(Grippo 等,1996;Myatchin 等,2009)及语言相关的半球不对称和加工缺陷(Gerschlager 等,1998;Henkin 等,2003)的相关性。此外,还可以帮助癫痫灶定侧(Lalouschek 等,1998;Abubakr 和 Wambacq,2003)和评价发作频率(Chen 等,2001)、抗癫痫药物(Sun 等,2007)、经颅磁刺激(jing 等,2001)、迷走神经刺激(Brazdil 等,2001)以及手术的影响。

　　为了术前评估,对癫痫患者慢性植入大电极及微电极,可以检验单个细胞到扩布的细胞集群范围内空间尺度的神经活动。除了临床相关性,这些记录可以提供独一无二的洞察大脑高级功能的机会,比如运动控制、感觉、记忆和语言(Engel 等,2005;Quian Quiroga 等,2008)。大量研究表明来自不同脑结构的ERPs 有创性记录为研究各种认知和行为过程提供了新看点:杏仁核和味觉、恐惧、眼睛接触、记忆和情感(Hudry 等,2001;Krolak-Salmon 等,2004;Gunwald 等,2007),海马和新事物警觉(编码、识别)、言语和非言语实验资料的记忆(Engel等,1997;Helmstaedter 等,1997;Grunwald 等,1998b,1999b;Fernandez 等,1999,2002;Fell 等,2001,2008;Paller 和 McCarthy,2002;Dietl 等,2005;Meyer 等,2005;Mormann 等,2005;Vannucci 等,2008;Rosburg 等,2009;Axmacher 等,2010;Ludowig 等,2010),新皮质和新颖事物的警觉、表情和言语的处理过程、注意力、感觉门控、错误的变化过程、运动准备和动作(Halgren 等,1994a;1994b;Elger等,1997;Helmstaedter 等,1997;Seeck 等,1997;Clarke 等,1999a;1999b;Brazdil等,2005;2009;Turak 等,2002;Rektor 等,2003;Grunwald 等,2003;kukleta 等,2003;Rosburg 等,2009;2010)有关。

　　颅内记录 ERPs 也表明对癫痫患者的术前评估有很高的价值。特殊 ERP成分的变化有助于颞叶癫痫致痫灶的定侧(Grunwald 等,1995;Elger 等,1997;Helmstaedter 等,1997;Guillem 等,1998;Rosburg 等,2008)。在 Grunwald 及同事看来,可以预测术后的言语(Grunwald 等,1999)记忆和术后发作的控制。

　　尽管大量研究报道了 ERPs 和 ERFs 在评估癫痫的认知功能方面有很高的价值,有时涉及意义重大的发现,尤其是考虑到 ERPs 和 ERFs 起源于脑组织的电磁活动。对照不断发展的脑组织活动,ERPs 和 ERFs 产生低峰值波幅,在大部分病例不易被目测发现。因此,为了降低信噪比,ERPs 和 ERFs 通常是均值、假设同步化、锁时反应与进行中的活动无关。然而,在实践中,这些假设可能是不准确的,并且平均值并不接近 ERPs 和 ERFs 的潜伏期和波幅变化。特别是提供认知功能相关信息的短时间变化可能被平均过程变缓或者掩盖。因此,研究者对单次试验分析感兴趣,可能从单次 ERPs 和 ERFs 结果中提取出可靠的信号特征(见 Lopes Da Silva 等,1986 和 Samar 等,1995;回顾性分析)。过去数年,大量新的信号分析技术已经发展并改进单次 ERP 和 ERF 结果的信号特征(Jung 等,2001;Effern 等,2002a;2002b;Lemm 等,2005;Lyer 和 Zouridakis,2007;Wagner 等,2010;Martini 等,2011)。大部分技术可以在工具箱内自由应用(Delorme 和 Makeig,2004;Mørup 等,2007)。

■ 癫痫和认知功能的非线性处理

在非线性动力学的物理 - 数学理论中（俗称"混沌理论"），大量分析技术用于分析复杂、无规律的非线性系统，比如大脑（见 Lehnerta 等，2000 和 Stam，2005，回顾性分析）。单变量的非线性数量，比如维数、熵或李雅普诺夫（Lyaqunov）指数，可以提取关于自由度（或者复杂度）数量的合逻辑结果，有序或无序的数量或者混沌度在大脑动力学中的预测能力。应用双变量非线性量度估计脑区之间动力学的相互作用。双变量非线性量度主要源于不同的同步化概念（PikoVsky 等，2001）或信息理论（Hlavackova-Schindler 等，2007）。非线性分析技术可以提供新的信息，长时间的量度可作为不同大脑状态的试验性指数。

过去二十年的研究表明非线性方法可提高癫痫脑动力特征，并且与临床应用高度相关。在大量限局性癫痫患者中，不同的非线性方法可以在发作间期确定发作的产生区域，不需要记录到发作（见 Lehnertz 等，2001；Warren 等，2010；Andrzejak 等，2011）。这些优势将可以改进术前评估，并且可以帮助外科技术更精确地发展，对个体可以量身定制。更重要的是，有助于理解人脑在癫痫发作间的、复杂的、断续的功能障碍。

非线性脑电图另一个更加吸引人的应用是预测发作（见 Lehnerta 等，2007；Mormann 等，2007；Schelter 等，2008 回顾性分析）。发作是突然、不可预知的，这是疾病的最严重方面。该理论能很好地确定发作的过渡状态，可以显著提高治疗的可能。目前的预防性治疗方案（例如长时间应用抗癫痫药物）可以引起认知或其他神经功能损害。这个方案可以被需求式治疗（on-demand therapy）替代，通过分泌快速抗惊厥物质或者通过电刺激或其他刺激来重启脑动力学，达到不再发展为发作的目的（回顾性分析，见 Morrell，2006；Stacey 和 Litt，2008）。

非线性分析提供了一种可供选择的方法来研究发展中（及非诱发的）神经生理信号，这种信号记录特殊的神经心理任务，即控制感觉输入和（或）高级认知功能。众所周知，在这些任务中功率谱在 α（8~13Hz）、β（4~7Hz），以及最近在 γ（40Hz）明显的改变，并且这些变化与学习和记忆过程相关。非线性方法分析这些所有的神经生理学信号，而不是关注特殊的频率。早在 20 世纪 90 年代，非线性方法就应用于记录人脑在健康时的神经心理学任务中的电活动变化（如 Lehnertz1999 及其中的参考文献；Mölle 等，2000；Lamberts 等，2000；Müller 等，2003；Bob 和 Svetlak，2011）。这些研究表明非线性方法可以补充在认知过程中多个神经系统的整合和协调活动的信息。除了研究正常的认知过程,这些技术也用于研究抑郁、精神分裂症、痴呆(见 Stam,2005 回顾性分析),近期也用于监测麻醉的深度(Jordan 等,2008)。

对颞叶癫痫的患者在言语学习和记忆过程中行海马内脑电图记录的非线性分析提示非线性参数与颞叶癫痫渐次变化的记忆损害相关。非线性参数能够可靠地预测目的性和偶然性学习的言语实验材料的回忆成绩,并可以指明颞叶内侧的募集能力。

■ 癫痫和认知的网络方法

人脑是一个相互作用的动力学子系统的复杂网络,目前普遍接受神经同步化活动在脑的功能作用和功能紊乱中扮演重要的角色(Schnitaler 和 Gross,2005;Uhlhaas 和 Singer,2006)。大量的分析技术目前应用于评估明显不同的神经生理学信号中同步化的形成[EEG、脑磁图(MEG)、fMRI](见 Lehnertz 等,2009 回顾性分析)。为测量不同脑组织结构相互作用的强度和方向建立起所谓的功能性脑网络,它是可由已确定的网络理论进行分析(见 Reijneveld 等,2007;Bullmore 和 Sporns,2009,回顾性分析)。网络理论起源于数学和物理(曲线图理论),但是今天遍及很多科学领域。应用这种方法,可以减少多变量神经生理学信息,取而代之是特殊性质的点和线,定义为网络。过去数年中,证据显示网络可以被认为是许多脑部疾病的诊断标记物,从精神分裂症到阿尔茨海默病及癫痫(见 Reijneveld 等,2007;Bassett 和 Bullmore,2009;Bressler 和 Menon,2010,回顾性分析)。功能性癫痫脑部网络的曲线图理论分析对理解发作的起源、延伸、终止的机制有很重要的作用(见 Kuhnert 等,2010 以及其中的文献),并且帮助进一步理解发作间期的复杂神经动力学网络。

到目前为止,功能性脑网络涉及较高认知功能的不同方面,如在健康受试者工作记忆(见 Palva 等,2010 和 Douw 等,2011 以及其中的相关文献)、数学思维(Micheloyannis 等,2009)和语言处理方面(Schinkel 等,2011)。

网络理论是一个重要的理论框架,表示脑组织的结构 - 功能特性,目前发现网络方法可以明显地提高我们对复杂脑功能网络的功能性质和功能障碍性质的理解。要记住,重要的方法和概念问题仍有待解决,以避免误解和得出不恰当的结论(Butts,2009)。最近已经开始了沿着这条路线的研究(Bialonski 等,2010,van Wijk 等,2010)。

■ 结论

认知功能与电生理的相关性从触发（事件相关）到正在进行的神经活动均可以评估。事件相关活动的记录是已完善确定并广泛应用的技术，并且是临床研究已被认可的指南。然而，引起事件相关活动的实验范式经常被认为是过于人工化的状况。相反，通过神经心理学任务中记录的电生理信号来监测认知功能是更加自然的选择。然而，评估相当复杂的进行中的脑动力学需要更为精确的分析技术。因此，监测方法既有优点也有缺点。来自非线性动力学和网络理论等现代方法超越信号平均或在特定频带中节律的评估，有希望能改进脑动力学特征，以及其与认知功能性质及功能障碍性质的相关性。

（邵晓秋 崔韬 译 吴逊 校）

参考文献

- Abubakr A, Wambacq I. The localizing value of auditory event-related potentials (P300) in patients with medically intractable temporal lobe epilepsy. *Epilepsy Behav* 2003; 4: 692-701.
- Andrzejak RG, Chicharro D, Lehnertz K, Mormann F. Characterizing the epileptic process with nonlinear interdependence measures: the benefit of bivariate surrogates. *Phys Rev E* 2011; 83: 046203.
- Axmacher N, Lenz S, Haupt S, Elger CE, Fell J. Electrophysiological signature of working and long-term memory interaction in the human hippocampus. *Eur J Neurosci* 2010 31: 177-88.
- Bassett DS, Bullmore ET. Human brain networks in health and disease. *Curr Opin Neurol* 2009; 22: 340-7.
- Bialonski S, Horstmann MT, Lehnertz K. From brain to earth and climate systems: Small-world interaction networks or not? *Chaos* 2010; 20: 013134.
- Bob P, Svetlak M. Dissociative states and neural complexity. *Brain Cogn* 2011; 75: 188-95.
- Brazdil M, Chadim P, Daniel P, Kuba R, Rektor I, Novak Z, Christina J. Effect of vagal nerve stimulation on auditory and visual event-related potentials. *Eur J Neurol* 2001; 8: 457-61.
- Brazdil M, Roman R, Daniel P, Rektor I. Intracerebral error-related negativity in a simple Go/NoGo task. *J Psychophysiol* 2005; 19: 244-55.
- Brazdil M, Roman R, Urbanek T, Chladek J, Spok D, Marecek R, *et al.* Neural correlates of affective picture processing - A depth ERP study. *Neuroimage* 2009; 47: 376-83.
- Bressler SL, Menon V. Large-scale brain networks in cognition: emerging methods and principles. *Trends Cogn Sci* 2010; 14: 277-90.
- Bullmore E, Sporns O. Complex brain networks: graph theoretical analysis of structural and functional systems. *Nat Rev Neurosci* 2009; 10: 186-98.
- Butts CT. Revisiting the foundations of network analysis. *Science* 2009; 325: 414-6.
- Chavez M, Valencia M, Navarro V, Latora V, Martinerie J. Functional modularity of background activities in normal and epileptic brain networks. *Phys Rev Lett* 2010; 104: 118701.
- Chen RC, Tsai SY, Chang YC, Liou HH. Seizure frequency affects event-related potentials (P300) in epilepsy. *J Clin Neurosci* 2001; 8: 442-6.
- Clarke JM, Halgren E, Chauvel P. Intracranial ERPs in humans during a lateralized visual oddball

task: I. Occipital and peri-Rolandic recordings. *Clin Neurophysiol* 1999; 110: 1210-25.

- Clarke JM, Halgren E, Chauvel P. Intracranial ERPs in humans during a lateralized visual oddball task: II. Temporal, parietal, and frontal recordings. *Clin Neurophysiol* 1999; 110: 1226-44.
- Delorme A, Makeig S. EEGLAB: an open source toolbox for analysis of single-trial EEG dynamics. *J Neurosci Methods* 2004; 134: 9-21.
- Dietl T, Trautner P, Staedtgen M, Vannuchi M, Mecklinger A, Grunwald T, Clusmann H, *et al*. Processing of famous faces and medial temporal lobe event-related potentials: a depth electrode study. *Neuroimage* 2005; 25: 401-7.
- Douw L, Schoonheim MM, Landi D, van der Meer ML, Geurts JJG, Reijneveld JC, *et al*. Cognition is related to resting-state small-world network topology: an magnetoencephalographic study. *Neuroscience* 2011; 175: 169-77.
- Duncan CC, Barry RJ, Connolly JF, Fischer C, Michie PT, Naatanen R, *et al*. Event-related potentials in clinical research: Guidelines for eliciting, recording, and quantifying mismatch negativity, P300, and N400. *Clin Neurophysiol* 2009; 120: 1883-908.
- Effern A, Lehnertz K, Fernandez G, Grunwald T, David P, Elger CE. Single trial analysis of event related potentials: nonlinear denoising with wavelets. *Clin Neurophysiol* 2000; 111: 2255-63.
- Effern A, Lehnertz K, Grunwald T, Fernandez G, David P, Elger CE. Time adaptive denoising of single trial event related potentials in wavelet domain. *Psychophysiol* 2000; 37: 859-65.
- Elger CE, Grunwald T, Lehnertz K, Kutas M, Helmstaedter C, Brockhaus A, *et al*. Human temporal lobe potentials in verbal learning and memory processes. *Neuropsychologia* 1997; 35: 657-67.
- Engel AK, Moll CKE, Fried I, Ojemann GA. Invasive recordings from the human brain: Clinical insights and beyond. *Nat Rev Neurosci* 2005; 6: 35-47.
- Fell J, Klaver P, Lehnertz K, Grunwald T, Schaller C, Elger CE, Fernandez G. Rhinal-hippocampal coupling is essential for human memory formation. *Nature Neurosci* 2001; 4: 1259-64.
- Fell J, Ludowig E, Rosburg T, Axmacher N, Elger CE. Phase-locking within human mediotemporal lobe predicts memory formation. *Neuroimage* 2008; 43: 410-9.
- Fernandez G, Effern A, Grunwald T, Pezer N, Lehnertz K, Dümpelmann M, van Roost D, Elger CE. Real-time tracking of memory formation in the human rhinal cortex and hippocampus. *Science* 1999; 285: 1582-5.
- Fernandez G, Klaver P, Fell J, Grunwald T, Elger CE. Human declarative memory formation: Segregating rhinal and hippocampal contributions. *Hippocampus* 2002; 12: 514-9.
- Gerschlager W, Lalouschek W, Lehmer J, Baumgartner C, Lindinger G, Lang W. Language-related hemispheric asymmetry in healthy subjects and patients with temporal lobe epilepsy as studied by event related brain potentials and intracarotid amobarbital test. *Electroenecephalogr Clin Neurophysiol* 1998; 108: 274-82.
- Grippo A, Pelosi L, Mehta V, Blumhardt LD. Working memory in temporal lobe epilepsy: An event-related potential study. *Electroencephalogr Clin Neurophysiol* 1996; 99: 200-13.
- Guillem F, N'Kaoua B, Rougier A, Claverie B. Location of the epileptic zone and its physiopathological effects on memory-related activity of the temporal lobe structures: A study with intracranial event-related potentials. *Epilepsia* 1998; 39: 928-41.
- Grunwald T, Elger CE, Lehnertz K, van Roost D, Heinze HJ. Alterations of intrahippocampal cognitive potentials in temporal lobe epilepsy. *Electroencephalogr Clin Neurophysiol* 1995; 95: 53-62.
- Grunwald T, Lehnertz K, Helmstaedter C, Kutas M, Pezer N, Kurthen M, *et al*. Limbic EKP predict verbal memory after left-sided hippocampectomy. *Neuroreport* 1998; 9: 3375-8.
- Grunwald T, Lehnertz K, Heinze HJ, Elger CE. Verbal novelty detection within the human hippocampus proper. *Proc Natl Acad Sci* 1998; 95: 3193-7.
- Grunwald T, Lehnertz K, Pezer N, Kurthen M, Van Roost D, Schramm J, Elger CE. Prediction of postoperative seizure control by hippocampal event-related potentials. *Epilepsia* 1999; 40: 303-6.
- Grunwald T, Beck H, Lehnertz K, Blümcke I, Pezer N, Kurthen M, *et al*. Evidence relating human verbal memory to hippocampal NMDA-receptors. *Proc Natl Acad Sci* 1999; 96: 12085-9.

- Grunwald T, Boutros NN, Pezer N, von Oertzen J, Fernandez G, Schaller C, Elger CE. Neuronal substrates of sensory gating within the human brain. *Biol Psychiatr* 2003; 53: 511-9.
- Grunwald T, Vannucci M, Pezer N, Kurthen M, Schramm J, Elger CE. Gender specific processing of eye contact within the human medial temporal lobe. *Clin EEG Neurosci* 2007; 38: 143-7.
- Halgren E, Baudena P, Heit G, Clarke M, Marinkovic K. Spatiotemporal stages in face and word-processing. 1. Depth recorded potentials in the human occipital and parietal lobes. *J Physiol* 1994; 88: 1-50.
- Halgren E, Baudena P, Heit G, Clarke M, Marinkovic K, Chauvel P. Spatiotemporal stages in face and word-processing. 2. Depth recorded potentials in the human frontal and rolandic cortices. *J Physiol* 1994; 88: 51-80.
- Helmstaedter C, Grunwald T, Lehnertz K, Gleißner U, Schramm J, Elger CE. Differential involvement of left temporo-lateral and temporo-mesial structures in verbal declarative learning and memory: evidence from temporal lobe epilepsy. *Brain Cogn* 1997; 35: 110-31.
- Henkin Y, Kishon-Rabin L, Pratt H, Kivity S, Sadeh M, Gadoth N. Linguistic processing in idiopathic generalized epilepsy: An auditory event-related potential study. *Epilepsia* 2003; 44: 1207-17.
- Hlavackova-Schindler K, Palus M, Vejmelka M, Bhattacharya J. Causality detection based on information–theoretic approaches in time series analysis. *Phys Rep* 2007; 441: 1-46.
- Horstmann MT, Bialonski S, Noennig N, Mai H, Prusseit J, Wellmer J, et al. State dependent properties of epileptic brain networks: Comparative graph-theoretical analyses of simultaneously recorded EEG and MEG. *Clin Neurophysiol* 2010; 121: 172-85.
- Hudry J, Ryvlin P, Royet JP, Mauguiere F. Odorants elicit evoked potentials in the human amygdale. *Cereb Cortex* 2001; 11: 619-27.
- Iyer D, Zouridakis G. Single-trial evoked potential estimation: comparison between independent component analysis and wavelet denoising. *Clin Neurophysiol* 2007; 118: 495-504.
- Jing H, Takigawa M, Hamada K, Okamura H, Kawaika Y, Yonezawa T, Fukuzako H. Effects of high frequency repetitive transcranial magnetic stimulation on P300 event-related potentials. *Clin Neurophysiol* 2001; 112: 304-13.
- Jordan D, Stockmanns G, Kochs EF, Pilge S, Schneider G. Electroencephalographic order pattern analysis for the separation of consciousness and unconsciousness. An analysis of approximate entropy, permutation entropy, recurrence rate, and phase coupling of order recurrence plots. *Anesthesiol* 2008; 109: 1014-22.
- Jung TP, Makeig S, Westerfield M, Townsend J, Courchesne E, Sejnowski TJ. Analysis and visualization of single-trial event-related potentials. *Hum Brain Mapp* 2001; 14: 166-85.
- Krolak-Salmon P, Henaff MA, Vighetto A, Bertrand O, Mauguiere F. Early amygdala reaction to fear spreading in occipital, temporal, and frontal cortex: A depth electrode ERP study in human. *Neuron* 2004; 42: 665-76.
- Kuhnert MT, Elger CE, Lehnertz K. Long-term variability of global statistical properties of epileptic brain networks. *Chaos* 2010; 20: 043126.
- Lalouschek W, Gerschlager W, Lehrner J, Baumgartner C, Lindinger G, Deecke L, Lang W. Event-related potentials in patients with temporal lobe epilepsy reveal topography specific lateralization in relation to the side of the epileptic focus. *Electroencephalogr Clin Neurophysiol* 1998; 108: 567-76.
- Lamberts J, van den Broek PLC, Bener L, van Egmond J, Dirksen R, Coenen AML. Correlation dimension of the human electroencephalogram corresponds with cognitive load. *Neuropsychobiol* 2000; 41: 149-53.
- Lehnertz K. Nonlinear time series analysis of intracranial EEG recordings in patients with epilepsy – an overview. *Int J Psychophysiol* 1999; 34: 45-52.
- Lehnertz K, Arnhold J, Grassberger P, Elger CE, eds. *Chaos in Brain?* Singapore: World Scientific, 2000.
- Lehnertz K, Andrzejak RG, Arnhold J, Kreuz T, Mormann F, Rieke C, et al. Nonlinear EEG analysis in epilepsy: its possible use for interictal focus localization, seizure anticipation, and prevention. *J Clin Neurophysiol* 2001; 18: 209-22.
- Lehnertz K, Le Van Quyen M, Litt B. Seizure prediction. In: Engel J JR, Pedley TA, eds. *Epilepsy:*

A *Comprehensive Textbook*, *2nd ed*. Philadelphia: Lippincott, Williams & Wilkins, 2007, 1011-24.

- Lehnertz K, Bialonski S, Horstmann MT, Krug D, Rothkegel A, Staniek M, Wagner T. Synchronization phenomena in human epileptic brain networks. *J Neurosci Methods* 2009; 183: 42-8.
- Lemm S, Blankertz B, Curio G, Müller KR. Spatio-spectral filters for improving the classification of single trial EEG. *IEEE Trans Biomed Eng* 2005; 52: 1541-8.
- Lopes R, Cabral P, Canas N, Breia P, Foreid JP, Calado E, Silva R, Leal A. N170 asymmetry as an index of inferior occipital dysfunction in patients with symptomatic occipital lobe epilepsy. *Clin Neurophysiol* 2011; 122: 9-15.
- Lopes da Silva FH, Givens AS, Remond A, eds. *Handbook of Electroencephalography and Clinical Neurophysiology*. Amsterdam: Elsevier, 1986.
- Ludowig E, Bien CG, Elger CE, Rosburg T. Two P300 generators in the hippocampal formation. *Hippocampus* 2010; 20: 186-95.
- Martini M, Kranz TA, Wagner T, Lehnertz K. Inferring directional interactions from transient signals with symbolic transfer entropy. *Phys Rev E* 2011; 83: 011919.
- Mervaala E, Nousiainen U, Kinnunen J, Vapalahti M, Riekinnen P. Preoperative and postoperative auditory event-related potentials in temporal-lobe epilepsy. *Epilepsia* 1992; 33: 1029-35.
- Meyer P, Mecklinger A, Grunwald T, Fell J, Elger CE Friederici AD. Language processing within the human medial temporal lobe. *Hippocampus* 2005; 15: 451-9.
- Micheloyannis S, Vourkas M, Tsirka V, Karakonstantaki E, Kanatsouli K, Stam CJ. The influence of ageing on complex brain networks: A graph theoretical analysis. *Hum Brain Mapp* 2009; 30: 200-8.
- Mørup M, Hansen LK, Arnfred SM. ERPWAVELAB a toolbox for multi-channel analysis of time-frequency transformed event related potentials. *J Neurosci Methods* 2007; 161: 361-8.
- Mölle M, Schwank I, Marshall L, Klöhn A, Born J. Dimensional complexity and power spectral measures of the EEG during functional *versus* predicative problem solving. *Brain Cogn* 2000; 44: 547-63.
- Mormann F, Fell J, Axmacher N, Weber B, Lehnertz K, Elger CE, Fernández G. Phase/amplitude reset and theta-gamma interaction in the human medial temporal lobe during a continuous word recognition memory task. *Hippocampus* 2005; 15: 890-900.
- Mormann F, Andrzejak R, Elger CE, Lehnertz K. Seizure prediction: the long and winding road. *Brain* 2007; 130: 314-33.
- Morrell M. Brain stimulation for epilepsy: can scheduled or responsive neurostimulation stop seizures? *Curr Opin Neurol* 2006; 19: 164-8.
- Müller V, Lutzenberger W, Preissl H, Pulvermüller F, Birbaumer N. Complexity of visual stimuli and non-linear EEG dynamics in humans. *Brain Res Cogn Brain Res* 2003; 16: 104-10.
- Myatchin I, Mennes M, Wouters H, Stiers P, Lagae L. Working memory in children with epilepsy: An event-related potentials study. *Epilepsy Res* 2009; 86: 183-90.
- Naganuma Y, Konishi T, Hongou K, Okada T, Tohyama J, Uchiyama M. Event-related potentials (P300) and EEG activity in childhood partial epilepsy. *Brain Develop* 1997; 19: 117-21.
- Paller KA, McCarthy G. Field potentials in the human hippocampus during the encoding and recognition of visual stimuli. *Hippocampus* 2002; 12: 415-20.
- Palva S, Monto S, Palva JM. Graph properties of synchronized cortical networks during visual working memory maintenance. *Neuroimage* 2010; 49: 3257-68.
- Picton TW, Bentin S, Berg P, Donchin E, Hillyard SA, Johnson JR R, *et al*. Guidelines for using human event-related potentials to study cognition: Recording standards and publication criteria. *Psychophysiol* 2000; 37: 127-52.
- Pikovsky AS, Rosenblum M, Kurths J, eds. *Synchronization: A Universal Concept in Nonlinear Sciences*. Cambridge: Cambridge University Press, 2001.
- Quian Quiroga R, Kreiman G, Koch C and Fried I. Sparse but not 'Grandmother-cell' coding in the medial temporal lobe. *Trends Cogn Sci* 2008; 12: 87-91.
- Reijneveld JC, Ponten SC, Berendse HW, Stam CJ. The application of graph theoretical analysis to complex networks in the brain. *Clin Neurophysiol* 2007; 118: 2317-31.

- Rektor I, Kanovsky P, Bares M, Brazdil M, Streitova H, Klajblova H, et al. A SEEG study of ERP in motor and premotor cortices and in the basal ganglia. Clin Neurophysiol 2003; 114: 463-71.
- Rosburg T, Trautner P, Ludowig E, Helmstaedter C, Bien CG, Elger CE, Boutros NN. Sensory gating in epilepsy - Effects of the lateralization of hippocampal sclerosis. Clin Neurophysiol 2008; 119: 1310-9.
- Rosburg T, Trautner P, Elger CE, Kurthen M. Attention effects on sensory gating - Intracranial and scalp recordings. Neuroimage 2009; 48: 554-63.
- Rosburg T, Ludowig E, Dümpelmann M, Alba-Ferrara L, Urbach H, Elger CE. The effect of face inversion on intracranial and scalp recordings of event-related potentials. Psychophysiol 2010; 47: 147-57.
- Rotshtein P, Richardson MP, Winston JS, Kiebel SJ, Vuilleumier P, Eimer M, et al. Amygdala damage affects event-related potentials for fearful faces at specific time windows. Hum Brain Mapp 2010; 31:1089-105.
- Samar VJ, Swartz KP, Raghuveer MR. Multiresolution analysis of event-related potentials by wavelet decomposition. Brain Cogn 1995; 27: 398-438.
- Schelter B, Timmer J, Schulze-Bonhage A, eds. Seizure Prediction in Epilepsy: From Basic Mechanisms to Clinical Applications. Weinheim: Wiley-VCH, 2008.
- Schinkel S, Zamora-López G, Dimigen O, Sommer W, Kurths J. Functional network analysis reveals differences in the semantic priming task. J Neurosci Methods 2011; 197: 333-9.
- Schnitzler A, Gross J. Normal and pathological oscillatory communication in the brain. Nat Rev Neurosci 2005; 6: 285-96.
- Seeck M, Michel CM, Mainwaring N, Cosgrove R, Blume H, Ives J, et al. Evidence for rapid face recognition from human scalp and intracranial electrodes. Neuroreport 1997; 8: 2749-54.
- Stacey WC, Litt B. Technology insight: neuroengineering and epilepsydesigning devices for seizure control. Nat Clin Pract Neurol 2008; 4: 190-201.
- Stam CJ. Nonlinear dynamical analysis of EEG and MEG: review of an emerging field. Clin Neurophysiol 2005; 116: 2266-301.
- Sun W, Wang WW, Wu X, Wang YP. Antiepileptic drugs and the significance of event-related potentials. J Clin Neurophysiol 2007; 24: 271-6.
- Taylor MJ, Baldeweg T. Application of EEG, ERP and intracranial recordings to the investigation of cognitive functions in children. Develop Sci 2002; 5: 318-34.
- Trinka E, Unterrainer J, Luef G, Ladurner G. Multimodal P3 under different attentional states in mesial temporal lobe epilepsy. Eur J Neurol 2001; 8: 261-6.
- Turak B, Louvel J, Buser P, Lamarche M. Event-related potentials recorded from the cingulate gyrus during attentional tasks: a study in patients with implanted electrodes. Neuropsychologia 2002; 40: 99-107.
- Uhlhaas PJ, Singer W. Neural synchrony in brain disorders: relevance for cognitive dysfunctions and pathophysiology. Neuron 2006; 52: 155-68.
- van Wijk BCM, Stam CJ, Daffertshofer A. Comparing brain networks of different size and connectivity density using graph theory. PLoS ONE 2010; 5: e13701.
- Vannucci M, Pezer N, Helmstaedter C, Schaller K, Viggiano MP, Elger CE, Grunwald T. Hippocampal response to visual objects is related to visual memory functioning. Neuroreport 2008; 19: 965-8.
- Wagner T, Fell J, Lehnertz K. The detection of transient directional couplings based on phase synchronization. New J Physics 2010; 12: 053031.
- Warren CP, Hu SQ, Stead M, Brinkmann BH, Bower MR, Worrell GA. Synchrony in normal and focal epileptic brain: The seizure onset zone is functionally disconnected. J Neurophysiol 2010; 104: 3530-9.

功能性近红外光谱评价语言优势和致痫灶定位

Anne Gallagher[1], Renée Béland[2], Maryse Iassonde[2,3]

[1] 哈佛学大学医学院；Carol and James Herscot 结节性硬化中心，神经科；麻省总医院，波士顿，马萨诸塞州，美国

[2] 神经心理和认知中心，蒙特利尔大学，蒙特利尔，Quebec，加拿大

[3] Sainte-Justine 医院 Recherche 中心，中心医院，Sainte-Justine 大学，蒙特利尔，Quebec，加拿大

一些癫痫患者，尤其是那些难治性的，需要手术治疗来改善发作的患者。术后可能会出现神经心理方面的损害，并且常常是与切除区域有明确的关系。例如左侧额叶或者颞叶切除可能导致失语或者找词困难。通过对大脑语言区的定位和对发作起始区的定位来预防这些术后的功能损害是至关重要的。目前已经形成了各种技术，但是不幸的是很少能够应用于儿童和有严重认知和行为问题的患者，这些人群在癫痫患者中也是较常见的。

直到最近，颈内动脉阿米妥实验（IAT）（Wada 和 Rasmussen，1996）是最广泛用于术前研究大脑语言区定侧的方法。这种方法是暂时性的麻醉一侧大脑半球，可以评价未麻醉侧半球的语言功能。然而，这种方法是侵入性的，并且也很难用于有严重认知和行为问题的患者（Pelletier 等，2007）和小儿童（Williams 和 Rausch，1992），鉴于早期手术干预是至关重要的，这项检查有明显的局限性。而且，IAT 不能提供语言定位的精确空间信息（Gaillard 等，1997），患者的意识状态和行为及情感反应的变化可能干扰结果（Trenerry 和 Loring，1995）。考虑到这些相当多的局限性，并且最近也有更安全的替代方法可以应用，世界范围内的很多中心在最近 15 年明显减少或者停止使用 IAT（Baxendale 等，2008）。

作为 IAT 的替代技术,最低程度侵入性的技术如正电子发射技术(PET)(如 Hunter 等,1999)和单光子发射计算机成像(SPECT)(Borbély 等,2003)以及最近的非侵入性影像技术如功能磁共振(fMRI)(如 Gaillard 等,2004)和脑磁图 MEG(Doss 等,2009;Papanicolaou 等,2004)进行语言优势侧和发作起始区定位的研究。然而,正如 IAT,这些技术有时在小儿童和有严重认知和行为问题的患者中使用也是很困难的。让这些患者固定不动地坐在显示器前面相当长时间是很困难的。

功能性近红外光谱(fNIRS)是一种易于在各种人群使用的非侵入性功能性影像技术。几个研究显示 fNIRS 有可能对于癫痫患者的术前评估具有较好的作用。本章的目的是简短地介绍这一比较新的技术和回顾 fNIRS 应用与癫痫患者语言定侧和发作起始区定位的研究。

■ 功能性近红外光谱(fNIRS)

功能性近红外光谱是测量在大脑被激活时与神经元活动相关的血流动力学变化(Villringer 等,1993)。大脑激活诱发的血流波动会导致氧合血红蛋白(HbO)和去氧血红蛋白(HbR)浓度的变化。一个典型大脑激活的变化特征是小而短的 HbO 的降低和 HbR 的增加,叫作最初的下降和区域性的氧和作用,这些都是由于基础的神经元活动造成。其后在特定的脑区出现一个大的 HbO 浓度增加伴随 HbR 浓度下降,反映局部动脉的血流。这个在近红外光谱范围内 HbO 和 HbR 吸收不同的光谱能够测量这些物质在活体组织中的浓度变化,提供大脑激活的信息(Boas 等,2001)。在 fNIRS 记录中,至少两个波长在 680nm 和 1000nm 之间近红外光直接通过光学纤维到患者的头部。HbO 更倾向于吸收波长接近 680nm 的光波,HbR 倾向于吸收 1000nm 的光波。光波可以通过头皮和颅骨到达深度在几个厘米的脑组织。光波探测器放置在距离起源点几厘米的头皮上。被探测到的光波量反应了目标脑区的两个波长的吸收率,这样可以对 HbO 和 HbR 的浓度变化进行定量(Gratton 和 Fabiani,2007)。

fNIRS 比其他影像技术有几个优势。首先,它可以独立测量 HbO 和 HbR 的浓度变化,也可以测量血红蛋白(HbT)的总量,即 HbO 和 HbR 的总和。fNIRS 有较高的采样率因而比 fMRI 具有更好的时间分辨率。而且,这个设备是便携式的(Liebert 等,2005)并且比 fMRI、PET 或者 MEG 的花费更少。作为术前语言评估的一部分,fNIRS 不仅像 IAT 一样研究语言的大脑定侧,还能对语言的定位提供特别的信息,最后,在记录中它对于动作和言语表达没有明显的限制,这对于智力障碍人群和小儿童甚至婴儿都是适合的技术(Wilcox 等,2008)。fNIRS的主要缺点是浅层光子穿透作用(3~5cm),这会阻碍对皮层下结构激活数据记录的可靠性(如丘脑)。然而,有限的穿透深度对于研究皮层区域比如语言区没有大的影响。

应用 fNIRS 研究语言

fNIRS 已经能够进行成人(如 Noguchi 等,2002;Watson 等,2004)和儿童(如 Gallagher 等,2007)癫痫患者的大脑功能定侧和对听觉言语刺激反应的定位。在成人中,所有比较定侧标准技术的研究已经证实 fNIRS 和 fMRI 或者 IAT 之间有很好的一致性。例如,Kennan 等(2002)认为 fNIRS 能够用于健康成人评价语义性和句法性决定作业时前额区活动的定侧。作者报告了在所有 6 个被试者分别使用 fNIRS 和 fMRI 计算的定侧标准有很强的相关性。在 Wadanabe 等(1998)进行的另一个研究显示,6 个成人癫痫患者在进行言语流畅作业时记录的 fNIRS 与 IAT 的语言定侧标准完全一致。最近 Ota 等(2010)评价了 28 个经过 IAT 已经证实语言优势侧的患者 fNIRS 与 fMRI 和 MEG 相比在语言定侧中的临床应用。患者在 fNIRS 数据采样时必须要默读三个字母的单词,在此之前获得 fNIRS 资料时病人已完成字词书写作业。结果显示 IAT 证实左侧优势的患者,fMRI、MEG 和 fNIRS 的敏感性分别是 95.0%、62.5% 和 100%。在这个研究中,fNIRS 超过 fMRI 和 MEG,是仅有的显示了三例 IAT 证实为右侧优势的影像技术。

在儿童人群中,几个研究也证实了 fNIRS 在探究儿童和婴儿语言功能的神经生物学和构成方面的有效性(如 Kotilahti 等,2010;Pena 等,2003)。然而,仅有少数几个研究应用 fNIRS 研究儿童癫痫患者语言的脑定侧和定位,迄今为止,这些研究也仅在我们实验室进行过。我们第一个研究的(Gallagher 等,2007)目的是应用 fNIRS 研究正常人群和成人及儿童癫痫患者表达性语言的定侧。在这个研究中,我们研究了两个健康成人、两个成人癫痫患者和四个儿童癫痫患者,比较了当这些受试者在执行一个表达性语言作业时的 fNIRS 结果与 fMRI 和(或)IAT 结果。当语义性言语流畅作业时要求受试者尽可能多地说出一个特定种类物体的名字(如颜色、身体部位、水果)。fNIRS 结果显示所有受试者均为左侧半球语言优势,除了一个癫痫儿童显示了相当于双侧半球 Broca 区和 Wernicke 区的双侧激活。这暗示了作为一种代偿机制可能通过大脑可塑性而产生了双侧语言代表区。我们在所有受试者中都得到了 fNIRS 和 fMRI 的结果、fNIRS 和 IAT 的结果有一致的语言优势。我们也在两个儿童中得到明确的 fNIRS 结果,这两个儿童一个因为太小(3 岁)一个因为神经系统状况(广泛性发育障碍伴中度智能障碍)而不能进行 IAT 和 fMRI 检测。虽然这两个儿童都不能在 fNIRS 数据采集时保持固定不动,但这并没有影响数据分析,两个儿童都显示左侧半球语言优势。在另一个病例研究中(Gallagher 等,2008b),我们对一个右利手的 10 岁癫痫儿童给予同样的语言作业作为术前评估的一部分。发作期 SPECT、PET、EEG-fMRI 和 EEG-MEG 结果显示右侧额叶为发作起始区。矛盾的是,神经心理学评估显示有语言缺陷(找词困难、语言信息计划和处理减慢)和注意力问题。因此,使用 fNIRS 进行大脑语言定侧。尽管进行表达性语言作业时左右大脑都有激活,但是左侧额下 - 后回(Broca 区)激活程度高于右侧对应部位,提示表达性语言为左侧半球优势。在进行右侧额叶有限的皮层切除术后并没有新的语言障碍出现,提示 fNIRS 检测时的右侧半球激活对于涉及表达性语言作业的语言加工过程并不是必需的。

　　所有以前在成人和儿童癫痫患者中进行的 fNIRS 研究已经评价了表达性语言的大脑定位。但是作为一个完整的语言研究,术前评估提供的信息不仅应该包括表达性语言加工,也应该包括感觉性语言加工。在一个未受损伤的大脑,表达性语言和感觉性语言主要与两个不同的区域有关:分别为 Broca 区和 Wernicke 区。因此每种语言类型(表达性和感受性)可能有不同的功能重组模式,如果不加以认真考虑,可能明显影响术后的认知和流畅交流的预后。作为术前评估的一部分,我们最近对一个 9 岁、可能左侧颞叶为致痫区、因为语言问题及焦虑不能耐受 IAT 和 fMRI 检查的癫痫儿童使用 fNIRS 评估感觉性语言和表达性语言(Gallagher 等,2008a)。语义性言语流畅作业结果显示左侧半球优势,包括 Broca 区和 Wernicke 区,这暗示表达性语言可能的大脑半球内重组,因为 Wernicke 区在进行感觉性语言作业时才有典型激活。用被动的听故事作业来评估感觉性语言,显示在优势大脑半球的颞上回和颞中回诱发出强烈的激活(Paquette 等,2010)。再次得到了明确和可靠的结果。在双侧半球都记录到双侧颞 - 额激活,这提示感觉性语言可能有半球内和半球间的重组。这个病例报告是首次证明 fNIRS 对感觉性语言定位的有效性研究。然而,需要更多的数据来验证这一过程。最近在我们实验室正在对几个术前成人癫痫患者进行在 fNIRS 记录时给予被动听故事作业的研究。

■ fNIRS 应用于发作起始区定位

除了术前的语言评估,fNIRS 也作为一种可能的手段用于癫痫手术患者术前发作起始区的定位。第一个 fNIRS 研究显示不同的发作类型有不同的血流动力学模式。更精确地讲,已有复杂部分性发作中发作起始侧 rCBV、HbT 和 HbO 增加的报道(Hagionoya 等,2002;Watanabe 等,2000,2002),而迅速继发的全面性发作已经发现与大脑的血流氧和作用下降有关(Sokol 等,2000)。近来发现儿童失神癫痫中广泛性棘慢复合波与氧合作用有关,随后出现一个明显的脱氧合作用而后再次氧合作用(Roche-Labarbe 等,2008)。

之前的研究显示 fNIRS 用于研究发作的病生理过程的可能性,并且提示这项技术可能作为发作起始区定位的工具。15 年前,在一个包括两名成人难治性癫痫患者的初步研究中,Steinhoff 等(1996)提出 fNIRS 和 EEG 结合对颞叶癫痫原发致痫区进行定位的可能。最近,在我们实验室同步记录 fNIRS 和 EEG 对发作起始区定位,作为一个 10 岁的难治性、MRI 阴性的右侧额叶癫痫患者术前评估的一部分(Gallagher,Lassonde 等,2008)。这个年轻的男孩当记录到电 - 临床和电发作时接受长时间的 EEG-fNIRS 数据采集。根据 10-20 系统放置 18 个 EEG 电极,128 个 fNIRS 通道覆盖右额、双侧矢旁区和双侧 Roland 区,分别记录大脑的电活动和血流动力学。结果显示所有的癫痫发作期在右额有一个明确的激活区。这一结果与其他术前评估技术(SPECT、FDG-PET、EEG-fMRI、EEG-MEG)的结果进行比较,显示在发作起始区定位方面有良好的一致性。这些研究说明持续的 EEG-fNIRS 记录对发作起始区的定位可能做出积极的贡献。在未来的研究中,覆盖更广泛的头颅范围应引起关注。我们实验室正在进行的一个研究是在几个成人和儿童癫痫手术患者术前整个头颅范围的 EEG-fNIRS 记录。

■ 临床应用的建议

最近的研究显示 fNIRS 在评估语言大脑定位和发作起始区定位的作用以及它比其他影像技术在儿童人群应用中的优势。因此,我们建议将 fNIRS 作为儿科癫痫诊所整体术前评估的一部分。结合神经心理学评估,如果可能也结合其他影像技术,fNIRS 有可能替代比如 IAT 等侵入性技术用于语言定侧。而且,EEG-fNIRS 用于发作起始区的定位可能减少侵入性检测的使用。对于仍然需要颅内研究的患者,EEG-fNIRS 能够帮助更准确地设计电极植入位置或者缩小研究的范围。最后,在 fNIRS 的引导下仔细回顾 MRI,在一些患者中可能发现之前通过肉眼检查被错过细微的致痫性病变。

■ 研究的建议

尽管近年来已经完成了大量的工作,但是很多硬件、软件及分析工具仍有待发展。市场上需要使用者便于应用更好的工具以使 fNIRS 成为癫痫诊所的医生和看护人员更易得到和易于使用的技术。在未来的研究中,系统地覆盖整个头皮尤其是定位发作起始区将是有趣的。这些工作目前在我们的实验室已经常规进行。最后,需要在更大量的患者人群进行更多感受性语言和发作起始区定位的研究以建立跨中心的一致性结果。

■ 结论

近来的研究显示 fNIRS 是一项对表达性语言和感受性语言脑功能定位可靠的非侵入性技术,并且可能成为替代 Wada 实验作为确定语言优势侧的有希望的非侵入性技术。fNIRS 与 EEG 结合对成人和癫痫患者发作起始区的定位有潜在的积极作用,对于一部分患者在 fNIRS 的引导下仔细回顾 MRI 可能发现之前通过肉眼检查被错过的细微的致痫性病变。对于其他患者,EEG-fNIRS 结合经典的和其他新颖的非侵入性技术可以减少侵入性检测的使用或者有助于更准确地定位电极植入位置或者减少研究的范围。在 fNIRS 系统地用于语言功能和发作起始区定位的研究之前,需要在更大人群进行更多的研究,使用的参数能够在跨中心的研究中产生一致的结果。因此,fNIRS 是一项可以与其他非侵入性技术结合有助于神经外科手术患者术前评估有希望的技术。

(邵晓秋 译 吴逊 校)

参考文献

- Baxendale S, Thompson PJ, Duncan JS. The role of the Wada test in the surgical treatment of temporal lobe epilepsy: an international survey. *Epilepsia* 2008; 49: 715-20.
- Boas DA., Gaudette T, Strangman G, Cheng X, Marota JJA, Mandeville JB. The accuracy of near infrared spectroscopy and imaging during focal changes in cerebral hemodynamics. *Neuroimage* 2001; 10: 76-90.
- Borbély K, Gjedde A, Nyáry I, Czirják S, Donauer N, Buck A. Speech activation of language dominant hemisphere: a single-photon emission computed tomography study. *Neuroimage* 2003; 20: 987-94.
- Doss RC, Zhang W, Risse GL, Dickens DL. Lateralizaing language with magnetic source imaging: validation based on the Wada test. *Epilepsia* 2009; 50: 2242-8.
- Engel J, ed. *Surgical Treatment of the Epilepsies*. New York: Raven Press, 1987.

- Gaillard WD, Balsamo L, Xu B, McKinney C, Papero PH, Weinstein S, *et al.* fMRI language task panel improves determination of language dominance. *Neurology* 2004; 63: 1403-8. Gaillard WD, Bookheimer SY, Hertz-Pannier L, Blaxton TA. The non-invasive identification of language function. *Neurosurg Clin N Am* 1997; 8: 321-35.

- Gallagher A, Bastien D, Pelletier I, Vannasing P, Legatt AD, Moshé SL, *et al.* A non-invasive pre-surgical expressive and receptive language investigation in a 9-year-old epileptic boy using near-infrared spectroscopy (NIRS). *Epilepsy Behav* 2008a; 12: 340-6.

- Gallagher A, Lassonde M, Bastien D, Vannasing P, Lesage F, Grova C, *et al.* Non-invasive pre-surgical investigation of a 10 year-old epileptic boy using simultaneous EEG-NIRS. *Seizure* 2008b; 17: 576-82.

- Gallagher A, Thériault M, Maclin E, Low K, Gratton G, Fabiani M, *et al.* Near-infrared spectroscopy as an alternative to the Wada test for language mapping in children, adults and special populations. *Epileptic Disord* 2007; 9: 241-55.

- Gratton G, Fabiani M. Optical imaging of brain function. In: Parasuraman R, Rizzo M. eds. *Neuroergonomics: The Brain at Work.* Cambridge: Oxford University Press, 2007, 65-81.

- Haginoya K, Munakata M, Kato R, Yokoyama H, Ishizuka M, Iinuma K. Ictal cerebral haemodynamics of childhood epilepsy measured with near-infrared spectrophotometry. *Brain* 2002; 125: 1960-71.

- Hunter KE, Blaxton TA, Bookheimer SY, Figlozzi C, Gaillard WD, Grandin C, *et al.* 150 water positron emission tomography in language localization: A study comparing positron emission tomography visual and computerized region of interest analysis with the Wada test. *Ann Neurol* 1999; 45: 662-5.

- Kennan RP, Kim D, Maki A, Koizumi H, Constable RT. Non-invasive assessment of language lateralization by transcranial near infrared optical topography and functional MRI. *Hum Brain Mapp* 2002; 16: 183-9.

- Kotilahti K, Nissila I, Nasi T, Lipiainen L, Noponen T, Merilainen P, *et al.* Hemodyanmic responses to speech and music in newborn infants. *Hum Brain Mapp* 2010; 31: 595-603.

- Liebert A, Wabnitz H, Steinbrink J, Moller M, MacDonald R, Rinneberg H, *et al.* Bed-side assessment of cerebral perfusion in stroke patients based on optical monitoring of a dye bolus by time-resolved diffuse reflectance. *Neuroimage* 2005; 24: 426-35.

- Noguchi Y, Takeuchi T, Sakai KL. Lateralized activation in the inferior frontal cortex during syntactic processing: event-related optical topography study. *Hum Brain Mapp* 2002; 17: 89-99.
- Ota T, Kamada K, Kawai K, Yumoto M, Aoki S, Saito N. Refined analysis of complex language representations by non-invasive neuroimaging techniques. *Brain J Neurosurg* 2010; 25: 197-202.

- Papanicolaou AC, Simos PG, Castillo EM, Breier JI, Sarkari S, Pataraia E, *et al.* Magnetocephalography: a noninvasive alternative to the Wada procedure. *J Neurosurg* 2004; 100: 867-76.

- Paquette N, Gonzalez-Frankenberger B, Vannasing P, Tremblay J, Florea O, Beland R, Lepore F, Lassonde M. Lateralization of receptive language function using near infrared spectroscopy, *Neurosci Med* 2010; 1: 64-70.

- Pelletier I, Sauerwein HC, Lepore F, St-Amour D, Lassonde M. Non-invasive alternatives to the Wada test in presurgical evaluation of language and memory functions in epilepsy patients. *Epil Disord* 2007; 9: 111-26.

- Pena M, Maki A, Kovacic D, Dehaene-Lambertz G, Koizumi H, Bouquet F, Mehler J. Sounds and silence: An optical topography study of language recognition at birth. *PNAS* 2003; 100: 11702-5.

- Roche-Labarbe N, Zaaimi B, Berquin P, Nehlig A, Grebe R, Wallois F. NIRS-measured oxy- and deoxyhemoglobine changes associated with EEG spike-and-wave discharges in children. *Epilepsia* 2008; 49: 1871-80.

- Sokol DK, Markand ON, Daly EC, Luerseen TG, Malkoff MD. Near infrared spectroscopy distinguishes seizure types. *Seizure* 2000; 9: 323-7.

- Steinhoff BJ, Herrendorf G, Kurth C. Ictal near infrared spectroscopy in temporal lobe epilepsy: a pilot study. *Seizure* 1996; 5: 97-101.

- Trenerry MR, Loring DW. Intracarotid amobarbital procedure. *Epilepsy* 1995, 5: 721-8.

- Villringer A, Plank J, Hock C, Schleinkofer L, Dirnagl U. Near infrared spectroscopy (NIRS):

a new tool to study hemodynamic changes during activation of brain function in adults. *Neurosci Lett* 1993; 154: 101-4.

- Wada J, Rasmussen T. Intracarotid injection of sodium amytal for the lateralization of cerebral speech dominance: Experimental and clinical observations. *J Neurosurg* 1960 17: 266-82.

- Watanabe E, Maki A, Kawaguchi F, Takashiro K, Yamashita Y, Koizumi K, Mayanagi Y. Non-invasive assessment of language dominance with near-infrared spectroscopic mapping. *Neurosci Lett* 1998; 256: 49-52.

- Watanabe E, Maki A, Kawaguchi F, Yamashita Y, Mayanagi Y. Noninvasive cerebral blood volume measurement during seizures using multichannel near infrared spectroscopic topography. *J Biomed Opt* 2000; 5: 287-90.

- Watanabe E, Nagahori Y, Mayanagi Y. Focus diagnosis of epilepsy using near-infrared spectroscopy. *Epilepsia* 2002; 43: 50-5.

- Watson NF, Dodrill C, Farrell D, Holmes MD, Miller JW. Determination of language dominance with near-infrared spectroscopy: comparison with the intracarotid amobarbital procedure. *Seizure* 2004; 13: 399-402.

- Wilcox T, Bortfeld H, Woods R, Wruck E, Boas DA. Hemodynamic response to featural changes in the occipital and inferior temporal cortex in infants: a preliminary methodological exploration. *Dev Sci* 2008; 11: 361-70.

- Williams J, Rausch R. Factors in children that predict performance on the intracarotid amobarbital procedure. *Epilepsia* 1992; 33: 1036-41.